Ⅲ\ 见识城邦

U0303514

更新知识地图　拓展认知边界

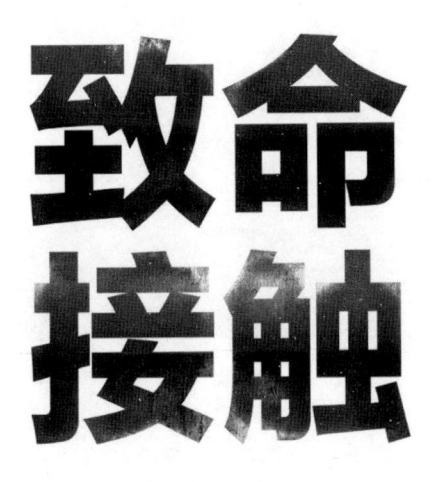

致命接触

[美]大卫·奎曼（David Quammen）_著

刘颖 _译

张劲硕　许恒敏 _审校

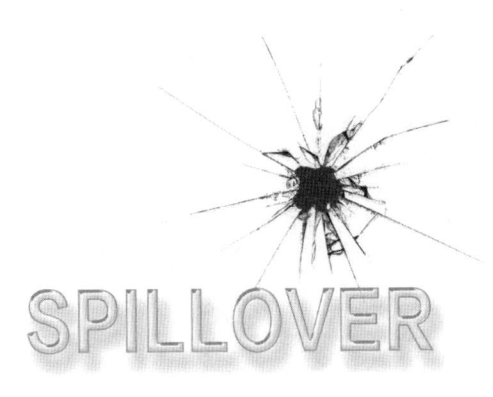

SPILLOVER

中信出版集团｜北京

图书在版编目（CIP）数据

致命接触 / （美）大卫·奎曼著；刘颖译 . -- 2 版
. -- 北京：中信出版社，2020.6
　　书名原文：Spillover
　　ISBN 978-7-5217-1709-9

　　Ⅰ . ①致… Ⅱ . ①大… ②刘… Ⅲ . ①传染病防治
Ⅳ . ① R183

中国版本图书馆 CIP 数据核字 (2020) 第 043877 号

致命接触

著　　者：［美］大卫·奎曼
译　　者：刘颖
出版发行：中信出版集团股份有限公司
　　　　　（北京市朝阳区惠新东街甲 4 号富盛大厦 2 座　邮编　100029）
承 印 者：北京盛通印刷股份有限公司

开　　本：880mm×1230mm　1/32　　　印　　张：16.25　　字　　数：438 千字
版　　次：2020 年 6 月第 2 版　　　　　印　　次：2020 年 6 月第 1 次印刷
京权图字：01-2013-3981　　　　　　　广告经营许可证：京朝工商广字第 8087 号
书　　号：ISBN 978-7-5217-1709-9
定　　价：68.00 元

再次献给我永远的贝齐

推荐语

一次雄心勃勃的百科全书之旅……奎曼先生做了一件漂亮的工作，向我们展示了如此多的科学知识是有局限性的，我们对传染病仍有着巨大的未知。

——理查德·普雷斯顿，《血疫》作者

这是一部既令人恐惧又引人入胜的科学报道杰作，读起来像侦探小说。大卫·奎曼带领我们探索艾滋病、埃博拉和其他具有可怕共性的疾病：它们都是由野生动物传染给人类的。通过解释这一日益增长的趋势，奎曼不仅为我们未来将面临的疾病提供了一个警告，还让我们反思我们作为人类在地球生态系统中的定位。

——沃尔特·艾萨克森，《史蒂夫·乔布斯传》作者

这不是那种典型的耸人听闻的恐怖故事……《致命接触》将调查的严谨性与悬疑小说的悬念结合在一起，成为一本引人入胜的书，让读者在问题被提出之前就思考答案……一个了不起的成就。

——《科学》杂志

大卫·奎曼是个具有独特天赋的科学记者，他能将科学探索之事进行整合，并以讲故事的方式呈现出来。

——内森·沃尔夫，《自然》杂志

一本充满冒险的、引人入胜的书……让我们直击流行病预防的第一线！

——莉齐·韦德，《连线》杂志

奎曼先生不仅是最好的科学作家之一，也是现阶段最好的作家之一……他没有获得非虚构类国家图书奖或普利策奖，这实属遗憾……他是一位耐心的解释者和成功的观察者，他的黑色幽默无与伦比。

——德怀特·加纳，《纽约时报》

相比先知耶利米的角色，奎曼更是一位老师。所以他保持平静之心，却也在必要时直言不讳。

——杰弗里·伯克，《彭博》杂志

奎曼将专业术语和他惊心动魄的冒险之旅的场景描述平衡得很好……但他真正的天赋是写作，充满了敬畏感和奇思妙想。

——克洛艾·沙玛，《史密森尼》杂志

阅读体验如同理查德·普雷斯顿的《血疫》……奎曼是最好的科学作家之一。

——《西雅图时报》

一部文学巅峰之作。

——阿普里尔·登博斯基，《金融时报》

将大卫·奎曼称为最伟大的科学作家之一是在贬低他，他也是我们这个时代最伟大的作家之一……《致命接触》是一部医学惊悚片，它包含了你所能找到的最优雅的文字和最复杂的思想。

——汉普顿·塞兹，畅销书叙事史学家，《户外》杂志特约编辑

大卫·奎曼又一次做到了。《致命接触》是一部精彩而可怕的现实惊悚片，其结局影响了我们所有人。

——伊丽莎白·科尔伯特，《灾难现场笔记》作者

大卫·奎曼可能是我最喜欢的现代科学作家：他和蔼可亲、博学、低调、极其有趣、极富人情味。

——凯瑟琳·舒尔茨，《纽约》杂志

《致命接触》与市场上单一假设、精心挑选、过于简陋或过于花哨的趋势背道而驰。

——埃德·扬，《国家地理》杂志"并不复杂的科学"博客作者

非常迷人……奎曼的叙述让人读起来津津有味……他们完全被文字俘获并神经紧绷了。

——艾伦·西普雷斯，《华盛顿邮报》

这将会是你今年要读的最恐怖的书。

——《每日野兽》杂志

大师级的。

——弗洛伦斯·威廉斯，《纽约书评》

奎曼是一位活跃的作家，也是一位优秀的侦探。他能从疾病的首次出现追溯到它们的起源——在某些情况下，它们仍然悬而未决。

——《经济学人》

奎曼是一位将复杂科学抽丝剥茧却保留其完整性的大师，他以引人入胜且清晰的语言展示了人畜共患病生态学和流行病学的基础知识。

——安妮·戈特利布，《科学家》杂志

2020 年注定是不平凡的一年。新型冠状病毒肺炎疫情出现的时候，我和病毒学专业的朋友便私下交流："感觉 SARS 又要来了！"果不其然。这次疫情看上去似乎比之前的 SARS "温柔"一点儿，但它其实更加来势汹汹。截至我写这篇推荐序的时候，全球感染新型冠状病毒的人数已经突破 430 万，死亡人数已经超过 29 万。

在过去几个月中，我应邀在各种场合科普蝙蝠与人类的关系、人类与动物的关系，以及病毒起源与演化、病毒与宿主的关系等问题、知识和理念。由于疫情的原因，公众对病毒、蝙蝠、野生动物、人畜共患病、新发传染病等各种各样的科学话题倍加关注，甚至有些过度关注、过度解读了，其中不乏一些不严谨、不准确、非科学，甚至伪科学的东西。我们还可以从新闻中获悉，在有的地方，一些市民恐慌地要求消防员入室移走或者消灭蝙蝠，某些专家甚至提出对蝙蝠实施"生态灭杀"——把这一动物类群斩尽杀绝。

每每听到这些消息，我都焦虑不安。我们的理智何在？！或许因为无知，人们才会恐惧。我接触与研究蝙蝠二十余年，无论从专业角度还是感情层面，我都无法接受人们今天对于蝙蝠、其他野生动物，以及自然、生态的种种极端错误的认识和举动。

我多么希望有更加科学和理性的文字、图片或视频出现，以便圆满而有效地解决人们的这些困惑。当时我的头脑快速扫描，回忆哪些书、报纸、期刊或文章，或者哪些信息是有价值的，值得向公众推荐的。我想到了此时此刻摆在您面前的这本书——《致命接触》。

这本书曾于 2014 年由中信出版社出版过。我几年前便有所耳闻，并收藏了英文原版书，但遗憾的是一直没有买到中文版。疫情期间，我更加渴望阅读这本书，但我在图书销售网站不断搜索，均未果。于是，我联系到了中信出版社的编辑孙宇女士。她告知我，这本书很快就会再版，并邀请了北京大学医学部的一位在读博士许恒敏老师帮忙审读相关专业知识的翻译问题。我酷爱藏书，她便送了我一本旧版的《致命接触》。阅读中，我发现旧版译文确实存在一些问题。于是，我主动请缨，希望把书稿通读一遍，再认真校对一下。

我之所以"没事儿找事儿"，是因为这本书"太合时宜"。我们亟须了解全球大型传染病暴发的前因后果、病毒以及其他病原微生物的来龙去脉、与之相关的各种故事的点点滴滴、过去的历史真相等等。

更重要的一点是，我对这本书有着深厚的感情。

首先，我自己就是 SARS 的亲历者。我经历过那个恐怖的时期，有过长期隔离的经验。我有幸参与了当年的 SARS 野生动物溯源研究工作，这本书第四章"SARS 病毒的传播"、第七章"空中的宿主：蝙蝠"，都与我有关。2003 年 SARS 病毒暴发的时候，我正在中国科学院动物研究所工作。次年，我的博士生导师张树义教授派我前往湖北省宜昌市五峰县的后河国家级自然保护区，进行蝙蝠、果子狸等自然宿主的生态学和行为学调查与研究。我们与中科院武汉病毒研究所、湖北省疾病预防控制中心（CDC）合作，采集这些动物身上的病毒样本，并进行研究。

其次，从这本书创作的时候起，我就与它结了缘。书中的一些人物，也与我有关。朱光剑博士是我的师弟，为了研究蝙蝠，我们一起钻了不知多少个山洞，风餐露宿，同甘共苦。记得有一次在野外工作的时候，我的脚趾受伤，光剑毫不犹豫地背着我过河，这些场景至今仍历历在目。李文东博士是我的师兄，他是张树义教授与中科院武汉病毒研究所石正丽教授共同培养的博士生，甚至应该算是国内第一位专门研究蝙蝠病毒的博士。阿列克谢·赫穆拉（Aleksei Chmura）先生是我最要好的美国朋友，对我帮助良多。我们一起为中美合作的科研团队服务，这本书的英文原版便受其厚贶。

正是因为赫穆拉的介绍，我有机会认识了这本书的作者大卫·奎曼先生。2008年前后，奎曼正在准备写作这本书。他率先与美国生态健康联盟创始人彼得·达斯扎克（Peter Daszak）博士及其助手赫穆拉联系，准备一系列采访。达斯扎克一直与我的导师合作研究野生动物疾病和生态健康问题。最近，达斯扎克频频出现在中美的新闻之中，非常公平、公正、客观、科学地评述了与这次疫情有关的很多话题，对中国非常友好，充分展现了一位科学家应有的风采、胆识、责任与担当。

赫穆拉也毫不迟疑地把我推荐给奎曼，希望他来中国的时候可以采访我，或者至少见面聊一聊，或许我可以提供与这本书有关的一些信息。

那是一个阳光和煦的下午，我与奎曼在一家咖啡馆见面。我们聊起了蝙蝠、野生动物、野生动物市场，甚至北京的鸟市等话题。我推荐了朱光剑等人，因为光剑一直研究野生动物疾病问题，后来长期担任美国生态健康联盟的中国代表。直到今天，我认真阅读了奎曼的文字，才知道他与光剑师弟后来做了哪些事情。

当时与奎曼见面，我非常激动，因为我很早就知道这位大名鼎鼎的科普作家，或称为科学作家。今年72岁的他，是至少15本书的作者，而且每一本几乎都是科普、自然或旅行领域的畅销书。他还经常为美国《国家地理》和《户外》等杂志、《纽约时报》等报纸撰稿。我认为，奎曼最具代表性、影响力最大的书是《渡渡鸟之歌》（*The Song of the Dodo*），讲述渡渡鸟以及其他动物灭绝的故事。此外，他的《鬣蜥之翔》（*The Flight of the Iguana*）、《样板犀牛》（*The Boilerplate Rhino*）、《上帝之怪》（*Monster of God*）以及关于达尔文和进化论的书都在全球颇为畅销。他也因此荣膺多种图书奖项，多次获得美国国家杂志奖。

遗憾的是，我迄今只在市面上见过奎曼的一本引进著作，即 2014 年出版的《致命接触》。2015 年，他的《黑猩猩与河流——艾滋病是如何从非洲森林中出现的》(*The Chimp and the River: How AIDS Emerged from an African Forest*) 出版，可以说是《致命接触》的一种扩展与延续。

奎曼先生非常会讲故事。无论多么深奥的选题，例如病毒—野生动物疾病—人类健康，或是"老生常谈"，例如达尔文和进化论，或是令人心情沉重的生命消逝和灭绝，在他的笔端，都是以一个个生动的故事联系起来并讲述出来的。

这些故事好似一颗颗珍珠，每一颗都价值连城。无论你如何欣赏它，都很值得回味。而穿起这些珍珠的细线，就是奎曼先生的一线采访。他试图还原每一个曾经发生的场景，努力深入首次出现亨德拉病毒的那个小镇，不惜一切代价采访一个个当事人，让过去的事情宛如放映电影一般，一幕幕地重现。他的调查和采访、他抛出的每一个问题，都让我们更深入地了解过去发生的一切，以及其中被我们忽略的细节、线索和痕迹。

奎曼先生笔下的每一个故事都那么引人入胜，叫你不得不一口气读下去。

奎曼先生的科学素养极高。我深知，为了写好《致命接触》——当然还有其他著作，他要花费巨大的精力，投入极多的时间去准备和调研，所呈现给我们的是他的第一手资料。"别人嚼过的面包不香"，他要尽可能地掌握最前沿的信息。

在《致命接触》一书中，他的理念贯穿始终。我们在回望过去人类所面临的各式各样的传染病时，更需要反思人与野生动物、人与自然以及人与生态系统的关系。

"同一健康"(One Health) 是奎曼先生倡导的理念。他坚信，只有野生动物健康、生态系统健康，人类才能获得长久的健康保障。他的报道、讲述、对话和思考，都体现了他的科学理念和更高层次的人文关怀。

　　读这样的书，是可以让人变得崇高的。我坚信。是为序。

　　　　　　　　　　　　　　　　　　　　张劲硕博士

　　　　　　　　　　国家动物博物馆科普策划总监、研究馆员

　　　　　　　　　　　　　　　　　　　　2020 年 5 月 15 日

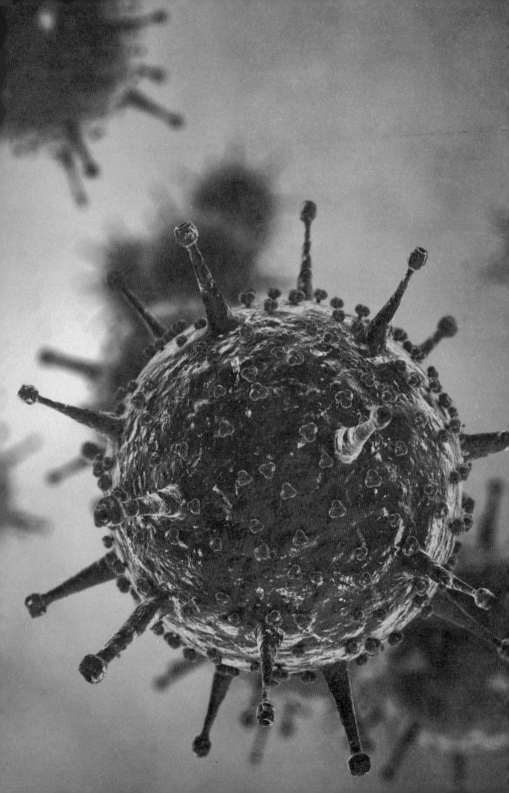

我就观看，见有一匹灰色马，骑在马上的，名字叫作死，阴府也随着他，有权柄赐给他们，可以用刀剑、饥荒、瘟疫、野兽，杀害地上四分之一的人。

——《启示录 6：8》

目 录

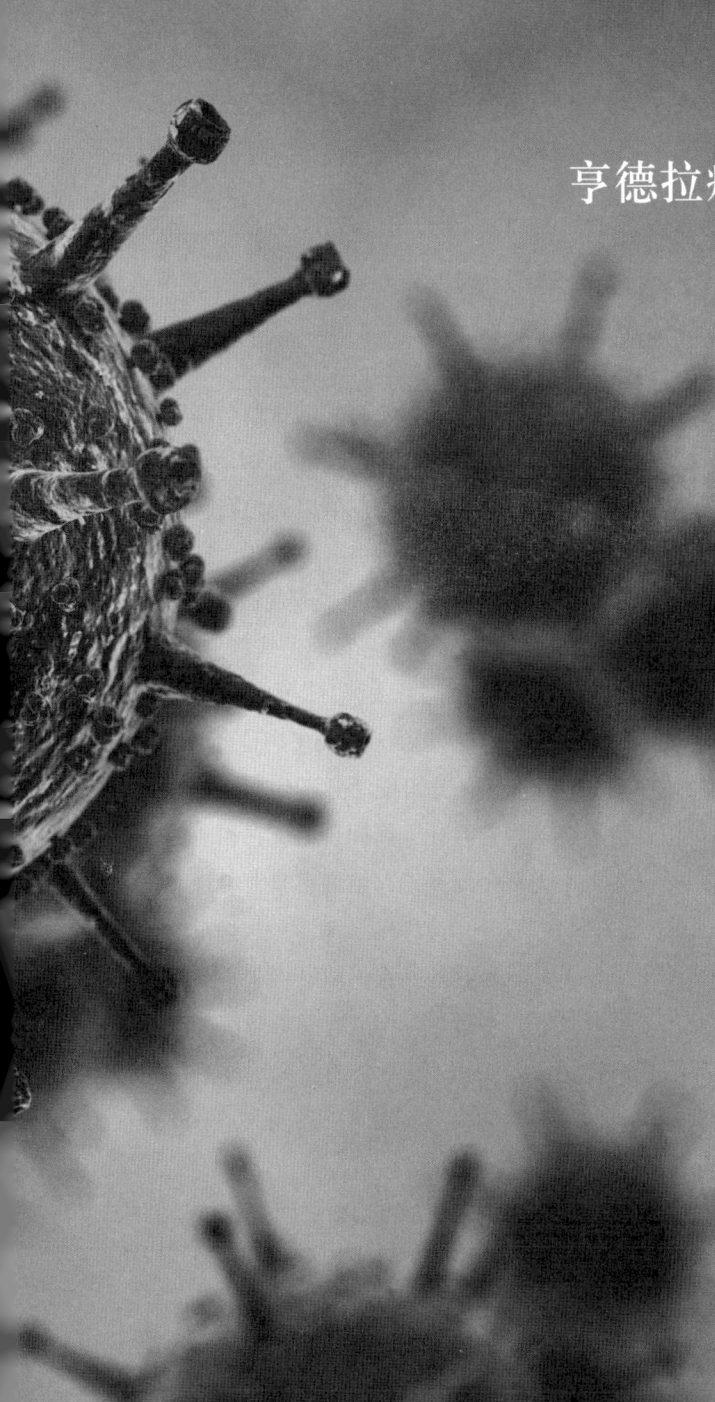

第一章

亨德拉病毒和马

1

如今被人们称为亨德拉病毒的病毒并不是可怕的新型病毒中最早出现的，也不是最厉害的一种。和其他病毒相比，它的影响似乎相对较小。起初，它所导致的死亡数量不多，且一直没有增长；它所传播的范围仅限于很小的区域，后来也没有大范围传播。1994 年，这种病毒第一次出现在澳大利亚的布里斯班附近。开始的时候有两例病例，其中只有一例是致命的。不，等等，更正一下：人患该病的病例只有两例，其中一例不治。还有 10 多匹马也相继发病死去，它们的故事是这个故事的一部分。正如我们将要看到的，动物患病和人类患病是事出同源。

如果不是碰巧住在澳大利亚东部，你可能感觉不到亨德拉病毒的首次出现有多么可怕，也不会认为它有什么新闻价值。它和地震、战争、海啸以及校园枪击案根本无法相提并论，但是它非常奇特，让人感到不可思议。现在，随着疾病专家和澳大利亚人对亨德拉病毒的了解加深，它不再那么不可思议了，但是这种病毒仍然显得非常奇特。这种病毒的暴发有很多矛盾之处：它不常见，零星有感染病例，但是从大的方面看又非常有代表性。正因如此，它标志着研究地球上某种新型致命病毒出现的开始——自 1981 年以来，它们已经导致 3 000 多万人死亡。这涉及一种被称为人畜共患病的现象。

人畜共患病（又称人兽共患病）是指人与动物之间自然传播的疾病，这种疾病的种类比人们想象的要多。艾滋病就是其中一种。流感包括一系列疾病，是另外一种类型的人畜共患病。将这类疾病作为一个整体来思考，往往会重申达尔文所揭示的一个古老的真理。那是他所揭示的真理中最黑暗、众所周知但却一直被人遗忘的一个，即人类是一种动物，在起源和血统、疾病和健康方面，与其他动物有密不可分的联系。单独思考它们——首先发生在澳大利亚的这个相对少见的病例——会给我们一个有益的提醒：一切都事出有因。

2

1994年9月，一场来势汹汹的疾病在布里斯班北部郊区暴发，感染了那里的马。那些马都是良种赛马，饲养条件优越，个个膘肥体壮，专门为了参加赛马比赛而驯养。暴发疾病的地方叫亨德拉。那里古老、宁静，到处都是赛马场、赛马爱好者、后院被改造成马厩的挡雨板房、报刊亭，街角有被叫作喂食箱之类名字的咖啡馆。第一个发病的是一匹名叫"戏剧侠"的母马，它已不再参加赛马比赛，当时处于怀孕晚期，也就是说这匹马一切正常。"戏剧侠"在距亨德拉东南部数英里＊的一个牧场，开始表现出不正常。那里的草地疏于管理，水草并不丰美，赛马不比赛的时候就被送到那里休息。如果它没有发病的话，将作为种母马并在那里待到临产。当时，"戏剧侠"看起来并无大碍。它只是精神不太好，它的训练师认为它会好起来的。训练师是个个头不大、非常精明的男人，叫维克·瑞尔。他非常有魅力，一头棕色的头发向后梳着。在当地的赛马界，他以训练有素而闻名。有一种说法是，"他很强硬，但是一个非常可爱的家伙"。有些人不喜欢他，但是大家都承认他对马了如指掌。

当时，维克·瑞尔的女朋友莉萨·西蒙斯开着一辆运马拖车来接

＊　1英里 ≈1.6千米。——编者注

"戏剧侠"。这匹母马好像因脚疼而懒得动。它的嘴唇、眼睑和下巴都肿了起来。回到维克·瑞尔位于亨德拉的简陋马厩后，"戏剧侠"出了很多汗，还是很懒散。为了给它增加营养，保住小马驹，维克·瑞尔想把磨碎的胡萝卜和糖浆给它喂下，可它就是不吃。之后，维克·瑞尔将手和胳膊擦洗干净。现在看来，也许他当时洗得还不够彻底。

那天是 1994 年 9 月 7 日，星期三。维克·瑞尔给兽医彼得·里德打电话，让他过来给这匹母马看看病。里德是个高个子男人，冷静而专业。"戏剧侠"现在待在马厩中自己的马房里，地上铺着沙子，它旁边的马房中还有维克·瑞尔的很多匹马。里德医生没有看到它的鼻子和眼睛里有任何分泌物，也没有疼痛的迹象，但是相对于从前的强壮来讲，它此时显得苍白无力。"萎靡不振"（depressed），他用这个词来形容"戏剧侠"的状态。用兽医学的专业术语来讲，这是种身体上而不是心理上的状态。马的体温偏高，心跳很快。里德注意到它面部浮肿。他把手伸到马的嘴里，检查它的牙龈，注意到它的嘴里有未嚼碎也未下咽的胡萝卜屑。他给它注射了抗生素和镇痛药，然后就回家了。第二天早上 4 点左右，里德接到了一个电话。"戏剧侠"从马厩里出来，瘫倒在院子里，奄奄一息。

等里德冲回马厩时，"戏剧侠"已经死了。它死得特别快，而且很痛苦。随着病情加重，它变得非常烦躁，趁门开着时，摇摇晃晃地走出马厩。它摔倒了好几次，骨头都露出来了，站起来，又在前院摔倒了。为了保护它，牧场的工人把它按在地上。它绝望地挣扎着站起来，撞到一堆砖头上，又被维克·瑞尔和牧场的工人一起按倒在地。在它死之前，维克·瑞尔擦去了它鼻孔中泡沫状的分泌物，想帮助它呼吸。里德医生检查了尸体，注意到它的鼻孔处还有泡沫状分泌物的痕迹。"戏剧侠"的尸体没有进行尸检，因为维克·瑞尔虽然想知道它死亡的原因，却花不起尸检的费用。更普遍的原因是，当时没有人预见到会有疾病暴发，也没有意识到尸检的重要性。它的尸体被普通拖车悄无声息地运到了布里斯班专门掩埋马的尸体的垃圾场。

这匹马死因不明。它是被毒蛇咬了，还是在那片杂草丛生的荒地上吃了毒草？13天后，与其同在一个马厩的其他马相继发病，这些猜测也就不攻自破了。它们就像多米诺骨牌一样倒下了。它们发病的原因既不是被蛇咬，也不是食用有毒的饲料，而是传染病。

其他染病的马有发烧、呼吸困难、眼睛充血、痉挛和行动迟缓等症状。有些马从鼻孔和嘴里喷出血沫，有些马有面部浮肿的现象。里德医生发现一匹马在水桶边疯狂地漱口，另一匹马发疯似的用头使劲儿撞水泥墙壁。尽管里德医生和其他人拼尽全力，但在接下来的几天里，又有12匹马相继死去，有的痛苦地死去，有的被实施了安乐死。后来他说，"这种疾病在马群中的传播速度简直令人难以置信"，但是在发病初期，谁也不知道这究竟是"什么病"。肯定是某种疾病感染了马群。在这场危机最严重的时候，仅12个小时内就有7匹马或因疼痛而死，或被实施了安乐死。12个小时内，7匹马相继死去——这简直是一场大屠杀，即使对于经验丰富的兽医来说也是前所未闻的。其中一匹叫"蓝天魅影"的母马死前近乎绝望地挣扎、喘息，以至于里德医生无法靠近对它实施安乐死。另一匹5岁的骟马，原本由维克·瑞尔的牧场送往北部的另一个牧场，因为到达牧场的时候发病，不得不被实施安乐死。那个牧场的兽医对这匹马进行了尸检，发现它的各个器官都有出血现象。与此同时，在亨德拉，维克·瑞尔牧场旁边的一个马厩中，也有一匹骟马表现出类似的症状，并被实施了安乐死。

是什么造成了这场混乱？这种病是如何在马群中传播，或者说如何让这么多马同时染病的？可能是饲料当中含有有毒的污染物，也可能是有人恶意投毒。另一方面，里德医生开始怀疑是否有一种外来的病毒在起作用，比方说使非洲染病的非洲马瘟病毒，这种病毒在撒哈拉以南非洲通过"小咬"（蚋和蠓）的叮咬传播。非洲马瘟病毒可以感染骡子、驴、斑马和马，但是在澳大利亚还没有相关报道，而且它不会由一匹马传染给另一匹马。再说，昆士兰州9月份的天气还很凉爽，能够传播疾病的"小咬"还不会出来叮咬。可见，这不是由非洲马瘟病毒所导致的。也许是另一种奇怪的细菌？里德医生说："我从来没有见过病毒做这样的事。"他的话比较含蓄，后来他回忆说："那是一个相当痛苦的时刻。"他继续用现有的保守疗法给马治病——由于没有确诊，他给马输液，并使用了抗生素和抗休克药物。

与此同时，维克·瑞尔自己也病倒了。同时发病的还有牧场的一个工人。开始他俩的症状有点像流感。后来，维克·瑞尔住进了医院，病情不断恶化，在住进重症监护室（ICU）一周后不治而亡。他死于器官衰竭和呼吸困难。尸检表明，他的肺部充满血液、其他体液和某种病毒（通过电子显微镜检查）。发病的牧场工人叫雷·昂温，是个乐观的人，他独自回家养病，后来退烧并活了下来。里德医生曾经帮忙清理同一匹马气管中的血沫，却没有染病。多年后，我在亨德拉附近打听，打了几个电话，才找到他和雷·昂温。他们向我讲述了这段经历。

比方说，当我在喂食箱咖啡馆问起雷·昂温时，有人告诉我他可能在鲍勃·布拉德肖牧场。我顺着他们的指引来到布拉德肖牧场。路上有个人，后来我得知他就是雷·昂温。他手里提着桶，桶里装着粮食。那时，他已是一个中年人，扎着红色的马尾辫，眼里流露出一股疲惫和忧伤的神态。受到陌生人的关注，他显得有点不好意思，他已经受够了医生、公共卫生官员和当地记者的关注。我们坐下来聊天时，他说自己不是个爱发牢骚的人，但是自从那次生病后，他的健康状况就大不如前了。

随着马死亡数量的不断增加，昆士兰州政府也介入了这件事情。他们从负责全州的牲畜、野生动物与农业的农业和畜牧业部抽调兽医和其他人员，为牧民提供帮助，还从昆士兰州卫生部门抽调官员，到现场监察。农业和畜牧业部的兽医开始进行尸检，也就是解剖马，寻找线索，选定的地点就在维克·瑞尔的小院里。很快，小院里到处是马头、断肢，血和其他液体顺着排水沟流走，疑似被感染的器官和组织被装在袋子里带走。维克·瑞尔的另一个邻居、养马人彼得·赫尔伯特在厨房里一边请我喝速溶咖啡，一边回忆当时邻居家那种阴森、让人感叹的场面。水开了，彼得·赫尔伯特正好谈到农业和畜牧业部用的垃圾车。"这些街道垃圾车开来时，到处都是马腿和马头——要加糖吗？"

"不用，谢谢，"我说，"我喜欢黑咖啡。"

"……马腿、马头和内脏，所有东西都被一股脑儿地倒在这些垃圾车里了。真是太恐怖了。"他说，当天下午三点左右，这个消息就传开了，电视台派摄像师和记者前来报道。"啊，兄弟，当时的场面真是太血腥了。"警察也到了，他们在维克·瑞尔的牧场附近拉起了警戒线，将其视为犯罪现场。这场屠杀是维克·瑞尔的竞争对手蓄意制造的吗？同任何一个行业一样，赛马业有自己的软肋，也许比很多行业的软肋还要多。甚至有人问彼得·赫尔伯特，维克·瑞尔是否先毒死了自己的马，然后又毒死了自己。

在警方怀疑有人蓄意破坏或者保险欺诈时，公共卫生官员也有他们所担忧的问题。他们担心可能是汉坦病毒，它实际上是一个病毒类群，病毒学家早在俄罗斯、斯堪的纳维亚半岛等地暴发疫情后就知道了它。但自从一年前，即 1993 年，一种新的汉坦病毒突然出现，导致美国西南部的四角地 10 人死亡，它又引起了新的注意。澳大利亚对侵入其境内的外部病毒如此警惕也是情有可原的，如果真的是汉坦病毒，那么就比非洲马瘟病毒更糟糕了（不包括马）。因此，农业和畜牧业部的兽医将死马的血液和组织样本冷冻起来，送到坐落在墨尔本南部小镇吉隆的澳大利亚动物健康实验室（Australian Animal Health Laboratory）。这个实验室戒备森严，缩写是 AAHL，发音像"啊哦"。由微生物学家和兽医组成的一个团队对样本进行了一系列检测，试图培养和鉴定某种微生物，进而确定它是导致马发病的病原体。

他们发现了一种病毒，但它不是汉坦病毒，也不是非洲马瘟病毒。这是一种新型病毒，澳大利亚动物健康实验室的微生物学家之前没有见过。从大小和形状来看，它和副黏病毒非常相似。这种新型病毒和这个病毒家族中已为人知的病毒有所不同，每个病毒粒子都有两个碱基对。澳大利亚动物健康实验室的其他研究人员对病毒的基因组进行测序，并将该序列输入一个巨大的病毒数据库，发现这种新型病毒和副黏病毒家族中的一个亚群存在微弱的匹配。这似乎证实了显微镜专家的视觉判断。麻疹病毒，包括牛瘟病毒、犬瘟热病毒（感染非人类动物）和麻疹（感染人类）被归入该类病毒。这种在亨德拉被发现的病毒被分类并命名为马麻疹病毒。而这种疾病简单地说即为马麻疹疾病。

　　几乎同时，澳大利亚动物健康实验室的研究人员检测了尸检时从维克·瑞尔的肾脏中取出的细胞样本，也从中检测出一种病毒，和在马身上发现的病毒一模一样。这就证实了这种马麻疹病毒不仅仅感染马。后来，随着这种病毒的独特性不断为人所知，人们不再使用马麻疹病毒这个名字，而是以病毒发生地的名字来称呼它：亨德拉病毒。

　　鉴定这种新病毒只是揭示亨德拉病毒奥秘的第一步，还谈不上在更广阔的视野下去理解它。第二步是找到病毒的藏身之所。在没有危害马和人类的生命安全时，它在哪儿？第三步是找出一系列问题的答案：病毒是如何从藏身之处出来危害动物和人类的，为什么会在这个地方，在这个时间出现？

　　在亨德拉的一家咖啡馆初次会面后，里德医生开车带着我向亨德拉东南方向出发，渡过布里斯班河，来到"戏剧侠"发病的地方。这个地方叫峡谷山，从前是被城市环绕的牧场，现在是 M1 高速公路边一个新兴的郊区。在原来的牧场上，整洁的街道两边建有住宅。从前的景象已经不复存在。一条街的尽头有个环岛，叫作风琴环岛，环岛中间有一棵成熟的莫顿湾榕树。"戏剧侠"的尸骨就埋在这棵大树下，不再受到澳大利亚东部亚热带骄阳的炙烤。

　　"就是这儿，"里德医生说，"这就是那棵记载着血腥的树。"他的意思是，这里就是蝙蝠聚集的地方。

3

传染病就在我们的身边。在神奇的生态系统中，它就像自然的黏合物，将一个生物与另一个生物、一个物种与另一个物种结合在一起。生态系统是生态学家研究的一个基本内容，除此之外，他们还研究捕食、竞争、分解和光合作用。捕食者通常是体型较大的动物，它们从外界捕食猎物。病原体（如病毒）相对来说体型较小，从内部获得食物。虽然一般情况下，传染病看起来很可怕，但实际上这和狮子吃角马和斑马、猫头鹰吃老鼠一样，非常自然。

但是，不同寻常的情况时有发生。

正如捕食者有自己捕食的物种，有自己喜欢的猎物一样，病原体也是如此。就像狮子偶尔也会做出一些不同寻常的事情，比如捕食一头牛而不是角马，捕食一个人而不是斑马一样，病原体偶尔也会改变攻击对象。偶然事件和变异时有发生。环境会变，需求和机遇也会变。当病原体从一些非人类动物跳跃到一个人身上，并成功地产生感染性，有时导致疾病或死亡，其结果就是人畜共患病。

人畜共患病是个专业术语，很多人可能对此感到比较陌生，但它有助于将猪流感（甲型 HINI 流感）、禽流感、SARS*、新出现的疾病和全球范围流行的其他传染病区别开来。这可以帮助我们理解为什么医学和公共卫生运动可以战胜一些可怕的疾病，比如天花和脊髓灰质炎（俗称小儿麻痹症），但是却没有办法战胜其他一些可怕的疾病，比如登革热和黄热病。它揭示了艾滋病的起源。这是一个注定要在 21 世纪经常被使用的词语。

埃博拉、腺鼠疫以及 1918—1919 年的西班牙流感都是人畜共患病。西班牙流感的病原体来自一种野生水鸟，在传染了家畜后，导致多达

---

* SARS（Severe Acute Respiratory Syndrome，严重急性呼吸综合征），由世界卫生组织于 2003 年 3 月命名。——编者注

5 000万人死亡，之后其杀伤力逐渐减弱，最终销声匿迹。所有的人类流感都是人畜共患病。除此之外，还有猴痘、牛结核病、莱姆病、西尼罗热、马尔堡病毒病、狂犬病、汉坦病毒肺综合征、炭疽、拉沙热、裂谷热、眼幼虫移行症、恙虫病、玻利维亚出血热，以及基萨那森林病。还有一种叫作尼帕脑炎的新型疾病，它已经使马来西亚的很多猪和养猪户死亡。每一个病例都反映出病原体从其他动物传染给人的过程。艾滋病也是一种由病毒引起的人畜共患病，这种病毒通过西非和中非的一系列偶然事件传染给人，现在已经在人和人之间传播了数百万次。这种跨物种的病毒传播很普遍，一点也不稀奇。大约60%已知的传染病或者通过常规渠道传播，或者最近才在人畜之间传播。有些这样的传染病，如人类熟知的狂犬病，传染范围广、病死率高，虽然全世界的人们几个世纪以来想要通过努力根除或控制这些疾病，对它们的传染机制有了比较清楚和科学的了解，但是它们仍然对人类有致命的杀伤力，可以使成千上万人死亡。有些病毒刚刚出现，而且是莫名其妙地零星出现，在这个或那个地方使几个人死亡（如亨德拉病毒）或者几百人死亡（如埃博拉病毒），然后消失很多年。

举个反例，天花就不是人畜共患病。它由天花病毒引起，在自然条件下只感染人类。（在实验室条件下是另外一回事；在实验室条件下，天花病毒有时可以感染非人类灵长类动物或者其他动物，通常用于疫苗研究。）这也是为什么世界卫生组织（WHO）发起的根除天花的全球运动能够在1980年取得成功。能够成功根除天花的原因在于天花病毒在人体（或者实验室条件下严密观察的动物）以外的地方没有藏身之处，不能寄居和繁殖。脊髓灰质炎这种由病毒引起的疾病困扰了人类数千年，然而，让人感到意外的是，由于卫生条件的提高和儿童不再过早暴露于病毒等原因，20世纪上半叶，特别是在欧洲和北美地区，它反而成了可怕的流行病威胁。在美国，脊髓灰质炎对人类的影响在1952年达到顶峰，一次暴发就夺走了3 000多条人命，其中多数是儿童，还有 21 000 人至少部分瘫痪。不久之后，乔纳斯·索尔克（Jonas Salk）、阿尔伯特·萨宾（Albert Sabin）以及病毒学家希拉里·科普罗夫斯基（Hilary Koprowski，关于此人颇有争议的职业生涯，稍后详述）研制出的疫苗推广开来，最终在世界上绝大部分地方消灭了脊髓灰质炎。1988 年，世界卫生组织和其他一些相关机构发起了一场席卷全球的运动，旨在彻底消灭脊髓灰质炎，这项运动至今已使脊髓灰质炎病例数减少了 99%。美洲国家、欧洲和澳大利亚都宣称已经彻底消灭了脊髓灰质炎。截至 2011 年的报告显示，只有少数几个国家还存在偶发的脊髓灰质炎病例。和其他花费巨大的全球性卫生运动不同，消灭脊髓灰质炎行动成功的可能性非常大。原因何在？因为给数百万人接种疫苗的成本低，操作简便，而且永久有效。因为脊髓灰质炎不是人畜共患病，除了感染人类，这种病毒根本无处藏身。

而人畜共患病的病原体却有藏身之处，因此它们非常复杂，给人类带来麻烦，也引起人们的研究兴趣。

猴痘和天花类似，是由一种与天花病毒有着密切关系的病毒引起的，对生活在中非和西非的人们构成了持续的威胁。猴痘和天花有一个非常重要的区别：它能感染非人类灵长类动物（这种疾病也因此得名）和其他哺乳动物，如大鼠、小鼠、松鼠、兔子和草原犬鼠。黄热病能够感染猴子和人类，它是由一种病毒通过某些蚊子的叮咬在受害者之间传播，有时也在猴子之间传播。这是一个更复杂的情况。这样的结果之一就是黄热病可能会一直存在——除非世界卫生组织可以杀死热带非洲和南美洲的所有蚊子和猴子。莱姆病的病原体是一种细菌（螺旋体），藏在一种白足鼠和其他小型哺乳动物身上。当然，这些病原体并不是有意识地隐藏起来的。过去它们一直寄居在这些地方，通过传播得以生存和繁殖。按照达尔文冷酷的自然选择理论，进化使这些偶然事件成为生物生存下去的策略。

最不显眼的策略就是潜伏在储存宿主体内。储存宿主（有些科学家更愿意用"自然宿主"这个说法），是为病原体提供长期稳定寄生环境的活体，自身不会发病或症状极其轻微。当疾病在两次暴发间隙消失的时候（正如1994年之后的亨德拉病毒），病原体肯定藏在了什么地方，是不是？也许它从地球上彻底消失了——但可能不是这样。也许它在整个地区都消失了，只有当风吹和宿命把它从别的地方带回来时，它才会重新出现。或者，它可能还在亨德拉地区附近，在某个储存宿主体内。也许是啮齿动物？也许是鸟？也许是蝴蝶？也许是蝙蝠？在物种丰富、生态系统相对稳定的地方，寄居在某个储存宿主体内而不被发现，可能是件再容易不过的事了。反之亦然：生态失调导致疾病的出现。正如摇晃树的时候，肯定会有东西掉落。

　　几乎所有的人畜共患病都是由以下六种病原体之一引起的，即病毒、细菌、真菌、原生生物（一群体型较小但是比较复杂的生物，如变形虫，它们之前被错误地认为是原生动物）、朊病毒和蠕虫。疯牛病是由朊病毒引起的，一个蛋白质分子变异后引起其他分子变异，就像库尔特·冯内古特（Kurt Vonnegut）在他早期著名的小说《猫的摇篮》（Cat's Cradle）中描述的水的感染形式九重冰*那样。昏睡病是由一种叫作布氏锥虫的原生生物感染所致。这种原生生物寄居在采采蝇身上，在撒哈拉以南非洲的哺乳动物、家畜和人之间传播。炭疽热是由一种细菌引起的，这种细菌能够在土壤中潜伏数年，一旦条件适宜，可以通过食草动物感染人类。弓蛔虫病是一种由线虫引起的轻度人畜共患病，这种病可以由狗传染给人。但幸运的是，像狗一样，你也可以将这种线虫排出。

　　病毒引起的问题最多。它们进化得非常迅速，不会受到抗生素的影响，难以捉摸，也有多种危害，病死率非常高。和其他生物或者准生物相比，它们非常简单。埃博拉病毒、西尼罗病毒、马尔堡病毒、

---

*　九重冰（ice-nine）是一种比水更稳定的液状物，在室温之下也能以固态呈现。在《猫的摇篮》一书中，库尔特·冯内古特描述的九重冰的概念大为风行。——编者注

SARS 病毒、猴痘病毒、狂犬病毒、马秋波病毒、登革病毒、黄热病毒、尼帕病毒、亨德拉病毒、汉坦病毒（在韩国被首次发现）、基孔肯亚病毒、胡宁病毒、博尔纳病毒、流感病毒和 HIV（人类免疫缺陷病毒，包括引起艾滋病的主要病毒 HIV-1，以及传播不怎么广泛的 HIV-2）等都是病毒，除此之外还有更多。在亚洲，猴泡沫病毒通过集会（如佛教和印度教的寺庙）的方式感染猴子和人类，因为在这些地方，人和被驯化的恒河猴能够近距离接触。进入寺庙朝拜的各国游客只要给猴子喂食，就有可能感染猴泡沫病毒。有些游客回国时带走的不仅仅是照片和美好的回忆。著名病毒学家斯蒂芬·S. 莫尔斯（Stephen S. Morse）说："病毒不会移动，但是很多病毒都到过世界各地。"它们不会跑，不会走，不会游泳，不会爬，但是它们可以依附载体"移动"到各个地方。

4

将亨德拉病毒分离出来，成为在澳大利亚动物健康实验室这种严格保密的实验室里工作的病毒学家需要面临的工作。"病毒分离"是指获取该病毒后，在实验室条件下增殖出更多病毒。该分离物成为能够被捕获的活体病毒种群，一旦扩散，将存在风险，但是它对现在的研究非常有用。病毒的粒子非常微小，只有通过电子显微镜才能看到（但此时为灭活体），所以分离出来的病毒只能通过间接的方法被观察到。先从受感染的动物或者人的身上提取一小块组织、一滴血或者其他样本，你希望它含有病毒。像添加酵母一样，你将接种物加入营养培养基中的活细胞培养物中。接下来就是孵化、等待和观察。一般来讲，什么也不会发生。如果足够幸运的话，会有所发现。如果病毒大量复制，并对培养细胞造成明显的损害，试验就成功了。在理想的状态下，它会在培养物中形成斑点和大洞，每个洞代表病毒造成的一个破坏点。这个过程需要耐心和经验，以及昂贵、精密的仪器，并小心谨慎地避免感染（这可能会造成假象）或者偶然导致的病毒扩散（病毒扩散可能会感染你，危及你的同事，或者给城镇里的人们造成恐慌）。在实验室工作的病毒学家不是吊儿郎当的人。他们不会出现在酒吧，手舞足蹈地夸大他们的职业有多么危险。他们通常都很专注，爱好整洁，非常安静，就像核工程师一样。

在自然环境中与在实验室条件下发现病毒的寄居之地是截然不同的。这是项户外工作，面临着不可控的风险，有点像寻找北美洲灰熊的住所。在野外寻找病毒的人非常细心、谨慎，其谨慎程度仅次于实验室的专家，因为他们的工作也马虎不得。他们的工作环境是自然界，更加嘈杂、混乱，有更多不可预测的因素。如果怀疑某种新型病毒是人畜共患病毒（绝大多数新型病毒是人畜共患病毒），科学家就要深入森林、沼泽、农田、老建筑、下水道、洞穴或者马场去寻找。寻找病毒的人得是个有野外工作经验的生物学家，受过人类医学、兽医学、生态学，或者综合这三个学科的高级训练——通过捕捉和处理动物，他能够发现问题，并痴迷于寻找答案。所有这些特质，一个叫休姆·菲尔德（Hume Field）的人都有。他三十多岁，又高又瘦，说话轻声细语，那时正在研究亨德拉病毒。

菲尔德在昆士兰州沿海的省城长大，从凯恩斯到罗克汉普顿都留下了他的身影。小时候，他热爱自然，喜欢爬树，在灌木丛中远足，放假的时候到叔叔的奶牛场玩耍。他父亲是一名警探，这好像预示着他儿子将成为病毒侦探。菲尔德在位于布里斯班的昆士兰大学获得了兽医科学学士学位，成为学校旁边一个动物收容所的志愿者，帮助受伤的野生动物康复。1976 年毕业后，他在布里斯班从事兽医工作数年，后来成为巡诊全州的临时兽医（澳大利亚人称之为"临时工"）。那段时间，他医治了很多马，也逐渐意识到自己最感兴趣的是野生动物，而不是家畜和宠物。于是 20 世纪 90 年代初，菲尔德回到昆士兰大学，攻读生态学博士学位。

　　他的研究重点是野生动物保护，所以需要参与一个项目来完成博士论文。因为野猫（家猫在野外的环境中也具有了野性）对澳大利亚本土野生动物造成巨大的伤害，杀死了小型有袋类动物和鸟类，并且成为疾病的一个来源，菲尔德进行了一项研究，研究野猫种群及其造成的影响。维克·瑞尔的马厩中暴发疾病时，菲尔德正在从事这项研究，抓到猫后给它们戴上无线电项圈，以追踪它们的生活方式。菲尔德的一位博士生导师是农业和畜牧业部的科学家，他问菲尔德是否愿意参与其他的研究项目。他们部门需要有人研究这个新出现的疾病生态方面的情况。很久以后，当我到布里斯班农业和畜牧业部下属的动物研究所拜访他的时候，菲尔德告诉我："于是，我把研究野猫的事抛到一边，开始寻找亨德拉病毒的野生动物宿主。"

　　通过回顾指标病例，他开始了寻找亨德拉病毒的过程——回顾第一匹感染的马，以及它的病史和发病地点。这匹马就是"戏剧侠"，在峡谷山的牧场发病的那匹怀孕的母马。他仅有的线索就是这种病毒是昆士兰州的另一位研究人员几年前在一只啮齿动物身上发现的一种新的副黏病毒。因此，菲尔德在牧场上建立了一个诱捕机制，尽可能捕捉每一种中小型脊椎动物，比如啮齿动物、负鼠、袋狸、爬行动物、两栖动物、鸟类和古怪的野猫。然后从每一种动物身上采集血样，并且将啮齿动物作为重点怀疑对象。血样被送到农业和畜牧业部实验室，以筛查亨德拉病毒的抗体。

　　筛查抗体和分离病毒，就像脚印和鞋子的区别一样，是两个截然不同的过程。抗体是宿主的免疫系统产生的，能与相应抗原（入侵宿主体内的病毒、细菌或其他微生物）特异性结合的具有免疫功能的球蛋白。它们的这种特性和杀死入侵微生物后仍然留在血液当中的事实，使其成为现在或者过去宿主感染病毒的宝贵证据。这也正是菲尔德希望找到的证据。但是，峡谷山的啮齿动物身上没有检测出亨德拉病毒的抗体，其余的动物身上也没有检测出亨德拉病毒的抗体。这让菲尔德百思不得其解。也许他找的地方不对，或者找对了地方，但是方法不对或者时间不对。他想，也许时机不佳才是关键。"戏剧侠"是9月份发病的，而他是在次年3月到5月来这里寻找病毒的。他怀疑"可能病毒或者宿主的出现是季节性的"，现在的季节也许不对。菲尔德筛查了维克·瑞尔的马厩附近的猫、狗和老鼠，没有发现亨德拉病毒的抗体。

其中一种可能是病毒是季节性性出现的，另外一种可能是从病毒出现到消失的时间跨度比较小。比方说，大量蝙蝠夜间在峡谷山的牧场上觅食，之后回到位于其他地方的栖息地休息，整个白天都不出来。里德医生听峡谷山的一名居民说过，夜晚那几个小时里，"密集的狐蝠聚集在一起，就像夜空中的繁星"。因此，里德医生向澳大利亚动物健康实验室建议应该观察这里的蝙蝠，但是很明显他的建议并没有受到重视。寻找蝙蝠宿主的菲尔德和同事们的工作陷入了僵局，直到1995年10月，一个不幸的事件给他们提供了一个有用的新线索。

一名叫马克·普雷斯顿的年轻甘蔗种植户突然发病，遭受了一连串的癫痫发作。他住在麦凯附近，距布里斯班北部大约600英里。他妻子把他送到了医院。马克·普雷斯顿的症状引起了大家的警觉，因为在一年多的时间里，他的身体出现了两次问题。1994年8月，他得了一种怪病，其症状为头痛、呕吐、脖子僵硬，后来又被临时诊断为脑膜炎，原因不明——后来他恢复了健康，或者说看起来恢复了健康。脑膜炎是指大脑或脊髓部位的黏膜发炎，可能是由细菌、病毒甚至对某种药物的反应引起的，也可能突然发病，不知不觉就痊愈了。马克·普雷斯顿和他的妻子玛格丽特·普雷斯顿又回到农场，过着健康的生活。他妻子是一名兽医，主要给种马治病，同时也在甘蔗田帮忙。

马克·普雷斯顿的癫痫现在是否表明以前病因不明的脑膜炎复发了？入院后，他被诊断为严重脑炎，病因仍然不明。药物控制住了他的癫痫发作，但是医生们在脑电图仪上发现情况不妙。后来的医疗报告称，"他一直昏迷不醒，持续高烧""入院25天后不治而亡"。

在马克·普雷斯顿最后一次发病时提取的血样中，亨德拉病毒抗体检测呈阳性。一年之前他第一次发病时，血样被提取与储存，如今被检测以进行回顾性研究，发现也是同样的结果。第一次发病时，他的免疫系统一直在对抗亨德拉病毒。对他大脑组织的尸检和其他检查都证实了亨德拉病毒的存在。很明显，亨德拉病毒攻击过他一次，败下阵来，在其体内潜伏一年后又重新攻击，并致其死亡。这是病毒全新的攻击方法，让人听后毛骨悚然。

他是在哪儿传染上这种病的？调查人员在回顾调查过程中发现，1994年8月，普雷斯顿的农场里死了两匹马。这两匹马突然得了重病后，马克·普雷斯顿帮助妻子照顾过它们，并在她进行尸检时从旁协助。玛格丽特·普雷斯顿从两匹马身上提取并储存的血样中的亨德拉病毒抗体检测也呈阳性。尽管自己也曾接触过亨德拉病毒，玛格丽特·普雷斯顿却没有发病——和里德医生一样，维克·瑞尔牧场的马死后数周，他也接触过这种病毒，却没有发病。这两位兽医的安然无恙让人不得不思考这样一个问题：这种新型病毒的传染性到底有多强？马克·普雷斯顿发病的地方和这种病第一次暴发的地方距离这么遥远，这使专家们开始思考和担忧这样一个问题——这种病毒传播多远了？以第一次疾病暴发的地点为圆心，以亨德拉到麦凯的距离为半径画圆，所覆盖的范围作为疾病可能传播的区域，大概涉及1 000万人，几乎是澳大利亚人口的一半。

这个问题究竟有多严重？这种病毒传播的范围有多广？由传染病专家约瑟夫·麦科马克（Joseph McCormack）率领的研究小组进驻了维克·瑞尔去世的布里斯班医院，进行了更大范围的研究。他们筛查了昆士兰州5 000匹马和298个人的血样，那些人都和亨德拉病毒的病例有过某种程度的接触。在所有马和人的血样中，亨德拉病毒抗体检测都呈阴性。可以推测，这些抗体检测呈阴性的血样让卫生当局松了一口气，也加深了科学家们脸上疑惑的表情。约瑟夫·麦科马克的研究小组总结说："看来，这种疾病需要通过非常密切的接触才能从马传染给人类。"但这只是一种推测。只说"需要通过密切接触"不能够解释为什么玛格丽特·普雷斯顿安然无恙，而她丈夫却染病而亡。事实是：非常密切的接触、运气不佳或者一两个其他因素才能使人被感染，然而没有人知道其他因素是什么。

马克·普雷斯顿的案例给菲尔德提供了宝贵的线索——地图上的第二个疾病暴发点和疾病暴发的第二个时间点。1994 年 8 月，在麦凯发现亨德拉病毒；1994 年 9 月，在峡谷山的牧场和维克·瑞尔的马厩中发现亨德拉病毒。菲尔德动身前往麦凯，用上了他以前用过的方法：捕捉动物，采集血样，将血清送回实验室检测是否存在抗体。他还是一无所获。他还从各种受伤或者体力不支的野生动物，或者捕获后还未放归野外的动物身上采集血样。这些喂养受伤的野生动物的人是一群善良的人，平时不是以养殖为生。在澳大利亚，他们被称为野生动物"守护者"。人们通常根据他们喂养的动物将其进行分类：袋鼠守护者、鸟类守护者、负鼠守护者和蝙蝠守护者。多年从事兽医工作使菲尔德对这些人有所了解，大学期间作为动物收容所的志愿者时，他也曾经是其中一员。现在，他从这些守护者喂养的动物身上也采集了血样。

但遗憾的是，还是没有发现亨德拉病毒的踪影。

1996 年 1 月，由于寻找亨德拉病毒储存宿主的工作陷入僵局，菲尔德参加了由其在农业和畜牧业部工作的导师发起，由相关官员和研究者参加的一次病毒研讨会。他们哪里做得不对？他们如何能够更有针对性地开展工作？亨德拉病毒下一次会在哪儿暴发？昆士兰州的赛马业面临数百万美元的损失，人的生命也受到了威胁。这已经不单纯是医学上的难题，更是执政部门和公共关系部门面临的一个棘手的问题。会上人们探讨了一个非常有用的思路：生物地理学。很明显，储存宿主（或者说宿主），不管它（或它们）是哪种动物，肯定生活在麦凯和峡谷山——每年至少有一段时间，包括 8 月和 9 月。这就将矛头指向了那些在昆士兰州分布非常广泛或者在这个州活动范围非常广泛的动物。参加会议的这些人（根据基因学方面的一些证据，发现没有病毒物种固定在某一地点的倾向，也就是说，病毒在移动和融合）更倾向于两种可能性中的后一种：这种病毒的储存宿主移动性强，可以沿着昆士兰州的海岸移动数百英里。这种想法将人们怀疑的对象锁定在鸟类和蝙蝠身上。

当时，菲尔德和他的同事基于以下两点理由，排除了鸟类是病毒储存宿主的可能性。第一，他们还不知道有什么副黏病毒可以通过鸟类传染人类。第二，考虑到这种病毒传染人类和马，哺乳动物更有可能是这种病毒的储存宿主。宿主之间的相似性极大地增加了病原体在两者之间传播的可能性。蝙蝠是哺乳动物，也能移动。此外，蝙蝠体内至少有一种可怕的病毒，也就是众所周知的狂犬病毒，尽管当时的澳大利亚被认为没有狂犬病。（很快就会发现更多有关蝙蝠—病毒—人类之间的联系，包括澳大利亚当地，尽管在 1996 年不甚清晰。）菲尔德在这次会议上又接受了一个新的任务：观察蝙蝠。

说起来容易，做起来难。捕捉飞行中的蝙蝠或者在巢穴中捕捉蝙蝠可不像在草地上抓啮齿动物或者负鼠那么简单。昆士兰当地最著名、分布范围最广的蝙蝠是狐蝠，它们属于四个不同的种类，每一种都是体型巨大、以水果为食的蝙蝠，翼展达 3 英尺[*]或更长。狐蝠通常栖息在红树林中、白千层属植物沼泽里或者热带雨林中巨大的树枝上。捕捉它们需要使用特殊的工具和方法。由于准备不足，菲尔德首先找到了野生动物守护者。他们手中有已捕获的蝙蝠。在罗克汉普顿靠近麦凯海岸的一个动物收容所里，菲尔德发现受伤的动物中有黑狐蝠，即食果蝠。成功

---

* 1 英尺 ≈ 0.3 米。——编者注

了！从黑狐蝠身上采集的血样表明，其亨德拉病毒抗体检测呈阳性。

但是，只有一个成功的案例对菲尔德这样追求完美的科学家是远远不够的。这个数据表明黑狐蝠可能会感染亨德拉病毒，但不一定是感染马的病毒的储存宿主——更不要说就是感染马的病毒的储存宿主了。他和同事们继续寻找。几周之内，他们在其他三种狐蝠身上也发现了亨德拉病毒的抗体，它们是灰头狐蝠、眼镜狐蝠和红色的小狐蝠。农业和畜牧业部的团队也检测了十几年前从狐蝠身上采集的旧血样。他们再次发现了亨德拉病毒的踪迹。这表明，在亨德拉病毒传染维克·瑞尔的马之前，蝙蝠早已携带了这种病毒。1996 年 9 月，即维克·瑞尔的农场暴发亨德拉病毒后两年，一只怀孕的灰头狐蝠被铁丝网缠住了。

它流产了一对双胞胎，并被实施了安乐死。它的亨德拉病毒抗体检测呈阳性，也使科学家第一次从蝙蝠体内分离出了亨德拉病毒。在它的子宫液样本中发现了活体亨德拉病毒，后经证实与在马和人类体内发现的亨德拉病毒一模一样。因此，即使是在注重审慎的科学界限内，也足以确定狐蝠是亨德拉病毒"可能的"储存宿主。

菲尔德和他的同事们研究得越多，他们发现的关于亨德拉病毒的证据就越多。经过对蝙蝠的初步调查，在大概 15% 的狐蝠体内，亨德拉病毒抗体检测呈阳性。这个参数——血清中抗体检测呈阳性的个体的百分比，无论是现在还是过去——也叫血清阳性率。它是一个基于有限抽样的估计值，可以推测整个蝙蝠群体中感染的百分比。随着团队对更多的蝙蝠进行检测，血清阳性率不断上升。两年内，菲尔德和同事们总共从 1 043 只狐蝠身上取样，报告亨德拉病毒的血清阳性率为47%。简单地说：在澳大利亚东部飞行的几乎一半大型蝙蝠都是或者曾经是这种病毒的携带者。看起来有点儿像亨德拉病毒从天而降。

当科学家们在《普通病毒学》和《柳叶刀》等期刊上发表他们的研究结果时，其中一些内容被刊登在报纸上。其中一条新闻的标题是《蝙蝠病毒引恐慌，赛马行业有危机》。在犯罪现场才会看到的警戒线和维克·瑞尔的小院里被肢解的马成为电视工作者争相报道的焦点，而且他们对此的兴趣一直没有减退。其中一些报道客观、准确，但并非所有报道都是如此。有些报道让人们心存不安，开始焦虑起来。确定狐蝠为亨德拉病毒的储存宿主后，加上这些蝙蝠种群中的高血清阳性率，这些本来就让人们印象不佳的动物在人们心目中的形象更是一落千丈。蝙蝠在人们心中的认可度从来都不高，现在在澳大利亚，它们的认可度就更低了。

一个晴朗的周六，在亨德拉的一个赛马场，一位著名的驯马师利用比赛间隙，在一个跑道上告诉我他对此事的看法。"亨德拉病毒！"这个人一听到这个名字就暴跳如雷，"他们不能放任这种病毒的传播！""他们"是指政府部门。"他们应该消灭蝙蝠！就是这些蝙蝠导致了这场疾病的暴发！它们倒挂着睡觉，将屎拉到自己身上！（真是如此吗？从生物学上看不太可能。）它们将屎拉到人身上！事情应该反过来——人们应该将屎拉到它们身上！它们有什么用处？将它们都消灭光！为什么还没这么做？因为那些绿色环保者不容许这么做！"他咆哮着说，"我们是马师协会的会员，马师协会是马师的职业组织，我和里德医生一起被批准成为该协会的会员。政府应该保护人们的安全！应该保护像我们的朋友里德医生这样的兽医！"这位驯马师激动地说，愤愤不平。他是澳大利亚赛马界的传奇人物，是位身材矮小的八旬老翁，头发花白，留着背头。我是他俱乐部的客人，对他心存敬意——或者说，我应当让气氛稍稍轻松一些。（为公平起见，他没有过多地谈及另外一名感染该病的人，一名叫本·坎宁的昆士兰州的兽医，他在为病马治疗的时候因感染亨德拉病毒而去世。不可否认，这种疾病对养马人的生命威胁和对澳大利亚整个赛马业的经济影响非常大。）当我礼貌地表示要引用他的话时，他的说法显得有所缓和，但是主要观点还是没有改变。

他所说的"绿色环保者"很显然包括蝙蝠守护者。随着证据不断增加，有些不是非常坚定的绿色环保者和蝙蝠守护者也逐渐焦虑起来。他们主要有两个担心，且这两点很难平衡：这种病毒会使蝙蝠更加不为人所接受，导致消灭蝙蝠的呼声（比如刚才提到的那位驯马师）高涨；他们自己在从事喂养蝙蝠这项善举的过程中也会感染这种病毒。第二种担忧刚刚出现。这肯定会使某些人重新审视自己曾经做出过的要照顾动物的承诺。毕竟，他们是蝙蝠爱好者，而不是病毒爱好者。病毒也算是野生动物吗？在很多人的心目中可能不是。几位动物守护者要求筛查体内是否有亨德拉病毒的抗体，这使得调查的范围进一步扩大。这项调查由昆士兰大学一位年轻的流行病学家琳达·塞尔维迅速组织和领导起来。

塞尔维深入澳大利亚东南部的野生动物守护网络，最终找到了 128 名愿意或者希望接受检测的蝙蝠守护者。她和团队成员一起采集血样，并请每一位参与者填写一份调查问卷。这些调查问卷显示，这 128 人当中有很多人都和狐蝠有过长时间的密切接触——喂狐蝠，照顾它们，经常被狐蝠抓伤或咬伤。有一位守护者的手曾经被感染了亨德拉病毒的蝙蝠咬过一个很深的伤口。塞尔维的调查中最让人意想不到的发现是，在这 128 名蝙蝠守护者中，抗体检测呈阳性的比例为 0。尽管经过了数月、数年的培育，尽管有抓伤、咬伤、拥抱，接触过它们的口水和鲜血，没有一个人表现出感染亨德拉病毒的免疫学证据。

塞尔维的报告发表于 1996 年 10 月。当时，她还是一名研究生。后来，她成为昆士兰州卫生部门传染病科的负责人。再后来，我们在布里斯班一家嘈杂的咖啡馆里喝咖啡的时候，我问她："这些蝙蝠守护者究竟是什么样的人？"

塞尔维说："我不知道该如何描述这些人，我想他们可以说是一群热爱动物的人。""男人和女人都有吗？""主要是女人。"她温和地推测说，没有孩子的女人可能有更多时间和激情投入这样的工作。通常他们在自己的家里照看动物，往往需要准备一只舒服的大笼子，这样蝙蝠就可以在无须照料的时候在这里休息了。蝙蝠和人类有这样亲密的关系，蝙蝠的病毒感染率又如此之高，塞尔维的研究中竟然没有发现一例蝙蝠守护者被感染的病例，我觉得不可思议。"在128名蝙蝠守护者中，没有一个人的病毒抗体检测呈阳性。"我问她，"这样的事实让你如何看待这种病毒的性质呢？"

她说："它需要某种放大器。"她指的这种"放大器"，正是马。

5

先说说口蹄疫吧。很多人都听说过它。很多人看过《原野铁汉》（ *Hud* ）这部电影。但是有些人不知道，至少不是非常准确地知道，电影中的牛被怀疑感染的口蹄疫，就是一种人畜共患病。导致口蹄疫的病毒属于小 RNA 病毒，和导致脊髓灰质炎、普通感冒的病毒同属一种。人类感染口蹄疫病毒的概率非常小，造成的危害也不过是在手、脚或者嘴唇上起皮疹。这种病最经常、最重要的表现就是感染偶蹄类家畜，如牛、绵羊、山羊和猪。（偶蹄类野生动物中的鹿、麋鹿和羚羊也极易感染此病。）其主要临床表现是发烧、跛行，口腔、口鼻部和脚上有小水泡。哺乳期的雌性动物乳头上有时会长出水泡，如果水泡破裂，就会形成溃疡，对雌性动物和幼仔都会造成影响。这种病的病死率相对较低，但是发病率（即这种病在一个群体当中的发生率）较高，也就是说这种疾病的传染性非常强。患病的家畜不能被制成肉制品上市，导致生产率降低，这对于利润空间相对较小的大规模家畜养殖业会造成灾难性的影响。疾病的快速传播所带来的经济损失是无法挽回的：为避免病毒进一步传播，染病的牲畜必须被杀死。没有人愿意买可能携带病毒的牲畜，因此外贸出口大幅度削减。牛、羊和猪变得一文不值——比这更麻烦的是，它们成了沉重的经济负担。根据官方的一份报告，"从经济角度来讲，口蹄疫是世界上最重要的动物疾病，它在美国的暴发可能导致270亿美元的贸易和市场损失"。这种病毒通过直接接触传播，也可以通过动物粪便和乳汁传播，甚至还能通过气溶胶传播。一场潮湿的微风就可以将这种疾病从一个农场传播到另一个农场。

口蹄疫的影响因动物而异。羊被感染后通常不会表现出特别的症状。牛的症状比较明显，可以通过直接接触将病毒从一头牛传染给另一头牛（口鼻接触传播），或者通过哺乳垂直传播（母牛传染给牛犊）。猪的表现比较特别：猪的排泄物中的病毒比其他家畜排泄物中的病毒多得多，而且可以在很长一段时间内通过呼吸排出大量病毒。猪通过打喷嚏、打呼噜、喘息、打嗝和咳嗽将病毒传播到空气中。实验研究表明，猪的气息中携带的口蹄疫病毒是感染后的牛或羊的气息中病毒载量的30倍。一旦这种病毒传播到空气中，可以扩散数英里远。这也是为什么猪被认为是这种病毒的增幅宿主。

增幅宿主是指病毒或者其他病原体在其体内复制和新生大量病毒的物种。由于增幅宿主的生理机能或者免疫系统，或者和这种病毒接触的历史，或是一些不为人知的原因，病毒能够在宿主身上大量繁殖。增幅宿主成为一种媒介，使储存宿主感染，也感染了其他"不幸"染病的动物——它们往往需要更多病毒或更加密切的接触。可以用"阈值"来理解这个现象。增幅宿主感染的阈值相对比较低，却能够繁殖出大量病毒，其繁殖的病毒数量之多足以跨过其他动物相对较高的感染阈值。

并不是每一种人畜共患病的病原体都需要通过增幅宿主才可以感染人类，但是很明显，有些疾病要想传染给人类，必须通过增幅宿主。究竟哪些疾病传染给人类的时候需要通过增幅宿主，这是一个怎样的过程呢？疾病科学家正在研究这些问题。同时，这个概念只是一个假设的工具。塞尔维和我在谈及亨德拉病毒时使用了增幅宿主这个词，没有提到口蹄疫的感染机制，但是我知道她提到马时是这个意思。

还有一个问题，为什么马会成为亨德拉病毒的增幅宿主？为什么不是袋鼠、袋熊、考拉或者长鼻袋鼠？如果马起到了增幅宿主的作用，那么一个明显的事实需要引起人们的重视：马并不是澳大利亚特有的动物，而是外来物种，大约200多年前由欧洲定居者带到澳大利亚。分子进化学家解读的基因证据表明，亨德拉病毒很可能是一种古老的病毒。和麻疹病毒这个远亲不同，亨德拉病毒已经在澳大利亚潜伏很久了，但并没有引起人们的注意。蝙蝠也是澳大利亚这片土地上原有的古老动物；昆士兰州的化石记录表明，小型蝙蝠已经在那里生活了至少5 500万年，而狐蝠大约是在2 000万年前的中新世早期在这个地区进化而来的。人类的出现是最近的事情，只有几万年的历史。更准确地讲，从澳大利亚原住民的祖先第一次踏上这片土地以来，人类就一直居住在澳大利亚。他们乘坐简陋的木船，从东南亚，经中国南海和小巽他群岛到达澳大利亚西北海岸。这至少是4万年前，可能比这个时间还要早得多。所以在这种复杂的相互作用中，4个因素当中的3个——狐蝠、亨德拉病毒和人——可能自更新世以来就已经共同生活在澳大利亚了。然而，直到1788年1月，马才抵达澳大利亚这片土地。

和接下来发生的事相比，这只是一个小的变化。这些最早到达的马乘坐第一舰队的船只，在亚瑟·菲利普船长的带领下来到澳大利亚。这位从英国来的船长此行的目的就是要在新南威尔士州建立一个罪犯的流放地。在大西洋上航行了5个月后，菲利普在好望角附近的一个荷兰人定居点停了下来，装备物资和牲畜，以便从非洲继续向东航行。他绕过范迪门斯地（现在的塔斯马尼亚），沿澳大利亚东部海岸线向北航行。其实，詹姆斯·库克船长早已到达过这里，"发现"了这片土地，但是菲利普的队伍是第一批来自欧洲的定居者。在距现在悉尼很近的一处天然良港中，他的小舟将736名犯人、74头猪、29只绵羊、19只山羊、5只兔子和9匹马送到岸上。这9匹马中有2匹种马、4匹母马和3匹马驹。在此之前，没有任何化石或者史实方面的记载表明澳大利亚有马属动物，也没有亨德拉病毒在澳大利亚原住民当中暴发的说法（至少没有为世界所知的说法）。

1788 年 1 月 27 日，亨德拉病毒暴发所需的所有因素几乎都凑到了一起——病毒、储存宿主、增幅宿主和易感的人类。现在，又出现了一个新的疑问。在亚瑟·菲利普船长将马带到这片大陆到维克·瑞尔牧场的马发病中间，有 206 年的时间。为什么病毒潜伏了这么长时间之后才会出现呢？还是这种病毒早已出现或者经常出现，只是从来没有人确定其究竟为何种病毒？在过去的 200 多年中，究竟有多少例感染亨德拉病毒的患者被误诊为蛇咬伤？

科学家们的回答是：我们不知道，但是我们正在努力。

6

1994 年的亨德拉病毒只是厄运之鼓中的一个重音。在过去的 50 年里，鼓点越来越响，持续的时间越来越长，传播得越来越快。这种现代才出现的人畜共患病是什么时候，在什么地方开始的？

选定一个时间点显得有些刻意，但是 1959—1963 年马秋波病毒在玻利维亚人聚居的村庄中暴发，可能是现代人畜共患病的开始。刚开始，这种病毒并不叫马秋波，当然也没有被认为是一种病毒。马秋波是流经玻利维亚东北部低地一条小河的名字。第一例病例是当地的一个农夫，他发了高烧，但并不致命，病来去匆匆，几乎没有引起人们的注意。当时是 1959 年的雨季。接下来三年，在同一地区出现了更多这种疾病，病情更加严重。其症状包括发烧和发冷、恶心和呕吐、身体疼痛、流鼻血和牙龈出血，被人称为黑人斑疹伤寒（因呕吐物和粪便的颜色而得名）。截至 1961 年年末，已有 245 人感染此病，病死率达 40%。直到人们将该病毒分离出来，找到其储存宿主，并通过预防措施阻断了其传播途径，才拯救了此病的患者。捕鼠的工作起到了重要的作用。很多科学工作是在困难的野外条件下，由美国人和玻利维亚人组成的团队完成的。这个团队当中有一位年轻的科学家，名叫卡尔·约翰逊，他开诚布公地说，他为病毒的危险之美所吸引。他自己染上了这种病，几乎因此丧命。之后，位于亚特兰大的疾病预防控制中心（Centers for Disease Control and Prevention，CDC）派出了一支装备精良的小分队。卡尔·约翰逊和同事去的时候发明了自己的方法和工具。在巴拿马的一家医院里，卡尔·约翰逊艰难地熬过了高烧，他将继续在新出现的病原体的漫长历史中扮演一个重要而有影响力的角色。

如果将最近几十年出现的引起人们关注和焦虑的病原体列出一张单子，其中不仅包括马秋波病毒，还有马尔堡病毒（1967 年）、拉沙病毒（1969 年）、埃博拉病毒（1976 年，卡尔·约翰逊在此过程中发挥了重要的作用）、HIV-1（1981 年推断出这种病毒的存在，1983 年首次分离出这种病毒）、HIV-2（1986 年）、辛诺柏病毒（1993 年）、亨德拉病毒（1994 年）、禽流感病毒（1997 年）、尼帕病毒（1998 年）、西尼罗病毒（1999 年）和 SARS（2003 年），还有发生在 2009 年让人非常恐慌但是虎头蛇尾的猪流感。这些由病毒引起的疾病比维克·瑞尔那匹可怜的母马更加具有戏剧性，让人为之激动。

人们也许会说，这些疾病是一系列可怕但毫不相关的事件——由某种神秘的原因引起，发生在人类身上的一个个独立事件。马秋波、HIV、SARS 和其他疾病可以看成是"上帝的行为"，是和地震、火山喷发和陨石撞击一样的严重灾难，我们可以哀叹和改善，但是不能避免。这是一种消极忍耐的看法，也是错误的方式。

毫无疑问，这些疾病之间是有联系的，并且一个接一个地暴发。这些疾病也不只是发生在我们身上，这是我们的行为所带来的意想不到的结果，反映了地球上的两种危机。第一是生态危机，第二是医疗危机。当这两种危机相遇时，表现出来的结果就是古怪、可怕的新型疾病的出现，疾病来源无法预料，引起进行相关研究的科学家深深的焦虑和不祥的预感。这些疾病是如何由动物传染给人类的，为什么最近这些年越来越频繁地传染给人类？简而言之：人类导致的生态压力和生态破坏使动物病原体和人类有了更多接触，与此同时，人类科技和行为又将这些病原体更快、更广泛地传播开来。这种局面由三个因素造成。

第一个因素：人类的活动导致自然生态系统以前所未有的速度瓦解（这是一个精挑细选的词语）。对此我们都有一个大致的了解。伐木、修路、刀耕火种的农业、打猎和吃野生动物（非洲人这么做时，我们称之为"打猎和吃丛林肉"，有负面的意味；尽管在美国，这仅仅是"游戏"而已）、砍伐森林作为牧场、采矿、人类定居、郊区扩张、化学污染、海洋养分径流、不可持续地开采海洋以获取海产品、气候变化，或者国际市场上出口的商品需要上述资源，以及对自然资源的其他"开发"——通过这样的方式，我们将生态系统弄得支离破碎。这样的做法由来已久。很长时间以来，人类一直使用简单的工具从事这些活动。但是现在，地球上有70多亿人口，人类掌握了先进的技术，累积起来的影响就非常严峻了。热带雨林不是唯一受到威胁的生态系统，但却是物种最丰富、结构最复杂的。在这样的生态系统中，生活着数以百万计的生物，其中大多数是科学界所不知道的，没有被归类为一个物种，或者是很难被识别和理解的。

第二个因素：这些数以百万计的未知生物包括病毒、细菌、真菌、原生生物和其他生物，其中很多都是寄生的。很多病毒学专业的学生现在经常提及"病毒王国"这个词，这个巨大的"王国"中生物的数量足以让任何一个群体相形见绌。比方说，在中非的森林中，很多病毒寄生在一种细菌、动物、真菌、原生生物或者植物上。它们受到生态系统关系的制约，不能大量繁殖，不能任意扩张自己的地盘。埃博拉病毒、马尔堡病毒、拉沙病毒、猴痘病毒和HIV只不过是众多病毒中极其微小的一部分，还有很多病毒尚未被发现，很多病毒的宿主也没有被发现。病毒只能在其他有机体的活细胞内才能复制。一般来讲，它们只寄居在一种动物或者植物中，和宿主有着亲密、久远、经常（但不总是）共生的关系，也就是说是一种良性的依附关系。它们不能独立生存，不会引起混乱。它们可能偶尔杀死几只猴子或鸟，但是这些尸体很快就被森林吸收了。人类很少有机会注意到。

第三个因素：但现在，自然生态系统的破坏似乎将越来越多的微生物传播到更广的范围。当地的树木被砍伐、动物被宰杀之后，细菌就像拆房子时扬起的灰尘一样四处飞散。寄生的微生物失去了宿主，只能重新争夺栖息之所。它们只有两个选择——找到一个或一种新的宿主，或者就此消亡。并不是它们要特别针对人类，而是因为人类太多了，冒冒失失地侵占了微生物赖以生存的环境。历史学家威廉·H. 麦克尼尔（William H. McNeill）曾强调："如果从饥饿的病毒或者细菌的角度来看这个世界，人类为它们提供了巨大的食物来源，人口高达几十亿。而在不久以前，人口数量只有现在的一半。在大约25年或者27年的时间里，人口数量翻了一番。这使得其成了所有生物进化自身之后不可思议的攻击目标。"病毒，特别是基因组由 RNA（核糖核酸）而不是 DNA（脱氧核糖核酸）构成的病毒，更容易发生变异，适应性强而且快。

所有这些因素不仅导致了新的感染和疾病的暴发，也催生了新的瘟疫和流行病。其中给人类造成的危害最大、最臭名昭著的，是被科学家称为 HIV-1M 组的病毒。正是这种 HIV（12 种 HIV 中的一种），引起了艾滋病在世界范围内的大暴发。自从 30 年前发现这种疾病以来，已经有 3 000 万人因此死亡。目前大约有 3 400 万人感染了这种疾病。尽管这种疾病威力巨大，很多人并不知道为什么这种曾经藏身于非洲森林深处、感染黑猩猩但伤害不大的疾病传播到了人类。很多人不知道发现艾滋病的真实和完整经过，它最早不是 1981 年在美国的同性恋人群中被发现，也不是 20 世纪 60 年代早期在非洲的几个大城市中被发现的，而是比这还要早半个世纪，在喀麦隆东南部一条叫作桑加的丛林河流的发源地被发现的。在过去几年里，知晓这些事实并对艾滋病有更加丰富、更加深入理解的人就更少了。之后将会详细介绍（见第八章）。现在，我就想强调一点，即使现在提到的人畜共患病只涉及艾滋病，也足以引起人们的重视。但如前所述，这一主题涉及的范围远远不止如此——过去（鼠疫、流感）、现在（疟疾、流感）和将来感染人类的其他流行病和造成灾难性影响的疾病。

　　无须多言，将来可能出现的疾病将成为公共卫生官员和科学家高度关注的问题。我们没有理由相信，这个时代只有艾滋病这一种疾病是由其他物种传染的罕见微生物所导致的。有些对此深有了解、悲观的预言家甚至说下一次疾病大暴发是不可避免的。（如果你是加利福尼亚州的地震学家，可能会认为下一次大灾难指的是能将旧金山抛入大海的地震，但是在我们交谈的这个语境中，下一次大灾难指的是致命的流行病大暴发。）下一次流行病大暴发会是由病毒引起的吗？下一次流行病大暴发会源于热带雨林吗？下一次流行病大暴发会导致 3 000 万或 4 000 万人死亡吗？现在这个概念还并不明了，实际上我们可以认为这样的情况就是流行病大暴发。HIV-1 和下一个流行病大暴发之间的主要差异可能是 HIV-1 致人死亡的速度很慢。很多新病毒致人死亡的速度很快。

　　我使用"发生"（emergence）这个词非常频繁，就像日常用语一样，也许这个词真的已经成了日常用语。在专家的眼里，它们就是日常用语。甚至疾病预防控制中心每月会出版一期《新发传染病》（*Emerging Infectious Diseases*）杂志来专门讨论这个问题。也许在此对"发生"这个词进行准确的界定非常有用。有些科学文献中出现过对"发生"的几种界定。我比较赞同的一种界定是"一种传染病，在初次引入新的宿主后，发病率不断上升"。当然，其中的关键词是"传染"、"上升"和"新宿主"。以此类推，再发传染病就是"病毒在已有宿主体内长期累积，重新产生具有流行程度传播状态的疾病"。结核病就是一种严重的再发传染病，特别是在非洲，因为结核杆菌利用了一个新的机会：感染免疫系统受损的艾滋病患者。只要允许埃及伊蚊在受感染的猴子和未受感染的人之间继续传播病毒，黄热病就会重新在人类中出现。登革热也依靠蚊虫叮咬传播，将当地猴子作为宿主。"二战"后，它在东南亚重新出现，部分原因在于城市化进程加快、人们出行范围扩大、污水管理松懈、蚊虫控制不力等。

"发生"和"接触"（spillover）是两个截然不同但又相互联系的概念。疾病生态学家使用"接触"这个词（经济学家使用不同的词语）来说明病原体从一个宿主传染给另一个宿主的瞬间。这是一个焦点事件。1994 年 9 月，亨德拉病毒（从蝙蝠）传染给"戏剧侠"，又（从马）传染给维克·瑞尔。发生是一个过程和一种趋势。艾滋病发生在 20 世纪末。（抑或 20 世纪初？后面我会回答这个问题。）当外来病毒感染了新宿主物种的一些成员，并在该物种中繁殖，进行传播，这就是从"接触"病毒到病毒"发生"的过程。从严格意义上来说，亨德拉病毒尚未传播到人类，或者说尚未发生。人类仅仅是个可能的宿主罢了。

并不是所有的疾病都是人畜共患病，但绝大部分是。如果不是来自另一个物种，病原体究竟是在哪儿出现的呢？有些新的病原体看起来确实不需要储存宿主的庇护，像是从周围的环境中产生的。举个例子：现在被称为嗜肺军团菌的细菌，1976 年首次出现在费城一家酒店空调系统的制冷塔中。它导致军团病暴发，34 人因此丧命。但是，这一案例远不及人畜共患病那样典型。感染一种生物的微生物很有可能感染另一种生物。近年来，几项综述研究在统计学上证实了这一点。2005 年，爱丁堡大学的两位科学家发表了一项综述研究的成果。他们研究了 1 407 种已知的人类病原体，发现其中人畜共患病毒占 58%。在所有 1 407 种病毒中，只有 177 种是新发病毒或再发病毒。出现的病原体当中有 3/4 是人畜共患病毒。换句话说：告诉我一种奇怪的新发传染病，我就能告诉你它大概率是一种人畜共患病。

　　由伦敦动物学会的凯特·E. 琼斯带领的一个小组进行了一项类似研究，并于 2008 年将其研究成果发表在《自然》杂志上。这个小组总结了 1940—2004 年出现的 300 多例新发传染病，研究了疾病变化趋势及其独特模式。虽然琼斯和同事们研究的案例与爱丁堡大学研究人员的案例不同，但是他们得出的人畜共患病的比例（60.3%）与爱丁堡大学科学家得出的比例大致相同。与家畜不同，"71.8% 的人畜共患新发传染病是由野生动物作为宿主的病原体引起的"。他们提到了马来西亚的尼帕病毒和中国南方的 SARS 病毒。随着时间的推移，与野生动物而不是家畜相关的疾病暴发事件在不断增加。这些作者总结说，"来自野生动物的人畜共患病是新发传染病中对全球健康最严重的威胁"，"我们的发现凸显了在野生动物种群中监测和识别新的潜在人畜共患病病原体的必要性，这是对新发传染病的一种预测措施"。这种说法听起来很有道理：让我们密切关注野生动物。人类包围、追捕、杀害、食用野生动物的时候，也感染了它们携带的病毒。这听起来好像确实可行。但是，凸显监控和预测的必要性也凸显了这个问题的紧迫性，让人们更加清楚地认识到，人们对病毒的理解还远远不够。

　　例如：为什么母马"戏剧侠"是在那个牧场发病的？是因为它在榕树下乘凉，吃了沾有蝙蝠尿液的草吗？"戏剧侠"是如何将这种病毒传染给维克·瑞尔马厩中的其他马的？为什么维克·瑞尔和雷·昂温被感染，而那位尽职尽责的兽医里德却没有？为什么马克·普雷斯顿被感染，而玛格丽特·普雷斯顿却没有？在亨德拉和麦凯，疾病分别暴发于 1994 年 8 月和 9 月，为什么时间上如此接近，而距离却如此遥远？为什么那些蝙蝠守护者成年累月地喂养那些狐蝠，却都没有被感染？

　　这些关于亨德拉病毒的地方性谜团只是一些重大问题的细微表现。琼斯和她的团队、爱丁堡的研究者、菲尔德和世界各地的很多研究者都对这些重大问题心存疑惑。为什么这些奇怪的新型疾病出现在这个时候、这些地方，以这样的方式传播开来，而不是出现在其他地方，通过其他方式传播，或者在其他时间传播？是不是这些疾病现在比过去发生得更加频繁？如果是这样，人类是如何招致这些疾病的？在下一个灾难性的传染病再一次袭击人类之前，我们能够逆转或者缓和这种趋势吗？如果人类能够逆转或者缓和这种趋势，能否不要将这种可怕的惩罚转移到和我们共同生活在这个星球的其他物种身上？这种机制非常复杂，可能性很多。科学找到解决方法的速度比较缓慢，人们都希望对这个最大的问题有一个快速的反应：下次出现的会是哪种来源不明、影响未知的病毒？

7

在一次去澳大利亚的旅途中，我在凯恩斯稍做停留。那是距布里斯班北部大约 1 000 英里的一个气候宜人的度假城市，我要和一位年轻的兽医在那里做一次交流。我不记得我是如何找到她的，因为她不想公开自己的身份，让名字见诸纸上。但是，她同意和我见面聊聊她和亨德拉病毒打交道的经历。虽然这段经历非常短暂，她却经历了两个不同的角色：医生和病人。当时，除了在马厩中工作的工人雷·昂温，她是澳大利亚唯一已知的亨德拉病毒感染者和幸存者。我们的谈话是在她工作的那家小型兽医诊所的办公室里进行的。

她 26 岁，非常热情，淡蓝色的眼睛，深褐色的头发盘成一个发髻。她戴着银耳环，穿着短裤和一件红色短袖衬衫，上边印着诊所的标识。我做笔记的时候，有一只温顺的边境牧羊犬陪在我们身边，亲热地蹭着我的手。这位兽医讲述了 2004 年 10 月的那个夜晚，她出门为患病的马看病的事。当时，马的主人显得非常焦虑，因为那匹 10 岁的骟马看起来"很不对劲儿"。

　　她还清楚记得那匹马叫布朗尼，生活在凯恩斯南边大约20英里处小马尔格雷夫的一个家庭农场里。那个夜晚，这件事情的所有细节她都历历在目。布朗尼是一匹良种夸特马，它不是赛马，而是这个家庭的宠物。这家有一个十几岁的女儿，布朗尼是她的最爱。那天晚上8点，那匹马看起来一切正常，后来突然显得有点不对劲儿。家里人怀疑它得了疝气，吃坏了肚子——也许它吃了某种有毒的植物。夜里11点左右，他们打电话求助，请到了这位当晚值班的年轻兽医。她跳进汽车，到达农场的时候，布朗尼已经奄奄一息，喘息声很重，浑身发热，倒地不起。"我发现马的心率和体温都高得不得了，"她告诉我，"马的鼻子里还冒着血红色的泡沫。"她匆匆看了那匹马一眼，检查了它的生命体征，然后走到马的身边。当时，"很多血红色的黏稠泡沫溅到了我的胳膊上"。那个十几岁的女孩和她妈妈试图安抚布朗尼，这时它已经浑身是血。现在，它连头都抬不起来了。这位非常有爱心的兽医告诉她们，这匹马快要死了。她清楚地知道自己的职责，于是说："我想对它实施安乐死。"她跑回自己的车里，拿安乐死的药品和工具。但她回来的时候，布朗尼已经死了。它最后一下痛苦地喘息时，从鼻子和嘴里喷出了更多血红色的泡沫。

　　我问："当时你戴手套了吗？"

　　"没有。做尸检时规定要戴手套，但是诊治活动物的时候不用。"谈话很快转到下一个话题。"我当时穿的衣服和现在一模一样。鞋、短袜、蓝色短裤和短袖。"

　　"戴口罩了吗？"

　　"没有。在实验室里，采取这样的防护措施很容易。但如果是午夜12点，下着瓢泼大雨，在一片暗夜中只能依靠车灯才能对动物实施手术，旁边还有一群歇斯底里的动物主人，采取防护措施往往不是那么容易。还有就是，我根本不知道这究竟是什么病。"她的意思是在处置布朗尼的情况时，她不知道面对的究竟是何种情况。"我根本没有想到这是传染病。"她在这些问题上处处为自己辩解，因为有人质疑她处置病畜时操作过程是否规范，有人怀疑她失职，并对此进行了调查。她被免于责罚——事实上，她自己也抱怨之前没有得到警示，但是这样的做法对她的事业不利。恐怕这也是她不愿意透露姓名的原因。她有话要说，但是她不想过多影响自己的生活。

在布朗尼死后的几分钟内，她已经换上了靴子、长裤和齐肩的手套，开始尸检。马的主人想知道布朗尼是否吃了某种毒草，这种草是否会对其他的马构成威胁。她将布朗尼的腹部切开，发现它的内脏看起来正常。没有可能导致绞痛的肠扭转或者堵塞的迹象。在这个过程中，"腹部的液体溅到了我的腿上"。她解释说，给马做尸检的时候，身上不可能不溅到东西。接下来，她开始通过切开第四根和第五根肋骨之间的部位检查胸部。她怀疑如果不是绞痛的话，很可能是心脏方面的问题。这种直觉很快就得到了证实。"心脏扩张程度很大。肺部充满了血液，在胸腔里充满了液体。我能做出的结论就是这匹马死于充血性心脏衰竭。我无法判断这种病是否具有传染性。"她提出要从马身上取样，进行实验室检测，但是遭到了马主人的拒绝。要知道的都已经知道了，也花了不少钱，布朗尼已经够可怜的了，他们用推土机将尸体掩埋了。

我问："这个农场附近有蝙蝠吗？"

"到处都是蝙蝠。"她的意思是，昆士兰州北部到处都是蝙蝠，不仅是在小马尔格雷夫。"如果从这后面出去，能看见几百只蝙蝠。"凯恩斯和周围的地区都是这样：温暖的气候、大量的水果树、大量的食果蝠。但随后的调查并没有发现任何有关布朗尼与蝙蝠的密切接触，能够导致其死亡。"除了说是偶然因素，他们也无法解释为什么这匹马感染了疾病。"这匹马被深埋在地面 10 英尺以下，没有留下任何血液或者组织样本。如果不是后来的推断，人们根本不会想到它感染了疾病。

进行完尸检，这位兽医立即将手和胳膊洗净，将腿擦干净，回家用必妥碘淋浴。她备有很多必妥碘，它是一种专业的杀菌剂，专门应对这样的情况。度过这样一个艰难但不太寻常的夜晚之后，她给自己做了一次很好的手术擦洗，然后才上床睡觉。9 或 10 天后，她开始感到头痛和恶心。医生怀疑是流感或者感冒，或者是扁桃体炎。她说："我经常得扁桃体炎。"医生给她开了些抗生素，就让她回家了。

她一周没有上班，有流感或者支气管炎的症状，身体非常虚弱：轻度肺炎、喉咙痛、剧烈咳嗽、肌肉无力、身体疲劳。曾经有一位资深的兽医问她是否考虑过她医治的那匹马可能将亨德拉病毒传染给她。来到地处热带的凯恩斯之前，这位年轻的兽医在墨尔本兽医学校（在澳大利亚南部，气候宜人）接受训练的时候根本没有听说过亨德拉病毒。这种疾病刚刚出现，界定不清，在墨尔本地区根本没有引起人们的重视。作为储存宿主的四种蝙蝠当中，只有两种分布在如此偏南的地区，显然它们还没有引起人们的关注。经过两次不同时间去医院进行血样检测，可以证实：她体内已经产生了亨德拉病毒的抗体。检测结果出来的时候，她已经重返工作岗位了。她感染了病毒，但是战胜了它。

这件事过去一年后，我见到她的时候，她除了有点儿疲惫和焦虑，一切良好。她很清楚马克·普雷斯顿感染这种疾病的事——在对马进行尸检时感染，康复，然后复发——提醒她不要自满于这种病毒已经永远地离开了她。州公共卫生官员一直在追踪她的病例；如果头痛复发、感到头晕或癫痫发作，神经刺痛，或者开始咳嗽或打喷嚏，都要告知他们。她说："现在我还要去传染病控制专家那里看病。""我要定期接受农业和畜牧业部的专家对我的检查。"根据血液检测，他们将其抗体水平变化绘制成表格，她的抗体水平一直在上下波动。最近，她的抗体水平又有所反弹。这是疾病复发的征兆，还是仅仅反映了她强大的获得性免疫？

她告诉我，最让人担心的就是这种不确定性。"事实上，这种病毒存在的时间太短，他们无法告诉我它是否会对我今后的健康状况构成威胁。"7 年或者 10 年之后，她会怎样呢？疾病复发的概率有多大？马克·普雷斯顿康复一年后突然去世。雷·昂温说他的健康状况仍然"欠佳"。凯恩斯的这位年轻兽医和我们一样，都非常想知道，以她现在的情况，接下来会发生什么。

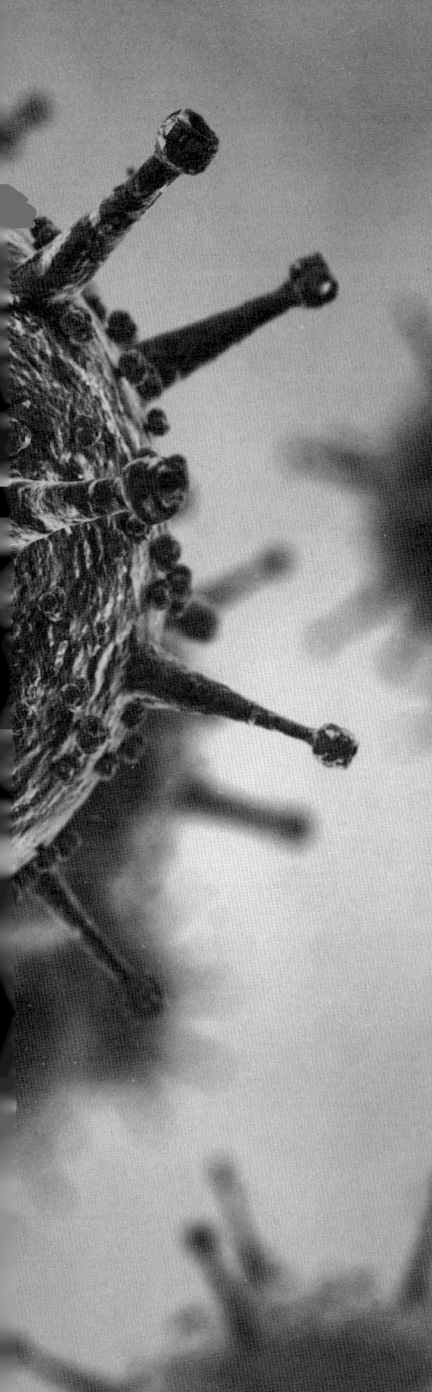

第二章

埃博拉病毒和大猩猩

8

　　维克·瑞尔马厩事件几个月后，又发生了一起疫情，地点在中非。在加蓬东北部的伊温多河上游，刚果共和国边境附近，有一个叫作马依布 2 村的地方，是在马依布村仅 1 英里远的一处附属居住地。1996 年 2 月初，马依布 2 村的 18 个人宰杀并食用了一只黑猩猩，之后突发疾病。

　　他们的症状包括高烧、头痛、呕吐、眼睛充血、牙龈出血、打嗝、肌肉疼痛、喉咙痛和出血性腹泻。村长决定将 18 个人全部送到下游地区首府马科库镇的一家医院。从马依布 2 村到马科库，乌鸦飞的话，不到 50 英里，但乘独木舟沿伊温多河蜿蜒而下却要花 7 个小时，小舟在两岸森林中的藤枝蔓壁之间蜿蜒穿梭。其中 4 名患者在到达时已生命垂危，2 天内便死亡了。4 具尸体又被送回马依布 2 村，按传统仪式下葬。对这种不明原因夺去人生命的疾病，人们没有采取任何特殊的预防措施。另一个病人从医院逃了出来，跌跌撞撞地回到村子里，还是死了。很快，第二批感染者相继发病，他们是第一批病人的亲人和朋友，在照顾病人时被感染，还有一些人因为处理第一批病人的尸体而被感染。最终，31 人病倒，其中 21 人死亡，病死率近 68%。

　　一组医学研究者收集了上述事实和数据。研究者中有加蓬人，还有法国人。疫情暴发时，他们就到达了马依布村。有一个精力充沛的法国人叫埃里克·M. 勒鲁瓦，在巴黎受过训练，当时在加蓬东南部一个中等城市弗朗斯维尔的国际医学研究中心（Centre International de

Recherches Médicales de Franceville，CIRMF）做驻地病毒学家。勒鲁瓦和同事们从一些病人的组织样本中发现了埃博拉病毒的证据，并推断被宰杀的黑猩猩感染了埃博拉病毒。他们写道：“黑猩猩似乎是感染 18 例主要人类病例的索引病例。”他们在调查中还发现，黑猩猩不是被村里的猎人杀死的，而是在森林中找到的，当时黑猩猩已经死了。

四年后，我与十几名当地男子坐在伊温多河上游附近的一堆篝火旁。他们都是一次长途陆地跋涉的森林向导员，绝大多数来自加蓬东北部的村庄。在我加入征途前，他们已经走了好几周了。他们的工作包括背着沉重的背包穿越丛林，每晚为生物学家迈克·费伊（Mike Fay）搭建简单的营地。正是他强烈的使命感驱动着整个项目向前发展。即使按照热带实地考察生物学家的标准来衡量，费伊也非同寻常：他身体结实、固执、不羁，有强烈的自然保护意识。他要做的是一项大型的取样工作，穿越中非野外现存森林区 2 000 英里进行徒步生物调查。沿途他每走一步都会记录数据，记下大象粪堆、猎豹的足迹、黑猩猩的踪迹等。同时，他还进行植物鉴定，用左手草草地在黄色防水笔记本上记下成千上万个小符号。随行人员在他身后一字排开，背着他的电脑、卫星电话、特殊仪器、备用电池，还有足够所有人用的帐篷、食物和医疗物资。

费伊到达加蓬东北部时，已经走了 290 天了。他和一队熟悉野外森林环境的俾格米人（一个身材矮小的少数民族）一起穿过了刚果共和国，但这些人在加蓬边境被禁止入境。所以费伊不得不在加蓬重新组建一个团队，大部分成员都是从伊温多河上游各个金矿招来的工人。他要求的那些工作——在林中开辟道路和搬运行李——尽管艰难并且障碍重重，但比起在赤道的泥土中挖金子，这显然是个更好的选择。有一个人既是厨师又是搬运工，在每晚的篝火座谈会上，他会炒很多米饭或麸麸（由木薯粉制成的淀粉类主食，像可食用的糨糊），用些混合的褐色酱汁点缀。这种酱汁的成分包括番茄汁、鱼干、沙丁鱼罐头、花生酱、冻干牛肉和辣椒，所有这些都是能混在一起的，由着厨师的兴致进行组合。没有人抱怨。大家总感觉饿。在丛林中筋疲力尽地跋涉了一天之后，比这样一大份食物更糟的就是食物的分量不够大。我受《国家地理》杂志之命，加入这群人当中，主要的任务就是追随费伊的足迹，写出描述其工作和旅行的系列故事。我会在一个地方和他待上十天，在另一个地方再陪他两周，然后溜回美国，让我的脚恢复恢复（我们穿的是蹚水凉鞋），然后写出连载故事。

每次我重新加入费伊和他的团队，集合点的后勤安排都会不同，这取决于地点的偏远程度和需要补给的紧急程度。他从未在曲折的征途上偏离过。找不找得到他，取决于我。有时，我与费伊信任的后勤人员——一位名叫西原智的日本生态学家一起，坐丛林飞机或乘装有电机的独木舟到达他所在的区域。我和西原智挤进独木舟，旁边装满费伊下一程所需的东西：装有新鲜麸麸、米饭和鱼干的袋子，成箱的沙丁鱼，食用油，花生酱，辣椒，以及 5 号电池。但独木舟并不总能把我们送到费伊和他的队员挨饿受冻、等待补给的地方。这一次，徒步旅行者们正在穿越一个叫明克比的大森林。我和西原智乘坐一架贝尔412 型直升机，呼啸着冲向蓝天。这架直升机是从加蓬军队高价租来的，是 13 座的大型机。在其他地方坚不可摧的林冠，在这里却时不时被几个高大的山头打断。这些山头有几百英尺高，耸于万物之上，如埃尔卡皮坦山林立于绿色大地的雾霭之中一般。其中一座孤山之顶便是费伊指引我们着陆的地方，它位于马依布 2 村正西 40 英里处。

那一天对组员们来说相对轻松，不用过沼泽，没有会划破皮肤的植被丛，没有因费伊拍近景而被激怒了要攻击人的大象。他们临时露宿，等待直升机的到来。现在补给到达了目的地，甚至还有啤酒！篝火四周的气氛顿时轻松和温暖起来。我很快了解到其中两名成员——东尼·M. 波什和索菲亚诺·安托克就来自马依布 2 村。埃博拉病毒在村庄肆虐时，他们就在现场。

波什性格外向，身材消瘦，比安托克更健谈，也愿意谈论这件事。安托克体形健壮，眉头紧锁，留着山羊胡子，着急时讲话会结巴。在波什用法语讲述时，安托克坐在旁边静静地听着。据波什所述，安托克眼睁睁看着他的兄弟和多数家人因此病而死去。

因为刚刚认识这两个人，我当晚不好追问更多信息。两天后，费伊的团队开始了徒步旅行的下一程，穿越明克比森林，离开这些孤山向南前进。因为在没有任何道路的丛林里徒步，我们忙于应对体能上的挑战，无暇他顾，夜幕来临时已筋疲力尽（尤其是他们，比我更辛苦）。但是，大约半程过后，经历了一周艰难行进和同甘共苦，波什放松了很多，给我讲述了更多。他的讲述和弗朗斯维尔的国际医学研究中心人员所报道的情况大致相同，只是在一些数字和细节上有些小的出入。但他的角度更感性。

波什把它叫作流行病。"这件事发生在1996年。"他说，"是的，大约就在这个时候，一些法国士兵乘坐橡皮艇来到马依布2村，在附近扎营。谁也不清楚那些士兵是否有确切的目标——重建旧跑道，或者只是在那里自娱自乐？他们开了枪。"波什猜，也许他们也拥有某种化学武器。他提到这些细节，是因为他想这些法国士兵可能与流行病有关。一天，村子里几个男孩带着狗外出打猎。目标猎物本来是豪猪，但却找到了一只黑猩猩，不是狗猎杀的。黑猩猩被发现时已经死了，孩子们把它带了回去。波什说，黑猩猩已经腐烂了，肚子胀了起来。没关系，人们很高兴，也很想吃肉。他们宰杀了黑猩猩，然后把肉吃掉了。很快，两天之内，接触过黑猩猩肉的每个人都开始发病。

他们的症状是呕吐和腹泻。有些人坐摩托艇去了下游马科库的医院。但是燃料不足，无法把每个病人都送到医院。发病者太多，摩托艇不够用。11人在马科库死去，另外18人死在村子里。波什说，很快有专业医生从弗朗斯维尔过来，穿着白色衣服，戴着头盔，但没能救活一个人。安托克失去了6个家人，其中一个是他的侄女，她就死在安托克的臂弯中。但安托克没有被感染。"我也没有。"波什说。疾病的起因不明，只有些暗中的谣言。波什怀疑那些法国士兵用化学武器杀死了黑猩猩，不小心把肉落下了，导致村民中毒。无论如何，幸存下来的村民吸取了教训。他说，直到今天，马依布2村再没有人吃黑猩猩了。

我问到了那些打猎的男孩。"他们，所有男孩，都死了。"波什说，"但是，狗没有死。""以前见过这样的疾病或流行病吗？""没有，"波什回答，"从来没见过。"

"他们是怎么把黑猩猩弄熟的？"我打听道。波什答道："就用普通的非洲酱汁。"他好像觉得这个问题很愚蠢。我想象着黑猩猩的肘子上放了花生肉酱，配上辣椒，用勺舀到麸麸上。

除了炖黑猩猩，还有一个鲜明的细节徘徊在我的脑海中。这个细节是以前和波什聊天时他提到的。波什告诉我，在村庄陷入混乱和恐慌中时，他和安托克发现了一些异常情况：13只大猩猩堆在森林中，全部死亡。

13只大猩猩？我没有问过死去的野生动物，这是波什主动提供的信息。当然传闻可能也会含糊、不准确，有时纯粹是假的，也不完全可靠，即使是亲眼见证。要说13只死去的大猩猩，可能实际上是12只，或15只，或很多只，多到痛苦万分的人无法数清。有些人就要死去，记忆也就不会那么清晰了。要说我看见了，可能实际如此，也可能没那么真实。我的朋友看见了，他是我的好朋友，我相信他，如同相信我的眼睛。或可能是：我是从权威人士那里听说的。对我来说，波什的证词似乎属于第一种认识论：可靠，但不一定精确。我相信他看到了死去的大猩猩，大概13只，即使不是一堆，也是一群；他甚至可能真数过。13具大猩猩尸体散落在落叶上的画面虽然耸人听闻，但却似乎合理。后来的证据显示，大猩猩极易感染埃博拉病毒。

科学数据则是另一码事儿，与坊间证据截然不同。科学数据不会掺入诗意的夸张和矛盾情绪，而是可以量化到很细小的可靠信息。将数据一丝不苟地收集起来，严格分类，就可以揭示一些现象背后的意义。这就是为什么费伊要带着他的黄色笔记本穿越中非：寻找众多细微数据中可能呈现出的大规律。

第二天，我们继续在森林中前行，但距离最近的道路仍需一个多星期的路程。这里是大猩猩绝佳的栖息地，结构良好，它们喜爱的植食丰富，而且几乎没有人类涉足：没有小径，没有营地，没有猎人的痕迹。那里应该到处都是大猩猩。在不久以前，曾经是这样的：20 年前，国际医学研究中心的两位科学家对加蓬的猿类种群进行了一次普查，结果显示，在明克比森林中约有 4 171 只大猩猩。但是，我们在丛林开路前进几周以来，从未见到过一只大猩猩。没有大猩猩或大猩猩的迹象是非常奇怪的，怪到费伊都觉得很奇怪。这正是他的方法论所意图阐明的那种规律，无论正反。在进行徒步研究的整个过程中，他在笔记本上记下了他所见到的每一个大猩猩窝、每一堆大猩猩粪便、每一根被大猩猩牙齿啃过的茎干，也记录下了大象粪便、猎豹踪迹和其他动物的类似痕迹。在我们的明克比之行结束时，他将自己的数据进行了部分汇总。他躲在帐篷里，花好几个小时在笔记本电脑上整理最新的观察结果。做完后，他才出现。

费伊告诉我，过去的 14 天里，我们踩过了 997 堆大象的粪便，没有一堆是大猩猩的粪便。我们在数百万株大型草本植物的茎之间穿行，包括几种竹芋科的营养丰富的植物，大猩猩吃它们像吃芹菜一样狼吞虎咽。但就他目前所观察到的，没有一株植物的茎上留有大猩猩的牙印。我们没听到一声大猩猩捶胸的拍打声，没见到一个大猩猩窝。在明克比，大猩猩曾经数量众多，现在已经消失了。一种不可避免的推论是某种东西消灭了它们。

9

马依布 2 村的疫情传播并非个例，而是整个中非疾病暴发规律的一部分。这种规律至今仍是个谜，也是争论的焦点。这种疾病以前被称为埃博拉出血热，现在被简单地称为埃博拉病毒疾病。这种模式从 1976 年（埃博拉病毒首次出现）持续到现在，从非洲大陆的一侧（科特迪瓦）传播到另一侧（苏丹和乌干达）。在这些病毒暴发中出现的 4 种主要病毒被统称为埃博拉病毒。从小范围来看，仅在加蓬，埃博拉病的暴发就非常密集：不到 2 年暴发了 3 次，且 3 次暴发的地点非常接近。马依布 2 村就在这一系列疾病暴发的中间时段。

1994 年 12 月，病毒在伊温多河上游的金矿营地暴发，正是费伊后来招募加蓬成员的地方。这些营地在马依布 2 村上游大约 25 英里处。至少 32 人发病，表现出埃博拉病毒疾病常见的症状（高烧、头痛、呕吐、腹泻和些许出血）。尽管有个病人说他杀了一只闯入营地且行为怪异的黑猩猩，但疾病暴发的真正源头很难查明。或许那只黑猩猩感染了病毒，无意间传染了饥饿的人类。另一种说法是，第一例患者碰到一只死去的大猩猩，把部分肉带回营地，与人分享了。他死了，触碰了肉的其他人也未能幸免。大约同时，出现了一些关于黑猩猩和大猩猩在森林中死亡的报道。更普遍的传闻是，矿工（和他们的家人——营地基本上都在村庄）的出现和对食物、住所和燃料的需求，对林冠层和其中的生物造成了干扰。

1994 年，受害者们从采矿营地被转移到下游，与从马依布 2 村运送患者的路线一样，被转移到马科库总医院。然后，出现了一波继发病例，集中在医院周围和村庄附近。其中一个村庄里有一名巫医——一种传统治疗师。他的房子可能是个病毒传播地，某个采矿营地的病发受害者来向他寻找民间药材，而恰好一个当地人也来找他看其他不太严重的病，却不幸被传染。可能病毒就是通过巫医的双手传播的。不论怎样，这一波病毒传播结束时，49例确诊，其中29例死亡，病死率近60%。

一年后，病毒在马依布2村暴发，这是该病的第二波暴发。8个月后，国际医学研究中心的科学家和其他人又对第三次暴发做出了反应，地点在加蓬中部博韦镇附近。

博韦镇的疫情很可能在之前3个月就已经开始了，即1996年7月，当时一名猎人在博韦镇北部约40英里处一个叫SHM的伐木场死亡。回想起来，这名猎人的致命症状被认为与埃博拉病毒疾病相匹配，但他的情况当时并没有引起警觉。6周后，另一名猎人在同一伐木场莫名其妙地死亡。接着，第三例发生。给伐木场供应的是什么样的肉？可能是一些野生物种的肉，如猴子、小羚羊、野猪、豪猪，也许甚至有猿类（尽管是违法的）。还有关于黑猩猩在森林里死亡的报道，是倒毙的，而非被击毙的。早期的病例似乎彼此互不相干，好像每名猎人都是从野外感染了病毒。后来，第三名猎人扩大了问题，除了成为病毒受害者，他自身也成了病毒传播者。

他在博韦镇的医院住了很短一段时间，但他躲避医疗人员，离开了医院，到附近一个村庄向另外一个巫医求助。尽管巫医尽心，但他还是死了，接着巫医和他的侄子也相继去世。小范围疾病暴发开始。整个10月和接下来几个月，博韦镇上和周边地区出现更多病例，即人与人间的传播更多。几个病人被转送到加蓬首都利伯维尔的医院，在那里死亡。给其中一个病人做过手术的一名加蓬医生，事后自己发病。由于对本国的医疗水平没有信心，他飞往约翰内斯堡进行治疗。那名医生似乎活了下来，但照顾他的一名南非护士发病并死亡。这样，埃博拉病毒从中非蔓延到整个非洲大陆。第三次暴发的最终统计显示，在包括博韦镇、利伯维尔和约翰内斯堡在内的地区里，有60例病例，其中45例死亡。这次的病死率，我们可以自己在脑子里算一下。

在众多病例和细节中，有一些共同之处值得注意：暴发地点的森林遭到破坏、死亡的猩猩和死亡的人、继发病例与医院接触或传统巫医相关、60%~75% 的高病死率。对任何传染病（狂犬病除外）来讲，60% 都是极高的病死率了；例如，它可能比中世纪法国黑死病最严重时的病死率还要高。

自 1996 年以来，在马依布 2 村周边，埃博拉病毒疾病的其他暴发潮中，人和猩猩都受到了感染。其中一个受灾严重的地区在蒙比利河沿岸，就在刚果共和国西北交界的加蓬边境上。另一个森林密布的地区，包括几个村庄、一个国家公园和罗西大猩猩保护区。2000 年 3 月，在我与费伊在明克比孤山会合的 4 个月前，我们也到过这个地区。与明克比的空旷相比，我们看到的蒙比利河流域有很多大猩猩。但 2 年后，即 2002 年，罗西区的一组研究人员开始发现大猩猩的尸体，其中一些尸体的埃博拉病毒抗体检测呈阳性。（抗体检测呈阳性不如发现活体病毒这样的证据有说服力，但仍具有启发性。）几个月里，他们所研究的90% 的大猩猩个体（143 只中的 130 只）消失了。有多少只大猩猩跑掉了？多少只大猩猩死亡了？研究者从已确认的死亡数和失踪数粗略推断出整个研究区域的大猩猩总死亡数，并在《科学》杂志上发表了一篇文章，题为《埃博拉病毒暴发致 5 000 只大猩猩死亡》。

10

2006 年，我回到了蒙比利河，这次是与威廉·比利·卡雷什带领的团队一起。他当时是位于纽约的国际野生生物保护学会（Wildlife Conservation Society，WCS）野外兽医项目负责人，现在在生态健康联盟中扮演类似的角色。卡雷什是一名兽医，也是人畜共患病方面的专家。他还是徒步实地研究者，在南卡罗来纳州查尔斯顿长大，师从马林·珀金斯。珀金斯平时的工作服是一件蓝色的磨砂衬衫，戴着有沿布帽，留着胡子。卡雷什是个典型的经验主义者，说话轻声细语，口型变化不大，避免直截了当的表达，好像那会损害他的牙齿一样。他常常面带一丝狡黠的笑容，表明对世间奇景和各种荒唐事的戏谑。但他去蒙比利河的任务中却没有丝毫玩笑的成分。他要向大猩猩射击——不是用子弹，而是用麻醉飞镖。其目的是采集血样，检测其中是否有埃博拉病毒抗体。

我们的目的地是一个叫莫巴·贝（Moba Bai）的湿地群，距离蒙比利河上游东岸很近，是离罗西保护区不远的一片天然空地。在讲法语的非洲，贝（bai）的意思是湿地草甸，通常有盐渍地，周围森林环绕，像是个秘密花园。除了莫巴·贝，周围还有三四个这样的群落。大猩猩（和其他野生动物）经常出没于此类湿地。由于辽阔天空下生长着钠含量丰富的莎草和紫菀，这里通常浸满水，阳光充足。在蒙比利河上游，我们乘坐着一艘 40 马力的外舷驱动独木舟，到达了莫巴·贝。

船上载着我们 11 个人，还有一大堆工具。有一个气动制冷冰箱、两个液氮冷冻容器（用于存储样本）、包装仔细的注射器、针头、药水瓶和工具，还有橡胶手套、防护服、帐篷，以及防水布、大米、麸麸、金枪鱼罐头、豌豆罐头、几箱劣质红酒、很多瓶装水、几张折叠桌和七把堆叠式白色塑料椅。有了这些工具和充裕的供给，我们在莫巴·贝对面建了一个实地考察营。团队成员包括一位叫普罗斯珀·巴洛的追踪专家、野生动物兽医、森林向导和一位厨师。巴洛在疫情暴发前和暴发时在罗西工作过。在他的带领下，我们搜索着湿地群，这里长满了多汁的植物，之前因每日来觅食和休息的几十只大猩猩而闻名。

在埃博拉病毒袭来前，卡雷什来过这里两次，搜寻关于大猩猩健康的基线数据。在 1999 年之行中，他一天之内就在这里看到了 62 只大猩猩。2000 年，他又来到这里，试图麻醉几只大猩猩。他告诉我："每天每个湿地至少有一个家庭组。"他不想过多干扰，只麻醉了 4 只，给它们称了体重，检查它们是否有明显的疾病（如雅司病，一种皮肤细菌感染），并采集了血样。4只大猩猩的埃博拉病毒抗体检测都呈阴性。这次情况不同了。他想要采集2002年群体死亡幸存下来的大猩猩的血样。所以，我们开始的时候抱着很大的希望。几天过去了，依我们所见，没有幸存的大猩猩。

不管怎么说，这都是非常珍贵的少数——用大猩猩麻醉飞镖很难采集足够的数据（麻醉飞镖总是种危险的方法，对掷镖者和中镖者都有一定风险）。我们在莫巴·贝的观察持续了一个多星期。每天早上，我们穿过河流，静静地从一个湿地走到另一个湿地，用厚厚的植被把自己隐蔽起来，缓缓移动，耐心地等待大猩猩出现。结果，一只大猩猩也没有出现。我们经常在雨中守候。晴天时，我会看看书，或在地上打盹儿。卡雷什站着，随时准备好气步枪，飞镖里装满了氯胺酮和唑拉西泮，都是麻醉大猩猩的常用药。或者，我们徒步穿过森林，紧紧跟着巴洛寻找大猩猩的踪迹，但仍旧一无所获。

第二天早上，沿着一条泥泞的通往湿地群的小径，我们看到了猎豹、大象、水牛和黑猩猩的足迹，但没有发现大猩猩的踪迹。第三天，仍然一无所获。卡雷什说："我觉得它们都死了，埃博拉传到过这里。"他推断，只有一小部分幸运的大猩猩没被感染，或因为抵抗力够强而幸存。然后，他又说："那些正是我们感兴趣的。"因为如果有的话，它们可能携带抗体。第四天，卡雷什和巴洛与我们分开。他们通过捶胸声和吼叫声找到一只离群发狂的雄性大猩猩，在茂密的灌木丛中爬到距离它不到10码[*]的地方。突然间，这只大猩猩站住了，他们只能看到它的头部。"我本可以把它杀了，"卡雷什后来说，"射穿它。"他的意思是从它两眼之间射击，而非从侧面来安全射倒它。所以，卡雷什没有开枪。大猩猩又发出一声咆哮，随后跑了。

我第六天的笔记中有这样一段："没有，没有，连大猩猩的影子都

---

[*]　1码 =91.44厘米。——编者注

没有。"第七天是我们的最后一次机会，巴洛和卡雷什在沼泽密布的森林中跟踪了另外两只动物几个小时，却连好好看一眼的机会都没有。在莫巴·贝周围，大猩猩现在已经变得极为稀少，而少数的离群者也非常害怕和胆怯。同时，雨继续下，帐篷变得泥泞不堪，河水上涨。

我们不在森林中时，会在帐篷里与卡雷什和其他三位同组野生生物学会的非洲兽医聊天。一位兽医叫阿兰·奥德扎伊，刚果人，瘦高、腼腆，在古巴接受过培训，精通西班牙语、法语和中非的几种语言。每当他被打趣时，就会轻轻低下头，并快乐地咯咯笑，很可爱。奥德扎伊的主要工作是对国内任何地方的黑猩猩或大猩猩的死亡报告做出反应，这需要他尽快赶到现场，采集组织样本，以检测埃博拉病毒。他向我描述了完成这个任务所用的工具和流程。他到达现场时，尸体已经无一例外地腐烂，假定（除非证明是别的情况）是被埃博拉病毒侵害的。他的工作服是一套带有通气罩的防护服、橡胶靴、挡泥板和三双手套，手腕处以胶带封口。取样时切第一个切口是有危险的，因为尸体可能胀满气体，会爆炸。在任何情况下，要给死亡的猩猩身上盖上清道夫昆虫——蚂蚁、小苍蝇，甚至蜜蜂。奥德扎伊说，有一次，三只蜜蜂从一具尸体跑到他的手臂上，钻进通气罩，直达他的肉体，开始叮他，而他还在忙着取样。埃博拉病毒能通过蜜蜂叮咬进行传播吗？没人知道。

"你害怕这个工作吗？"我问奥德扎伊。"不怕了。"他说。"你为什么要做这个呢？"我问道。"你为什么热爱这个工作？"（他显然喜欢。）"好问题，"他说，习惯性地轻轻点头和咯咯傻笑，然后严肃地补充道，"因为我可以学以致用，能继续学习，还可以拯救生命。"

团队中的另一名成员是帕特里夏·里德，15年前以生物学家的身份来到非洲，研究拉沙热和艾滋病，被位于弗朗斯维尔的国际医学研究中心聘用。她在埃塞俄比亚有过一些实地考察经验，然后从波士顿塔夫茨大学兽医学院获得兽医学博士学位。她回到国际医学研究中心，研究一种猴子病毒，当时野生生物学会的实地兽医因其乘坐的飞机在加蓬一个偏远地区的飞机跑道上坠毁而丧生。卡雷什雇用了里德，替代死去的女士。

　　里德告诉我，她的工作范围包括一系列威胁大猩猩健康的传染病，埃博拉病毒只是其中最异类的。其他的主要是更为常见的人类疾病，因为和人类基因相近，大猩猩更易感染结核病、脊髓灰质炎、麻疹、肺炎和水痘等等。只要有携带病毒的人类在森林中行走、咳嗽、打喷嚏和排便，大猩猩就可能感染这样的疾病。任何这种反向接触性感染——从人类到非人类，都被称作人类传染病。比如，著名的山地大猩猩，因向它们示好的生态旅游者们携带的麻疹之类的人类传染病病毒而受到威胁。（山地大猩猩是东部大猩猩种群中严重濒危的亚种群，仅活动于卢旺达维龙加火山群的陡峭山腰上和周边低地里。中非森林中的西部大猩猩是纯低地品种，数量更多，但它们面临的处境也岌岌可危。）除了栖息地因人类的伐木活动而遭破坏，大猩猩本身惨遭猎杀，供应本地人食用或以丛林肉售往市场，传染病也会将西部大猩猩从现在相对较多的数量（总数大约 10 万只），推向如山地大猩猩般只有少量孤立群体艰难存活的境地，或导致局部灭绝。

　　但是，与栖息着山地大猩猩的维龙加山腰相比，中非的森林相对广阔；而且西部大猩猩的家园领地几乎难以穿越，因此很少有生态旅游者到访。所以，麻疹和结核病并非其所面临的最严重问题。"我要说，毫无疑问，"里德说，对西部品种而言，"埃博拉是最大的威胁。"

　　她解释道，研究大猩猩群体里的埃博拉病毒非常困难，因为病毒的肆虐，数据也太过缺乏。"我们不知道以前是否有过这样的病毒。不清楚它们是否幸免于此。但我们需要了解病毒是如何传播到大猩猩群体中的，要知道它在哪里。"任何关于哪里的问题都有两个维度。埃博拉病毒在中非分布有多广？它潜伏在哪些宿主物种中？

　　第八天，我们收拾好行李，重新给小船装载，沿蒙比利河顺流而下，数据库中没增加一份新血样。任务失败的主要原因，也正是决定其相关性的因素：大猩猩极为稀少。卡雷什近距离看到了一只大猩猩，但却无法掷镖过去。在巴洛对动物足迹敏锐观察力的帮助下，卡雷什跟踪了另外两只大猩猩。其他以前常出没于这些湿地的几十只大猩猩，要么分散到未知地区，要么就……死了？总之，大猩猩曾经在这一带大量出没，但现在消失了。

病毒似乎也消失了。但我们知道，它只是潜伏起来了。

11

病毒藏在哪儿？近 40 年里，埃博拉病毒的宿主身份一直被认为是传染病世界中最黑暗的未解之谜。这个谜和解开谜团的努力，可以追溯到 1976 年人类第一次确认埃博拉病毒的出现。

那一年，病毒在非洲暴发了两次，相互独立，但几乎同时发生：一次在扎伊尔（现在的刚果民主共和国）北部，一次在苏丹西南部（今天在南苏丹共和国境内）。虽然苏丹的疫情发生得稍早一些，但扎伊尔的更广为人知，部分原因是，附近有条小水道——埃博拉河，最终该病毒也以此河命名。

扎伊尔疫情暴发的中心是本巴区内的扬布库村里的一家小型天主教会医院。9 月中旬，一位扎伊尔的医生报告了 24 个严重的新病例——不是通常的疟疾，而是更可怕、更"血腥"的病，以吐血、流鼻血和出血性腹泻为特征。到医生向扎伊尔首都金沙萨当局发出电报警报时，已有 14 名病人死亡，其他人处境危险。10 月初，扬布库教会医院关闭了，原因是大多数工作人员已经死亡。几周之后，一支由科学家和医生组成的国际反应小组应扎伊尔卫生部部长指示，聚集到这里，对这种未知疾病进行紧急研究，并就如何控制给出建议。这个团队的成员来自法国、比利时、加拿大、扎伊尔、南非和美国，其中9名来自亚特兰大的疾病预防控制中心，被称为国际委员会。他们的负责人是卡尔·约翰逊，他也是1963年在玻利维亚致力于马秋波病毒研究的美国医生及病毒学家。他自己也勉强从该病毒感染中脱险。尽管事情已经过去了13年，他仍旧充满热情、十分专注，没有因为濒死体验或职业提升而显得漫不经心。他担任疾病预防控制中心特殊病原体部门的负责人。

马秋波危机的解除，要归功于卡尔·约翰逊对生态维度的专注，即病毒在没有侵袭玻利维亚村民时在哪里生存。在那个例子中，宿主的问题是有迹可寻的，答案很快就找到了：一种本地老鼠将马秋波病毒带进了人类住所和粮仓中。把这种鼠捕捉处理后，疫情也被有效遏止。现在，在1976年10月和11月令人绝望和昏沉的日子里，在扎伊尔北部，人类又遭遇了另一种隐形的未知杀手。随着死亡数字上升到数百人，卡尔·约翰逊和他的同事们开始腾出时间，像研究马秋波病毒时一样思考埃博拉病毒的情况：这东西是从哪里来的？

那时，他们知道病原体确实是一种病毒。这些知识来自对运往海外实验室（包括疾病预防控制中心）的临床样本进行快速分离。（在飞到扎伊尔之前，卡尔·约翰逊曾亲自指导疾病预防控制中心的分离工作。）他们清楚这种病毒与9年前发现的另一种致命病毒马尔堡病毒相似；电子显微照片显示，二者都呈丝状，弯弯曲曲，如痛苦的绦虫一样。但实验室检测也揭示出埃博拉与马尔堡有明显区别，足以构成某种新病毒。最终，这两种蠕虫病毒——埃博拉病毒和马尔堡病毒，被划分为一个新的科：丝状病毒科。

卡尔·约翰逊的团队也知道，新的埃博拉病毒一定寄居在人类以外的某些活体动物中，在该物种体内存在时制造的混乱较少，并持续存在下去。但相比其他问题，比如怎样切断人际传播，如何拯救患者的生命，怎么制止病毒暴发，这并非当务之急。"我们只做了很有限的生态学调查。"该团队后来汇报说，且调查结果均为阴性。除了人类，别处都没有出现埃博拉病毒的迹象。但是这些阴性结果对于回顾性研究还是有用的，它们至少记录了早期研究人员寻找过哪些地方。他们研究了从感染埃博拉病毒的村庄里收集来的 818 只臭虫，却没发现任何病毒存在的证据。他们考虑过蚊子，也没有结果。他们从 10 头猪和 1 头牛身上采集血样，都证明并无埃博拉病毒的存在。他们捕获了 123 只啮齿动物，包括 69 只小鼠、30 只大鼠和 8 只松鼠，没有 1 只是病毒携带者。他们检查了 6 只猴子、2 只小羚羊和 7 只蝙蝠的内脏，也没有发现埃博拉病毒。

　　国际委员会成员因他们的调查结果而受挫。"过去 30 年里，世界上都没有发生过比这更令人紧张或更具潜在暴发性的新型急性病毒性疾病。"他们的报告警示道。他们注意到，88% 的病死率是有记录以来第二高的，仅次于狂犬病（在出现症状前未经治疗的患者的死亡率几乎为 100%）。委员会向扎伊尔官员提出 6 条紧急建议，其中包括地方一级的保健措施和全国范围内的疫情监控。但埃博拉病毒宿主的识别并未被提及。那算是科研项目，比向蒙博托总统的政府提出的行动任务稍微抽象些。这个问题的解决需要等待。

　　等待仍在继续。

　　扬布库事件过去三年后，卡尔·约翰逊和其他委员会成员仍然在思考宿主的问题。他们决定再次尝试。由于缺乏支持寻找埃博拉病毒宿主的专项考察资金，他们把精力放在扎伊尔猴痘的长期研究项目上，该项目由世界卫生组织负责协调。虽然没有埃博拉那么棘手，但猴痘也是种严重的疾病，也是由潜伏在一个或多个储存宿主中的病毒引起的，但是当时也没有确定这种病毒的宿主究竟是什么。所以，用两套分析工具来筛选收集来的同一组物种进行联合研究，似乎既自然又经济。实地考察组再次从村庄和本巴区周围森林以及扎伊尔北部和喀麦隆东南部地区收集动物样本。这一次，他们自己抓到和猎到的，加上付钱请村民收集来的，一共有 1 500 多只动物，共 117 种，有猴子、大鼠、小鼠、蝙蝠、猫鼬、松鼠、穿山甲、鼩鼱、豪猪、小羚羊、鸟类、乌龟和蛇等。从每种动物身上采集血样，然后剪下肝脏、肾脏和脾脏。所有这些样本被放在独立的小瓶中冰冻，运回疾病预防控制中心进行分析。活体病毒能否在样本组织中存活？血清中能检测出埃博拉病毒抗体吗？约翰逊和他的合著者在发表于《传染病杂志》（*The Journal of Infectious Diseases*）的文章中坦率地指出，该答案是否定的："未发现埃博拉病毒感染的证据。"

让埃博拉病毒宿主的探寻工作尤其困难、极难集中精力的一个因素，就是该疾病在人群中的短暂性。它们有时完全消失好几年。这对公共卫生来说是福音，但对科学来讲是一种约束。病毒生态学家可以在任何地方、任何物种、任何非洲森林中寻找埃博拉病毒，这犹如大海捞针。在空间和时间上，最有希望的搜寻目标是随时随地死于埃博拉病毒的人。在很长一段时间里，没有人死于这种病，至少没有人的死亡引起医疗当局的注意。

1976 年扬布库暴发后，1977—1979 年，扎伊尔和苏丹又发生了两起小规模疫情。之后 15 年里，埃博拉病毒几乎没在非洲任何地方出现。20 世纪 80 年代初，经过回顾性研究，才确定零星的病例，但在暴发时并未引起警觉，进行紧急响应；在那些小例子中，感染链似乎都自我毁灭了。"耗竭"是与高致命性和中等传染病相关的一个专门概念，意思是一些人死亡，另一些人感染疾病，而感染者或死亡，或康复，病原体因此不再继续扩散。在世界卫生组织、疾病预防控制中心和其他专业机构召集突击队之前，病发事件就自我了结了。过了一段时间后，它再次回归——在马依布 2 村和加蓬其他地方暴发。在一个叫基奎特的地方，疫情的发生更令人担忧。

基奎特位于金沙萨以东约 300 英里处。它与扬布库、马依布 2 村和博韦镇外的伐木场有个至关重要的区别：这是个拥有 20 万人口的城市。它有几家医院，有着与更广阔世界相连的途径，这是其他疫情发生地所没有的。但相似的是，基奎特也被森林围绕。

基奎特第一例确诊的是一名 42 岁男子，他在森林里或附近工作，一定程度上破坏了森林环境。他在该市东南 5 英里的地方开垦了几块空地，种上了玉米和木薯，用木材做木炭。他是怎么得到木材供应的，如何让日光照进这片土地的？大概是砍伐了这里的树木。这名男子在 1995 年 1 月 6 日发病，一周后死于出血热。

到那时，他已经直接传染了至少三个家人，都是致命性的。接下来几周里，疾病继续传播到更广的交际圈，又有 10 人死亡。其中一些接触者显然把病毒带到了该市妇产医院，在那里感染了一名实验室技术人员，然后从那里进入基奎特综合医院。这名实验室技术人员在基奎特综合医院接受治疗时，感染了几名给他做手术的医生和护士（他们怀疑是伤寒引起的肠道穿孔，于是切开了他的腹部），还有两名帮忙照顾他的意大利修女。技术人员死亡，修女死亡，当地官员猜测这是流行性痢疾，而这样的误诊使得病毒进一步传播到基奎特地区其他医院的病人和工作人员中。

不是所有人都接受这是痢疾的假设。卫生部的一位医生认为它更像是一种病毒性出血热，这个更接近事实的猜测迅速得到确认。5 月 9 日，亚特兰大疾病预防控制中心收到了血样，检测确定它是埃博拉病毒。8 月，在暴发接近尾声时，已经有 245 人死亡，其中有 60 名医护工作者。因误诊（比如溃疡引起的消化道出血）而给埃博拉病人做开腹手术是非常危险的。

同时，另一个国际团队开始寻找宿主，并于 6 月初在基奎特集合。团队成员来自疾病预防控制中心、扎伊尔大学、马里兰的美国陆军传染病医学研究所，以及丹麦农业虫害防治实验室的一名成员，据推测他对啮齿动物了解颇多。他们在接触性传染看似有迹可循的地点开始工作，即城市东南部的第一名受害者——不幸的 42 岁男子的木炭坑和庄稼地。接下来的 3 个月里，他们从该地点和其他地方，捕获了上千只动物，大多是小型哺乳动物和鸟类，还有一些爬行动物和两栖动物。所有的陷阱都设在城市外围的森林或热带草原地区。在基奎特内部，该团队在一次耶稣圣心布道任务中捕获了蝙蝠。他们杀死每只被捕获的动物，采集血样，解剖脾脏（有时也解剖其他器官，如肝脏或肾脏），进行冷藏。他们也从一些狗、牛和宠物猴身上采集血样。整个成果包括 3 066 份血样和 2 730 只脾脏，都被送往疾病预防控制中心进行分析。经过辐射杀菌处理后，他们会用当时最先进的分子方法检测埃博拉病毒抗体。脾脏被送到四级生物安全实验室（简称 BSL-4），这是卡尔·约翰逊早期工作以来的一种新型设施（他也是先驱设计者之一），有多重密封、负压、精密过滤器和太空服，供实验室工作人员使用。太空服可以产生密闭空间，防止在处理埃博拉病毒的过程中意外感染（理论上）。没人知道这些来自扎伊尔的脾脏是否携带病毒，但必须当作有病毒来对待，以防万一。实验室人员将脾脏样本捣碎进行细胞培养，以产生病毒群。

没有一个成功。细胞培养物没有被病毒繁殖破坏。抗体检测也没有呈阳性。埃博拉病毒再一次蔓延开来，引起一场浩劫，然后消失，除了在患病和垂死的人类受害者身上，别处没留下任何痕迹。就像佐罗、沼泽狐、开膛手杰克：危险、隐秘、不见踪影。

基奎特团队这三个月的努力并不应该算作彻底失败，一项设计良好的研究就算结果不佳，也能产生众多可能性。但这又是一次以挫折而告终的艰难尝试。也许基奎特团队去得太晚了，在那名 42 岁男子发病 5 个月后才到。也许是湿季到干季的交替引起了宿主物种（不管是哪一种）大量迁徙、藏匿或减少。也许病毒本身减少到最小数量，残存稀少，结束时节里在宿主体内也无法被检测到。基奎特团队说不出究竟是什么原因。在他们的最终报告中，最值得注意的一个角度，除了不包含埃博拉病毒的一长串动物名，就是对指引研究的三个关键假设的清晰陈述。

第一，他们猜想（基于早期研究）宿主物种是哺乳动物。第二，他们发现埃博拉病毒疾病在非洲的暴发总与森林有关。（甚至基奎特的城市流行病也是从那个森林里的制木炭者开始的。）因此，似乎可以假设，宿主是生活在森林中的物种。第三，他们也发现埃博拉暴发是不定时的——有时一个疫情与下一个之间能隔上几年。这些间隔说明人类从宿主身上感染病毒是小概率事件。接触性传播的小概率进而暗示了两种可能性：要么是宿主本身就是稀有动物，要么是宿主动物与人类接触很少。

除此之外，基奎特团队无法做出其他评论。1999 年，他们发表了论文（是埃博拉系列报道之一，在《传染病杂志》的特别增刊中），权威地记载了这次实验的否定结论。23 年过去了，宿主仍未找到。

12

"我们要知道它在哪里。"里德说。她提到了关于埃博拉病毒在空间上存在的两个谜团。第一个谜团是生态学的：它隐藏在什么活体生物当中？也就是关于病毒的宿主问题。第二个谜团是地理学的：埃博拉病毒在非洲地域上的分布是什么样的？第二个谜团只有等宿主被识别出来，追踪到它的分布后，才能解决。其间，唯一能反映埃博拉病毒下落的，就是地图上标记的人类暴发点。

如前所述，1976 年，埃博拉病毒首次出现，引发了扬布库的重大疫情和苏丹西南部稍小一些的危机，但仍导致 151 人丧生。苏丹的疫情集中在扎伊尔边境附近的一个城镇，在扬布库东北 500 英里处。它始于一个棉花厂的工人，蝙蝠栖息在厂房的椽子上，老鼠在地板上乱跑。它的病死率比扎伊尔的低，"只有"53%。实验分析显示，出现在苏丹的病毒与出现在扎伊尔的病毒在基因上有区别，可以被归为另外一种病毒。经过严谨的术语分类，这种病毒后来被称为苏丹埃博拉病毒。官方的通用名称为苏丹病毒，虽然没有"埃博拉"这个词那样令人毛骨悚然，但是也暗示了这是一种危险、非常具有杀伤力的病毒。卡尔·约翰逊在扬布库发现的那种病毒最初被称为埃博拉病毒，属于扎伊尔埃博拉病毒。这种说法可能让人感到很费解，但是准确的、最新的病毒分类对于保持事物的正确性非常重要。最后，总共有 5 种被确认的埃博拉病毒。

1977 年，在扎伊尔西北部坦达拉村教会医院，一个小女孩死于出血热。她死后被采集的血样未经冷藏被送到疾病预防控制中心，但没有在细胞培养物中检测出埃博拉病毒，而是在给活豚鼠接种后才发现病毒在它们的器官中复制。（当时还处于对抗新出现病毒的实地考察早期阶段，而且正在采用临时方法以弥补困难，如在热带恶劣的野外条件下将活病毒冷冻起来。）卡尔·约翰逊再次成为实验室小组的一名成员，这似乎是他一年前在 200 英里以东第一次暴发时所做工作的合理延续。但死于坦达拉的 9 岁小女孩是个孤立病例。她家人和朋友未被感染。关于她如何被感染，连个假设都没有。在后来卡尔·约翰逊与人合著的另一篇报告中，只是暗示性地描述了女孩的生活环境："与自然接触密切，村庄位于浓密的热带雨林或大草原河流沿岸的空地。"她是否接触过一只死去的黑猩猩，是否在落满灰尘的棚子里呼吸过啮齿动物的尿液气体，是否让嘴唇触碰了有问题的森林花朵？

两年后，苏丹病毒也再次出现，感染了同一棉花厂的一名工人。那个棉花厂正是这种病毒最初出现的地方。这名工人被安排住院，在那里感染了另外一名病人。当病毒在医院结束传播时，已有 22 人死亡。苏丹病毒的病死率虽然低于埃博拉病毒，但也很高（65%）。苏丹病毒似乎没有那么致命。

又过了十年，丝状病毒以另一种形态在意想不到的地方再次现身：弗吉尼亚州的雷斯顿。

　　如果你读过《血疫》（*The Hot Zone*），就知道这件事情。该书是理查德·普雷斯顿（Richard Preston）的畅销书，内容是关于 1989 年类似埃博拉病毒的病毒在圈养亚洲猴子中发作，地点在雷斯顿郊区的灵长类动物检疫隔离中心，与华盛顿特区隔波多马克河相望。丝状病毒专家就普雷斯顿的书表达了不同的意见。毫无疑问，它比任何杂志文章或报纸故事更让埃博拉臭名昭著，更让公众对其产生恐惧。一位专家告诉我，这本书还带来了一阵为病毒学家"捐款的热潮"。这些病毒学家之前从来没有意识到研究这些病毒所带来的风险。如果这种病毒在弗吉尼亚办公园区的一座普通建筑里可以屠杀关在笼子里的灵长类动物，那它难道不能去其他任何地方，害死其他任何人吗？

　　该设施被称为雷斯顿灵长类动物检疫隔离中心，属黑泽尔顿研究制品公司所有，该公司是康宁公司的子公司。那些不幸的猴子是长尾猕猴，也称食蟹猴，是医学研究中常用的动物。它们是从菲律宾空运过来的。很显然，它们来时携带着埃博拉病毒。这种致命的偷渡者，就像天花病毒通过帆船船员传播而来一样。有两只长尾猕猴一到达目的地便死了。经过如此紧张的长途颠簸，死亡也很正常。但接下来的几周里，就在那栋楼里，死了更多，那可就不正常了。最终，紧张情势触发警报，传染源被确认为是埃博拉病毒——具体是哪种埃博拉病毒，还没有确定的信息。美国陆军传染病医学研究所派来一支队伍，像穿着防护服的特种部队，杀掉了所有剩下的长尾猕猴。接着，他们封锁雷斯顿灵长类动物检疫隔离中心，用甲醛气体进行消毒。读普雷斯顿的书，可以看到令人战栗的细节。专家们很焦虑，因为这种埃博拉病毒似乎能通过空气中的飞沫在猴子之间传播；所以，该楼里的一点泄漏就可能让病毒蔓延到华盛顿的公共区域。它对人类像对长尾猕猴一样致命吗？后来检疫隔离中心几名员工的抗体检测呈阳性，但让人能够松一口气的是，那些人没有表现出症状。实验证明，该病毒与埃博拉病毒相似，但是，像苏丹病毒一样，它们之间的区别不小，足以被归类为一个新物种。它后来被称为雷斯顿病毒。

这个命名有点误导，因为雷斯顿病毒似乎更像是源自菲律宾，而非弗吉尼亚州郊区。后续调查是在吕宋岛上离马尼拉不远的猴子出口公司展开的，在那里发现大量动物死亡，其中大部分感染了雷斯顿病毒，还有 12 人携带该病毒的抗体。但那 12 个菲律宾人都没有发病。于是，好消息是，雷斯顿病毒似乎不会引起人类发病，不论是源自 1989 年美国的恐慌还是吕宋岛的回顾性研究。坏消息是，没人知道原因。

除了雷斯顿病毒，野外的埃博拉病毒仍然是非洲的一种现象。但 1992 年 11 月，埃博拉病毒又出现了，非洲地图上的埃博拉病毒暴发地点又增加了一个。西非科特迪瓦一个森林保护区中的黑猩猩开始死亡。塔伊国家公园位于科特迪瓦与利比里亚边境附近，是非洲这一地区仅存的原始雨林之一。这里物种丰富，几千只黑猩猩也栖息于此。

瑞士生物学家克里斯多弗·伯施（Christophe Boesch）已经跟踪和研究其中一个黑猩猩群落长达 13 年。在 1992 年疫情期间，伯施和同事们发现黑猩猩数量上的锐减——有些死亡，有些失踪，但那些科学家并没有探明原因。1994 年年底，在很短的时间里，又发现了 8 具尸体，其他动物也再次失踪。其中 2 具腐烂不太严重的尸体被解剖，由在塔伊的研究人员进行检查。其中有一个被证明充满了类似埃博拉病毒的病原体，但当时还没那么明显。在尸检过程中，一名 34 岁的瑞士女研究生被感染。她戴着手套，但没穿防护服，也没戴口罩。怎么感染的？没有重大的明显接触，解剖刀没有误切，也没有针刺事故。也许她的皮肤有轻微破损，沾了黑猩猩的血？或脸上溅到了几滴血？8 天后，这名女士开始出现寒战。

她吃了一剂治疟疾的药，但没用。然后她被转移到科特迪瓦首都阿比让的一家诊所，在那里再次接受疟疾治疗。她继续高烧不退。第五天，她开始呕吐和腹泻，全身起了疹子。第七天时，她被抬上一架救护飞机，送往瑞士。此时，她戴着口罩，在场的医生和护士也戴着口罩。

但没人知道她得病的原因。登革热、汉坦病毒感染和伤寒都考虑了，疟疾还未被排除。（埃博拉不在首先考虑范围之内，因为在科特迪瓦还没见过这种病毒。）在瑞士的医院中，她住在一个负压双门隔离间内，进行了一大串恶性疾病检查，包括拉沙热、克里米亚-刚果出血热、基孔肯亚病、黄热病、马尔堡病毒病，现在，是的，还有埃博拉病毒疾病。对最后一种可能性的研究使用了三种化验方法，每种都是针对埃博拉病毒、苏丹病毒、雷斯顿病毒的。这些化验中的抗体未能识别出她血液内的病毒，这种病毒仍旧是未知。

实验室研究人员坚持不懈，设计了第四种更通用的检测方法——针对整个埃博拉种群的综合性检测。把该检测物加入她的血清，结果呈阳性，这证明她体内存在某种埃博拉病毒的抗体。因此，该瑞士女人被确认为泰国森林病毒的第一个受害者。她进行尸检的那只黑猩猩成了第二个受害者，于尸体组织送检后被确诊。

和黑猩猩不同，她活了下来。一周后，她出院了。她瘦了 13 磅[*]，头发后来掉光了，但其他方面都还可以。除了成为首例泰国森林病毒感染病例，这名瑞士女性还有另一个特征：她是已知第一个携带埃博拉病毒离开非洲大陆的人。没有理由假定她将是最后一人。

13

通过接触感染埃博拉病毒的情况贯穿 20 世纪 90 年代和 21 世纪，分散而不定时，给实地考察研究制造了不小的困难，但又频繁到让一些科学家不断关注，让一些公共卫生官员担忧。1995 年科特迪瓦事件发生后，在基奎特又发现了埃博拉病毒，这点你已有所了解。之后 6 个

---

[*] 1 磅 ≈0.9 斤。——编者注

月，你也能回想起来，在马依布2村，又开始新一轮暴发。关于马依布2村，我没提到的是，虽然村庄在加蓬，但病毒种类属于最早在扎伊尔被发现的埃博拉病毒，似乎它也是所有埃博拉病毒中分布最广泛的，是四种埃博拉病毒之中最致命的。博韦镇附近伐木场里的也是埃博拉病毒。

也是在同一年，即1996年，雷斯顿病毒通过另一批菲律宾长尾猕猴再次进入美国。这批与第一次在弗吉尼亚州雷斯顿市得病的猴子出自马尼拉附近的同一家出口公司，但这批被送到了得州艾利斯的一家商业检疫机构，邻近科珀斯克里斯蒂市。一只猴子死亡，其雷斯顿病毒抗体检测呈阳性，关在同一屋里的其他49只都被实施了安乐死，以防万一。（大多数在死后雷斯顿病毒抗体检测呈阴性。）协助卸载和处理猴子的10名员工也接受了雷斯顿病毒抗体检测，他们的检测结果也呈阴性，但没有人被实施安乐死。

2000年8月，苏丹病毒在北部城镇附近古鲁开始暴发。乌干达成为该病毒在非洲的下一个发源地。乌干达北部与当时的苏丹南部接壤，所以苏丹病毒能够跨越边境也就不足为奇了。怎么穿越？怎么横跨？通过个体的活动，或未知宿主物种的群体行动。这是个非常有针对性的例子，说明解决宿主谜团的重要性：如果知道哪种动物携带某种病毒，而且知道这种动物生活在哪里——或者反过来说，这种动物不在哪里生活，就能了解病毒下次会蔓延到哪里，或不太可能在哪里出现。这些有助于提高警觉，提前防范。如果宿主是生活在苏丹西南部森林里的啮齿动物，而不是生活在尼日尔沙漠里，那尼日尔牧羊人就可以放心了。他们还有别的事情要担忧。

不幸的是，在乌干达，2000年的接触性传染使得苏丹病毒从一个村庄传到另一个村庄，从一个医院传到另一个医院，从国家的北边传到西南边，导致224人丧生。

这个病死率还是"只有"53%，和1976年埃博拉病毒第一次在苏丹暴发时一样。这准确的巧合似乎反映了苏丹病毒和埃博拉病毒的毒性有着明显的不同。而这个不同，可能反映了埃博拉针对人类进化为第二批宿主所做出的调整（尽管是随机事件也可能算得上一种解释）。在一次暴发中，病死率的大小有许多因素，包括饮食、经济条件、一般公共卫生和暴发地可获得的医疗保健。病毒固有的凶残性与这些环境因素息息相关。但是能推断的是，埃博拉病毒似乎是四种埃博拉病毒中最致命的，至少从其对人类的影响方面来看是这样的。泰国森林病毒根本不能和埃博拉病毒相提并论，更何况也缺乏足够的证据。它只感染了一个已知的人类（如果算上后来没有确诊的一例，也可以说是两例），而且只导致一人死亡。泰国森林病毒可能不易传播，病死率或许不及埃博拉病毒，但是只通过一个病例，并不能够证明患病人数增加可能出现的结果，这就像不能通过一片面包证明整个面包的情况。泰国森林病毒也有可能容易传播，能感染人，但是并不会引起明显的疾病。没有人对科特迪瓦民众进行过筛查，以排除这种可能性。

　　进化在使泰国森林病毒（或任何病毒）对人类毒性变小过程中所扮演的角色是非常复杂的，并非从病死率的简单对比中就能轻易推断出来。病毒的致命性与它复发或存活时长无关，这种生存能力只是进化的衡量标准。记住，人体不是埃博拉病毒的主要栖息处，宿主才是。

　　和其他人畜共患病毒相似，埃博拉病毒可能已经适应了平静地生活在单一或多个宿主体内，稳定而非大量地繁殖，对该物种产生很小的伤害，或不产生伤害。病毒被散播到人体内，遇到了一个新环境，经常引发致命性破坏。人可以通过直接接触体液或其他病毒来源将病毒传染给其他人。但是至少到目前为止，埃博拉病毒感染的链条从来没有出现过相继多个病例相隔较远、间隔时间很长的情况。一些科学家用"终端宿主"和"储存宿主"这个概念相区别，用以描述人类在埃博拉病毒的生活和冒险中的角色。终端宿主意味着：疫情已得到控制和终止，病毒进入了死胡同，没有留下后代。病毒肯定不会全军出击，但会将它的"子孙后代"进行散播，把所有的赌注都押在这一场传播中——病毒消失，它也因而失败。它是进化上的失败者。它没有强硬到变成人类地方性疾病，没有引发大范围疫情。根据已有经验，埃博拉病毒就符合这个模式。细心谨慎的医疗程序（如隔离病房的隔离护理、医用手套、隔离服、口罩、一次性针头和注射器）可以阻止病毒蔓延。有时候，更简单的方法也能在当地遏止接触性散播。过去可能我们不经意间就进行了简单的防范，只是不自知。我的建议是：如果你的丈夫感染了埃博拉病毒，给他食物、水、爱，或许还有祈祷，但要保持距离，耐心等待，希望一切都好——如果他离去，不要用手清理他的大便。最好退后一步，给他一个飞吻，然后烧掉小屋。

终端宿主的理论是传统观点，可以应用到常规事件过程中，但是还要考虑另一个角度。人畜共患病，从定义上讲，关乎的不只是常规事件，其后果的影响也可能非同寻常。每次传播就像彩票，由病原体购买，买入方却是一种新的更为宏大的存在。要超越终端，机会还是渺茫的。去没去过的地方，扮演没演过的角色。有时赌徒也能大捞一笔，想想 HIV。

14

2007 年年底，出现了第五种埃博拉病毒，但这一次发生在乌干达西部。

2007 年 11 月 5 日，乌干达卫生部收到一份报告，本迪布焦发现 20 例离奇死亡者。本迪布焦是乌干达与刚果民主共和国（这是新名字，1997 年以前是扎伊尔）边境的一个偏远地区。一种未知的急性传染病突然夺去了 20 个人的生命，也使其他人处于危险之中。它是像导致斑疹伤寒的立克次体细菌吗？也有可能是埃博拉病毒，但起初认为这种可能性并不大，因为病人中很少有出血的。研究人员迅速采集血样，并将其空运到亚特兰大的疾病预防控制中心，在那里进行检测，使用的是一种可能检测出任何形式的埃博拉病毒的通用检测方法，以及针对四种已知埃博拉病毒的特定检测方法。虽然特定检测均为阴性，但通用检测中却呈现了一些阳性结果。因此，11月28日，疾病预防控制中心通知乌干达官员：是埃博拉病毒，但不是我们以前见过的那种。

在进一步的实验中，研究人员确认了新型埃博拉病毒与前四种在基因上至少有32%的区别。这种病毒被命名为本迪布焦埃博拉病毒。很快，疾病预防控制中心实地考察队到达乌干达，帮助应对暴发的疫情。通常情况下，他们与国家卫生当局一起完成三个主要任务：照顾病人、努力防止进一步传染和调查疾病性质。最终的统计是116人感染，其中39人死亡。

和往常一样，科学团队随后发表了一篇学术文章，宣布发现新的埃博拉病毒。文章的第一作者是乔纳森·S.汤纳，疾病预防控制中心的一位分子病毒学家，有寻找埃博拉病毒宿主的实地考察经验。除了指导实验室工作，他还去了乌干达，与应急响应工作队一起做了一些工作。在汤纳的论文中，除了复杂的分子方法论的技术性描述和本迪布焦情况的详细发现之外，还有个非常有趣的表述，关于五种埃博拉病毒："每一种病毒的基因组之间都至少有30%~40%的不同，这种不同的程度大到可能反映出它们所在生态区位的差别和进化历史的不同。"汤纳和他的同事认为，一种埃博拉病毒和另一种病毒之间的关键差别，包括致命性的差别，可能与宿主体内的生存环境和方式，以及曾经的生存环境和方式有关。

本迪布焦事件给许多乌干达人留下了心病，而且他们的心病也是有道理的：乌干达现在遗憾地成为这个地球上唯一一个遭受了两种不同埃博拉病毒侵袭的国家（2000年在古鲁发现的苏丹埃博拉病毒和2007年发现的本迪布焦埃博拉病毒），也是唯一一个在同一年暴发了埃博拉病毒疾病和由另外一种丝状病毒引起的马尔堡病毒疾病的国家。

（令人毛骨悚然的马尔堡病毒暴发，于 2007 年 6 月发生在一个叫基塔卡的金矿当中，这个故事我在后面会讲到。）一个国家的运气这样差，也难怪 2007 年后期，在乌干达民众间流传着谣言、故事和焦虑，也使得对真正埃博拉病毒的追踪变得更为艰难。

一名孕妇表现出出血热的症状，分娩后离世了。留给祖母照顾的婴儿很快也离开了人世。这种事很令人悲伤，但却不罕见；在农村恶劣的条件下，婴儿经常死亡。但引人注目的是，孩子的祖母也死了。报告称，一只猿猴（黑猩猩或大猩猩？）咬了一只家养山羊，因此感染了它；山羊被及时宰杀，一个 13 岁的小男孩剥了它的皮，然后小男孩全家发病了。不对，是吃了一只死猴子。不对，是吃了蝙蝠。多数的传言都不够确凿，但它们的流传和主题反映了人们对人畜共患病的广泛和直觉性理解：人类和其他物种的关系，无论野生还是家养的，一定或多或少是疾病祸水的根源。在 12 月初，后来又在 2008 年 1 月，都有关于国家偏远地区出现疑似动物（猴子和猪）死亡的报告。其中一个报告也有狗被垂死的猴子咬了之后就死去的情况。狂犬病？埃博拉？卫生部派人去采集样本，并进行调查。

一个月后，我去乌干达首都坎帕拉拜访卫生署署长萨姆·奥夸雷博士时，他说：“随后又出现了一种新的流行病——恐慌。”奥夸雷博士同时担任乌干达国家埃博拉病毒工作组主席。“这是最难控制的，”他说，“这种新的流行病是恐慌。”

他解释道，这些都是偏远的地区。村庄、群落、小镇被森林环绕。人们以野生动物为主要食物。本迪布焦的疫情暴发时，人们都不愿和该地区的居民接触；经济停滞；外界不接受他们的钱币，怕它们携带病毒；主要城镇的人口流失；银行关门。当病人恢复（如果幸运到能恢复的话），从医院回到家中，“他们又被回避，房子也被烧了”。奥夸雷博士是位瘦瘦的中年男子，留着修剪整齐的胡子。讲到乌干达受重创那年时，他长长的双手在空中挥舞示意。据他所说，比起受到的关注，本迪布焦事件其实更为"隐伏"，在公共卫生官员们费力地理解问题时，它还在不断加剧。还有五个问题没有找到答案，他开始一一列出："1. 为什么每家只有一半的人被感染？ 2. 相比其他种类的埃博拉病毒，为什么这次被感染的医护人员如此少？ 3. 为什么这种病毒在本迪布焦地区分布如此不均，有些村庄有，而有些村庄没有？ 4. 这些感染是通过性接触传播的吗？"说完这四个，他顿了顿，一时想不起第五个未解决的问题了。

"宿主？"我启发道。"对，"他说，"宿主是什么？"

2007 年，乌干达的本迪布焦埃博拉病毒，完成了我们现今所知的埃博拉病毒分类和分布情况的全部构想。四种埃博拉病毒分布在中非的不同地区，在宿主体内出现，感染人类，引发疾病（以及无数大猩猩和黑猩猩的死亡），主要发生在六个国家：苏丹、加蓬、乌干达、科特迪瓦、刚果共和国和刚果民主共和国。第五种埃博拉病毒似乎是菲律宾地方性的，多次通过感染的长尾猕猴传播到美国。但是，如果埃博拉病毒起源于赤道非洲，它是如何到达菲律宾的呢？它会不会一跃而至，中间不留痕迹？按蝙蝠飞行距离来算，西南苏丹到马尼拉几乎有 7 000 英里。但没有哪只蝙蝠可以不歇息，一下子飞那么远的。是不是真正的埃博拉病毒比我们推断的分布范围更广？科学家们是不是应该到印度、泰国和越南去寻找呢？或者，是不是雷斯顿病毒到达菲律宾的方式与泰国森林病毒到达瑞士和约翰内斯堡一样，是坐飞机去的？

如果从生物地理学（研究哪些生物生活在地球上的什么地区）和系统发生学（研究进化的谱系）角度来看，有个特征很明显：当前对埃博拉病毒的科学了解，在黑暗的背景上，成了很多束细微却明亮的光点。

15

埃博拉席卷村庄时，（幸存的、丧亲的、受到惊吓但幸免于感染的）人们对这个现象有自己的理解，其中一种方式就是恶魔的巫术作祟。可以粗略涵盖不同民族和语言群体的信仰和实践，也经常用来解释成人猝死的一个词是：巫术。

举一个例子，加蓬东北部伊温多河上游的梅可卡村，是 1994 年埃博拉暴发开始时的金矿营之一。三年后，美国医学人类学家巴里·休利特去村里向村民们了解他们对疫情的看法和反应。许多当地人用巴可拉语的一个词回答他，说埃博拉是 *ezanga*，意思是一种吸血术或恶魔。休利特希望他们详细描述一下，于是一位村民解释 *ezanga* 是"指跟坏人很像的魔鬼，引发人类疾病"，是只顾自己储藏食物而不分享给他人的报应。（这似乎不怎么适用于伊温多河上游的那个猎人，他在 1994 年死亡之前与人分享了大猩猩肉。）*ezanga* 甚至可以通过某种方式被召唤，并以受害者为目标，就像使用妖术一样。人们若嫉妒某个人聚敛了巨大财富或权力，可以派 *ezanga* 去侵蚀那个人的内脏，把他折磨至死。他们告诉休利特，这就是金矿工人和伐木场工人是埃博拉高危人群的原因。他们被嫉妒，因为他们没有分享自己的财富。

疫情结束几个月后，休利特对梅可卡做了回顾性调查。他仍然热衷于这个课题，并且担心临床研究和应对方法忽略了一个重要方面，于是在 2000 年年底乌干达古鲁疫情还在继续时就赶到了现场。他发现那里的主要族群阿乔利人也有意将埃博拉病毒引起的疾病归咎于超自然力量。他们相信一种叫 *gemo* 的邪灵，有时会像一阵风般刮过，引发一波波离奇的疾病和死亡。埃博拉不是他们遇到的第一个 *gemo*。休利特了解到，阿乔利人之前曾遭受过麻疹和天花的流行，他们也是用这样的理由来解释的。多数人似乎认为这样的恶魔探访本来就是难以为常人所理解的，但几位长者告诉休利特，对自然诸神不敬会引来 *gemo*。

一旦认定是 *gemo*，不是社区里较轻的疾病，按阿乔利人的文化传统，要下令进行一项特别行动计划，其中有些非常适合控制传染病，无论你认为它是由精神还是病毒引起的。这些行动包括隔离一间屋子里的每一个病人；依靠流行病幸存者（如果有的话）来照顾病人；限制将受感染病人从一个村庄向其他村庄转移；不发生性关系；禁止食用腐烂或熏制的肉类；暂停普通的葬礼仪式，因为其中有一项是开棺，然后每名悼念者列队对死者进行最后的"爱的抚摸"。跳舞也被禁止。这样的传统阿乔利限制行为（加上乌干达卫生部干预和疾病预防控制中心、无国界医生组织及世界卫生组织的支持），可能帮助古鲁疫情在进一步恶化之前得到了抑制。

"我们可以从这些人身上学到好多，"休利特有一天在加蓬告诉我，"学习他们长时间以来是如何应对这些流行病的。"他说，现代社会已经失去了那种古老但历经痛苦后获得的文化知识的积淀。相反，我们依靠的是疾病科学家。分子生物学和流行病学是很有用，但其他传统知识也是很有用的。"让我们听听这里的人们说什么，查明发生了什么。他们已经有长期与流行病斗争的经验了。"

休利特是个性情温和的人，是华盛顿州立大学的专职教授，有 20 年的中非实地考察经验。在利伯维尔的一个国际埃博拉病毒会议上遇见他之前，我们都分别去过受该病毒困扰的另一个村庄——刚果民主共和国的牧博莫，它位于奥扎拉国家公园的西边。牧博莫离蒙比利河和莫巴·贝不远，就是我看到卡雷什试图麻醉大猩猩的地方。牧博莫的暴发始于 2002 年 12 月，很可能就是处理受感染大猩猩或羚羊的猎人携带的，并蔓延到至少另外两个村庄所在的地区。我和休利特在牧博莫的经历的一个重大区别是，他是在暴发时来到村庄的。他开始询问打听时，疫情势头正劲。

休利特了解到，之前有一个病人被从村庄诊所里拉了出来，因为他家人不相信医生的埃博拉病毒的诊断，而更愿意指望传统治疗方法。

在没有医护人员照顾，传统方法也未能见效后，该病人死去了，于是事态变得严峻起来。传统治疗师宣布这个人是受巫术毒害的，作恶者是他的哥哥，一个在附近村子工作的成功人士。他的哥哥过去是一名教师，后来"升任"为学校巡视员，却没有和家人分享他的这份幸运。所以，像加蓬东北部的巴可拉人当中流传的巫术一样，巫术指责的背后又是嫉妒和仇恨。然后，另一个弟弟死亡，接着是侄子。就在那时，家庭成员烧掉了哥哥在牧博莫的房子，并派一队人马去杀他。警察出面阻止了这一行为。虽然哥哥现在被视为邪恶的巫师，但却逃脱了报复。随着更多受害者死于这种未知的恐惧，没有有效的治疗方法，没有合理的解释，村民关系大大恶化，以至于任何看起来不同寻常或出众的人都成了怀疑对象。

牧博莫村里和周边危险的另一个因素，是一个神秘的帮会，即为人所熟知的玫瑰十字会。这是个有几个世纪历史的国际性组织，主要致力于深奥的研究，但在刚果民主共和国的这个地区，它的名声并不好，与巫术有关联。附近一个村庄的四名教师是该组织成员，或被认为是成员，而且他们曾经在疾病暴发之前向孩子们讲起过埃博拉病毒。这使得一些传统医疗师怀疑他们掌握了疾病暴发的超自然的知识。一定得有所行动，对吗？休利特和妻子到达牧博莫的前一天，四名教师在田间工作时被人用砍刀杀害了。

不久之后，疾病蔓延，感染了更多村民，巫术似乎不再是当地居民能够接受的合理解释。另一个可能性是 opepe，和休特利听过的阿乔利人的 gemo 相对应的牧博莫词语（可塔语，当地语言之一），指的是一种流行病。"这个病要害死所有人。"一名当地人告诉休利特，因此不能是巫术，巫术只瞄准单独的个体或家庭。截至 2003 年 6 月初，牧博莫及周边区域已有 143 例病例，其中 128 例死亡。这一病毒的病死率高达 90%，在埃博拉病毒中也是最高的。

由于对当地的解释有着浓厚的兴趣，且倾听非常耐心，休利特夫妇听到了流行病学调查问卷中不属于多项选择题的内容。另一名被调查的牧博莫妇女声称："巫术不是无缘无故杀人的，不会杀掉所有人，也不会杀大猩猩或其他动物。"对，又是大猩猩。牧博莫事件的另一个角度就是——每个人都知道森林里到处都有死了的大猩猩。在罗西保护区有大猩猩死亡。卡雷什目前知道的是，在莫巴·贝也有大猩猩死亡。在牧博莫周围也发现过大猩猩的尸体。而且，如那名妇女所述，巫术是不会被施于大猩猩的。

16

当一只银背大猩猩死于埃博拉病毒时，它未受到科学家和医学界的关注。森林里没人观察到它痛苦死去的过程，可能只有其他大猩猩在身边。没人给它量体温或检查喉咙。当一只雌性大猩猩死于埃博拉病毒时，没有人测量它的呼吸频率或检查它是否有皮疹。成千上万只大猩猩可能死于这种病毒，但没有人在现场见过这样的死亡——甚至卡雷什和奥德扎伊也没有。少数尸体被找到了，其中一些埃博拉病毒抗体检测呈阳性。在埃博拉暴发的地区，零星的目击者看见并报告了大量尸体，但因为森林是荒野之地，大多数尸体将永远不会被科学研究人员检查或取样。其他关于埃博拉病毒对大猩猩的影响都是推断出来的：许多大猩猩消失，一些地区，如罗西、奥扎拉和明克比，大多数大猩猩都不见了。但没有人知道埃博拉病毒是如何影响大猩猩的身体的。

对人类来说，情况有所不同。我前面提到的数量就是衡量这种不同的一个标准：基奎特暴发时 245 例死亡，古鲁 224 例死亡，牧博莫 128 例死亡，等等。自从 1976 年发现埃博拉病毒后，死于这种病毒的总人数约为 1 500 人。比起广泛而无情的全球性疟疾和结核病，或各类流感大潮，这个数字并不算太大，但也足以产生重要的数据。并且，这

1 500 人中的许多人死亡时有医生和护士在场。医务人员对埃博拉病毒感染致死后的症状范围和它对人体产生的病理影响有一定的了解。它们可能会颠覆你的一些认知。

《血疫》出版时，如果你和我一样，急切地阅读过这本书，或如果你已经间接地感受到它对公众看待埃博拉病毒的深远影响，你可能会对它产生极为恐怖的印象。理查德·普雷斯顿的写作很生动，技术娴熟，是位勤勉的学者，他的目的正是让一个真正恐怖的疾病看似异常可怕。你可能会想起他对一家苏丹医院的描述，其中病毒"从一张床跳到另一床上，杀掉左右两边的患者"，造成了精神错乱和紊乱，不只杀害，还要让他们死时大出血，器官液化，直到"人们在床上溶解"。在床上溶解？普雷斯顿特地描述埃博拉病毒"基本上将人体的每一部分都变成可消化的病毒粒子黏液"。看到这儿，你可能都会发抖。当他告诉你，死后，感染埃博拉病毒的尸体"骤然恶化"，内脏溶解成"一种导致休克的溶化物"，你可能要先停顿下，再翻到下一页。你可能都没注意到这是个比喻，意思是功能失调，而非真正的溶化。或者，它不是比喻。后面的故事中还提到了另外一种丝状病毒。普雷斯顿提到生活在非洲的一名法籍人士，他"在飞机上旅行时，基本上与马尔堡病毒一起溶掉了"。你可能尤其记得这一幕，普雷斯顿描述受难者在苏丹的小黑屋里昏迷不醒、意识模糊、"血流成河"。毕竟，那和"出血"似乎有很大区别；它意味着人体的血从中喷射出来，直到流干，只剩下躯壳。如果这些还不够刺激，里边还有关于埃博拉病毒引起患者眼球充血，导致失明和其他并发症的描述。"血滴就挂在眼皮上：可能会流血泪。血从眼睛里沿脸颊流下，不凝固。"医生检查报告的红死病，与埃德加·爱伦·坡的著作《红死魔的面具》完全吻合。

我建议你不要把这些描述太当真——至少不要把它们当成埃博拉病毒致命病例的典型病程。一些已发表或口述的专家鉴定让普雷斯顿对其中一些更耸人听闻的观点感到愤怒，但他并没有因此将埃博拉病毒造成的真正痛苦和死亡最小化。比如，美国疾病预防控制中心特殊病原体部门副主任——皮埃尔·罗林，是世界上最有经验的埃博拉病毒专家之一。在搬到亚特兰大之前，他在巴黎的巴斯德研究所工作。过去15年里，他一直是许多埃博拉和马尔堡疫情应对小组的成员，处理过包括发生在基奎特和古鲁的疫情。在他办公室的一次采访中，我问他关于公众认为这个疾病异常血腥的看法，罗林和蔼地打断我，说："这是胡说。"我提到普雷斯顿书中的描述时，罗林讽刺道："溶解，溅到墙上？"然后失望地耸耸肩。罗林补充道，普雷斯顿先生只要能让他的作品显得像小说似的，就怎么高兴怎么写。"如果你宣称写的是真实事件，那就得说真话，但是他没有。因为到处是血，处处恐慌，实在是有点儿过了。"一小部分病人的确是因出血致死，罗林说，但是"他们没有喷射，也没有溶解"。事实上，对于埃博拉病毒疾病来讲，常用的术语"埃博拉出血热"本身就用词不当，因为一半以上的病人是一点儿血也不出的。他们死于其他原因，如呼吸窘迫和内脏衰竭（但非内脏溶解）。

卡尔·约翰逊是一位应对埃博拉暴发的专家。他的权威性我前面也有所提及，他是《血疫》中的一个关键角色。他做出了相似的反应，但更加尖锐。他一如既往地坦诚表达了自己的观点。这次谈话是在我的办公室进行的，当时他又一次到蒙大拿开始他定期的钓鱼之行。我们成了朋友，他还简单地传授了我一点儿如何思考人畜共患病毒的方法。最终我有机会请他坐下来做个采访，当然要提到《血疫》这本书。卡尔严肃地说："血泪是胡扯。没有人流过血泪。"他进一步提到，"死去的人并没有变为不成形的黏液"，如普雷斯顿所述。卡尔·约翰逊也和罗林的观点一致，认为普雷斯顿在出血这点上的描写太过夸张了。他说，如果想见识真正出血的疾病，看看克里米亚-刚果出血热。当然，埃博拉恶性且致命，但并不完全是以书中描写的那种方式体现出的。

在现实世界中，科学文献中描述的埃博拉病毒疾病的主要症状如下：腹痛、高烧、头痛、咽喉痛、恶心和呕吐、食欲不振、关节痛、肌肉痛、虚弱、呼吸过速、结膜充血和腹泻。结膜炎的特征是红眼，但不流血泪。所有这些症状一般都会在许多或大多数致命性病例中出现。另外，还有些只出现在一小部分病例中，包括胸痛、呕血、牙龈出血、便血、针刺部位出血、无尿、皮疹、打嗝和耳鸣。在基奎特的疫情中，59%的病人没有明显出血，即使出血也基本上和存活率的高低无关。另一方面，呼吸过速、尿潴留和打嗝，则不是好兆头，预示着死亡可能即将来临。在那些出血的病人当中，除非是自然流产的孕妇，失血也不太多。大多数幸存者死于昏迷和休克。就是说：埃博拉病毒一般会悄悄致命，而非重大一击或喷溅而亡。

这些数据都是在非常惨烈和危险的情况下收集的，而且当时的主要任务是救命，而非科学研究，所以专家们甚至也不能确定病毒致死的典型方式。"我们不了解致死的原理。"罗林告诉我。他可以指出是肝功能损坏、肾衰竭、呼吸困难、腹泻，但最终似乎总是各种症状如无法阻挡的趋势多重发生。卡尔·约翰逊也表达了相似的不确定性，但提到该病毒"确实主要针对免疫系统"，阻止干扰素的产生。干扰素是免疫反应所必需的一组蛋白质，没有它，就"无法阻止病毒的持续繁殖"。

这个埃博拉病毒免疫抑制的观点后来也在文献中出现，它可能会导致病人体内正常存在于肠道和其他地方的自然菌群的灾难性过度生长，以及病毒自身不受阻碍的复制。据某信息来源，细菌的过度增长可能因此将血液带到尿液和粪便中，甚至导致"肠道损伤"。也许普雷斯顿在写器官液化和人在床上溶解时，头脑中想到的就是这些吧。如果是这样，那他模糊了埃博拉病毒的作用和普通细菌在缺乏健康免疫系统情况下的作用之间的区别。但说到讲故事，我们都更喜欢戏剧化的，而不是复杂的，不是吗？

埃博拉病理学的另一个方面是一种叫作弥散性血管内凝血（disseminated intravascular coagulation）的现象，医学界简称为DIC。它也被广泛称为消耗性凝血病（希望这更容易理解些），因为它是以错误的方式过多地消耗了血液的凝血能力。在我们蹲守观察完大猩猩，坐船沿蒙比利河而上时，卡雷什跟我说过弥散性血管内凝血。他解释道，它是一种病理性血淤积，其中正常的凝血因子（凝血蛋白和血小板）被集中起来，在患者体内的血管中形成小血块，而当其他地方需要止血时，凝血能力却只剩很小或没有了。结果，血液从毛细血管渗透到皮肤表层，形成擦伤般的紫色印迹（血肿）；血液可能从某个针眼中不断滴出，似乎永远愈合不了，或漏到胃肠道或尿液中。更糟糕的是，血管中小血块的大量聚集会阻塞血液流到肾脏或肝脏中，引起器官衰竭，这在埃博拉病毒症状中很常见。

这是卡雷什提醒我时，人们对埃博拉病毒疾病中弥散性血管内凝血作用的了解。更新的理解是，卡尔·约翰逊和其他人开始质疑该病毒一定程度上导致的免疫抑制和持续的细菌大量繁殖，是否能更好地解释之前认为是弥散性血管内凝血给身体造成的损伤。"刚开始发现时，弥散性血管内凝血，成了出血热中所有表现的关键。"卡尔·约翰逊告诉我，再次戏谑地讽刺世俗认知。现在，他说，他在文献中看到的弥散性血管内凝血少多了。

从许多方面看，埃博拉病毒仍然是很高深莫测的病毒，埃博拉病毒疾病仍然是一种神秘的疾病，也是一种可怕的、无法治愈的疾病，不管有没有弥散性血管内凝血，也不管有没有溶解的器官和血泪。"我的意思是，很糟糕，"卡尔·约翰逊强调，"真的，真的很糟。"他几乎是第一个见证埃博拉病毒的，当时的情况也非常诡异——1976 年，在扎伊尔，那时该病毒还没有名字。但有一个情况一直没变过，他说："说实话，世界上的每个人都特别害怕它，包括全球的医学界，以至于谁都不想真正尝试和研究它。"他指的是研究它在活人或与病毒抗争的病人身上的影响。要做到这一点，需要合适的医疗设施、四级生物安全实验设备、专业人士，以及合适的条件。不能等下一次暴发时在非洲村庄的一个教会诊所里做这个研究。需要把埃博拉病毒封闭起来，置于研究条件中，加以高度监视，而不只是冷冻病毒或血样。你面临的将会是在人体内肆虐的"疯狂"病毒。

这很难安排。他补充道："目前在美国还没有一例埃博拉病人。"但每件事的发生，总有第一次。

17

1976 年，英国有了第一例埃博拉病毒感染病例。1996 年，俄罗斯出现了第一例埃博拉病毒感染病例（对此我们已经有所了解）。与在科特迪瓦给大猩猩验尸的瑞士女性不同，这两名不幸者并不是在非洲的野外工作中感染，然后躺在救护飞机上回来的。他们的感染是实验室事故。二人都是在做研究的过程中，自己不小心受伤了，伤口小，却致命。

英国的这起事故发生在英国微生物研究机构。它是一家严谨的专业机构，位于守卫森严的政府基地波顿唐内，离伦敦西南乡村绿浪中的巨石阵不远。想想洛斯·阿拉莫斯吧。但这个实验室不是位于美国新墨西哥州的山峦中，而是被英国的田园覆盖，那里的关键战略物资不是铀和钚，而是细菌和病毒。从 1916 年开始的最初几年里，波顿唐是化学武器的试验站，开发芥子气等化学武器；"二战"期间，机构内的科学家也从炭疽和肉毒杆菌里提取细菌，研制生物武器。但最终，随着政治形势的变化和政府的顾虑，波顿唐如美国陆军传染病医学研究所一样，将重心转向了防御，即研究潜在生物和化学武器的对抗措施。这项工作涉及高防护设施和研究危险的新型病毒的技术，因此，当 1976 年世界卫生组织集结实地考察队去西南苏丹调查未知的疫情时，波顿唐是有资格提供援助的。从病情极重的苏丹病人身上采集的血样经过冷冻，被送至波顿唐进行分析。就在大约同一时期，那个令人焦虑的秋天，扬布库的血样也被运往疾病预防控制中心。实地考察人员请实验室人员帮忙回答一个问题：这东西是什么？当时还没有埃博拉这个名字。

波顿唐的一个实验室工作人员叫杰弗里·S.普拉特。1976年11月5日，在实验过程当中，普拉特把感染了苏丹病毒的豚鼠肝匀浆加入注射器中。也许他的意图是将其注射到另一只实验动物体内。结果出了岔子，他扎到了自己的拇指。

普拉特不能确定自己接触的究竟是什么病原体，但他知道事情不妙。他一定知道，这种未知病毒的病死率高达50%。他立即脱掉医用手套，将拇指浸入次氯酸盐溶液（像漂白剂之类的东西，用于消毒），并试图挤出一两滴血。但一滴血也没挤出来。他甚至看不到针眼。如果这意味着没有针眼，那是好现象，但如果是个密封得很紧的小针眼，那就是个坏兆头。根据后续发展，普拉特伤口的微小程度证明，即使是非常微量的埃博拉病毒，也足够引起感染，至少在该剂量直接进入人体血液时是如此。并非所有病原体都这么强劲。有些需要更大的空间。埃博拉病毒传播性强，但传染范围没那么广。与患者呼吸共同的空气，或只是身体接触，或（可能）只是皮肤接触到了患者的血液，（可能）都感染不了；可是一旦有一丁点儿病毒通过皮肤上的伤口进入体内（皮肤上总是不可避免会有些小伤口），那只能听天由命了。用科学家的术语来说就是：它通过接触传染的程度不高，但却极具传染性。事后6天，杰弗里·普拉特发病了。

开始，他只是感到恶心和无力，并伴有腹痛。但考虑到当时的情况，他的不适受到很大重视。他住进了伦敦附近一家医院的传染病专用病房。在该病房中，他又被置于负压塑料隔离帐篷内。历史记录中没提到，但是参与护理和治疗的医生和护士肯定都戴着口罩。医生给他注射了干扰素，帮助激活他的免疫系统，还注射了一名康复的埃博拉感染者的血清（从非洲空运而来），以供应一些抗体外援。第四天，普拉特的体温飙升，伴有呕吐。这说明病毒的生命力很旺盛。接下来三天里，是危险的时期，他吐得更多了，腹泻、全身起皮疹、尿液很少，喉咙的真菌增殖预示着免疫系统衰竭。所有一切都是不祥的征兆。同时，医护人员给他注射了更多血清。

　　也许治疗发挥了作用。第八天，普拉特的呕吐和腹泻止住了。又过了两天，皮疹开始消失，真菌也得到了控制。他很幸运，可能有基因上的原因，也可能由于有幸接受了最好的医疗护理。病毒从他的血液、尿液和排泄物中消失了（虽然病毒在他的精子中逗留了一小段时间，但显然他答应医生不会让任何人受到威胁）。他从隔离区出来了，最后回到家中。在漫长而缓慢的恢复期中，他的头发脱落了，体重也降了一些。但和那名瑞士女性一样，他活了下来。

　　1996 年的俄罗斯研究者则没有如此幸运，俄罗斯的一篇新闻报道（但在西方的医学文献中未提及）中提到她叫娜杰日达·阿列克谢耶芙娜·马卡维卡亚，供职于国防部下属的一家病毒学研究所。她从马身上采集血样，用于研究一种实验性治疗埃博拉病毒的方法。和马会感染亨德拉病毒不同，马并不会感染埃博拉病毒，因此使用马来制造埃博拉病毒的抗体。要测试这种治疗方法的效果，需要感染其他的马。"很难描述与感染了埃博拉病毒的马合作。"当时的俄罗斯首席生物武器官员、国防部中将瓦连京·叶夫斯京格涅耶夫发表了干瘪、谨慎的声明。无疑，他说的是对的。马即使不抽搐的时候也会有些神经紧张、活蹦乱跳，谁愿意拿着针去接近这些马呢？"正常情况下，这个家伙都很难对付，而我们还要用专用保护装置。"叶夫斯京格涅耶夫说。他说的"我们"可能是广义上的。他是个高官、军队领导，不太可能自己戴上橡胶手套亲自进行试验。"一次失误、一副破损的手套，都可能酿成大祸。"马卡维卡亚就是因为一次失误酿成了大祸。与其说是她的失误，不如说是一只敏感的骟马的抽搐。"她撕破了防护手套，但向领导隐瞒了，"叶夫斯京格涅耶夫冷漠地描述着事情的经过，"因为紧接着新年假期就要来了。"他是在暗示她不想在隔离区里度假吗？他没提到针刺伤、抓伤或破手套下的裂口，但一定发生了这样的不幸。"结果，当她去看医生时，已经太迟了。"马卡维卡亚的症状和死亡的细节一直未向外界公开。

另一名俄罗斯女性在 2004 年 5 月感染了埃博拉病毒，这个病例的信息稍多一些。她叫安东宁娜·普丽斯尼亚科娃，46 岁，是一家高安全性病毒研究中心的技术员，该中心叫韦科特（听起来像是从伊恩·弗莱明的创作中来的似的），位于西伯利亚西南部。普丽斯尼亚科娃的注射器中装有感染了扎伊尔埃博拉病毒的豚鼠血。针穿过两层橡胶手套，穿透了她的左手掌。她迅速进入隔离诊所。几天内，她就出现了症状，并于两周后离开人世。

这三个例子反映了在实验室研究这种致命且具传染性的病毒本身就存在危险，同时也提出了对于这类研究的担忧，尽管它是在美国本土最能够接近扎伊尔埃博拉途径的科研方式。这个也发生在 2004 年，就在普丽斯尼亚科娃死亡的几个月前。

18

凯利·L. 沃菲尔德在马里兰州弗雷德里克的一个郊区长大，距她家几英里的地方就是德特里克堡。它是致力于医学研究和生物防御的美国军事基地，美国陆军传染病医学研究所就坐落其中。她是个在城镇里长大的女孩，聪明且好奇心强。她妈妈在德特里克堡大门外开了家便利店。凯利从中学起开始帮妈妈打理店铺，当时她第一次见到来店里光顾的疾病研究所的科学家们，并和他们交谈。只要是顶级货色，健怡可乐、牛奶、戒烟口香糖、泰诺等等，军队的病毒学家都会买。和其他普通的年轻便利店店员不同的是，凯利在科学方面很有天赋。高中的暑假，她在一家政府标准和措施研究所工作。大学第一年以及之后的每个暑假，她都在国家癌症研究所德特里克堡分部做实验室助理。获得分子生物学学士学位后，要考虑研究生的专业了，恰好这时她读到了刚刚出版的《血疫》一书。

"我是个读《血疫》长大的孩子。"沃菲尔德很久之后告诉我。她不能保证这本书在科学上的准确性，她补充道，但这本书对她的影响是巨大的。她受到了书中的主要人物之一南希·杰克斯的影响。杰克斯是陆军少校，同时也是美国陆军传染病医学研究所的一名兽医病理学家，曾经是雷斯顿市猴屋感染事件中的应急小组成员。沃菲尔德希望自己研究生毕业后能够回到德特里克堡，成为该所的科学家。如果可能的话，她希望研究埃博拉病毒。

她希望找到能学到病毒学的博士项目，此后在休斯敦的贝勒医学院找到了一个很好的项目。贝勒有一整个系致力于病毒研究，有24名病毒学家，其中一些非常杰出，但是没有一个人研究过埃博拉这样的高危病原体。沃菲尔德在一位导师的实验室里找到了一个位置，开始着手研究一组胃肠道病毒——轮状病毒，它会导致人类腹泻。她的论文项目是研究小鼠对轮状病毒感染的免疫反应。尽管该病影响不算很大，工作却非常复杂和重要（轮状病毒每年导致全球50万名儿童死亡）。她在用实验动物（尤其是小鼠）做人类对病毒感染免疫的模拟方面有经验，并且学过一点疫苗制作技术。尤其值得一提的是，她不是使用传统的做法，即实验室诱变使活病毒减毒，而是以专业的手法使用病毒样颗粒研发疫苗。病毒样颗粒本质上是病毒外壳，能够诱导产生抗体（免疫就绪），但没有功能性内核，因此不能复制或引发疾病。病毒样颗粒似乎对研制病毒疫苗（如埃博拉病毒疫苗）来说大有前景，因为对埃博拉进行活体病毒疫苗实验太危险。

凯利实现她的梦想花费了一些时间，但并不是太久，而且她一点时间也没浪费。完成博士学位后，26岁的沃菲尔德博士于2002年6月开始在美国陆军传染病医学研究所工作。就在几天前，她刚刚从贝勒医学院毕业。这个军队机构雇用她的部分原因就是她的病毒样颗粒技能。她立即报名参加了特殊免疫接种项目。一个新人进入三级生物安全实验室，要接种很多疫苗。（三级生物安全实验设施主要供研究危险但可治愈的疾病，其中许多是由细菌引起的，如炭疽和鼠疫。四级生物安全实验设施只用于埃博拉、马尔堡、尼帕、马秋波和亨德拉这类没有疫苗也没有治疗办法的病原体的研究。）她一年内被接种了一整套疫苗，不论她是否会在实验室里遇到，有裂谷热、委内瑞拉马脑炎、天花和炭疽。

　　其中一些疫苗会让人特别难受。对沃菲尔德而言，炭疽疫苗的反应尤其不好。"呃，太惨了！那疫苗真要命。"她回忆说，当时我们在她现在住的房子里进行了长谈，那是在弗雷德里克外的一个新郊区。在她的免疫系统经历所有这些挑战后，她可能因此患上了类风湿性关节炎，她家族的遗传病。类风湿性关节炎是一种免疫功能障碍，用于控制它的药物可能会抑制正常的免疫反应。"所以，我不能再接种任何疫苗。"但是，她可以进入三级生物安全实验室了，很快也达到四级生物安全实验室的标准。她开始研究活体埃博拉病毒。

　　虽然她也参与了上司实验室里的其他项目，但她的主要精力花在了病毒样颗粒的研究上，其中一个项目是测试一种实验室制造的抗体，它有可能被用于埃博拉病毒疾病的治疗。这些抗体是由一家私营公司与美国陆军传染病医学研究所合作开发的，其目的是用联结蛋白质而非病毒自身来阻断病毒的繁殖周期。这是一个很聪明的想法。沃菲尔德又用小鼠作为实验动物，她现在已经有了几年处置和注射小鼠的经验了。在实验中，她让五六十只小鼠感染了埃博拉病毒，并在接下来的日子里对它们进行实验抗体治疗。它们会活下去，还是会死？小鼠被关在透明的塑料笼子中，就像是很深的金属锅，每一锅有 10 只。在四级生物安全实验室的工作中，遵循系统化的程序和对实验过程持续关注对实验的成功至关重要，这一点沃菲尔德非常清楚。她的实验步骤包括给一只注射器注满抗体液，足够给 10 只小鼠注射的剂量，然后用同一注射器和同一针头给 10 只小鼠注射。交叉感染似乎不在考虑范围内，因为它们已经被注射了同一批埃博拉病毒。10 只小鼠用一支注射器是为了节省时间。在四级生物安全实验室里的时间增加了压力和风险，因为那里的环境非常压抑。

想象一下沃菲尔德所处的环境吧。通常她在一个被称为 AA-5 的四级生物安全实验室内工作，在研究所最安全的翼楼的煤渣砖砌成的走廊旁，被关在三扇高压密封门和一扇有机玻璃窗后。她穿着蓝色乙烯基防护服（她和同事们将它简称为"蓝服"，而不是宇航服或防护服），有一个完全封闭的罩，一个透明的面罩，以及一个通风装置。她的连接装置上有一根黄色的软管，从天花板上垂下来，输送过滤后的空气。她穿着橡胶靴，戴着两副手套：医用手套外套上一双更厚的工业手套，手腕处用绝缘胶带封好。即使有工业手套和医用手套两层保护，手部仍然是全身最易感染的部位，但无法进行乙烯基保护，因为双手必须非常灵活。她的工作台是个不锈钢推车，像医院的推车一样，易于清理，便于移动。要不是喜欢这个工作，没人愿意进这种地方。

2004 年 2 月 11 日下午五点半，她独自在 AA-5 的环境中工作。因为早些时候有其他事情，那天埃博拉病毒的实验开始得较晚。一锅小鼠在她的推车上放着，旁边还有塑料烧杯和一个笔记夹板，以及其他不多的材料和工具。那是当天最后一锅要注射的小鼠了。她填满注射器，小心地给 9 只小鼠注射——抓住每只小鼠后颈上的皮肤，腹部朝上，熟练而快速地将针插入腹部，不给每只注定要被埃博拉病毒感染的小鼠增加任何不必要的痛苦。每次注射完，她都把小鼠放到烧杯中，将完成的那组小鼠和其他的区分开。她填好另一管注射器，准备给最后一只小鼠注射。或许她有些累了。意外发生了。正是这最后一只小鼠引起了麻烦。它突然踹掉针头，使针头偏向，直接扎进了沃菲尔德左手拇指的底部。

伤口（如果有伤口的话）似乎只是很轻微的擦伤。"起初，我并不觉得针头穿过了手套，"她告诉我，"一点儿都不疼。"经过严格训练的她保持镇定，将小鼠放回锅中，放下注射器，然后挤手。能看到手套下有血渗出。"所以，我知道扎到自己了。"

9月一个温暖的午后，我们坐在餐桌旁，她给我讲述2月那天的事情。她与当军医的丈夫和小儿子住的房子明亮、有人气，令人愉悦；冰箱上有一些儿童艺术作品，周围散落着一些玩具；后院很大，种满绿色植物，还有两只有一半贵宾犬血种的狗，厨房墙上贴着一个命令："未着防护服，禁止入内。"今天她穿了件红色夹克，戴着珍珠耳环，没有穿蓝色乙烯基防护服。

她回忆说，当时她脑子飞速转动，从瞬时的反应"天哪，我完了"到沉着思考自己做了什么。她没有给自己注射活体埃博拉病毒——至少注射的量并不大。注射器中没有埃博拉病毒；是抗体，应该对人没有害处。但针头在扎到她之前进入过10只感染了埃博拉病毒的小鼠体内。如果针尖粘上任何埃博拉粒子，并将其携带至体内，那她可能会被感染。但她知道，一小点儿病毒也足够危险。她迅速解开黄色软管，从第一扇压力门走出四级生物安全实验室，进入配备有化学淋浴设备的气闸空间。在那里，她冲了淋浴，用消毒液对蓝服外部进行了消毒。

然后，她推开第二扇门，到达一个叫作"灰色区"的更衣室区。她尽快脱下靴子和蓝服，摘掉手套，只穿着医护服。她用壁挂电话给两个最亲近的朋友打了电话，其中一个是黛安娜·尼格利，四级生物安全实验室主管。当时是晚饭或更晚些的时候，尼格利不在家，所以沃菲尔德在尼格利的答录机上留了一条令人恐怖而绝望的信息，大意是她出了意外，扎到了自己，请速来帮忙。另一个朋友是同事莉萨·汉斯莱，她当时还没离开大楼。接到电话后，汉斯莱说："赶紧用力擦洗伤口。我马上过去。"沃菲尔德开始用必妥碘擦手，用水和盐溶液冲洗，然后再擦。由于紧张，她溅了满地的水。汉斯莱很快赶到灰色区，见到了她，开始打电话通知其他人，包括负责处理事故的医务室的人，而同时沃菲尔德还在继续用必妥碘擦洗。5 到 10 分钟后，沃菲尔德感觉已经将伤口处理好了，于是脱下医护服，用肥皂洗了个澡，然后更衣。汉斯莱也一样。但当她们准备离开灰色区时，压力门打不开了。电子锁对她们的通行证没有回应。沃菲尔德肾上腺素激增，加上惊慌，再也等不下去了，打开了手动控制的门。楼里其他地方的警报开始响起。

这个消息在研究所里迅速地传播开来，此时一小群人已经聚集在走廊里。沃菲尔德在他们关注的目光和询问中直奔医务部。到了那里，她被带进一个小房间里。一名普通值班医生询问了事故的经过，给她做了"体检"。在整个过程中，医生都没有碰她。"她好像担心我已经染上了埃博拉病毒。"沃菲尔德回忆说。埃博拉病毒的潜伏期按天计算，不是按小时或分钟。病毒自我建立、大量复制到使人出现症状或具有传染性，需要至少两天，更常见的是一周以上。但该值班医生似乎不了解这点，或者说压根儿不关心。"她的反应就好像我已经是个麻风病患者似的。"医生离开医务室，与他人商量如何处置，之后医务部主任将沃菲尔德带到他的办公室，让她坐下，温和地告诉她下一步该怎么做。他们想要把她放进隔离室。

美国陆军传染病医学研究所的隔离室是一个医学密封套间，用于照顾一个感染了任何危险病原体的人，也保护其他人不受感染。套间有两个医院风格的房间，在更多层密封门后，也有个化学沐浴室。我们交谈那天的早些时候，沃菲尔德抽空带我参观了美国陆军传染病医学研究所。她给我看了隔离室，带着一丝讥讽的骄傲，给我解释了它的特点。在外面，一扇很宽的正门上贴着："密闭间，闲人勿入。"这是研究所迷宫般的走廊里的第 537 号门。从这扇门，新病人进入套间，如果顺利，病人最终也从这扇门出来。如果不顺利，那病人则以其他方式出来，不是走出来，也不是从 537 号门出去。所有的人流——医护人员、忠诚无畏的朋友们等，都必须从一扇小门进入更衣室，那里的架子上放着叠好的医护服，然后穿过一扇压力钢门，进入气闸沐浴间。沐浴间的另一侧是另一扇钢门。这两扇钢门永远不会同时打开。只要病人没有感染的迹象，获得批准的访客就可以穿上罩衣、戴上面罩和手套进入隔离室。如果病人感染了病毒，这里就成了敏感地带，医生和护士（现在就不允许访客进入了）就必须穿上一身蓝色罩衣才能进入。在这种情况下，医护人员从隔离室出来时必须经过彻底沐浴消毒，将消毒罩衣放入口袋进行自动热压处理。

沃菲尔德引导着我。我们可以穿着便装穿过沐浴间，因为密闭间没人。当她关上我们身后的第一扇钢门时，触发加压。我听到"嗖"的一声，耳朵里也感受到了变化。她说："这就是为什么把它叫作隔离室。"

她在事故后第二天，即2004年2月12日大概中午时，进入套间，进来之前在部队律师的帮助下起草了遗嘱和逝前指示（说明去世后的医学处理方式）。她丈夫在得克萨斯州接受高级军事训练，她打电话向他说明了情况。事实上，在前一晚很长时间里，她都在与丈夫通电话，在他来自远方的支撑下，度过恐惧的几个小时。某一时刻，她告诉他："如果我病了，请你一定给我打大量吗啡。我见过这个病什么样子，我知道它很疼。"——她在实验室里见过猴子患病死去，但从未见过人得此病。第一个周末，她丈夫抽时间从得州飞回来，戴着橡胶手套与她手拉手在密闭间里度过了情人节。他们没有隔着口罩接吻。

我提过，埃博拉病毒疾病的潜伏期至少要两天；也可能是三周以后才发病。当然，每个病例都不同，但21天似乎是潜伏期的最长期限了。专家意见表明，如果接触过病毒的人在这么长时间内没有表现出症状，那以后也不会。因此，凯利·沃菲尔德被关在隔离室里21天。她告诉我："这里就像监狱一样。"然后她又补充道，"这里就像监狱，而你在等待死亡。"

这里与监狱的另一个区别是，关押者要进行更多血检。她的朋友尼格利恰好是一位认证的采血师，她每天早上会找到血管，抽走沃菲尔德的一些血。她对埃博拉足够了解，知道其中的风险。作为交换，她会带来甜甜圈和拿铁。尼格利早上的看望是沃菲尔德全天最重要的事情。第一周左右，尼格利每天要抽 50 毫升血，这是相当大的量（超过 3 汤匙），足够进行多次检测，还可以有多余的一点儿用于冷冻储存。有一个检测用的是分子生物学家们都熟悉的 PCR（polymerase chain reaction，聚合酶链反应）技术，查找她血液中的埃博拉 RNA（病毒的遗传分子，相当于人类的 DNA）片段。这种检测可以发出响亮的警报，但有时会不准，呈现假阳性结果，一般每份血样都会进行两次检测。另一个检测是干扰素的筛检，它的存在可能是任何病毒感染的信号。还有个检测是查看凝血功能的变化，万一发生弥散性血管内凝血，可以发出预警。这是种毁灭性的凝血现象，血会在不该渗出的地方渗出。沃菲尔德鼓励医护人员做所有必要的血检。她记得她还告诉他们："如果我死了，我希望你们能了解我这个病例的一切。"——她指的是，一切关于埃博拉病毒疾病的信息。"储存每份血样。分析所有能分析的。如果我死了，请你们一定要有所收获。我希望你们能了解到新信息。"她也告诉家人同样的话：如有不测，请他们解剖我的尸体，让他们获取任何可用的信息。

沃菲尔德知道，如果她死了，她的尸体是不会从 537 号门被抬出隔离室的。在尸检后，会进入消毒容器——高压槽。在打开棺材时，她挚爱的亲人们将对她一眼也不忍心看。

她第一周的所有检测结果都正常，让人放心。只有一个例外：某一天的 PCR 检测结果呈阳性，说她的血液里有埃博拉病毒。

那是个误测。那个结果着实让沃菲尔德吓了一跳，但很快进一步检测证明那是误测。

当研究所的领导意识到沃菲尔德患有类风湿性关节炎时，又引起一阵混乱，因为类风湿性关节炎的药物可能会抑制她的免疫系统。"那成了一个重大争议。"她告诉我。研究所的一些高层领导表示惊讶和愤怒，尽管她的医疗记录里清清楚楚地记录着这个情况。"他们和这些专家进行了电话会议。每个人都想知道为什么一个免疫功能低下的人会在四级生物安全实验室工作。"实际上，没有证据显示她的免疫系统有问题。研究所所长从未亲自到隔离室探望过她，甚至没有隔着玻璃看过她一眼，但给她发过邮件——宣布暂时不允许她进入四级生物安全实验室，并扣押她的通行证。沃菲尔德说，那简直是"当面的一记耳光"，在原已痛苦和担忧的伤口上撒盐。

在两周多吸血鬼似的抽血和令人放心的检测后，沃菲尔德开始逐渐有了信心，她不会死于埃博拉病毒了。她虚弱而疲惫，她的血管也是如此。所以，她要求每日抽血减少到最小量。一天晚上，当她脱衣服时，又是一阵不安，因为她发现胳膊上有红点，不知道那是不是预示着埃博拉的典型红疹。她在实验室感染的猴子身上见过类似的红点。那晚她一夜未眠，担心红疹，但结果没事儿。她吃安眠药辅助入睡。想运动时，还有固定脚踏车。她有电视、网络和电话。又过了几周，那些可怕因素也慢慢被好消息和沉闷淹没。

多亏她母亲、几个亲近的朋友（能常来看望她）、丈夫（不能常来看望她）、父亲（未在探望者之列，以防其他人被感染，并被隔离，然后死亡，他能照顾她儿子），以及缓解紧张的笑声，她得以保持清醒健康。她儿子叫克里斯蒂安，当时只有 3 岁，由于年龄限制，无法进入军方研究所。沃菲尔德认为他怎么说都太小，不能去领会这一切，就让丈夫向克里斯蒂安解释说妈妈要离开三周去做一些"特殊工作"。她可以通过视频连接，也就是隔离室的摄像机，和外面的丈夫、儿子及其他亲友视频及通话。"嗨，是我，凯利，来自埃博拉小镇的现场直播，今天过得怎么样？"尼格利除了早上给她带甜甜圈和咖啡，每周五晚上还偷偷带啤酒进来。开始的时候，饮食是个问题，研究所里没有餐厅，后来军方意识到它有足够的资金为隔离室里的病人提供好点的外卖。之后，沃菲尔德每晚都能选择弗雷德里克最好的外卖了：中国菜、墨西哥菜、比萨。她还可以和探视者分享这些外卖，比如尼格利，她会坐在监控摄像头的盲区下，掀开面罩，偷吃一番。这些高碳水化合物的慰藉给沃菲尔德和伙伴们以灵感，他们发明了一个游戏叫"埃博拉使你……"，然后填空。埃博拉使你变胖。埃博拉使你变傻。埃博拉使你因吃太多巧克力冰激凌而得糖尿病。埃博拉使你珍惜当下的每一点小欢乐和每一丝微笑。

2004 年 3 月 3 日早上，537 号门开了，凯利·沃菲尔德从隔离室走了出来。她的母亲和克里斯蒂安（经过特批）在走廊尽头的等候室里。她带着儿子回家了。当天下午，她回到了研究所，朋友和同事们为她举办了一个庆祝派对，有美食，有奖状，还有气球。几个月后，经过一段时间的准入暂停、一系列免疫系统测试、一个带有羞辱性的再培训和监督制度，以及坚持不懈地争取工作，她重新获得了四级生物安全实验室的准入资格。她可以回去揪那几乎将她灭掉的恶兽的尾巴了。

"你有没有想过不再研究埃博拉？"我问。

"没有。"她说。

"为什么这么喜欢这个工作？"

"我不知道。"她说，并开始沉思，"我是说，为什么是埃博拉？它每年可能只导致几百人死亡。"也就是说，它还没成为全球大规模的疾病，尽管有些人会提出一些耸人听闻的假设。但她可以用科学术语来说明其中的吸引力。比如，她对这么简单的有机体能具有如此强大的杀伤力这一事实非常有兴趣。它只含有一个很小的基因组，只够构建 10 个蛋白质，却形成了整个结构、功能和自我复制能力。（相比之下，疱疹病毒的基因要比它复杂近 10 倍。）尽管埃博拉病毒的基因组小，但毒性却很强。7 天可以要一个人的命。"一个如此微小、如此简单的东西，怎么能如此危险呢？"沃菲尔德提出了问题，我等待答案。"这对我来说有很大的吸引力。"

她的儿子克里斯蒂安已经是一个一年级学生，帅帅的，这时刚从学校回到家里。凯利·沃菲尔德已经给了我将近一天的时间，现在我只问最后一个问题。虽然她是分子生物学家，不是生态学家，我还是提到了埃博拉病毒在野外生存的两个未解之谜：宿主和传播原理。

她对此表示同意，并认为这也是非常有吸引力的角度。"它跳出来，导致一群人死亡，在你还没到达或想明白时，它已经消失了。"

"它消失到刚果森林里去了。"我说。

"消失了，"她同意，"是的。它来自哪里，又去了哪里？"但这不是她的研究领域了。

19

想想四级生物安全实验室，不一定是美国军方传染病研究所的AA-5，而是世界上少数几个研究埃博拉病毒的实验室之一。想想其接近程度、秩序性和可靠性。埃博拉病毒可以在小鼠体内复制，散布到它们的血液当中。埃博拉病毒可以在试管内储存，冷冻成固体。埃博拉病毒可以放置于培养皿中培养，在人类细胞中形成斑块。埃博拉可以放入注射器中，但要小心针头。现在想想它存在于加蓬东北部的一个森林，就在伊温多河上游西侧。埃博拉无处不在，却处处不在。埃博拉病毒存在，却下落不明。埃博拉可能很近，但没人知道哪种昆虫、哺乳动物、鸟类或植物是它的秘密寄居所。埃博拉病毒不在你的栖息地里，而是你在它的栖息地里。

这是我和费伊在2000年7月徒步明克比森林时的感觉。我坐直升机飞来后第六天，我们离开了孤山区，按费伊的指南针向西南方向跋涉，穿过一个丛林，穿过多刺的藤蔓交织成的烦人的灌木丛，蹚过小溪和池塘，跨过小溪流经的山脊，走过布满多刺植被的泥沼地。掉下来的果子大得像是地掷球，蚂蚁横穿我们的道路，头顶成群的猴子，森林里大象繁多，猎豹出没，几乎没有人迹，还有约1万亿只呱呱叫的青蛙。可能埃博拉病毒的储存宿主也在那里，但就算面对面，我们也认不出来。我们只能采取一些适当的预防措施。

走到第十一天时，费伊团队的一个成员在森林地面上看到一只小冠毛长尾猴，虽然还活着，但已奄奄一息，鼻孔里在流血。可能它是在高树上没抓紧才摔得这么重。或者……可能感染了什么，如埃博拉病毒，只能在平地上等待死亡。在费伊的指示下，成员们没有触碰它。费伊团队成员中卖命工作的班图人和俾格米人总是想在晚餐时加点野味儿，但费伊禁止在保护区内狩猎。在这次沿明克比徒步之行中，他甚至更严厉地命令厨师："禁止给我们吃任何在地面上死了的东西。"当晚，我们又吃了褐色的"乱炖"，由普通的冻干肉和罐头酱汁混合而成，配上速食土豆泥。这让我强烈希望那只奄奄一息的猴子还被留在原地。

之后的一个夜晚，晚餐后，在篝火旁，费伊帮我一起从安托克那里套些信息出来，他是马依布2村幸存者中较为害羞的那位。我听过整个故事，包括安托克个人的损失，但是从波什那里听来的，不是安托克自己，魁梧而羞怯的他从未提起过。现在，他终于开口了。由于他的口吃，句子被突兀地分成小段小段的，有时感觉结巴到永远说不通似的；但安托克努力继续，在两次间断之中，能说得快些。

他去看过其中一个金矿营，在更上游的地方，然后在马依布2村停下，与家人待在一起。当晚，其中一个侄女说她不舒服。大家都觉得是疟疾，常见病。第二天早上，情况更糟了。然后，其他人也开始出现症状。他们呕吐，腹泻。死亡开始了。"我失去了6个亲人。"安托克说。波什说的数是对的，但死者的身份有点儿搞混了。一个叔叔、一个兄弟、一个寡居的嫂子和她的三个女儿。"穿白色防护服的人前来处理此事。其中一个是扎伊尔人，以前在基奎特见过这种病。扎伊尔人告诉我们，那里死了20名医生。他们告诉我们，这个东西传染性非常强。如果一只苍蝇碰过一具尸体，然后落到你身上，那你就会死。但我把其中一个侄女抱在怀里。她的手臂上插着针管，正在输液。针管堵住了，造成了液体倒流，她的手因此肿胀，然后她的血一下子喷溅到我的胸前。"安托克说，"但我没有得病。医生告诉我要接受治疗，要被隔离21天。我想，见鬼去吧。我没有接受治疗。将家人埋葬后，我离开马依布2村，到了利伯维尔，与另外一个姐姐住在一起，藏了起来。"安托克坦白道。他说："因为我害怕医生找我的麻烦。"

这是我们在森林里的最后一个夜晚，然后我们在四五英里外的一个补给点会合，在那里以费伊预先画好的行军路线穿过了一条路。那条路朝东通向马科库。费伊的一些成员会在那里离开。他们筋疲力尽，也受够了这样的长途跋涉。其他人会继续跟着他，因为尽管他们也累得不行，但他们急需这个工作，或因为它比开采金矿好些，或因为几种原因都有：参与这疯狂而富有挑战性的事业，也有其纯粹的吸引力。在他们和费伊的终点大西洋之间，还有半年穿越森林和沼泽的艰苦徒步之旅。

安托克会留下来。他经历过比这更惨的。

20

截至本文写作之时，埃博拉病毒宿主（或宿主们）的身份仍然未知，虽然已经有些嫌疑的对象。几个不同的研究团队都针对这个问题进行了探究。最有权威、最有优势、最坚持不懈的，是由位于加蓬弗朗斯维尔的国际医学研究中心的埃里克·M.勒鲁瓦带领的团队。前面提到过，勒鲁瓦是其中一名穿着神秘白色防护服，参与马依布2村响应工作的赴诊医生。虽然他和同事或许没能救治许多（或按波什所记，没救活任何人）马依布2村的病人，但那次暴发却改变了勒鲁瓦。他接受过免疫学、兽医学和病毒学方面的培训。1996 年以前，他一直在研究另一种病毒 SIV（猴免疫缺陷病毒，后文中会谈到）对山魈免疫系统的影响。山魈体型很大，是一种像狒狒一样的猴子，鼻子红肿，面部隆起，呈蓝色，表情狰狞，看起来像愤怒的黑色小丑。勒鲁瓦也曾对蝙蝠的免疫生理学产生过好奇心，然后是马依布 2 村和埃博拉。

"有点儿像是命中注定。"我到弗朗斯维尔拜访他时，他这么告诉我。

他从马依布 2 村回到国际医学研究中心，在实验室里进一步研究埃博拉病毒。他和一个同为免疫学家的同事研究了疫情暴发期间采集的血样中的分子信号。他们发现一个病人的预后情况，即存活、康复还是死亡，可能与埃博拉病毒感染量的大小无关，而是与病人的血液细胞能否迅速产生针对感染的抗体有关。要是没有抗体产生，那是为什么呢？是因为病毒自身以某种方式快速破坏了免疫系统，打断了机体进行免疫作用的分子间相互作用的正常秩序？这种病毒会像现在普遍认为的那样，先导致免疫功能紊乱，通过大量复制将人击垮，然后造成毁灭性影响，从而杀人吗？1999 年，勒鲁瓦和他的免疫学家同事，以及其他一些合著者发表了这个研究。之后，他开始对埃博拉的其他方面——埃博拉病毒的生态学和进化史——产生兴趣。

埃博拉病毒生态学包含宿主问题：在各次暴发之间，它藏在哪里？另一个生态角度是传播：病毒通过什么途径，在什么情况下，从宿主传播到其他动物，如猿猴和人类？提出这些问题是一方面，获得能帮助解答这些问题的数据更为复杂。科学家怎么研究如此捉摸不定的病原体的生态学？勒鲁瓦和他的团队进入森林，到了离最近发现的被埃博拉病毒感染的大猩猩或黑猩猩尸体不远处，开始大规模捕获动物。他们在探索一种假说。埃博拉病毒可能寄居在其中一种生物体内，但是哪一种呢？

2001 年到 2003 年，勒鲁瓦团队几次到加蓬和刚果民主共和国埃博拉肆虐的地区探索，对 1 000 多只动物进行捕获、杀害、解剖和取样。他们的猎物包括 222 只不同种类的鸟类、129 只小型陆地哺乳动物（鼩鼱和啮齿动物）和 679 只蝙蝠。回到弗朗斯维尔的实验室后，他们用两种方法从血样中寻找埃博拉病毒的踪迹。一种方法是用来检测专门针对埃博拉病毒的抗体，它们存在于对病毒感染产生免疫反应的机体之中。另一种是用 PCR 技术，筛选埃博拉的基因片段。勒鲁瓦专注地研究了占收集总量三分之二的蝙蝠类动物，发现了一些东西：三种蝙蝠感染埃博拉病毒的证据。

　　三种都是果蝠，相对较大且笨重，就像澳大利亚携带亨德拉病毒的狐蝠一样。其中一种是锤头果蝠，非洲最大的蝙蝠，和乌鸦一样大。人们猎食它们。但在这个案例中，虽然有证据表明蝙蝠和病毒有关，但并不是决定性的。16 只蝙蝠（包括 4 只锤头果蝠）有抗体。13 只蝙蝠（包括一些锤头果蝠）有一点儿埃博拉病毒的基因，通过 PCR 技术可以检测出来。总共 29 只，只占整个样本的一小部分。甚至这 29 只的结果似乎也模棱两可，因为没有一只蝙蝠的埃博拉病毒抗体在这两种检测中都呈阳性。16 只带抗体的蝙蝠没有埃博拉 RNA，反之亦然。另外，勒鲁瓦和他的团队并没有在任何一只蝙蝠体内发现活体埃博拉病毒，其他解剖的动物中也没有。

　　不管确定与否，当勒鲁瓦和同事们在 2005 年年底将这一发现写在论文中时，还是引起了很大的关注。那是篇很短的通讯论文，一页多一点，但发表在全球最权威的科学期刊之一《自然》杂志上，标题是《果蝠为埃博拉病毒的宿主》。内容本身更加谨慎，试探性地说三种蝙蝠"可能扮演宿主角色"。一些专家认为宿主的问题好像现在已经基本解决了，其他的还持保留意见。在 10 个月后的对话中，勒鲁瓦告诉我："关于蝙蝠是宿主，唯一不能确定的是病毒分离，从蝙蝠身上找到活体病毒。"那是 2006 年。目前为止，还没有发现，尽管他还在努力。"我们继续捕捉蝙蝠，试图从它们的器官中分离出病毒。"他说。

　　但是，勒鲁瓦强调，宿主问题只是埃博拉吸引他的一个角度。他也用分子遗传学方法研究其种系——整个丝状病毒谱系的祖先和进化史，包括马尔堡病毒和各种埃博拉病毒。他也想了解病毒的自然生命周期，它们如何在宿主（宿主们）体内复制和生存。最终，对其自然生命周期的了解有助于发现病毒是如何传播给人类的：传播的瞬间。这种传播是直接发生的（如人类吃蝙蝠），还是通过中间宿主发生的？"我们不知道是否有从蝙蝠到人类的直接传播，"他说，"只知道有从死猿猴直接到人类的传播。"理解传播机制，包括季节因素、暴发的地理特点，以及使宿主或其粪便接触到猿猴或人类的条件，可能会让公共卫生权威们有机会预测，甚至防止一些疫情的发生。但还有个恶性循环：要收集更多数据，就需要更多疫情暴发。

　　勒鲁瓦解释道，埃博拉很难研究，因为这种病毒本身很复杂。它极少暴发，通过感染快速发展，几天之内能够导致人畜死亡，每次暴发时只影响几十或几百个人。而且那些人一般都住在偏远地区，离研究医院和医疗机构非常远，甚至离他自己的机构——国际医学研究中心都很远。（从弗朗斯维尔到马依布2村，走陆路和水路，大约需要两天的时间。）然后，疫情在当地消失，走进死胡同，或通过干预被成功遏制。病毒像丛林游击队一样消失了。"真是无能为力。"勒鲁瓦说，表达着一个本来耐心的人暂时性的无奈和困惑。他的意思是，除了继续努力，继续工作，继续从森林中取样，继续在疫情暴发时应对，别无他法。没有人能预测埃博拉病毒下次会在何时何地扩散。"病毒似乎都是自己拿主意。"

21

　　我前面提过，埃博拉病毒在人类中暴发的地理模式是有争议的。

每个人都知道这种模式什么样，但专家还没有就其含义达成一致意见。争议尤其集中在埃博拉病毒上，它是在非洲多个地方出现最频繁的五种埃博拉病毒之一，因此最需要解释。从它第一次被发现到现在，从扬布库（1976 年）到坦达拉（1977 年），到伊温多河上游的金矿营（1994 年），到基奎特（1995 年），到马依布 2 村（1996 年），到博韦镇（1996 年后期），到加蓬和刚果共和国北部边境地区（2001—2002 年），到牧博莫地区（2002—2003 年），到牧博莫复发（2005 年），再到刚果民主共和国开赛河附近的两次暴发（2007—2009 年），埃博拉病毒似乎在中非地区玩跳房子游戏。什么情况？这种模式是随机的，还是有原因呢？如果有，那原因是什么？

关于埃博拉病毒，出现了两个学派。我把他们分为波动派和微粒派，这是我个人对光的波动性或微粒性难题的拙劣模仿。如果你记忆力好，能回想起高中物理学到的，就会知道，17 世纪，克里斯蒂安·惠更斯提出光由波组成，而艾萨克·牛顿说光是由微粒组成的。他们各自都有自己的实验依据。两个多世纪后，量子力学解释了波动和微粒并不是绝对二分的，它具有难以形容的二元性，或是由于不同观察手段的局限性所带来的差异假象。

埃博拉病毒的微粒派观点认为它是一种存在于中非森林中相对古老和普遍的病毒，每个人的发作都是独立事件，主要是由直接原因导致的。比如：某人捡到了被感染的黑猩猩尸体；尸体被感染，是因为黑猩猩捡到了一块水果，而这块水果之前被宿主咬过。人类中的后续暴发是由当地偶然性事件引起的，因此每个暴发都代表一个"微粒"，与其他不连续。勒鲁瓦是这个观点的主要支持者。"我认为病毒是一直存在于其宿主物种中的，"他告诉我，"并且有时会从宿主物种传染给其他物种。"

波动派观点则认为埃博拉病毒并没有长期存在于中非，相反，这是种新病毒。或许它是从扬布库地区的某个病毒始祖演变而来，之后到达其出现的地方。地方性暴发并非独立事件，而是整个波动现象的一部分。病毒在近几十年扩大范围，在新地方感染了更多的宿主。在这个观点中，每次暴发都代表由更大起因引发的地方事件，这个起因就是"病毒波"到达了。波动派观点的主要拥护者是彼得·D.沃尔什，美国生态学者，经常在中非工作，专门研究生态现象中的数学理论。

当我问沃尔什病毒在哪里且如何传播时，他说："我认为它从一个宿主到另一个宿主传播。"另一次谈话是在利伯维尔。这个曾经热闹的加蓬城市，变得宁静异常，是所有埃博拉研究者都要去的地方。"也许宿主数量巨大，不经常迁移，至少不会把病毒传播得非常远。"沃尔什声称并不知道宿主的身份，但一定是某种数目巨大但相对定栖的动物。啮齿动物？一种小鸟？一种非迁徙类蝙蝠？

虽然都不太确定，但两种观点的证据各不相同，且具有启发性。其中一种证据是埃博拉病毒变种之间的遗传差异，它们或被直接发现，或存留痕迹于受害者体内（人类感染者、大猩猩或其他动物）。整体来讲，埃博拉病毒的变异速度可以与其他 RNA 病毒比肩（也就是说突变的速度相对比较快），但在埃博拉病毒和另一种病毒之间检测到的变异量，可能是它们在时空根源方面一个非常重要的线索。沃尔什与另外两位合著者在 2005 年发表了一篇论文，将这些基因数据与地理分析结合起来，得出所有已知的埃博拉病毒变种都是从一种非常像 1976 年扬布库病毒的始祖演变而来的。

沃尔什的合作者是埃默里大学德高望重的疾病生态学家和理论家莱斯利·雷亚尔，以及一位聪明的年轻同事罗曼·别耶克。他们一起发布了地图、图像和家谱，来说明三种距离间的强关联性：离扬布库的距离（以英里为单位），距离 1976 年那次事件的时间距离，与扬布库相似的共同祖先的基因差异的距离。"综合起来，结果都指向一个结论，那就是埃博拉病毒从 20 世纪 70 年代中期以扬布库附近为起点，开始逐渐传播到中非地区。"他们这样写道。他们的标题是《埃博拉病毒的波状传播》，如实地说明主旨。这可能是也可能不是一种新的病原体，至少在这些地区是新的。（其他证据显示，丝状病毒可能已经有几百万年的历史。）但也许发生了什么事，而且是非常近期发生的，使病毒重塑，并将其释放到人类和猿身上。"在这种情形下，明显的系谱结构、疫情暴发日期和距扬布库的距离之间的强关联性，以及基因和地理距离间的关系，都可以被诠释为埃博拉病毒感染的持续移动波的结果。"他们论述说，该移动波的一个结果，就是猿类的大量死亡。一些地区的种群几乎灭绝了，如明克比森林、罗西保护区和莫巴·贝周围的大猩猩，因为埃博拉像海啸一样席卷了它们。

　　波动派假设就说这么多。微粒派假设涵盖许多同样的数据，理解不同，就得出独立传播的版本，而非移动的波状传播。勒鲁瓦团队也收集了更多数据，包括在人类暴发点附近发现的死去的大猩猩、黑猩猩和羚羊的肌肉及骨骼标本。在一些尸体（特别是大猩猩）中，他们发现了感染埃博拉病毒的证据，在不同动物体内的病毒有很小但有意义的基因差异。同样，他们查看了2001—2003年从加蓬和刚果暴发时收集来的一些人体标本，识别出8种不同的病毒变体。（它们之间的区别比5种埃博拉病毒亚种之间的区别要小。）他们提出，这些不同的病毒变体应该放在埃博拉的基因特性相对稳定的环境中说。病毒变体之间的差异表明，它们在不同的地方隔离了很长时间，而非一个新移动波到达，因为那应该是更统一的病毒。"因此，埃博拉可能不像别人所说的那样，是整个刚果盆地单独暴发的病毒，"勒鲁瓦团队写道，暗指沃尔什的假设，"而是由宿主传播的多重偶然性感染。"

　　我认为，勒鲁瓦和沃尔什假设的明显矛盾反映了他们之间的分歧。这种分歧可能是由私下沟通、相互之间的竞争，以及他们发表论文的模糊性产生的。沃尔什的建议，最简单地概括为埃博拉病毒在中非地区蔓延的方式是以波的形式感染新的单一宿主或多宿主。从他最近在宿主物种问题的成就可以看出，沃尔什认为病毒是在各处传播，传到猿类和人类种群中。人类的暴发源自与成群黑猩猩和大猩猩死亡的偶然接触，病毒似乎也在那时开始传播于非洲中部的猿类种群。但在我们在利伯维尔的谈话中，沃尔什坚持他从未提出在非洲大陆出现一波大猩猩死亡潮，从一群大猩猩传播到另一群。他解释说，他说的埃博拉病毒波主要在宿主群体间传播，而不是在猿猴间传播。猿猴死亡无数且分布广泛，而且在一定程度上还被猿类间的传染放大了，但更大的模式反映了某一其他种群的动物中有病毒持续不断入驻，这个种群至今未知，应该是与猿类经常接触的。另一方面，勒鲁瓦提出了他的粒子假说，即"多重独立引入"，作为猿类中持续波理念的反向补充，而不是对这里所陈述的沃尔什观点的补充。

换句话说，一个喊道："苹果！"另一个回答："不是橘子，不是！"他们可能都对，也可能都不对，但无论怎样，他们的争论并不是针锋相对的。

所以……光是波，还是微粒？量子力学含蓄的现代回答是：是的。那彼得·沃尔什的埃博拉病毒理论对，还是勒鲁瓦的对？最佳答案可能又是：是的。最终沃尔什和勒鲁瓦合著一文，罗曼·别耶克和莱斯利·雷亚尔作为调解人，在他们各自对埃博拉病毒变种系谱（都演变自扬布库）、锤头果蝠和其他两种蝙蝠是（较新）宿主的观点基础上进行逻辑整合。但就算是这篇文章也留有一些问题尚未解决，包括：如果蝙蝠最近才感染埃博拉病毒，那为什么它们没有出现症状？

这四位合著者的确在其他几个基本观点上达成了一致。首先，果蝠可能是埃博拉病毒的宿主，但不一定是唯一宿主。或许牵涉其他动物——一种更加古老的宿主，已经适应了这种病毒。（如果这样，那种生物藏在哪里？）第二，他们一致认为，死于埃博拉病毒疾病的人不在少数，但没有大猩猩那么多。

22

在刚果共和国西北部的莫巴·贝附近追踪无果后，我和卡雷什、大猩猩专家向导巴洛，以及团队其他成员，乘独木舟顺蒙比利河而下走了三个小时。我们没有取得任何冷冻的大猩猩血样，但我还是很高兴有机会过来一看。从蒙比利河下游，我们沿着其中一个支流向上游驶去，由马达船带到码头，然后沿一条土路开到牧博莫镇。2002—2003年，在该地区中心的埃博拉病毒暴发中，有 128 人死亡。

休利特到达了牧博莫，那里刚刚发生四名教师被砍致死事件。在那里，他受到无数居民的猜疑，认为埃博拉是巫术所致。我们停在一家小医院前，那是一个 U 型的低矮混凝土建筑，周围是一个脏兮兮的庭院，像个简陋的汽车旅馆。每个房间都很小，像牢房一样，通过一个装有百叶窗的门通向院子。我们站在闷热的院子里时，奥德扎伊告诉我，牧博莫的首席医生——凯瑟琳·艾森艾达可医生曾在一年前将一名埃博拉患者关在其中一间病房，通过板条缝给他送食物和水，轰动一时。那名患者是个猎人，可能因处理某种形式的野味而被感染。他在装有百叶窗的门内死去，孤独地走到了人生的终点。但医生严格的隔离措施被大加赞赏，因为这样的做法阻止了疫情进一步蔓延。

凯瑟琳医生今天不在镇上。她强硬手腕的唯一证据就是一块用醒目的红字母写的招牌：

ATTENTION EBOLA

NE TOUCHONS JAMAIS

NE MANIPULONS JAMAIS

LES ANIMAUX TROUVES

MORTS EN FORET

不要触碰森林中的死动物。

牧博莫有另一个特别之处：它是巴洛的家乡。我们参观了他的房子，沿着一条窄窄的小路走进去，然后走过一条长满草的小径，发现一个打扫得很干净的土院子。在一棵棕榈树下，他布置了木椅，迎接我们。我们见到了他的妻子埃斯特尔和他的许多孩子。他的母亲给我们端上了棕榈威士忌。孩子们凑上前来希望引起爸爸的注意；其他亲友聚集起来，一起迎接这些陌生的到访者；我们合影留念。在愉快的交流中，我们回答了一些不是非常尖锐的问题，也了解到2003年巴洛不在家时，埃博拉袭来对埃斯特尔和家人影响的细节。

我们了解到，她的姐姐、两个弟弟和一个孩子，都死于那场疫情。而埃斯特尔本人也因与那些死亡者的关系而被镇上的人避之不迭。没人愿意卖给她食物。没人愿意碰她的钱。他们所害怕的是感染，还是黑暗魔法，目前还不确定。她不得不躲在森林里。巴洛说，要不是巴洛教给她的预防方法，她可能已经离开人世了。那些预防方法是巴洛当时帮助寻找受感染的动物时，从勒鲁瓦博士和其他科学家那里学来的：用漂白剂给所有东西消毒，勤洗手，不要触碰尸体。但现在最糟糕的日子已经过去，在巴洛怀里的埃斯特尔是个笑容满面的健康年轻女子。

巴洛以他自己的方式记录着疫情的暴发，为埃斯特尔的损失和其他一些事情而哀痛。他向我们展示了一本珍贵的书，像是《圣经》一般。那是一本野外植物指南，在书的尾页上，他写下了一串名字：阿波罗、卡桑德拉、阿佛洛狄忒、尤利西斯、奥菲欧，以及其他近20个名字。这些都是大猩猩，一个他很熟悉的群体，他每天在罗西保护区里密切追踪和观察它们。卡桑德拉是他的最爱，巴洛说。阿波罗是银背大猩猩。它们都在2003年疫情暴发时离开了。但事实上，它们并没有完全消失：他和其他寻觅者跟踪了该族群的最后足迹，沿途发现了6具大猩猩尸体。他没说是哪6具。卡桑德拉和其他大猩猩是在蝇屎堆里死去的吗？他说，那段时间，他非常痛苦。他失去了大猩猩家庭，也失去了他的人类家庭成员。

　　巴洛拿着那本书站了很久，为我们打开书，让我们看那些名字。他对研究人畜共患病的科学家们从仔细观察、模型和数据中能了解到的信息的理解非常感性化。人类和大猩猩，马、羚羊和猪，猴子、黑猩猩、蝙蝠和病毒：我们都在一起。

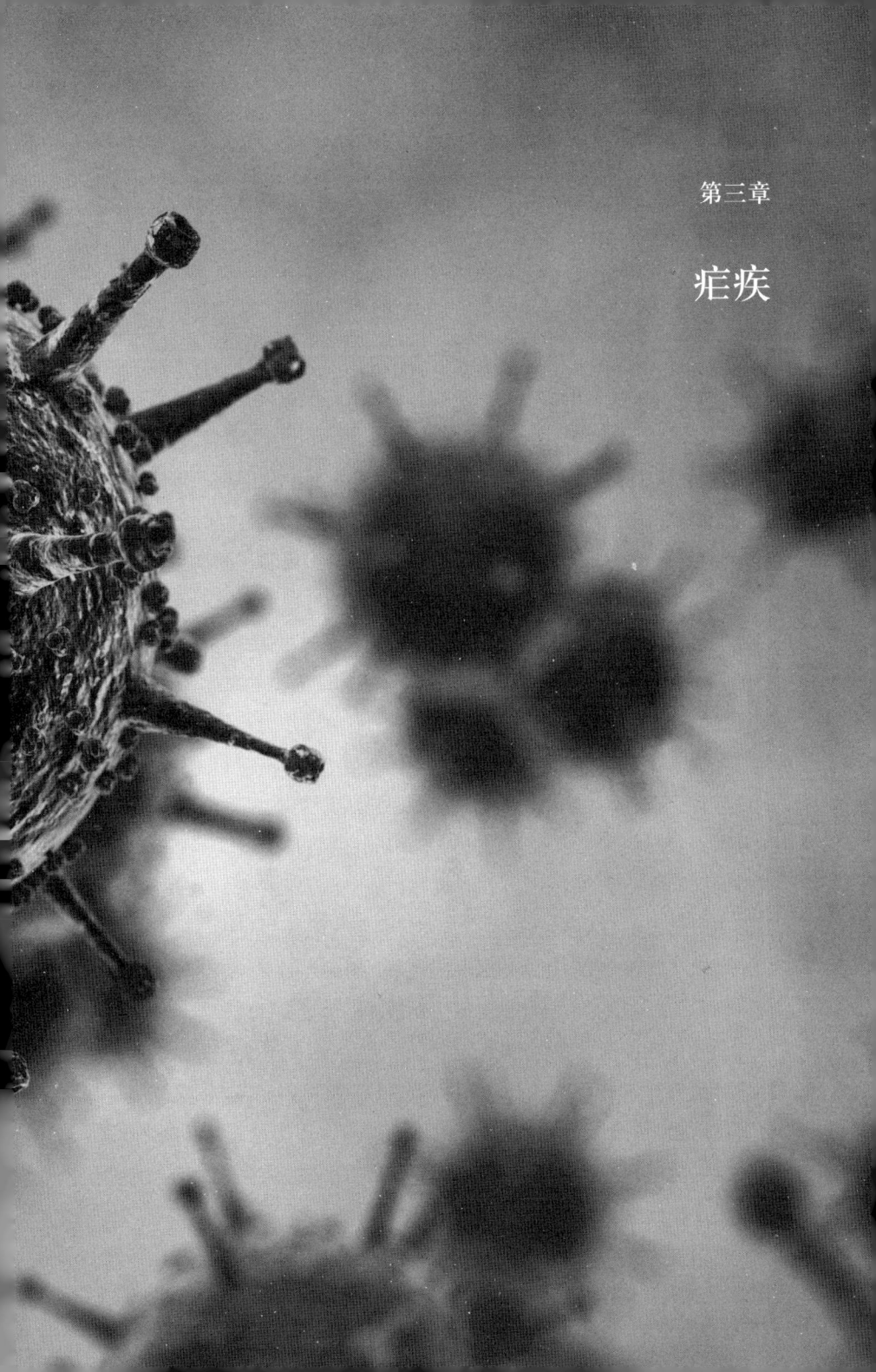

第三章

疟疾

23

1874 年，17 岁的罗纳德·罗斯（Ronald Ross）从印度西部来到伦敦的圣巴塞洛缪医院学习医学，后来开始研究疟疾。

罗纳德·罗斯是真正的帝国之子。他父亲坎贝尔·罗斯将军，是一名苏格兰军官，在英属印度军中服役，镇压过印度民族起义，还与山地部落进行过激烈的战斗。罗纳德以前也回到过祖国，在南安普敦附近的一所寄宿学校接受教育。他也梦想过成为诗人、画家或者数学家。然而，由于他是家里 10 个孩子中的老大，肩负着作为长子的压力，于是父亲决定将他送到印度医疗队。在圣巴塞洛缪医学院度过了平淡无奇的 5 年后，罗纳德·罗斯没能通过印度医疗队的考试。不过，对这位后来获得诺贝尔生理学或医学奖的天才来讲，这只是个运气不那么好的开端而已。他年轻的时候发生的两件事，似乎预示着一个好兆头：一是他获得过学校的数学奖学金，二是在接受医疗培训的时候，他曾诊断出一名妇女患有疟疾。这次诊断非同寻常，因为当时英国人并不了解疟疾这种病，在这名妇女居住的艾塞克斯沼泽地带也是如此。罗纳德·罗斯的诊断是否正确，现在已经无从考证，因为他关于这种致命疾病的一番言论将这名妇女吓得不轻，她再也没有出现，可能是回艾塞克斯去了。总之，一年后，罗纳德·罗斯又一次参加了印度医疗队的考试。这一次，他顺利通过，并被派往马德拉斯就职。就是在这个地方，他开始注意蚊子，因为他住的房子附近到处都是蚊子，非常恼人。

罗纳德·罗斯并没有早早地显露出他的医学天赋。有好几年，他对很多事情都很感兴趣，涉猎广泛，但都无所作为。他写过诗，写过蹩脚的小说，创作过剧本、音乐、烂小说，而且异想天开地想发明出有开拓意义的数学方程式。在马德拉斯医院，除了一些琐碎的工作，他的主要职责包括给患有疟疾的士兵注射奎宁，每天大概只需要两小时，这让他有充足的时间去游山玩水，享受人生。他一直喜欢马球运动，后来又开始打高尔夫。后来，他在闲暇的时候，也开始琢磨起疟疾来。是什么引起了疟疾？是传统观点认为的由瘴气引起，还是由某种传播病毒的昆虫引起的？如果是昆虫在传播疾病，它是怎么传播的？怎样才能控制这种疾病呢？

　　这样按部就班地生活了 7 年后，他回英国休假。休假期间，他修读了一门公共卫生课程，学会了使用显微镜，娶到了妻子，并将她带到了印度。这次他被调到班加罗尔的一家小医院任职。在这里，他开始使用显微镜观察发烧士兵的血液涂片。他离群索居，远离科学界和其他研究人员。直到 1892 年，他才后知后觉地了解到，一名先后在阿尔及利亚和罗马工作的法国医生兼显微镜学家阿方斯·拉韦朗（Alphonse Laveran），已经在疟疾患者的血液中发现了微小的寄生生物（现在被称为原生生物）。拉韦朗称，就是这些寄生生物导致了这种疾病。再一次回伦敦时，在当地一位知名导师的帮助下，罗纳德·罗斯亲眼看到了有疟疾病毒的血液中的"拉韦朗微生物"。他由此成为拉韦朗学说的支持者，从此以后一直没有改变。

　　拉韦朗发现了一个重要事实，即疟疾是由微生物引起，而不是由恶劣的空气引起的。但是这一发现还是无法解释这些微生物是如何在人体内繁殖，如何从一个宿主传播给另一个宿主的。这种微生物是像导致霍乱的细菌那样，通过水传播疟疾，还是通过昆虫的叮咬传播疟疾？

　　罗纳德·罗斯最终发现，蚊子是疟疾病毒的传播者，并在 1902 年获得诺贝尔奖。这一发现在疾病研究的历史上赫赫有名，在此我不再赘述。这个故事非常复杂，一方面因为这种寄生生物的生命周期非常复杂，另一方面也因为罗纳德·罗斯本身的丰富经历，对很多领域产生了影响，有很多竞争者，也有很多敌人，错误的观点和正确的想法都很多，引起了不少非议。有两点足以表明这个故事和我们讨论的主题——人畜共患病——之间的联系：第一，罗纳德·罗斯发现疟原虫不仅可以感染人类，还可以感染鸟类。鸟类疟疾和人类疟疾不同，但可作为参照。第二，他开始将疟疾视为应用数学的一门学科。

24

数字是了解传染病的一个重要方面。以麻疹为例。粗略一看，它似乎和数学一点关系都没有。它由副黏病毒引起，表现为呼吸道感染，通常伴有皮疹，得了病后很快能够痊愈。但是流行病学家已经认识到，麻疹病毒和其他病原体一样，宿主的数量必须达到一个最小临界值，才能使之长期存在，成为地方性循环传染病。这个值就是宿主数量临界值（Critical Community Size，CCS），它是疾病动力学的一个重要参数。麻疹的宿主数量临界值大概是 50 万人。这个数字反映了该疾病的特点，比如病毒的传播效率、毒性（通过病死率来衡量）和一次接触可获得终身免疫的事实。如果某个地区的人口数量小于 50 万，则感染麻疹的概率很小，病毒在相对较短的时间里就会灭绝。为什么会这样呢？因为病毒感染易感宿主的机会大大减少了。成人和年龄较大的儿童由于之前接触过这种病毒，几乎都有了免疫力，而每年的新生儿数量不足以使病毒永久地存在下去。然而，如果人口数量超过 50 万，那么足够多的易感染新生儿就足以使这种病毒在人群中长期传播。

麻疹病毒的另外一个重要方面是它不是人畜共患病毒。如果它是人畜共患病毒，也能感染生活在人类周围的动物的话，那么宿主数量临界值这个概念就失去意义了。此时，对人口数量的最小值就不再有要求，因为病毒可以在人类以外的其他宿主身上隐藏下去。但是要记住的是，虽然麻疹病毒不会在非人类的动物种群中传播，却和能够感染动物的病毒有着紧密的联系。这种病毒属于麻疹病毒属，其中还包括犬瘟热病毒和牛瘟病毒，其所属的副黏病毒科还包括亨德拉病毒和尼帕病毒。虽然现在麻疹并不在人和其他动物之间传播，但是从其进化的过程可以看出，这种疾病过去能够在人类和动物之间传播。

以百日咳为例，这种病的宿主数量临界值和麻疹的稍有不同，因为它是一种与之有一定差别，由具有不同特点的微生物引起的疾病：传播效率不同、毒性不同、感染周期不同，等等。百日咳的宿主数量临界值可能是 20 万。通过数字去理解问题为生态数学提供了很多有用的信息。

丹尼尔·伯努利（Daniel Bernoulli）是荷兰数学家，出生于数学世家，被公认为第一个将数学分析应用于疾病动力学的人，远早于各种疾病的微生物理论（这样的理论很多，不止一种）得到广泛认可的时间。1760 年，在瑞士巴塞尔大学担任教授期间，他发表了一篇有关天花的论文，探讨了天花免疫的成本与收益。伯努利的职业生涯很长，将数学理论应用到非常广泛的领域，如物理学、天文学和政治经济学；他还研究了液体运动、弦的摆动、风险评估和保险理念等。除了其中也涉及风险计算的概念外，伯努利关于天花的研究在其众多的兴趣研究当中显得有些与众不同。他的研究揭示：给所有人接种小剂量的天花疫苗时（当时，人们还不知道它是一种病毒，只知道是某种感染物质），收益和风险并存，但收益要大于风险。谈到风险，主要是基于这样的事实，尽管概率很小，人工接种疫苗有时会导致接种者死于该病。一般情况下，通过接种疫苗可以使人获得该病的免疫力。这是一次行为带来的个体收益。为了衡量集体行动带来的总体收益，伯努利计算出根除天花后每年可以拯救的人数。他的方程式表明，大规模接种疫苗的结果就是人均寿命延长 3 年零 2 个月。

18 世纪末时，人的预期寿命不长，人均寿命延长 3 年零 2 个月可以说非常可观。但是由于天花在感染该病的人群和没有感染该病的人群当中影响不同，伯努利也用一种更直接和个人化的方式表达他的计算结果。他预测，在 1 300 名新生儿当中，他使用当时最全面的死亡率统计表进行计算，发现其中 644 名新生儿至少可以活到 25 岁——如果他们生活的社会当中没有天花。但如果天花是地方病，同一组中只有 565 名新生儿可以活到 25 岁。公共卫生官员和市民可以想象自己就是这 79 名没有感染天花的人，这样就更能够感受伯努利数字论证的魅力了。

伯努利将数学应用于疾病研究，开拓了一种新的方法，但没有立即形成一种趋势。时光流逝，大概一个世纪之后，物理学家约翰·斯诺（John Snow）使用统计图表和地图来揭示到底是哪些水源（臭名昭著的宽街水泵）在 1854 年伦敦霍乱暴发时感染了大多数市民。和伯努利一样，斯诺也不了解究竟是哪种物质或者生物（在这次事件中，是霍乱弧菌）导致了这场疾病。那是他一直希望能够了解和控制的疾病。但是，他的研究成果确实不同凡响。

1906 年，路易·巴斯德、罗伯特·科赫、约瑟夫·李斯特和其他学者证实了微生物在传染病中的作用后，一位名叫 W. H. 哈默（W. H. Hamer）的英国医生在位于伦敦的英国皇家医师学院的一系列讲座中就传染病"暴发"发表了一些非常有意思的观点。

哈默对流感、白喉和麻疹等疾病周期性大暴发的原因非常感兴趣——这些疾病先大量出现、感染人数减少，一段时间之后，感染人数会重新上升。让人好奇的是，一种疾病暴发和影响减弱过程的时间周期非常固定。哈默计算出伦敦（当时的人口有 500 万）麻疹暴发的周期约为 18 个月。每一年半，麻疹就暴发一次。哈默推测这种周期性暴发的原因是如果易感（没有免疫力）人群的数量不够，一旦新生儿的数量增加到一定程度，疾病就会再一次暴发。至关重要的不仅是易感个体的数量，还有易感人群的密度与感染人群的密度相乘之后的结果。换句话讲，这两个人群的接触也非常关键。不必考虑愈后和获得免疫的人，因为在疾病传播的过程中，他们只是充当了人口基数或者疾病传播中的一种干扰。疾病继续暴发取决于感染的人群和可能被感染的人群接触的机会。这就是数学中的"整体活动原理"。

同年，即1906年，一位名叫约翰·布朗利（John Brownlee）的苏格兰医生提出了一个和哈默截然相反的观点。布朗利是格拉斯哥一家医院的临床医生和管理者。参照几种疾病暴发的记录，他将患者的数量按照不同的星期和月份绘制成折线图，并写成论文，提交给爱丁堡皇家学会。这几种疾病是暴发在伦敦的瘟疫（1665年）、暴发在格拉斯哥的麻疹（1808年）、暴发在伦敦的霍乱（1832年）、暴发在哈利法克斯的猩红热（1880年）、暴发在伦敦的流感（1891年）以及其他一些疾病，然后将这些折线图和从某个数学公式当中得出的平缓曲线进行对照。这个公式揭示了布朗利关于疾病暴发和衰退的假设与实际数据之间的匹配程度，也证明（对他来讲）他的假设是正确的。他说，"一种有机体获得高度传染性"就会导致流行病，病原体的致病能力或者感染能力突然增强，然后又急剧减弱。流行病的衰退往往不如其暴发时那么突然，往往是由于致病生物"丧失传染性"所致。鼠疫菌找到了自己的易感体；麻疹病毒传播的速度逐渐减慢、变弱；流感变得顺服，这些疾病的"恶势力"大大减少，就像泄了空气的气球。布朗利建议，不要把时间浪费在担心易感人群的数量或者密度这样的问题上。决定流行病病程的是"细菌的情况"，而不是人群的特点。

布朗利这篇精彩的论文中还存在一个问题，其他科学家不是非常理解他提出的"传染性"这个概念。这和传播效率（用该种疾病传播的人数来衡量）是同一个概念吗？和毒性是同一个意思吗？还是包含这两层意思？还有一个问题，不管"传染性"是什么意思，布朗利认为病毒内在的衰退导致流行病的结束，这样的观点是不对的。

伟大的疟疾学家罗纳德·罗斯也是这么说的。他在 1916 年的一篇论文中提出了用数学的方法探讨流行病的问题。此时，他已经获得了诺贝尔奖和骑士称号，出版了一部名为《预防疟疾》(*The Prevention of Malaria*) 的巨著。这本书不仅让人从科学和历史的角度理解疟疾，也探讨了预防疟疾的方法。罗纳德·罗斯认识到，由于寄生虫的复杂性和病媒生物的顽固性，疟疾不可能"永远被根除"——除非人类文明能够"达到一个更高的境界"。因此，要减少疟疾，需要开展长期的公共卫生行动。同时，罗纳德·罗斯将更多的精力转到数学上，其中的疾病理论比他在疟疾方面的工作更为宏观；另一个"事件理论"比疾病理论涉及的范围还要宏观。他的"事件"指的是任何影响人类的事件，比如谣言、恐惧或者微生物感染。在罗纳德·罗斯看来，即使自己不是天才，也非常接近天才的标准了。

他在 1916 发表的论文开头对这一事实也表示惊讶，"关于流行病学所做的数学方面的研究太少了，"而且当仁不让地强调说它是将先验数学的想法（也就是说，发明方程，而不是使用已有的统计数据）第一个应用到流行病学研究的人。他礼节性地认同了布朗利的"杰出工作"，接着又否认了这种说法，不承认布朗利提出的传染性消失这样的说法，转而提出根据自己的数学分析得出的理论。罗纳德·罗斯的理论认为，当易感人群的数量低于某一个阈值时，也正是因为这个原因，传染病的影响会逐渐变小。他说："看看我的微分方程和布朗利医生引证的流行病学数据是多么吻合啊。"不管这种疾病是霍乱、瘟疫、流感，还是其他什么，根本没必要用布朗利的"传染性减退"假设来解释流行病的突然消退。将易感人群的数量减少到一个阈值，之后就会看到发病率急剧下降，最糟糕的情况也就过去了。

在疟疾研究的早期阶段，罗纳德·罗斯的先验法可能比较危险，他的态度也有点傲慢，但是却产生了有用的结果。他提出的易感人群的概念经受住了时间的考验，在今后几十年关于传染病的理论工作中一直得以应用，并对现代数学模型的建立提供了依据。在有些方面，他也是对的：根除疟疾的困难。虽然他提倡的控制措施在某些地方非常有效（巴拿马和毛里求斯），但是在其他地方却收效甚微，或者只在短时间内起了作用（塞拉利昂和印度）。尽管享有无数的荣誉，掌握了众多的数学方法，尽管胸怀雄心壮志，忘我地工作，罗纳德·罗斯还是没能彻底战胜疟疾，甚至没能提出一个彻底战胜疟疾的方法。他可能早就理解了其中的原因：疟疾这种疾病非常复杂，与人类的社会、经济和生态因素紧密联系在一起，因此这样一个难题远非微分方程所能表述清楚。

25

　　2007年，我第一次为《国家地理》杂志撰写人畜共患病方面的文章时，认识到疟疾不是其中之一。有人告诉我，你不会想将这样一种疾病作为写作的对象。疟疾是一种媒介传播疾病，昆虫将疾病从一个宿主传播到另外一个宿主。病媒生物不是宿主，它们属于与宿主不同的生态类别。病原体以不同的方式表现在病媒生物身上。疟原虫从蚊子传播到人不叫接触传播，这是一种更有目的性和常规性的传播过程。病媒生物寻找宿主，因为它们需要宿主提供的供给（也就是说，在很多情况下，它们需要宿主的血液）。宿主也并非有意将疾病传播出去，疾病传播的情况只是意外，宿主一点好处也没有。因此，疟疾不是人畜共患病，因为四种能够感染人类的疟原虫只感染人类。有些疟原虫只能感染猴子，有些疟原虫只能感染鸟类。感染人类的疟原虫只能感染人类。他们是这么告诉我的，当时看起来也确实如此。

　　感染人类的四种疟原虫是间日疟原虫、恶性疟原虫、卵形疟原虫和三日疟原虫。这四种疟原虫的原生物都来自同一个属，即疟原虫，包括大约 200 多个物种。这个属中的其他原生物感染鸟类、爬行动物或者非人类哺乳动物。能够将疟疾病毒传播给人的四种疟原虫是通过按蚊在人和人之间传播的。这四种疟原虫有着令人惊奇的复杂生命历程，多次变形，接连表现出不同的形态：其处于无性繁殖阶段（也称为子孢子）时，通过按蚊叮咬进入人的皮肤，然后转移到肝脏；另外一个无性繁殖阶段被称为裂殖子，从肝脏中产生，在血红细胞中繁殖；疟原虫在血液细胞中进食和生长，成为裂殖体，这个过程被称为滋养体。裂殖体又分裂出更多的裂殖子，在血液中不断繁殖，导致人发高烧。疟原虫的有性繁殖阶段被称为配子母细胞，分裂成雌性和雄性孢子。受感染的血红细胞大量进入血液，在下一次蚊子叮咬，吸食血液的时候又被蚊子传染给另外一个生物，进行新一轮繁殖。有性受精阶段被称为动合子，此时，疟原虫暂居在蚊子的肠壁上，每个动合子成长为充满子孢子的卵囊。这些子孢子从卵囊中分裂出来，进入蚊子的唾液腺，并在此潜伏起来，随时准备从蚊子的喙进入下一个宿主。如果读完这段内容，你很快就理解了寄生虫传播的过程，你在生物学方面可以说大有前途。

就蚊子和宿主而言，寄生虫这些复杂的变化形式和每个阶段不同的生存策略非常适应环境，很难被阻止。这也显示了在漫长的时光里，进化对产生结构、形成生存策略和复杂变化的作用。换句话讲，那些赞同智能设计、反对进化论的人也许应该好好想想，为什么上帝会将那么多精力用来设计疟原虫的演变过程。

从对人类健康的影响来看，恶性疟原虫是四种寄生虫中危害最大的，占全世界疟疾病例的大约 85%。恶性疟疾每年导致 50 多万人死亡，其中大多数是生活在撒哈拉以南非洲的儿童。一些科学家认为，恶性疟原虫毒性之强反映了这样一个事实：它感染人类的时间相对较短，最近才由其他物种的宿主转移到人类身上。这种想法促使研究人员开始探究其演变的历史。

当然，万事万物皆事出有因。人类本身是相对较新的灵长类动物，那么认为最古老的传染病从其他动物宿主通过进化传播给人类也是合情合理的。如果能够认识到区别人畜共患病和非人畜共患病显得有点刻意，涉及时间的维度，这是非常理智的。严格地讲，人畜共患病的病原体（正如我提到的那样，它占传染病的约60%）是指那些现在或者不断地在人类和其他动物之间传播的病原体，而其他传染病的病原体（占传染病的40%，包括天花、麻疹和脊髓灰质炎）则是在过去某个时候其他物种传染给人类的病原体的后代。说所有的疾病最终都是人畜共患病可能有点过分，但它确实证明人类和其他类型的宿主之间存在着地狱般的原始联系。

疟疾就能够说明这一点。从近20年来分子系统发生学研究中发现，在疟原虫系谱图中，感染人类的这四种疟原虫并非来源于一支，每一种都和感染非人类宿主的疟原虫有着更为紧密的联系。用分类学的术语来讲，它们属于多祖演化。这说明，疟疾病毒有很多种，每一种都通过自己的方式感染人类。始终困扰着疟疾研究人员的一个问题是：它们是从哪个物种而来，是从什么时候开始感染人类的？

恶性疟疾在全球各地都能够造成人类死亡，且令人非常痛苦，因而受到了人们的特别关注。早期的分子研究表明，恶性疟原虫和两种不同的鸟类疟原虫的祖先有着非常紧密的联系，因此疟原虫一定是从鸟类传播给人的。尽管证据不充足，但是可以据此推断，这种宿主的转换很可能发生在五六千年前，和农业的出现在同一时期。农业的出现使定居的农田和村庄成为可能，构成了第一个大规模、密集的人类聚集地。这样的人群聚集才能使病毒不断地在人群中传播，因为疟疾（和麻疹相似，或者是因为其他的原因）也存在着宿主数量临界值。如果宿主的数量太少，就会使病毒灭绝。简单的灌溉工程，比如沟渠和蓄水池，可以为按蚊提供良好的繁殖栖息地，因而可能会增加传播的可能。大概8 000年前，鸡在东南亚被驯化，这可能也对疟疾的传播起到了推动作用，因为其中一种有争议的鸟类疟原虫是鸡疟原虫，可以感染家禽。

恶性疟原虫起源于鸟类的观点最早于 1991 年被提出，在这个领域存在的时间相对比较长。现在看来，这种观点的说服力不是非常强。最近一项研究表明，和恶性疟疾关系最为紧密的是莱肯诺疟原虫，它是一种感染黑猩猩的疟原虫。

在喀麦隆和科特迪瓦，在野外和（野外出生的）圈养黑猩猩身上都发现了莱肯诺疟原虫，这表明这种疟疾在中非和西非的黑猩猩栖息地非常普遍。而且这种疟原虫发生了相当大的遗传变异——比世界范围内流行的恶性疟原虫的变异要大。这表明，它可能是一种非常古老的有机体，或者至少比恶性疟原虫要古老。而且，所有已知的恶性疟原虫变种都是疟原虫系谱中莱肯诺疟原虫分支中更小的分支。这些结论得益于由马萨诸塞大学史蒂芬·M. 里奇（Stephen M. Rich）率领的一组研究人员所收集的数据。他认为黑猩猩将莱肯诺疟原虫传播给人类，恶性疟原虫由其衍生而来。里奇和他的研究团队认为，这种疟疾的传播可能只发生过一次，早在 300 万年前，或者近在 1 万年前。一些蚊子叮咬黑猩猩（蚊子因此感染了莱肯诺疟原虫的配子母细胞），然后又叮咬了人类（将子孢子传播给人类）。这种转移后的莱肯诺疟原虫，尽管被发现寄居于某种并不熟悉的宿主身上，却存活下来并不断繁殖。经过子孢子、裂殖子和配子母细胞等一系列变化过程，它充斥了第一个感染此病的人的血液，又通过另一只蚊子开始了自己的感染人类之旅。由此，这种病毒不断地传播开来，成为病媒生物，随着人类在森林中觅食，传染更多的人。通过变异和适应，莱肯诺疟疾成了恶性疟原虫。

这种情况意味着，大规模的农业定居点不是这种疾病在人类当中蔓延的必要条件，因为 1 万年（更不用说 300 万年）前，非洲这些地区还没有这样的定居点。很明显，里奇的团队认为农业因素并不是病毒传播的必要条件。他们提供的基因方面的证据令人信服。里奇的合著者中有几位人类学、进化论和疾病研究领域的顶尖人才。他们的论文发表于 2009 年。但是，这项研究也有需要完善之处。

2010 年，由法国人类学家萨布里纳·克里夫（Sabrina Krief）和疟疾遗传学家阿纳尼亚斯·A. 埃斯卡兰特（Ananias A. Escalante）领导的另外一个研究小组发表了不同的观点。与其他疟原虫相比，他们也认为恶性疟原虫可能和莱肯诺疟原虫有着紧密的联系，而且这种疾病可能也是最近才传染给人类的。但是，他们声称找到了恶性疟原虫的另外一个宿主，这种疾病进化后传播给人类之前的宿主——倭黑猩猩。

倭黑猩猩，有时也被称为侏儒黑猩猩。这种动物人类了解不多，它们的数量和分布极其有限，在西方的动物园中也不是非常常见（虽然作为刚果盆地南部的蒙戈人的一种美食，它很受重视），与人类关系非常密切。这种猩猩的活动范围在刚果河左岸的刚果民主共和国的森林中；而体型更加魁梧、更为人所熟知的普通黑猩猩只生活在这条河的右岸。从位于金沙萨郊外一处倭黑猩猩保护区的 42 只倭黑猩猩身上采集血样进行检测后，克里夫领导的研究小组发现，其中 4 只身上的寄生虫和恶性疟原虫的基因没有区别。克里夫的研究小组写道，最可信的解释就是恶性疟原虫可能是在过去 130 万年的某个时候从倭黑猩猩传染给人类的。（对克里夫的论文做出评论的其他研究者认为，另外一种解释就是生活在距金沙萨这么近的保护区中的倭黑猩猩被携带人类恶性疟原虫的蚊子传染的——时间大概在最近几年或几十年。）恶性疟原虫检测呈阳性的倭黑猩猩没有明显的发病症状，血液中的寄生虫浓度较低，反映出倭黑猩猩和人类有着某种联系。除了这些基于数据得出的描述性的结论，克里夫领导的小组还做出了假设和警告。

他们做出的假设是：如果倭黑猩猩携带一种与人类相似的恶性疟原虫，那么这些寄生虫可能仍在人类和倭黑猩猩之间传播。换句话说，从严格的意义上而不是泛泛而言，恶性疟原虫可能是人畜共患病。生活在刚果民主共和国森林中的人们可能经常被倭黑猩猩血液中的恶性疟原虫感染，反之亦然。

他们提出的警告是：如果情况真是如此，根除疟疾的伟大梦想就变得更加遥遥无期了。克里夫和同事没有强调这个观点，但是你可以自己读读这个句子，理解一下其中的含义：除非杀死（或者治愈）最后一只倭黑猩猩，否则别指望能够消灭最后一只寄生虫。

但是，等等！2010 年年底发表的另一项关于恶性疟原虫起源的研究指出，恶性疟原虫在侵袭人类之前可能还有一个宿主：西部大猩猩。这则报道成为《自然》杂志的封面故事，第一作者是刘为民，其研究工作得到了美国亚拉巴马大学伯明翰分校比阿特丽斯·H. 哈恩实验室的支持。该实验室在艾滋病研究领域因追踪 HIV-1 在黑猩猩中的起源而著称，并发明了在不捕获灵长类动物的情况下对其进行病毒取样的"无创技术"。简而言之：如果从一点点动物粪便中就能够采集到病毒样本，就不必从动物身上抽取一针管血了。粪便的样本不仅能够提供病毒，也能提供原生物的基因信息。通过将这项技术应用到寻找疟原虫 DNA 的研究中，刘为民及其同事们收集到的数据比之前的研究者要多出很多。克里夫的团队分析了 49 只黑猩猩和 42 只倭黑猩猩的血样，这些动物大多是圈养或者在保护区生活的，而刘为民的团队检测了大约 3 000 只野生猿类的粪便样本，包括大猩猩、倭黑猩猩和黑猩猩。

他们发现，西部大猩猩疟原虫感染的比例更高（大约为感染总数的 37%），有些大猩猩身上的寄生虫和恶性疟原虫几乎一模一样。他们信心十足地写道："这表明人类恶性疟原虫起源于大猩猩，而不是黑猩猩、倭黑猩猩或者古人类。"

此外，他们还说，人类恶性疟原虫是大猩猩恶性疟原虫的一个分支，这表明它来自单源的接触传播。也就是说，一只蚊子叮咬一只受感染的大猩猩，成为病媒生物，然后又叮咬了一个人。通过将寄生虫传播到新的宿主中，蚊子的第二次叮咬就足以解释为什么这种人畜共患病每年还能够导致超过 50 万人死亡。

26

虽然经过解释，我能够理解一些数学常识，但它对我而言就像是一种我不曾掌握的语言，就像陀思妥耶夫斯基讲的俄语，或者卡夫卡、穆西尔和曼恩讲的德语。上学的时候，我对拉丁语和微积分就一窍不通，后来我发现我根本没有学习这些知识的天赋。微分方程就像是《埃涅阿斯纪》里的秘密音乐一样，对我来讲真是对牛弹琴。我是个地地道道的门外汉。这也是为什么我提到的这两种源自 20 世纪早期有关疾病的数学理论如此重要、如此引起轰动时，大家应该相信我的原因所在。这两种理论源于人们对疟疾和其他流行病暴发的关注和忧虑，其主要内容即使像你我这样对数学并不擅长的人也能够很好地理解。一个理论诞生在爱丁堡，另一个源自锡兰（现在的斯里兰卡）。

第一个理论出现在 W. O. 科马克和 A. G. 麦肯德里克 1927 年发表的一篇论文中，题为《流行病学对数学理论的贡献》。在这两位搭档当中，科马克的故事让人无法忘却。和罗纳德·罗斯、布朗利一样，科马克也是苏格兰人。在对奶牛的产奶量进行统计分析之前，他曾学习过数学和化学。每位诗人都听说过他在诗坛的处女作。科马克后来加入了英国皇家空军，短暂服役后又开始以平民的身份进行工业化学的研究。1921 年左右，他加入了位于爱丁堡的皇家内科医师学会实验室，从事化学项目的研究，直到一次实验室爆炸事故发生。事故发生时，他就在旁边，苛性碱溅到他的眼睛里，导致他双目失明。那一年，他只有 26 岁。他并没有因此自暴自弃，郁郁寡欢，反而成了一名理论学家。学生将材料和数据读给他听，同事补充他用脑进行数学计算的超强能力。重新找回信心的科马克继续在学生和同事的帮助下从事科学研究。对化学的热爱使科马克开始寻找抗疟疾的新药，而对数学的热爱使他开始研究流行病。

同时，麦肯德里克——一位曾经在印度医疗队（和罗纳德·罗斯的另一个共同点）工作过的医生，成了皇家内科医师学会的主管。从某种意义上说，他成了科马克的老板。两个人的默契程度超出了领导和下属的层面。科马克虽然双目失明，但是对很多事情都非常好奇。他后来研究的对象非常广泛，比如说比较生活在英国城市和郊区的人的死亡率，研究苏格兰妇女的生育率。但是，1927年和麦肯德里克合作完成的论文是科马克对科学最有影响力的贡献。

这篇论文的贡献主要表现在以下两个方面：首先，科马克和麦肯德里克描述了传统流行病学中三个因素之间的相互影响，这三个因素是：感染率、康复率和死亡率。他们认为得了流行病康复后就获得了终身的免疫力（比方说，麻疹康复者就是如此），并用英语散文将疾病动力学的原理勾勒出来。

一个（或多个）感染者进入一个群体，对这种传染病的抵抗力或多或少。通过接触传染，疾病通过感染者传染给健康的人。每个感染者经历了整个病程，最终或康复或死亡，从染病的名单中被剔除。康复或者死亡的概率在其发病期间每天都有所不同。感染者将疾病传染给健康者的概率也和其病程有关。随着流行病的蔓延，人群中未受感染的人数在不断减少。

这有点像用语言表达的微积分，确实如此。除了运用大量数学运算，他们还推导出了三个微分方程，以描述三类人：易感者（susceptible）、感染者（infected）和康复者（recovered）。流行病暴发时，一类人通过简单的模式成为另一类人 $S \rightarrow I \rightarrow R$，不考虑死亡的人数，因为它们已经不属于动态人口了。易感个体接触疾病或者成为感染者或者康复者（此时获得了免疫力）或者消失，每一类人的数字在每个时刻都是变化的。这也是科马克和麦肯德里克使用微分方程的原因。虽然我在高中的时候微积分学得并不好，我都理解（你也能够理解）方

程 $dR/dt=\gamma I$ 代表某一时刻康复的人数，反映了感染人数和平均康复率的乘积。对 R（"康复者"）的解释就这么多。S（"易感者"）和 I（"感染者"）的方程如此类似，不是非常易懂，但是合情合理。这就是 SIR 模型，是研究传染病暴发的非常有用的工具，仍然为疾病理论家所广泛使用。

　　最后，流行病结束了。为什么会结束呢？科马克和麦肯德里克心存疑问。

> 流行病学中最重要的问题之一是确定疾病的结束是因为易感人群不存在了，还是易感人群仍然存在，然而由于感染率、康复率和死亡率等其他因素的相互作用所致。

　　他们在引导读者考虑这两种可能性中的后者：流行病可能由于感染率、死亡率和康复率（获得了免疫力）之间某种微妙的相互作用而终止。

　　他们的另一个主要贡献是发现了第四个因素，即易感人群数量的"阈值密度"。这个阈值是指在感染率、康复率和死亡率确定的情况下，可以导致流行病发生的人群的数量。现在发现了导致流行病发生的四个因素——密度、感染率、死亡率和康复率。这四个因素互相联系，就像火源、易燃物、火花和燃料一样，是流行病暴发的四个基本因素。当这些因素按照临界的比例凑在一起的时候，流行病就暴发了。科马克和麦肯德里克的方程界定了疫情暴发、持续下去并最终停止的情况。

　　这项研究引人注意的启示在文章的结尾处："感染率的小幅上升就可能导致流行病的大暴发。"这则警告在之后得到了多次印证。每年流感季节到来的时候，这个道理就成为公共卫生官员铭记在心的事实。另外一个启示就是流行病不会因为所有易感人群的死亡或者康复而结束。流行病的结束是因为易感人群在总人口当中的密度不够大。W. H. 哈默1906 年就说过这样的话，还记得吗？ 1916 年，罗纳德·罗斯也表达过同样的观点。但是，科马克和麦肯德里克的论文将这个道理变成了数学流行病学中的工作原理。

27

第二个具有里程碑意义的疾病理论来自乔治·麦克唐纳（George MacDonald）。他也是一位爱好数学的疟疾研究者（为什么这些人都是苏格兰人呢？），在热带地区工作了很多年，最后成为位于伦敦的罗斯热带卫生研究所所长。这个研究所是几十年前为了纪念罗纳德·罗斯而建的。麦克唐纳20世纪30年代末在锡兰获得了实地工作的经验。1934—1935年，那里刚刚发生了大规模的疟疾，导致1/3的锡兰人患病，8万人死亡。锡兰这场流行病之严重让人感到震惊。因为这种疾病人们并不陌生，至少在这个岛国的很多地方如此，每年都会发生，不是非常严重，且主要感染儿童。1934—1935年那次暴发的不同之处是：由于在几年的时间里只发生了小规模的疟疾，一场干旱为蚊子的繁殖提供了有利的条件（河流中出现了多处积水，而不是水流）。蚊子的数量急剧增加，将疟疾带到了从来没有发生过疟疾疫情的地方，而这些地方的大多数人，特别是孩子对疟疾根本没有免疫力。15年到20年后，麦克唐纳在伦敦的研究所试图使用数学手段来研究发生在锡兰的这一案例，进而理解疟疾为什么偶尔会成为流行病暴发一次，又是如何暴发的。

此时，正是20世纪50年代中期。世界卫生组织开始制定一项在全球范围内根除疟疾的运动，而不仅仅是在某个国家将其控制或者消灭。世界卫生组织的宏伟蓝图是取得彻底的胜利，不留一个死角。这个理想源于当时出现的一种新型武器——杀虫剂DDT。DDT似乎能够消灭蚊子（和其他杀虫剂不同的是，它没有致命的农药残留）。世界卫生组织的策略中另外一个至关重要的因素是根除人类宿主身上的疟原虫，进而打破人类—蚊子—人类的传播链。这一目标的实现需要给每个患者发放治疗疟疾的药物、密切监视是否有新的或者复发的疟疾患者，将这些患者医治好，直到将最后一只疟原虫赶出人类的血液。当然，这只是个想法。麦克唐纳的论文就是为了将这一问题解释清楚，为世界卫生组织的行动提供帮助。1956 年的一篇论文发表在世界卫生组织的公告板上，题目是《消除疟疾的理论》(*Theory of the Eradication of Malaria*)。

在之前的一篇论文中，麦克唐纳指出，任何地方的"重要传染因素中的细微变化"都会导致疟疾的暴发。这也印证了科马克和麦肯德里克的观点："感染率"的小幅上升可能导致流行病的大暴发。麦克唐纳的表述更为具体。这些重要的传染因素有哪些？他列出了一份完整的清单，其中包括蚊子和人类的相对密度、蚊子的叮咬率、蚊子的寿命、疟原虫一个完整生命周期的天数和蚊子感染人的天数。这些因素当中有些是常量（恶性疟原虫的生命周期大概是 36 天，一个感染疟疾的人可以传染大约 80 天），有些是和环境相关的变量，如哪种按蚊是病毒的携带者，附近是否有猪来转移饥渴的蚊子对人的注意力。麦克唐纳建立了方程式来验证自己的设想：这些因素之间是如何互相影响的。使用方程式验证了锡兰的疟疾暴发，他发现两者完全吻合。

这也证实了其设想的准确性。他总结说在锡兰没有发现疟疾的地方，按蚊的密度增加了 5 倍，再加上使按蚊寿命增加（有足够的时间去叮咬，被感染，再叮咬）的条件出现就足以导致流行病的暴发。众多因素的一个变量增加 5 倍，疾病之火就被迅速点燃了。

麦克唐纳方程的最终结果是一个数字，被称为基本繁殖率（basic reproduction rate）。用他的话来讲，这个比率代表"主要由一个没有免疫力的被感染的人在人群中感染的人数"。说得更准确点，这是疾病暴发之初，一个被感染的个体进入没有免疫力的人群中所造成的继发性感染的平均数。麦克唐纳确定了一个至关重要、起决定命运作用的指数。如果基本繁殖率小于1，疾病就会败下阵来。如果基本繁殖率大于1（更准确地讲大于 1.0），疫情就会扩大。如果基本繁殖率远大于1，就会发生流行疾病大暴发。他根据现有的数据推断，锡兰暴发流行病时，这个比率大概是10。作为疾病的参数值，这已经很高了，足以引起严重的流行病。锡兰的情况只是阈值的下限。麦克唐纳对上限值做出了这样的推想：一个被感染后没有得到医治的人如果持续80天保持感染性，每天接触10只蚊子；如果这些蚊子的寿命足够长并且有足够的叮咬机会，可以感染另外540个人。那么，基本繁殖率为540。

世界卫生组织根除疟疾的运动以失败而告终。实际上，正如一位历史学家做出的判断："这项运动几乎摧毁了疟疾学。它将这样一门用来理解和掌握一个复杂的自然系统（由蚊子、疟原虫和人类组成的一个系统），精微而又重要的科学变成了一场喷枪战争。"在多年来使用杀虫剂和治疗疟疾病例之后，卫生官员们眼睁睁地看着疟疾在世界各地死灰复燃，比如印度、斯里兰卡和东南亚。人们曾经在这些地方投入大量资金和精力。除了按蚊对 DDT 有了抵抗性这个问题（后来证明，这个问题影响巨大），世界卫生组织的计划制订者和健康工程师们可能对另外一个问题也缺乏足够的重视——蝴蝶效应。人类在将疟疾感染给蚊子方面能力超群。消除人类宿主身上的疟原虫的监控和治疗计划当中漏掉一个受感染的人，以便从人类宿主中消灭疟疾寄生虫，然后让那个人被一只未受感染的蚊子叮咬，疟疾就再一次开始传播了。随着感染不断蔓延，当基本繁殖率大于 1.0 的时候，疟疾就会快速传播。

如果读过疾病生态学方面的科学文献，你会发现里面充满了数学原理的应用。如果不是对数学很感兴趣或者失眠，我不推荐去看这样的书，但是在这些书当中，到处都是基本繁殖率这样的表述。这是这个领域的起点和终点，是传染病分析的起点和终点。在方程中，这个变量被表述为 R_0。（我承认在 SIR 模型中，用 R_0 代表基本繁殖率，用

R 代表康复者的人数有点容易混淆，当然这只是个巧合，表明两个单词都是以字母 R 开头。）R_0 能够起到一定的解释和预测作用。它定义了发生在某个热带村庄的几起传染病的发生、加重、人员死亡和全球大流行之间的界限。这个概念最早是由乔治·麦克唐纳提出的。

28

恶性疟原虫不是唯一一种引起全球关注的疟原虫。在撒哈拉以南非洲，很多人的疟疾是由间日疟原虫感染所致。在只感染人类的四种疟原虫中，其毒性居于第二位。（其余两种只感染人类的疟原虫是卵形疟原虫和三日疟原虫，数量非常稀少，毒性也无法与之相比，通常只有在没有接受治疗时才会传染。）间日疟原虫不及恶性疟原虫那样致命，但是带来的痛苦很大，使人丧失劳动能力，造成生活上的不便，占每年约 8 000 万非致死性疟疾中的大多数。最近通过使用分子系统发生学找到了间日疟原虫的来源，参与此项工作的一位研究人员是阿纳尼亚斯·A. 埃斯卡兰特（Ananias A. Escalante），之前供职于疾病预防控制中心，现在在亚利桑那州立大学工作。埃斯卡兰特和同事们的研究表明，间日疟原虫很可能在人类祖先到达东南亚之前就已经存在了，而不像恶性疟原虫那样和人类同时出现在非洲大陆。证据显示，感染亚洲猕猴的疟原虫在血缘上和它的关系最为亲近。

2005 年，埃斯卡兰特的团队称，间日疟原虫和三种恒河猕猴疟原虫有着共同的祖先。其中一种是诺氏疟原虫，它是主要生活在婆罗洲和马来西亚半岛的一种寄生虫，有时会感染至少两种当地灵长类动物——长尾猕猴和猪尾猴。诺氏疟原虫在医学史册上占据了特殊的位置，可以用来治疗神经梅毒（中枢神经系统的梅毒），在 20 世纪早期通过引发疟疾高烧来进行治疗。

　　事情是这样的。罗伯特·诺尔斯医生是印度医疗队的中校，20世纪30年代被派往加尔各答从事疟疾研究。1931年7月，他从一只进口的猴子身上发现了疟原虫。可以看出这是一种新的疟原虫，但他认不出来。诺尔斯和一名资历较浅的同事，名叫达斯·古普塔的助理医师，决定对这种疟原虫进行研究。他们将这种病毒注入其他几种猴子的体内，并跟踪感染的情况。这种神秘的毒株被证明对恒河猴有致命的杀伤力，使其血液当中出现大量的寄生虫，致其高烧，并迅速死亡。这种寄生虫对冠毛猕猴的影响很小。诺尔斯和古普塔还将它注射到3名志愿者身上（就是所谓的"志愿者"，他们是否有拒绝的自由很值得怀疑）。其中1人是当地人，因为被老鼠咬伤了脚来医院就诊。这个人病得非常厉害——不是被老鼠咬伤的，而是被注射了疟原虫。这些实验受体（猴子和人）都有间歇性发烧的症状。诺尔斯和古普塔注意到发烧的周期为1天，和人类疟疾发烧周期为2天或3天有所不同。诺尔斯和古普塔将对这种不同寻常的寄生虫所做的研究成果写成论文发表，但是并没有给它命名。很快，另外一些科学家将这种寄生虫命名为诺氏疟原虫，以纪念其发现者。

　　场景转换：东欧。通过阅读文献，罗马尼亚有一名人脉甚广、名叫米哈伊·丘克（Mihai Ciuca）的疟疾研究者对诺氏疟原虫的性质和可能的用途非常感兴趣。他写信给诺尔斯在印度的同事，想要一份这种疟原虫的样本。猴子的血样送到后，丘克教授开始将诺氏疟原虫注射到患有神经梅毒的患者身上。这一举动非常疯狂，对罗马尼亚人来讲也显得有些激进，因为人们对诺氏疟原虫对人类的影响还知之甚少。而且，丘克教授使用的这种治疗方法的有效性还没有得到证明，只是通常会使用的一种方法。早在1917年，维也纳的神经学家朱利叶斯·瓦格纳-尧雷格（Julius Wagner-Juaregg）开始给梅毒晚期病人接种其他疟原虫。他不仅没有受到医疗事故诉讼和犯罪指控，反而获得了诺贝尔生理学或医学奖。瓦格纳-尧雷格是个古板、令人生厌、脾气暴躁的反犹太分子，留着纳粹式的小胡子，主张"种族清洗"，支持强制剥夺患有精神疾病患者的生育能力。他通过使用疟原虫治疗梅毒的"发热疗法"帮助了很多患者。如果不是他的方法，很多梅毒患者将会在收容所里痛苦地度过生命中最后的那些时光。瓦格纳-尧雷格的疗法是出于客观逻辑，而不是为患者考虑。这种方法之所以有效，是因为梅毒对温度非常敏感。

梅毒是由一种被称为梅毒螺旋体的螺旋细菌引起的。这种细菌通常通过性接触感染，随后穿过黏膜进入血液和淋巴结，并在其中大量繁殖。如果患者特别不走运的话，它会进入中枢神经系统，甚至进入大脑，导致人格改变、精神错乱、抑郁、痴呆和死亡。在没有出现抗生素疗法的时候，梅毒带来的后果就是如此严重。现代抗生素疗法可以轻松地治愈梅毒。但是1917年时，还没有现代抗生素。当时使用的被称为撒尔佛散（其中含有砷）的化学疗法对于晚期神经梅毒的治疗效果并不明显。瓦格纳-尧雷格注意到，螺旋体在试管中温度高于98.6华氏度时就不能存活，进而解决了这个问题。他意识到，将感染梅毒的患者的血液温度升高几度，就可能导致细菌死亡。于是，他开始给患者接种间日疟原虫。

间日疟原虫在人体引起三四轮高烧后，就会给梅毒螺旋体带来近乎致命的打击，接着给患者注射奎宁，控制住疟原虫。"它的效果非常明显，晚期梅毒的恶化被阻止了。"已故著名寄生病毒专家和作家罗伯特·S.多索维茨（Robert S. Desowitz）曾经这样描述这种疗法，"欧洲各地出现了很多使用疟疾疗法治疗梅毒的机构，这项技术也被美国的几个治疗中心采用。由此，成千上万的梅毒患者可以免于痛苦地死去"。——被疟疾拯救。

其中一个欧洲机构位于布加勒斯特，丘克教授任这家机构的副主任。罗马尼亚对抗疟疾的历史已久，恐怕使用疟疾治疗梅毒的历史也不短。但是丘克教授明显感到，相对于其他的疟原虫来讲，诺氏疟原虫也许是治疗神经梅毒的最好武器。1937年，他接种了几百个患者，获得了极大的成功。人们一直沿用他的治疗方案，直到大约20年后出现了一个问题。不断将诺氏疟原虫接种到人类宿主身上进行寄生虫培育（注射感染疟原虫的血液，让裂殖性孢子繁殖，再将受感染的血液抽出）使这种病原体的毒性大大增强——其毒性之强简直难以对抗。对患者进行了170次这样的治疗后，他和同事们对这种病原体日益凶猛的毒性非常担心，停止使用这种疗法。这是第一个警示的信号，但效果只是在实验室里才能看到。（对寄生虫进行培育可以提供更多的寄生虫，这种做法非常必要，因为寄生虫不能在培养皿或试管中被培养出来；但是在人体当中培养寄生虫使其丧失了在蚊子体内完成生命周期时所面临的所有进化压力。病原体就像击球手——击球力量非常大，而且丝毫不必担心球会出界。）其他的证据也显示，这种形式的诺氏疟原虫对人类健康的威胁之大。

1965年3月，美国陆军制图局一名37岁的勘测人员在马来西亚工作了1个月，其中有5天是在首都吉隆坡东北部的森林中度过的。由于医疗隐私原因（也可能是其他原因），科学文献上没有透露这名勘测人员的姓名，只透露了此人姓名的首字母为BW。一份报道称，BW夜晚工作，白天睡觉。想想看：这种情况对勘测人员来讲显得有些古怪吧。这里又不是撒哈拉沙漠，白天的阳光炙热，让人难以忍受，只能在凉爽的夜晚借着月光工作。这里是热带森林。尽管很多人猜测他是间谍，但为什么这名勘测人员这样安排自己的工作，他到底在勘测什么（难道是发光的毛毛虫？蝙蝠？自然资源？无线电波？），谁也没有提供任何解释。这名勘测人员在丛林中度过了很多个夜晚，被无数只按蚊叮咬。回到位于加利福尼亚州的特拉维斯空军基地时，他感到身体不适——发冷、高烧、出虚汗。太奇怪了！不出三天，BW就住进了位于马里兰州贝塞斯达的美国国家卫生研究院临床中心，被诊断为疟疾，并接受治疗。美国国家卫生研究院的医生根据显微镜下血液涂片上的寄生虫诊断其为三日疟原虫感染。但这一诊断和其发烧周期的证据相矛盾，只持续了一天。真正让人感到惊奇的事情是：进一步的检测表明，他感染的是诺氏疟原虫，一种感染猴子的疟疾。这样的事件应该不可能发生。为其确诊的四名医生说："这个事件成为猴疟疾是人畜共患病的第一个证据。"

换句话讲，这种疾病人类和猕猴同样易感。

但是就因为一次身处特殊环境就患上了这种疾病，BW 的病例显得有些反常。很多人会在马来西亚的丛林中度过数个晚上，比方说当地打猎的村民，但是在丛林中很少有美国游客、勘测人员或者间谍等。被蚊子叮咬发烧后还得到良好的医学诊断的人也不多。诺氏疟疾在马来西亚存在了 35 年，直到两位微生物学家开始观察疟疾在婆罗洲某个社区特别的暴发模式。他们是一对夫妇，名叫巴比尔·辛格（Balbir Singh）和珍妮特·考克斯-辛格（Janet Cox-Singh），来自马来西亚婆罗洲。

29

巴比尔·辛格和考克斯-辛格一路辗转来到了婆罗洲。巴比尔·辛格出生于马来西亚半岛上的一个锡克教家庭，和印度的旁遮普邦有着很深的渊源。他在英国接受了大学教育，并在利物浦获得了博士学位。考克斯-辛格从贝尔法斯特到利物浦攻读博士学位。1984 年，他们在利物浦热带医学院相识，并且发现两人兴趣相投，特别是对疟疾的研究更是志同道合。（利物浦热带医学院是一个历史悠久、治学严谨的地方，是培养此种兴趣的理想之所；罗纳德·罗斯离开印度医疗队后，在伦敦成立罗斯研究所之前，就在此担任教授。）数年之后，巴比尔·辛格和考克斯-辛格已经结为夫妻，并且有了两个女儿。他们又回到了东方：

马来西亚半岛的吉兰丹州。1999 年，在一家新成立的医学院的研究资助下，他们又定居在马来西亚两个婆罗洲之一的沙捞越，在位于古晋的马来西亚沙捞越大学建立了实验室。古晋是位于沙捞越河旁一座古老而又具有异国情调的城市。19 世纪中期，布鲁克酋长在此建立了一座宫殿。阿尔弗雷德·拉塞尔·华莱士*曾到此地畅游。如果你想看到后街的小旅店、在船舶上的市场、菲律宾式餐馆或者推开后门就能看到婆罗洲的丛林，这个地方无疑非常具有吸引力。古晋的意思是"猫"，因此也被戏称为"猫城"，在通往中国城的门口树立着一座巨大的猫科动物雕像。巴比尔·辛格和考克斯-辛格选中此地并不是因为当地的这些特色，他们是在追踪疟疾。定居下来不久，他们就听说从加帛传来的一些奇怪的数据。加帛是位于沙捞越拉让江上游的一个城市。

　　这个地区主要居住着伊班人。他们住在传统的长屋中，使用独木舟沿河而行，在森林中打猎，在森林边上的花园中种植水稻和玉米。间日疟原虫和恶性疟原虫是沙捞越的大多数地方经常报道的疟疾，三日疟原虫居第三位，只占到了一小部分。生活在血液中的这三种疟原虫在显微镜下可以通过观察血液涂片非常容易、非常迅速地区别开来。几十年来，人们一直使用这种方法来区分疟原虫。但是报道的数据和往常有所不同，巴比尔·辛格和考克斯-辛格听说，沙捞越三日疟原虫绝大部分来自加帛。究竟是什么原因造成了这种情况呢？在这个地区，这种疟原虫的发病率非常高，而且绝大多数加帛的病人病情都非常严重，需要住院治疗——而三日疟原虫的病症通常并不严重，或者根本没有症状。又一个"为什么"，加帛的疟疾病例主要是成人，而不是儿童。按理说，成人因为以前接触过这种疟原虫，应该有免疫力，而儿童因为没有对此病的免疫力而经常患病。究竟发生了什么情况？

　　巴比尔·辛格乘船前往加帛，刺破 8 名患者的手指，采集了 8 名

---

* 　阿尔弗雷德·拉塞尔·华莱士（Alfred Russel Wallace），英国博物学家、探险家、地理学家、人类学家与生物学家。——编者注

患者的血样，将血滴到滤纸上。回到古晋，一名叫阿南达·拉达克里希南的年轻研究助理用 PCR 技术对血样进行了分子检测。这也是进行疟疾诊断的新标准。和很多其他领域一样，这种方法比使用显微镜观察感染的血细胞精确很多。

PCR 技术可以将 DNA 的基因片段放大，接着对这段基因测序（解读其基因信息），这样比显微学探测到的信息要多得多。研究人员可以看到细胞结构之下的内容，一个一个地解读遗传密码。它们通过核苷酸表达出来，是 DNA 和 RNA 分子的成分。核苷酸由与糖分子相连的含氮碱基和磷酸基组成。如果把 DNA 比作一段由螺旋链支撑的螺旋式的楼梯，那么这些含氮碱基就是和螺旋链相连的台阶。DNA 中有四种这样的碱基对——腺嘌呤（adenine）、胞嘧啶（cytosine）、鸟嘌呤（guanine）和胸腺嘧啶（thymine），分别缩写为 A、C、G 和 T，是基因排列中的组成因素。以前你可能在探索频道听说过这些知识，但是这些最基础的东西值得重复，因为遗传密码是科学家确定病原体最重要的一种证据。在 RNA 分子中，有一种新的物质尿嘧啶（uracil）代替了胸腺嘧啶，因此基因的组成物质为 A、C、G 和 U。RNA 的主要作用是将 DNA 转化为蛋白质（当然也有其他的作用）。

在拉达克里希南的帮助下，巴比尔·辛格和考克斯-辛格在寻找具有疟原虫特征的 DNA 和 RNA 的片段，而且有所发现。但是这些基因片段不是来自三日疟原虫，也不是来自间日疟原虫或者恶性疟原虫。它们代表着新的东西——或者说人们之前没有想到、并不熟悉的东西。

进一步的检测和配对发现，加帛的 8 名病人中有 5 名感染了诺氏疟原虫。另一个没有想到的线索是居住在同一个长屋中的人没有发生聚集性病例。没有出现聚集性病例说明，这些患者没有通过蚊子传播寄生虫。每一个病人都是被叮咬过猕猴的蚊子单独感染的。

30

马来西亚沙捞越大学医学与健康科学学院坐落在一座高层建筑中，从古晋河畔的旧市场大楼和新开的大型酒店坐出租车只有 10 分钟的路程。在这座大楼的 8 层，巴比尔·辛格的办公室里，我见到了这位科学家。他大概 50 多岁，很英俊、亲切，办公室里到处都是书籍、文件和高尔夫比赛的奖杯。他的胡子有点白，戴着一条紫黑色的头巾，脖子上挂着一副老花镜。尽管第二天他和妻子就要离开这儿，去婆罗洲和来自其他地方的公共卫生官员开会，他们还是同意给我一些时间。在生活在加帛的人当中发现诺氏疟原虫还非常少见，这一发现对马来西亚乃至全世界的疟疾治疗都有帮助，他们也非常乐意聊聊这方面的话题。

从学校的高楼出来，巴比尔·辛格和我穿过街道，来到一家非常普通的南印度咖啡馆，那是他最爱去的地方。他给我买了一份比尔亚尼午餐，跟我聊起了他来自印度旁遮普邦信仰锡克教的祖父。他的祖父从印度移民到马来西亚，也曾经到利物浦留学。我听说了生活在遮天蔽日的森林中的长尾猕猴，感染诺氏疟原虫却没有表现出任何症状；还听说过有勘测人员在马来西亚的森林中感染了诺氏疟原虫。但是因为我们聊的内容很多，食物也很美味，直到后来我才弄明白这些事情的原因。回到办公室后，巴比尔·辛格充满激情地给我讲起了瓦格纳-尧雷格使用疟疾发热疗法治疗梅毒、罗马尼亚的丘克教授改进该方法后使用诺氏疟原虫治疗梅毒和美国勘测人员在野外感染上这种猴子疾病的事情。巴比尔·辛格给我看了他电脑上的照片，是居住在拉让江上游伊班人居住的长屋。他说，居住在这些长屋当中的是 8 个不同的民族，但绝大多数是伊班人。一个长屋中可以容纳 5 到 50 个家庭。这样的长屋非常适合采集血样——你不必从这一家到另一家去。还有这种非常典型的景象：看到那种草本植物了吗，你觉得是草，对吗？但那不是草，而是山地稻，是大米。人们也在这里种植谷物。丰收的季节，人们在田地旁边的茅草屋里过夜，希望能够赶走到田地里抢谷物的猕猴。人们不会射杀动物，因为子弹太贵，长尾猕猴也没什么肉。在有些长屋中居住的人们还有这样一个禁忌：杀死一只猴子，它的灵魂就会造访你妻子的子宫，给胎儿带来可怕的影响。猴子的胆子大，而且非常执着，必须让它们远离稻田地——很明显需要通过挥舞手臂、大声叫喊和敲打锅盆。人们通常得在田边连续待上两到三晚。当然他们也会被夜里的蚊子叮咬，其中就包括在附近传播诺氏疟原虫的按蚊。

"如何控制不被蚊子叮咬就是个问题。"他说，"打算如何控制这个问题呢？"男人和女人都可能被感染。他们得依靠这片森林求得生计，而森林中生活着大量猕猴和蚊子。

他给我看了放大的显微镜涂片上感染了疟疾的人类细胞。对我来讲，那就是一个个圆和点，但对他来讲却意味着滋养体、裂殖体和配子母细胞。他说得很快。其实，在显微镜下，你很容易将诺氏疟原虫误认为是疟疾。难怪分子遗传学的方法为区别二者开启了新的前景。也难怪在这么长的时间里，这种人畜共患的疟疾会被误诊。接着，我们下楼去实验室找他妻子。

考克斯-辛格个子不高，留着红褐色的短发，五官精致，没有任何贝尔法斯特的口音。她坐在离 PCR 仪不远的电脑屏幕前。实验室的架子下面堆满了装有血液滤纸样本的盒子。这些血样都是干的，已经打包好，里面有珍贵的原始资料，她和丈夫从这些资料中提取了很多数据。他们把这当作 DNA 线索。考克斯-辛格告诉我："我们发明了这种 PCR 技术，这样就可以在滤纸上提取血点，并在很远的地方做非常好的疟疾流行病学研究。"加帛确实是个偏远的地方。

她旁边的地板上放着几个大型液氮储罐，用来运输冷冻的样本。这种将血液运到实验室的方法比较笨重，但是很常见，特别是由于他们使用了滤纸技术。这种方法对他们来讲作用巨大。在第一次逆流而上的旅行中，巴比尔·辛格扎了 8 名疟疾患者的手指，获得了 8 份血样，发现了诺氏疟原虫的第一个信号。之后，他和考克斯-辛格继续通过加帛医院和附近的长屋收集数据。他们还通过推广滤纸技术将收集数据的范围进一步扩大。他们使用木桶将这样的滤纸发放到沙捞越的其他地方，交给训练有素的助手，收回血样，虽然血样已经风干，但是非常有价值。他们使用老式的打孔机（经过认真消毒，以避免感染），在每张纸上打出两个小黑洞，再使用 PCR 仪对这两个黑洞进行加工。这两个黑洞可以容纳约 20 微升血液，足够提取 DNA。接着将 DNA 进行选择性扩增，可以用于研究。考克斯-辛格向我描述他们使用的特殊方法，被称为"巢式 PCR"。她一边说一边在一篇期刊论文的背面画出草图帮助我理解。它们可以被分成更小的亚组、1 500 个核苷酸、核糖体 RNA。我注视着她画的波形曲线。如果得到放大后的结果，他们就会将这一结果发送给位于大陆的实验室进行基因测序。测序的结果是一长串字母。这段用字母表达出来的遗传密码好像噎到东西发出的声音（ACCGCAGGAGCGCT……！），它们又被输入一个庞大的在线数据库，看能否和已知的基因片段匹配。她说，他们正是使用这样的方法在第一批样本以及此后的更多样本当中发现了诺氏疟原虫。

她丈夫拉出了一个盒子，把它打开。他带着一丝不易为人察觉的骄傲说："这是我们收集到的血点。"我想，人们已经对婆罗洲失去了兴趣，不会有太多科学杂志的记者造访了。盒子里整整齐齐地装着一摞塑料信封，每个信封里装有一张名片大小的多孔纸，上面有一个已经锈迹斑斑的黑点。我凑近了仔细观察，发现卡片上黑点的中心附近有一个圆洞。这些打孔机打出的原点不见了，已经将其中蕴含的秘密交给了科学。

在最初的两年里，巴比尔·辛格—考克斯-辛格团队（像所有科学家一样，也有助手和同事）利用滤纸点阵和 PCR 技术对居住在加帛的人群进行研究，发现了 120 例诺氏疟原虫病例。根据初期的诊断和判断方法，大多数人或者说所有人都被确诊为三日疟原虫病，也就是良性的疟原虫病，因此得到的治疗非常少或者没有得到任何治疗。他们可能因此受到了疾病的折磨，甚至会有更加糟糕的结果。如果诊断准确，使用氯喹这样的药物积极治疗的话，他们可能早已康复了。描述那些结果的论文刊登在了英国的权威杂志《柳叶刀》上，通过确凿的证据来说明 BW 案例的特殊性。这位勘测人员的例子足以说明：诺氏疟原虫病是一种人畜共患病。

2001 年到 2006 年，这个研究团队将搜寻的范围进一步扩大，发现了几百例诺氏疟原虫病例，其中沙捞越州发现 266 例，沙巴州（婆罗洲上，马来西亚的一个州）发现 41 例，马来西亚半岛上吉隆坡东北的一个地区发现 5 例——这个地方和 1965 年 BW 染病的地方离得很近。他们还发现他们能够采集到血样的很多长尾猕猴身上都有诺氏疟原虫，这也证明这些猴子是这种病毒的一个主要宿主。

更引人注目的是，这个团队发现了 4 例人类的死亡病例——4 名疟疾患者都去过医院，并被诊断为三日疟原虫病（通过显微镜这种古老的方法确诊），病情加重，不治而亡。通过使用 PCR 技术对他们的血样进行分析，结果表明这 4 个人得的都是诺氏疟原虫病。这一结果表明诺氏疟原虫病不仅是一种人畜共患病，还说明由于医生和显微镜学家对这一事实并不了解，导致了患者的死亡。考克斯-辛格告诉我，她和丈夫以及同事们撰写的这份关于 4 例患者死亡原因的论文开始被杂志社退稿。"因为我们说这种病——"

她丈夫将话补全："——这种病能够致人死亡。"

她同意丈夫的说法："这种病就是能够致人死亡。他们不喜欢这样的结论。"这里的"他们"指的是《柳叶刀》杂志的那些匿名审稿人。这份杂志的编辑们非常喜欢他们发表的第一篇论文，但是基于审稿人的意见没有将其发表，还有一个原因在于没有确切的证据说明 4 例患者就是因这种疾病而死亡的。确实没有确切的证据，因为柯克斯-辛格和巴比尔·辛格使用的是存档之后的血样，通过医学记录来还原事情的始末，了解 4 名患者的患病过程。经过的时间太长了，已经没有办法进行尸体解剖了。"就是因为这个，我们遇到了麻烦。"后来这篇论文于 2008 年年初发表在另外一本权威杂志上，引起了不小的轰动。这篇论文的题目一语中的地表明了论文的主旨——《马来西亚的诺氏疟原虫在人类当中分布甚广，可能危及人类生命》。这改变了人们以前的观点，即这种疾病非常少见，对人类没有什么危害。

科学是在实验室和野外都在进行的过程，也是通过杂志进行的一场对话。对科学家来讲，如果在空间上和绝大多数做同样工作的科学家没有联系，即使在电子邮件盛行的时代，成为这一对话过程的一部分也显得特别重要。在这样的背景下，巴比尔·辛格和考克斯-辛格延续第二篇论文的思路，又写了一篇文章，发表在另外一份杂志上。他们总结之前的发现，回顾以前的知识，并提出了一些具体的建议。编辑附上的免责声明中将这篇文章标示为"意见"，但是这篇文章中的观点远非意见那么简单：这是一篇深刻的信息综述，一篇全面的文章，也是给人类的一个警醒。它没有列出合著者。考克斯-辛格和巴比尔·辛格意见统一，观点一致。和他们见面之前，这篇论文刚刚发表，我也拿到了这篇论文。

他们写道，诺氏疟原虫病不是刚刚出现在人群中的传染病，而是已经存在了一段时间，但是没有受到人们的重视。亚洲的三种灵长类动物是它的储存宿主：长尾猕猴、猪尾猴和带状叶猴。其他种类的猴子，虽然尚未证实，也可能是这种寄生虫的宿主。这种疾病通过蚊子叮咬从猴子传播给猴子（或者通过猴子传播给人类）。这种蚊子是和白踝按蚊有密切联系的同一种群的蚊子，包括在婆罗洲发现的按蚊藜。按蚊藜生活在森林中，经常叮咬猕猴，但如有机会、有必要，它们也会叮咬人类。人类越来越多地进入婆罗洲的森林当中，这极大地增加了蚊子叮咬人类的机会和必要性。人们在森林中杀死猕猴，砍伐树木，引起火灾，建立大规模的棕榈油种植园和小型的家庭农场，使人类成了新的宿主。(最近几十年，婆罗洲毁林的速度非常快，现在其森林覆盖率不到 50%；与此同时，岛上的常住人口数量增长到了约 1 600 万。考克斯-辛格和巴比尔·辛格虽然没有引用这些数字，但是心里却非常清楚。)鉴于这种情况，考克斯-辛格和巴比尔·辛格写道："我们可能正在搭建这样一个舞台，实现诺氏疟原虫宿主的转换，它和间日疟原虫的宿主转换类似。"宿主的转换，也就是说宿主由猕猴变成人类。

他们也向我表达了同样的忧虑。考克斯-辛格提出了这个问题："难道不是我们自己给诺氏疟原虫提供了这个绝佳的机会吗？"这里的"机会"指的是生态上的机会。"蚊子能做些什么呢？人类抢占了那么多地盘，难道让蚊子进化到去适应没有森林的环境？"

她一点点地表达出自己的想法，不时停下来，又接着往下讲。她说："坦白地讲，我觉得人类处于一个临界点上。我们现在应该注意观察，非常非常认真地观察。希望不会发生什么事。"当然，她清楚地知道，有些事总会发生，只是发生什么事情、何时发生的问题罢了。

31

与巴比尔·辛格和考克斯-辛格的谈话结束了很多年以后，我仍然对诺氏疟原虫感到好奇。我还记得两位科学家说过的一个有意思的观点：和其他疟原虫不同，诺氏疟原虫能够在几种灵长类动物身上繁殖，对温血动物宿主的选择并不挑剔。它可以感染长尾猕猴、猪尾猴和带状叶猴，但不会造成特别严重的症状。它也可以在人类当中繁殖，使人患上严重的疟疾。正如实验室感染实验所示，这种寄生虫还可以在恒河猴身上繁殖，使这种猴子迅速死亡。进一步的实验表明，这种病毒可以感染很多灵长类动物，包括南美洲的绒猴、非洲狒狒和其他亚洲猕猴。可见，其生命周期中的无性繁殖阶段，也就是子孢子到配子母细胞阶段可以在哺乳动物宿主的血液和肝脏中完成，它能够感染的宿主数量众多。如此适应环境的多面手在生态环境改变的时候也能够得心应手。

我还记得他们那篇总结性文章中的一幅非常生动的插图。那是这个地区的一张简图，上面有印度、东南亚和婆罗洲所在岛屿的轮廓。只需看一下这张地图就能发现，白踝按蚊和长尾猕猴在这一地区分布得非常广泛。用实线圈出蚊子的原始领地，在包括印度西南部和斯里兰卡边界画圆，再沿着地图画一个更大的、形状不规则的界线，有点像可怕的变形虫。这个大的界线包括不丹、缅甸和孟加拉国的一半国土、印度东北部各邦，包括阿萨姆邦，中国的云南、海南岛和台湾岛，泰国、柬埔寨、越南和老挝，马来西亚全境、菲律宾全境和印度尼西亚的大部分地区，向东一直延伸到巴厘岛和苏拉威西岛以外。我粗略地估算了一下，界线以内地区的人口大概在 8.18 亿。也就是说，世界上大约 1/8 人口都生活在白踝按蚊生活的范围内。长尾猕猴的分布范围也可以在地图上找到：用虚线表示，和蚊子分布的范围大致相当，只是面积不如蚊子分布的范围大。

如果说这 8.18 亿人都有感染诺氏疟原虫的危险，是不是有些夸张？是的，现在这样说确实有点夸张。一方面，长尾猕猴在这片广阔的区域分布得非常稀少，只在人类改造后的地区和森林交界的地方生活。另一方面，他们感染此病的危险程度除了和生活在蚊子和猴子分布的区域有关外，还和其他的因素有关。这取决于蚊子是否会从森林中飞出来叮咬人类，以及人类进入森林后会不会被蚊子叮咬。这取决于当地是否还有大片的森林，如果没有，蚊子的处境如何。随着森林砍伐的加剧，森林中的蚊子是灭绝了，还是适应了环境？它还取决于这种寄生虫是否已经在人类种群当中深深扎根，不再需要猴子作为宿主，以及寄生虫会不会发展新的媒介，通过其他种类的蚊子（一种更乐于袭击居住在长屋、村庄和城市中的人类的蚊子）将病毒传播出去。换句话讲，它取决于机遇、生态和进化。

在很大程度上，由于巴比尔·辛格和考克斯-辛格的贡献，诺氏疟原虫疾病逐渐为人所知。但是要知晓这种寄生虫是否在传播，就较为困难了。杂志上出现过相关的报道，称在这个区域以外的地方发现了几例诺氏疟原虫病例。一名曼谷人曾经在泰国南部的森林当中待过几周，黎明和黄昏时分被蚊子叮咬而感染此病。新加坡的一名年轻士兵因为在有蚊子和猕猴生活的森林中训练而感染此病。在菲律宾的巴拉望岛也发现了5例这种病例，这个岛上林木茂盛。一名曾在加里曼丹（印度尼西亚婆罗洲）附近的森林地区工作的澳大利亚男子，后来到悉尼的一家医院就医。还有一名芬兰的游客在马来西亚半岛待了1个月，其中5天在丛林中露营，没有挂蚊帐，回到赫尔辛基后发病。中国和缅甸也有相关病例的报道。这些患者的诺氏疟原虫检测都呈阳性，还有多少病例没有被报告或确认，就不得而知了。

人类是一种相对年轻的灵长类动物，因此人类疾病的历史也比较短。其他动物也传染给了人类一些疾病。其中有些传染病，如亨德拉和埃博拉，只是偶尔感染人类。当它感染人类的时候，人很快就会死亡。其他传染病，如流感和艾滋病，感染人类，在人群中间传播，在人类居住的环境中取得持久的胜利。恶性疟原虫和间日疟原虫来自非人类的灵长类动物，也是如此。

诺氏疟原虫可能处在一个过渡期，或者说一个分化期，其今后如何发展很难判断。毕竟，它是一种原生生物，不会制订什么发展计划，只是针对环境做出变化而已。它们很可能和其他疟原虫一样，更好地应对灵长类宿主的变化趋势——猴子宿主减少，人类宿主增加。同时它也提醒我们关于人畜共患病至关重要的信息：不仅要关注疾病的来源，还要关心它会发展到什么程度。

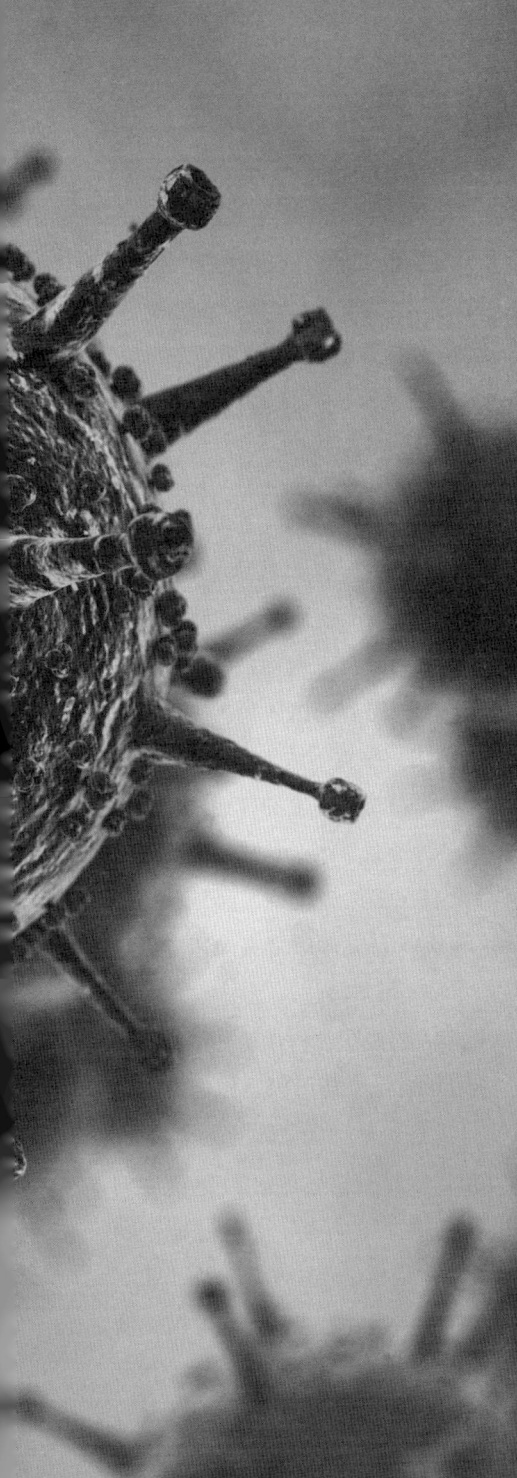

第四章

SARS 病毒的传播

32

2003 年 2 月下旬，SARS 从香港登上飞机，传播到多伦多。

SARS 传播到加拿大没有丝毫预示，但是几天之内，它就显示出了威力。这种病毒导致携带其进入加拿大的一名 78 岁的老妇人死亡。一周之后，她的儿子也染病离世，同时将这种病毒在他接受治疗的医院传播开来。很快，多伦多几百名市民感染，其中 31 人死亡。感染此病的病人中有一名 46 岁的菲律宾妇女，在安大略省的医院当护工。她在复活节假期乘飞机回菲律宾的家中，到达之后感觉不适（但是还比较精神，还能够购物和走亲访友），病毒开始了在吕宋岛上的传播之旅。此后，SARS 在六周的时间里，通过两次飞行走遍了半个地球，然后又回到亚洲。如果情况有所变化——病毒没有在多伦多耽搁，而是从那里前往吕宋岛、新加坡或者悉尼——这种疾病完成环球之旅的速度可能要快得多。

当然，说"SARS 登上飞机"只是拟人的说法，科学期刊文章的作者肯定不能用这样的说法，像我这样的专栏作家却可以。你们肯定理解我的意思：这种情况下登机的其实是携带着某种病原体的无辜妇女。出于保护患者医疗隐私的考虑，官方报告中没有提到多伦多 78 岁老妇人和年轻的菲律宾护工的姓名，只提到了她们的年龄、性别、职业和姓名的首字母（就如提到因勘测地形而患上疟疾的美国军人一样，名字用首字母缩写为 BW）。至于病原体，直到疾病暴发之后几周才被确认和命名。在疾病开始传染初期，没有人能够确定这究竟是病毒、细菌，还是别的什么东西。

　　就在同一时间，它也抵达新加坡、越南、泰国和中国。新加坡成了疾病传播的另一个中心。在河内，一名美籍华人因为经商，将这种疾病从中国香港带到了越南。他的病情非常严重，引起了世界卫生组织驻河内的专家、意大利寄生虫学家和传染病专家卡洛·乌尔巴尼（Carlo Urbani）博士的重视。博士对其进行了检查。不到10天，这名商人去世了；不到1个月，乌尔巴尼博士也去世了。乌尔巴尼博士飞赴曼谷，病逝于当地的一家医院。他本要前往参加当地的寄生虫学会议，而这次疾病让他永远地缺席了。因为他在世界卫生组织的卓越工作，他的去世引起了人们对这种疾病传播规律的重视：病毒在接触这种新型疾病的医疗专业人员当中有高传染率、高病死率，好像在医院中能够迅速繁殖，通过空气传播。

　　这种疾病至少通过两种交通工具到达北京，其中一个是3月15日由香港到北京的中国国际航空公司112号航班（另外一种方式是通过汽车，一名染病的山西妇女开车来到北京，希望能够在此得到更好的治疗。她是如何感染此病，又是如何感染他人的，则是另外一回事）。那天国航112号航班从香港起飞，飞机上有一名男子发烧，并伴有严重的咳嗽。3小时后，当飞机抵达北京时，机上其他乘客和机组成员可能已经被感染。这些人又将这种病毒传播到北京……

　　同时，在日内瓦的世界卫生组织总部，官员发布了全球预警，提醒人们重视这些肺炎病例，这种做法在世界卫生组织的历史上并不多见。预警中说，越南的疾病暴发由一名患者引起（就是乌尔巴尼博士检查的那名患者），"由于患有不明原因的严重急性呼吸系统疾病而入院接受治疗"，这种疾病当时还没有统一的名字。几天之后，由于这种疾病在各地相继暴发，世界卫生组织又发布了一份声明，发出警告。它以紧急旅行建议的形式出现，表明该疾病由描述阶段进入正式命名阶段。声明中说："过去的一周里，世界卫生组织收到了150多例新增

SARS 疑似病例的报告，这种病也被称为起因不明的非典型肺炎。"这则声明援引当时世界卫生组织总干事格罗·哈莱姆·布伦特兰夫人的话，"SARS 这种综合征现在是一种世界性的健康威胁"，此言一语中的。布伦特兰夫人说，我们应该共同努力（她暗示说，应该尽快行动起来）找到致病的根源，并阻止其传播。

　　SARS 威胁之大主要表现在两个方面：一是其传染性，特别是对医护人员的传染性；二是其病死率，SARS 比人们熟知的肺炎的病死率要高很多。这种新型病毒的另一个不祥的特征是它非常容易通过飞机这种封闭空间传播。

33

　　香港不是 SARS 的发源地，只是将其散布到各地的"出口"之一，但它离真正的发源地非常近。几个月前，这种病毒在中国的广东省悄无声息地出现。广东因繁荣的贸易和独具特色的饮食文化而著称，而香港和广东有着千丝万缕的联系。

　　香港曾经被英国殖民统治，中华人民共和国于 1997 年恢复对香港行使主权。它与广东省相邻，与其人员和贸易往来频繁。

　　2002 年 11 月 16 日，佛山一名 46 岁的男子因为发烧和呼吸困难而去世。他也是通过病例追踪方法确定的第一例 SARS 病例。他虽然没有留下血样和唾液样本进行实验室筛查，但是他引发了一系列其他病例（他的妻子、曾到医院探望过他的姑姑、姑姑的丈夫和女儿）。这样的事实强烈表明，他患上的是 SARS。为保护其隐私，他的名字也没有被提及。回过头来看，其个人信息中唯一比较明显的一点就是他做过饭，食材包括鸡肉、家猫和蛇。蛇出现在食材中在广东并不少见，广东人偏爱各种野味。

3周后，也就是12月初，深圳一家餐馆的厨师也因类似的症状病倒。这位厨师是掌勺厨师，他不参与野生动物的处死与去除内脏过程，但他会处理被切成块的肉。在深圳发病后，他回到了另外一个城市——他的家乡河源市，并到河源市人民医院就医。在转入距河源市西南部约130英里的广州的一家医院前，他已感染了这家医院的几名医护工作者，随救护车将其转入广州的医院的一位年轻医生也在其中。

12月下旬和1月，中山市也出现了这样的病例。接下来的几周时间里，这里相继发现了28例病例。这些病人的症状包括头痛、高烧、发冷、身体疼痛、持续时间较长的严重咳嗽、咳血和肺部的进行性损伤，使肺部积液，导致缺氧，有些病人可能因器官衰竭而死亡。中山的患者中有多名医护工作者，至少1人为厨师，他接触的食材包括蛇、狐狸、果子狸和老鼠。

广东省卫生局的官员注意到中山的群发病例，并派出专家小组帮助治疗和预防。其中一个小组准备了一份关于这种新型疾病的咨询文件，将其称为"非典型肺炎"*。这个称呼虽然通俗，且界定得并不清楚，但数周之后，世界卫生组织在其发布的全球预警中使用了它。非典型肺炎可以指由任何一种不常见的病原体（如肺炎链球菌）引起的肺部感染。而这次的"肺炎"不仅非典型，而且反常、来势汹汹、非常可怕。

这份咨询文件已被分发到广东省各地的卫生办事处和医院，其中列出了该病的症状和控制其进一步传播的措施。这些建议太少，而且出来得太晚了。1月底，有一个近期到过中山的水产批发商住进了广州的一家医院，引发了一连串感染。

这名水产商叫周**，被称为SARS的第一个"超级传播者"。超级传播者是指由于某种原因，直接感染人数远远超过普通感染者的患者。R_0代表疾病开始暴发时每一个第一批感染者传染的第二批感染者的平

---

* 非典型肺炎是非典型病原体肺炎的旧称。——编者注
** 出于对当事人隐私的保护，原文中的全名以姓氏代替。——编者注

均数，超级传播者传播的人数远远超过这个平均值。因此，从现实的角度来看，超级传播者的出现是一个至关重要的因素，而这个因素往往会被基础疾病数学模型忽视。J. O. 劳埃德-史密斯和其他几名同事在《自然》杂志上撰文指出，"R_0 的人口估测值使传染过程中的大量个体差异变得不明显。由于 SARS 在全球范围肆虐的过程中出现了很多'超级传播事件'，即某些病人传染的第二批患者人数要远远高于其他普通患者，而使 R_0 的数值虚高"。伤寒玛丽就是一个具有传奇色彩的超级传播者。劳埃德-史密斯和他的合著者强调，超级传播者这个概念的意义在于，如果超级传播者确实存在，且能够在疾病刚刚开始暴发的时候就找到，那么控制措施就应针对这些人，将其隔离起来，而不是对整个人群广泛地实行隔离政策。反过来，如果隔离了 49 个感染的患者，错过了一个，而错过的这名患者又恰好是超级传播者的话，控制措施就失败了，疾病可能大规模暴发。但是 2005 年才提出这个宝贵的建议，显得有点为时已晚，没能用在 2003 年年初的水产商周身上。

谁也不知道周从何处感染了此病，估计不会是通过海鲜传染的。鱼类和其他贝类海鲜从来没有被认为是 SARS 病原体的潜在宿主。周在一个大型鱼市经营一家店铺，他的活动范围可能和其他经营家禽、野生鸟类和哺乳动物的市场有所交叉。不管疾病来源于何处，总之这种病毒侵入了他的身体，进入肺部，导致其咳嗽和发烧，使他不得不在 2003 年 1 月 30 日到广州的一家医院就诊。他只在那家医院住了两天，就感染了多名医护人员。随着病情不断恶化，他被转入一家专门收治非典型肺炎患者的医院。由于周在救护车上呼吸困难、呕吐，将痰液溅到车上，转院的过程中又造成了医护人员的感染。在这家医院里，医生对他进行气管插管治疗，以保持呼吸顺畅。所谓插管治疗，就是将一根软管插入口腔深处，穿过声门，通过气管进入肺部，帮助呼吸。这个事件也可以作为解释 SARS 为何在世界各地的医院中如此有效地传播的另一条重要线索。

　　至少在理论上讲，插管是一项非常简单的操作，但是当病人有呕吐反射、喷溅和咳痰的时候却不易进行。插管对于周这样一个肥胖、使用了镇静剂、发着高烧的病人来说显得尤其困难。虽然周的病还没有被确诊，参与医治的医生和护士好像已经意识到了他们所面临的风险。那时他们就已经知道，这种非典型肺炎比普通的肺炎更易传染，更加致命。据驻港的资深外国记者托马斯·亚伯拉罕描述："每次插管的时候，都会有血状的黏液喷出。"亚伯拉罕继续说：

> 这种黏液溅到地板、医疗设备和医护人员的脸上和白大褂上。他们知道这种黏液传染性极高，通常情况下，他们会尽快清理干净。但是在遇到特别危重的病人又踢又吐、软管尚未完全插入气管、黏液和血液喷出时，他们无论如何也没有办法离开。

　　在那家医院，周造成了医生、护士、其他病人及其家属的感染，他自己的家属也开始发病。周后来被称为"毒王"。虽然和他有过直接或者间接接触而传染的很多病人都没有活下来，他却幸存了下来。

　　被周传染后，第二批发病的患者中有一位64岁的医生——周就诊的第一家教学医院肾内科的刘教授。2月15日，也就是和周接触两周后，刘教授开始表现出流感的症状，后来病情好像有所好转——他自认为已经康复了，可以按计划参加外甥在香港的婚礼。2月21日，他和妻子从广州到达香港。晚上和家人团聚后，他们住进了位于香港九龙的一家大型中档酒店——香港京华国际酒店。这家酒店是商人和游客的首选。他们住在911房间，在长长的楼道的中间位置，正对着电梯，这一情况也成为后来流行病学调查的关键。

　　就在那一晚，京华国际酒店同时发生了两件事，仿佛是命中注定似的。刘教授的病情恶化，可能打喷嚏、咳嗽，或者在9层的楼道中呕吐过（取决于你相信哪种情况）。无论如何，他都在楼道中留下了大量病原体，传染了住在这家酒店的至少 16 名客人和 1 名访客。刘教授也因此成为这场传染病的第二名超级传播者。

住在这家酒店 9 层的客人中，有一名 78 岁的加拿大老妇人。我之前曾经提到过她。她是来探望家人的，和丈夫一起在京华国际酒店住了几晚，这是他们购买的机酒套餐的一部分。她住在 904 房间，在楼道的另一侧，距刘教授的房间只有几步之遥。她和刘教授同时下榻这家酒店的时间只有一个晚上，也就是 2003 年 2 月 21 日这个晚上。也许他们曾经同时乘坐电梯，也许他们曾经在楼道中擦肩而过，也许他们从来没有注意到对方。谁也不知道真实的情况是怎样的，即使流行病学家也不知道。唯一确定的情况就是第二天，刘教授醒来之后病情加重，无法参加婚礼，只能住进最近的一家医院接受治疗，并于 3 月 4 日去世。

刘教授离开京华国际酒店后一天，这名加拿大老妇人结束了香港之行，离开了这里。此时她已经被传染，但还没有出现症状，也许她感觉正常吧。她乘飞机飞回多伦多，将 SARS 带到全球各地。

34

另一条跨国传播途径是从香港京华国际酒店到新加坡。一位名叫埃斯特·莫的年轻姑娘在香港购物时住在京华国际酒店。回到新加坡后，她感到有点发烧。那天是 2 月 25 日。之前，她和一位女性朋友在京华国际酒店 938 房间同住了四个晚上，和刘教授住的房间仅几十步之遥。

回到新加坡后，莫小姐一直高烧不退，并开始咳嗽。3 月 1 日，她到陈笃生医院（Tan Tock Seng Hospital）就医。这是一家大型公立医院，位于市中心北部。胸部的 X 光检查发现她的右肺部有白色片状影，莫小姐因此被诊断为非典型肺炎，住进了医院。给她接诊的一位医生叫布伦达·洪，是感染科资深医师，她恰好负责陈笃生医院的传染防控工作。莫小姐刚刚入院时，医院并没有任何关于防控传染的警示。洪医生后来告诉我："那时，我们根本不了解那到底是什么病。"

　　这次事件过去了六年后，洪医生凭着记忆带我重温了那场风波。尽管她预示我拼凑起的回忆可能并不完整，但是事实表明，她讲述的很多细节清晰准确。我们初次见面是在景色优美的陈笃生医院一间不大、独立的会议室里。这间屋子偶尔供医生们开会使用，也是实习医学生的教室。我们的会面持续了一个小时。洪医生是个身材娇小、直率的女人，穿着一条淡紫色印花连衣裙。出于行医的谨慎，洪医生没有说出莫小姐的名字，而是用"一名年轻姑娘"来称呼她接诊的第一例指标病例。作为治疗传染病的医生，洪医生亲自接诊了第一例指标病例。一位年轻的专科住院医师（正在接受培训的年轻医生）协助洪医生提取莫小姐的黏液样本进行培养。洪医生告诉我，这位住院医师当时没有戴口罩。一开始，陈笃生医院没有一个人戴口罩来预防这一传染病，虽然洪医生未被感染，这位住院医师却因此被感染。

　　这位住院医师的病情及严重的并发症随后表现出来。与此同时，因为莫小姐的肺炎不断加重，这名年轻姑娘即将成为这种"未被定义"的疾病的另一个超级传播者。但正在为其诊治的洪医生和其同事丝毫没有察觉。

　　开始，莫小姐被收治在普通病房，病床之间空隙很小，病人和病人挨得很近，医院工作人员在病房里来来往往。几天后，由于呼吸困难，她被转到了重症监护室。洪医生告诉我，这样的情况有点非同寻常，年轻人很少患如此严重的肺炎——这种异常的情况引起了洪医生的警觉。那个周五，当新加坡其他医院的医生到陈笃生医院例行每周大查房的时候，洪医生和同事将这一非典型肺炎的病例提出来与各位医生讨论。听闻这名病人的症状后，新加坡中央医院的一位医生说："奇怪，我们医院也有一例非典型肺炎的病例，也是一名年轻姑娘，也是最近刚刚从香港返回新加坡。"稍加核对，他们发现住在新加坡中央医院的那名病人正是莫小姐的朋友，她和莫小姐在香港京华国际酒店时同住在938房间。这一发现使在座的医生们不寒而栗。

接下来的几天里，越来越多的非典型肺炎患者到陈笃生医院就诊，绝大多数患者或者说所有患者都和莫小姐有联系。首先入院的是她的母亲。三天后，莫小姐所属教区的牧师也入院接受治疗，他曾探望入院的莫小姐，并为她祈祷。接着入院的是她的父亲，他有咳嗽的症状，痰中有血丝。接下来入院的是她的外婆，再后来是她的舅舅。到3月中旬，他们都住进了陈笃生医院接受治疗。就在莫小姐的家人不断发病入院为医生们敲响警钟的同时，洪医生获知了另外一个不幸的消息。3月13日，星期四，医院的行政助理通知她，曾经在莫小姐住过的病房里工作的四名护士同时发病。四名护士在一天内同时发病可不是什么正常现象。我坐在洪医生旁边，看到了她潦草的笔记。她冷冷地说："对我来说，这是个决定性的时刻，事态在不断加剧。"

尽管洪医生和她的同事对此还一无所知，这样的事态不仅仅发生在陈笃生医院，在全球范围也在不断加剧。几乎是同一时间，总部设在日内瓦的世界卫生组织向全球发布预警——"发现一种来源不明、严重的急性呼吸系统疾病"。新加坡卫生部很快得知，三例非典型肺炎患者（莫小姐、她的朋友、另外一个病人）同时出现，而且追根溯源都和香港京华国际酒店有关。这就使人不得不将莫小姐的情况放在一个更广阔的背景中来考虑了。新加坡卫生部部长可能给陈笃生医院的院长打了电话，而当时院长正与医院其他资深专家举行会议。洪医生说，医院的院长、医学委员会的主席、护理部主任、身为感染科主任的洪医生本人及其他相关人员都被召集到这个房间，探讨这个事件的缘由。

我问："来这个房间开会？"

"这个房间，就是这个房间。"当时，院长告诉他们："这里可能有疾病大暴发了，我们得组织起来。"

一位叫李冶森的医生由于之前有过处理尼帕病毒暴发的经验，受命负责采取特别措施，以应对此次疾病的暴发。新加坡卫生部建议陈笃生医院的领导层做好接收更多病人的准备，因为病人越来越多——前三例 SARS 病人的家人和朋友现在都有发病的症状了。李冶森组织大家行动起来。他们在一间病房外搭起帐篷接收患者，并在帐篷中安置了一台 X 射线机，检查该疾病对病人肺部可能造成的损害。绝大多数病人住进了普通病房，危重的病人住进了重症监护室。由于第一重症监护室人满为患，另外两间病房也被改造成 SARS 的重症监护室，只用来接收其他患此病的病人。虽然洪医生和她的同事还不清楚究竟在隔离什么，但他们深知隔离和防护护理是控制疾病传染的重要措施。她告诉我："记住，这个时候没有任何诊断检测。"她说的没有任何诊断检测，是指没有对病人进行病原体检测——因为病原体尚未被发现。"我们完全是按照流行病学的原理在工作，那就是判断现在接诊的病人是否和原发病人有过接触。"这只不过是盲人摸象罢了。

3 月 14 日，星期五，医院一年一度、备受关注的联欢会如期在威斯汀酒店举行。布伦达·洪和同事们坐在空着一半座位的餐桌前，好奇地发现："李冶森呢？这位同事呢？那位同事呢？"他们在紧锣密鼓地工作，都没能参加晚会——他们在医院搬床、搬家具，将一切安排妥当，以备不时之需。洪医生周六早上也加入了这场争分夺秒的准备工作中。

作为感染科的主任，洪医生让所有医护人员都穿上罩衣，戴上手套和高过滤 N95 口罩，这种口罩佩戴起来比普通的医用口罩更舒适。但是，当时这类物资短缺，黑市价格猛涨。N95 口罩的价格从 2 美元涨到了 8 美元，尽管如此，他们仍然尽力而为。后来，这种疾病已经有了国际公认的名字，陈笃生医院成了新加坡收治 SARS 病人的指定医院，所有 SARS 病人都将从其他医院被转到这里。禁止探视 SARS 病人。医护人员必须戴上口罩、手套，穿罩衣。

隔离和防护措施全面实施之前，又出现了一名超级传播者。这名患者住在医院的冠心病监护病房，是一名患有糖尿病、心脏病等多种疾病的中年妇女。开始她住在普通病房，被一名护工感染了SARS，这名护工则是被莫小姐传染的。接着这名妇女心脏病发作，并被转入冠心病监护病房。当时，这名妇女的症状还没有表现出来，或者说不如她心脏病的症状那样严重。在冠心病监护病房，心脏科的专护医生和一位住院医师给她插管治疗。正像广州的毒王一样，插管似乎为SARS创造了极佳的传播条件。最终在冠心病监护病房，有27个人感染了SARS，包括5名医生、13名护士、1名做超声波检查的技师、2名心脏科技师、1名专科护士和5名探视者。我是后来在报道中看到了这些数字，洪医生的叙述更加感性。她回忆说，那位心脏科的医生已经怀孕，插管时戴着口罩。尽管感染了SARS，但是她后来康复了。那位插管时也站在旁边的住院医师没有戴口罩。洪医生说："这位住院医师是个小伙子，发病一段时间之后被送回家休养。他母亲亲自护理他，也感染了SARS。"

"他们活下来了吗？"

"没有。"

"母子俩谁也没有活下来。"

"真是太不幸了。这位住院医师非常年轻，只有27岁，他母亲也去世了。"

协助洪医生的年轻住院医师也同样面临着被传染的危险。还记得他吗？正是他从莫小姐的呼吸道中取出了疾病的化验样本。他的经历让人们认识到这种疾病是由传染性极高的病毒或者细菌引起的，这种病毒在人们面对面的接触时，特别是在拥挤或者近距离接触时传播得更快。在协助洪医生对莫小姐进行检查后几天，这位住院医师就飞赴纽约参加一个传染病的会议。经历了20个小时的长途飞行后，他感到身体不适。在转道法兰克福回新加坡的途中，他给一位新加坡的同事打电话提及他发病的消息。这位同事就此事向新加坡政府提出了警示，新加坡政府通知了世界卫生组织，世界卫生组织及时提醒了德国官员。德国官员在飞机到达法兰克福机场的时候接走了这位医生，并对他进行了隔离。他的妻子和岳母此时也有发病的症状，三人在法兰克福医院住了三周。一位机组成员也被传染。和心脏科协助插管的住院医师不同，这三名病人最终都活了下来。

　　在新加坡，卫生部门的官员和政府部门通力合作，阻止疾病进一步蔓延。他们所采取的强力措施远远超出了医院的范畴：强制隔离疑似病例，对不接受隔离者处以监禁和罚款，关闭大型市场和学校，每天为出租车司机测量体温……疾病暴发的趋势终于得到了遏制。新加坡是一个独特的城市，以管理严格和井然有序而著称，即使对付如此来势汹汹的传染病也显得游刃有余。2003 年 5 月 20 日，11 人因为吐痰受到法庭的审判，每人罚款 300 美元。

　　7 月中旬，当最后一名 SARS 病人出院时，陈笃生医院总共确诊了 200 多例 SARS 病例。33 名病人去世，其中包括莫小姐的父亲、牧师、母亲和舅舅等。莫小姐幸存了下来。

35

　　不论这些人是去世了，还是恢复了健康，他们都被感染了——但是，他们究竟感染了什么？

　　随着这种疾病在全球范围内传播，来自三大洲的科学家在实验室里开始研究从这些患者身上提取的组织、血液、黏液、粪便和其他重要材料的样本，试图分离并确认病原体。这种疾病刚刚开始暴发时起的这个名字 SARS 反映了这样一个事实，即人们只了解这种疾病的结果和影响。它就像一只巨大的、隐形的动物，人们只看到了它的脚印。

埃博拉是一种病毒，亨德拉是一种病毒，尼帕是一种病毒，而 SARS 则表现为一系列症状。

科学家在实验室里紧锣密鼓地寻找着 SARS 的病原体，但是由于一些令人困惑的信号和误导，这个过程进行得并不顺利。这种疾病开始时，症状和流感非常相似，或者更准确地说，它的症状有点像严重的流感。最严重的一种流感，也就是俗称的禽流感，由 H5N1 病毒所致。1997 年，香港曾经经历过禽流感的袭击，18 人被家禽感染，这场疾病在香港人的心中留下了可怕的记忆。18 这个数字并不大，但这种疾病的可怕之处在于感染的 18 人中有 6 人死亡。卫生部门迅速采取措施，命令关闭出售活禽类的市场，灭杀香港所有的活鸡，总数达到 150 万只，之后又进行了为期 7 周的灭菌消毒。这样严格的措施，加之 H5N1 病毒只能通过禽类传染给人类，而不在人类之间传播，使得香港能够在 1997 年成功地阻止这场疾病的蔓延。2003 年 2 月，从广东发来的电子邮件和短信传来"出现了一种奇怪的传染病"的消息。开始出现这种说法时，禽流感再一次袭击香港。禽流感和 SARS 的暴发有着明显的区别，但是将两者区别开来却并非易事。

禽流感导致一名健康的 33 岁男子死亡，他 8 岁大的儿子也染上此病（但是没有死亡）。这种疾病可能还导致这名男子 7 岁的女儿死亡。这个女孩在父亲去世前 2 周在去福建省探亲过程中由于类似肺炎的症状去世。可能这个小女孩和鸡接触得太多了，她哥哥后来也证实了这一点。父亲和儿子的鼻黏液中都有 H5N1 病毒，好像证实了从广东传来的那些令人恐慌的患病报道，这种新的疾病也许和禽流感有关。因此这些科学家开始检测 SARS 样本中是否存在 H5N1 病毒。这是个误导。

另外一个错误的想法就是 SARS 可能是由某种衣原体引起的，这种病毒包括两种和人类呼吸疾病相关的病毒（还有一种衣原体病毒，多在青年人中传染，通过性接触传播）。其中一种属于人畜共患病，可以通过鸟类（最有名的是通过鹦鹉）传染给人类。有微生物学家在一些

SARS 样本中发现了类似衣原体的病毒，但很快遭到质疑，如果衣原体病毒是病原体，抗生素治疗应该对 SARS 患者有效，但是抗生素治疗对 SARS 患者并没有效果。

实验室里的科学家同时也在探讨其他可能性，有很多：鼠疫、斑点热、军团病、伤寒和其他几种病毒引起的肺炎、季节性流感、血液中的大肠埃希菌、新大陆和旧大陆都出现过的汉坦病毒等等。寻找 SARS 病原体的困难还来自科学家不知道他们要找的究竟是熟悉的病毒、和熟知的病毒非常相似的新病毒，还是全新的病毒。

还有一种可能，就是兽医熟悉但首次感染人类的病毒。换句话讲，这是一种刚刚出现的人畜共患病毒。

我之前曾经描述过实验室所使用的方法，通过 PCR 技术筛查已知的 DNA 和 RNA 片段，用分子方法测定其抗体或者抗原。但是这种方法只对寻找熟悉的病毒有效，或者说对寻找和熟悉的病毒非常相像的病毒才有效。这种实验结果只能显示阳性或阴性，或者回答具体问题，如："是这种病毒吗？"提供一个近似正确的答案。找到一种全新的病原体非常困难。只有大概知道其分子特征才能确定这种微生物。所以，实验室中的科学家只能使用一种比较传统、需要更多人工操作的方法：将微生物放在细胞基质中培养，通过显微镜观察。

在可以俯瞰香港繁华景色的香港大学的实验室里，由裴伟士（Malik Peiris）率领的一个科研团队使用这种方法得出了非常有价值的结论。裴伟士是一位毕业于牛津大学的微生物学家，出生并成长在斯里兰卡，说话彬彬有礼、条理清晰，长着一头浓密的黑发。他是一位研究流感的知名专家，于 1995 年来到香港，就在禽流感大暴发之前。他有理由认为来自广东的这种疾病可能是由禽流感引起的。2003 年，他对一名记者说："我脑子里出现的一个想法就是 H5N1 病毒可能获得了在人类之间传播的能力。"但是他们检测了 SARS 病人的样本，并没有发现 H5N1 病毒，也没有发现其他可能导致此病的病毒。他的团队开始产生这样的想法，那就是，他们面对的可能是一种新型病毒。

接下来，他们集中精力培养这种病毒。也就是说，首先给这种神秘的生物提供活体细胞，使其能够繁殖，等到这种生物在培养皿中繁殖到一定数量，对培养物造成伤害时，就可以观察到这种生物了。培养液中的活体细胞必须是某种"不死病毒"（比如从一名叫亨丽埃塔·莱克斯的妇女身上提取的海拉细胞），这样这种新型病毒就可以不断繁殖，直到某种东西将其杀死。裴伟士的团队为这种新型病毒准备了5种细胞系，多方证明这些细胞系非常适合熟悉的病原体的繁殖：这些细胞有的来自狗的肾脏，有的来自老鼠的肿瘤，有的来自流产的人类胚胎，还有其他来源的细胞。然而不走运的是，他们未能发现任何细胞受损和病毒生长的证据。接下来，他们又尝试了另外一种细胞系，是从恒河猕猴胚胎的肾脏细胞中提取的。是的，运气来了。3月中旬，他们观察到了猕猴细胞培养液中的"致细胞病变效应"，这就意味着某种东西开始在细胞中繁殖，并对细胞造成了损害。这种损害从一个细胞传染给另一个细胞，最终造成了可以观察到的损害。几天后，这个团队有了原型病毒粒子的电子显微镜影像。每个粒子周围都有微小的冠状球形突出物。这样的结果完全出乎大家的预料，团队中的一名显微镜专家甚至像实地考察中的向导一样，查阅病毒微生物图，寻找能够和这种病毒匹配的病毒。我们可能在发现一种从没见过的鸟类或者野花时也会这么做。他在冠状病毒属发现了和这种新型病毒匹配的病毒，其特点为每个病毒粒子的外缘上有冠状球形突出物。

细菌培养工作证明SARS病人体内存在一种未知的冠状病毒，准确地说是某些病人体内有这种病毒，但这并不足以证明是这种冠状病毒导致了疾病。为了建立起两者之间的因果关系，裴伟士的团队检测了SARS病人的血清（因为血清中可能存在抗体），看其能否杀死这种新型病毒。这就像将圣水撒到女巫的头上，抗体对这种新型病毒有反应，且反应非常明显。不到一个月，根据这一证据和其他证实性的实验，裴伟士和同事们发表了一篇论文，称发现的这种新型冠状病毒是 SARS 的"可能病原体"，措辞非常谨慎。

他们的结论是正确的。这是人类首次发现的能够给人类带来严重疾病的冠状病毒。（其他几种冠状病毒和很多病毒一样，可能导致普通感冒。还有几种冠状病毒可能使鼠类患上肝炎，猪患上肠胃炎，火鸡患上呼吸系统感染。）

还有其他几个研究团队也在各自进行分离 SARS 病原体的工作，他们也几乎在同一时间得出了相同的结论。在美国，有一组科学家在亚特兰大疾病预防控制中心从事此项工作，其中很多研究者来自不同的国家。在欧洲，来自德国、法国和荷兰研究机构的一组研究者也在通力合作。在中国，一组热情、技术熟练、严谨的研究者已经分离出一种冠状病毒，并拍下了照片，这一成果比裴伟士团队的工作要提早几周。

在确认了这种病毒后，裴伟士和他的团队接下来对这种冠状病毒的一部分基因进行了测序，并将其和其他冠状病毒的族谱进行了对比，希望找到它的来源。这种病毒不会凭空出现。但是它通常寄居于何处，生命史和自然宿主究竟是谁，这些问题都有待回答。参与这项研究的一位年轻的生物学家里奥·蓬（Leo Poon）在香港和我聊天的时候谈到了上述问题。

里奥·蓬说："我们在人类样本中发现的数据表明这种病毒是首次感染人类。我的意思是人类从来没有被这种病毒感染过，所以说这种病毒肯定来自某种动物。"

但是，这种病毒是哪种动物传播的，怎么传播给人类的？要回答这些问题，只能深入中国南方的森林、街道、市场和餐馆去收集数据。我进一步问了他一个问题："你也参与这次实地调查了吗？"

他说："没有，我只是一名分子物理学家。"我想这就像问杰克逊·波洛克这样的画家会不会粉刷房屋一样吧。但是里奥·蓬没有对我的问题吹毛求疵，而是对我提出的好问题适时地给予肯定。他没去做实地调查，但是他的同事管轶去了。管轶有着流行病学家的特质，行为处事灵活，他和一些当地官员一起从 SARS 患者的喉咙和肛门采集分泌物样本，从深圳最大的生鲜市场采集动物的排泄物样本。正是这些样本引导里奥·蓬（对样本进行了分子分析）、裴伟士、管轶以及世界各地的科学家和公共卫生官员第一次将怀疑的目光投向了一种叫作花面狸的哺乳动物。它是灵猫科的一种，其更为人知的名字是果子狸。灵猫科的其他动物还有大灵猫、小灵猫等。

36

《时代周刊》（亚洲版）的编辑卡尔·塔罗·格林菲尔德 2003 年时在香港工作，他见证了这份杂志对 SARS 的报道。在担任该杂志的编辑之前，格林菲尔德曾在亚洲地区当过多年记者，这样的经历使他能够观察到人们都将什么食物送进了嘴里。

格林菲尔德说，吃野味只是高消费阶层卖弄财富的一个方面。新的饮食时尚很快从品尝美味佳肴、自然中的药材发展到远远超出这个范围。很多野味来自广东省的各个"水产市场"。有些市场面积很大，里面的店铺一排挨一排。从 2000 年年底到 2003 年年初，香港的一组研究人员就对槎头市场、东门市场和广东其他两家大型市场经营的野生动物种类进行了调查。他们发现，和 1993—1994 年的调查相比，市场上现在经营的野味有了一些变化，出现了新的趋势。

实际上，市场上最受欢迎的 3 种野生哺乳动物——鼬獾、猪獾和果子狸，都是养殖户培育和饲养的。这组调查人员做出这种假设的证据是市场上出售的这些动物吃得很好、身上没有伤痕，而且非常温顺。如果是从野外捕获的，这些动物身上往往会有被捕获时留下的伤痕，或者有绝望和被虐待的痕迹。

尽管这些动物从养殖场运来的时候都非常健康、精神，市场的环境却对这些动物的健康不利。这组调查人员写道："这些动物被装在狭小的空间里，与狗和猫等其他野生动物或者驯养的动物挤在一起。很多动物都生了病，或者身上有伤口，却没有得到基本的治疗。这些动物就在市场上专门宰杀动物的店里被宰杀。"打开的金属笼子高高地摞在一起，使得一只动物的排泄物落在另一只动物身上。这里就像是一个混乱的动物王国。这组研究人员也强调说，"这些市场也为动物疾病从宿主传播给人类提供了非常便利的条件"。

来自香港大学的微生物学家管轶深入深圳东门市场了解情况，并说服小贩从他们出售的动物身上提取样本和血液。他将25只动物一只一只麻醉，提取黏液、粪便，抽取血液，然后将收集到的样本送回香港进行分析。猪獾身上没有这种病毒，兔子、欧洲河狸和家猫身上也没有这种病毒。管轶还提取了6只果子狸的样本，结果显示它们身上都有这种病毒，和SARS病毒非常相似。另外，在一只貉（一种野生的犬科动物，似浣熊，长得像吃撑了的狐狸）的粪便样本中也检测出这种病毒。但是，所有证据都将这种病毒的罪魁祸首指向了果子狸。

香港大学于2003年5月23日召开新闻发布会，宣布了这一发现，这也是SARS病毒为人畜共患病的第一个具体证据。一天后，《南华早报》——香港最权威的英语报纸，在头版刊载了这个消息（也刊载了其他和SARS相关的报道），标题为《科学家称果子狸导致SARS暴发》。在此之前，香港市民已经了解SARS除了通过野生动物的肉和体液传播，还可以通过人类的呼吸排出物在人与人之间传播。《南华早报》以前的版面和其他香港报纸也曾经在报道的文章旁附上人们戴口罩的生动照片——一对情侣戴着口罩接吻，一名医院的官员展示口罩和面罩的用法，一名容貌秀丽的模特儿在汽车展上戴着有汽车广告的口罩——还有医院的医护工作者和士兵身着全套的防护服进行控制传染的工作。香港政府的物资供应部门为学校、医护工作者以及工作在医疗一线的公共卫生官员调拨了 740 万个口罩，普通民众对口罩的需求量也非常大。OK 便利连锁店售出了将近 100 万个口罩，莎莎化妆品店售出了 150 多万个。每个口罩的价格翻了两番。尽管已经提醒人们注意这种病会在人与人之间传播，人们对找到这种疾病的动物宿主仍然非常感兴趣。

通过召开记者招待会而不是在科学杂志上发表文章来公布果子狸为这种病毒宿主的举动并不符合传统，但也不是没有先例可循。因为要对文章进行编辑、同行审阅、排队发表以及出版时间等因素，在杂志上发表文章需要的时间比较长。香港没有通过常规的程序来处理 SARS 问题，这反映了公众担忧、疾病暴发的紧迫性，当然也可能是出于科学竞争的考虑。亚特兰大的疾病预防控制中心两个月前也通过记者招待会的形式发布了这条消息，称科学家们已经发现了一种新型冠状病毒可能导致 SARS，这样的做法反映了其急迫的心情。疾病预防控制中心的声明中没有提到裴伟士和他的研究团队已经在三天前发现了这种病毒，并证实了其和 SARS 之间的联系。疾病预防控制中心这种想要拔得头筹的做法，虽然没有受到国际社会的关注，但是却将香港大学的科学家们在和亚特兰大以及其他地方竞争者的竞争中逼到了悬崖上，使得管轶不得不选择最早的时机公布自己的决定。

管轶发现的一个直接结果就是中国政府禁止出售果子狸。由于不确定性，政府还同时禁止在市场上出售其他 53 种野味。这种禁止出售的措施可能造成经济损失，这给动物养殖户和商户带来了恐慌。于是在 7 月底经政府的风险评估，这项规定又被废止。这种政策上反复的原因在于另外一组研究者对果子狸进行了筛查，没有发现任何疑似 SARS 病毒的证据。由于政策的修改，养殖的果子狸又可以合法交易了，但是野生动物仍禁止出售。*

有些人对管轶的发现表示质疑，但是他继续进行科学研究，在 10

---

* 中国现已全面禁止非法野生动物交易。——编者注

月份将更加详细的解释和支持的数据（图表、数字和基因组序列）写成论文，发表在《科学》杂志上。里奥·蓬、裴伟士和香港大学的同事们都被列在长长的合著者名单中。管轶和伙伴们措辞非常严谨，他们强调说虽然果子狸感染了病毒，但并不意味着果子狸就是这种病毒的宿主，它也可能是受到了"其他未知动物"的传染，而这种动物才是自然界中这种病毒的真正宿主。果子狸的作用可能是增幅宿主（就像澳大利亚那些被亨德拉病毒传染的马一样）。管轶和同事们认为，东门市场和槎头市场等为类似SARS病毒的冠状病毒提供了传播的场所，"通过动物将病毒扩增后又传播给包括人类在内的新宿主。从公共健康的角度看，这一观点显得非常重要"。

这篇论文发表的时候，2003年的SARS暴发已经停止，全球共有8 098人感染，其中774人死亡。[*]6月15日，中国台湾发现并隔离了最后一例SARS病人；中国香港、新加坡和加拿大也彻底消灭了SARS；全球各地都彻底消灭了SARS。更准确地说，这些声明的意思是SARS目前不会在人类当中大规模暴发了，但是人类并没有根除这种病毒。这是一种人畜共患病，疾病科学家都坚信病原体仍然潜伏在一种或者多种宿主体内，可能是果子狸、貉或者其他动物，可能生活在广东，也可能在其他地方。人们因为这场疾病的结束而欢欣不已，但是那些有识之士在欢庆之余还心存小心。SARS并没有消失，只是暂时隐藏了起来，它随时可能卷土重来。

12月底，SARS真的卷土重来了。就像余震，广东又报告了一例新的SARS病例。很快，又有3例新增病例，其中一名病人是饭店的服务员，曾经接触过果子狸。2004年1月5日，确认第一例SARS病例当天，广东政府重新调整了政策，命令灭杀和处理广东省境内养殖场或市场上所有的果子狸。

---

[*]　据世界卫生组织2003年8月15日公布的统计数字，截至8月7日，全球累计SARS病例共8 422例，涉及32个国家和地区。全球因SARS死亡人数919人。——编者注

　　负责规范野生动物贸易的林业部门和卫生部门派出联合灭杀小组，深入各个果子狸养殖场。接下来的几天中，有1 000多只养殖的果子狸被灭杀。这种灭杀果子狸的行动似乎稳住了事态，稳定了人心。这种稳定持续了一年或者一年多的时间——直到其他科学家表明对宿主身份的怀疑是有根据的，人们也理解了管轶在文章中谨慎措辞的意义，这个事件变得更加复杂。果子狸不是SARS的宿主，放松。

37

　　里奥·蓬向我讲述了有关香港野生果子狸的事。我们是在香港大学医学院教学楼高层电梯旁的一间小会议室里见面的，从其所在的山上可以看见中环地区银行的高层建筑和其他摩天大楼，就像黑曜石的尖端一样在阳光下闪闪发光。从这间会议室向外看，穿过维多利亚港，是笼罩在恐慌中的街道、商店、小巷、店铺、面馆、建筑工地和九龙的旅游景点，还能看到京华国际酒店。这次我就住在这家酒店，它现在已经消毒并改了名字。我从来没有想过在这样充斥着人、车辆和水泥建筑的城市里会发生如此令人恐慌的事情，可能原因在于我没有见过香港的城市景色。里奥·蓬向我保证说野生果子狸只有在新界才能找到。被称作新界的地方（1898年，英国从中国政府处租借了99年，对英国来讲还是比较新的一块土地）包括从九龙北边界限街到广东边界的地方，还有一些偏远的岛屿和在地图上标为绿色的森林、山峰和自然保护区，这也是香港特别行政区中欠发展的地区。即使现在已经是21世纪，但在这些地方还能够找到野生果子狸。里奥·蓬说，在乡间，果子狸到处可见。

　　这次流行病刚刚结束，他和香港大学的研究团队就开始在野外捕捉这种动物，寻找冠状病毒的证据。他们将重点首先放在果子狸身上，捕捉到大约 24 只果子狸并提取了样本。他们提取了每只果子狸的咽拭子和粪便样本，动作迅速熟练，采集完毕又将果子狸放回香港的野外。每一个样本都使用"通用引物"，利用 PCR 技术进行了筛查。这种处理剂是普通分子启动剂，不仅可以用于管轶在果子狸身上发现的疑似 SARS 病毒的冠状病毒，还可以扩增各种冠状病毒共有的 RNA 片段。我问道："你们究竟发现了多少种冠状病毒呢？"他说："一种也没发现。这也是果子狸并非 SARS 病毒宿主的直接证据。我们感到非常失望。"

但是在科学领域，失望可以引导科学家去发现新知。如果果子狸不是这种冠状病毒的宿主，那什么动物是其宿主呢？我们假设，"如果这种尚未确定的动物是 SARS 病毒的自然宿主，那么它肯定分布得非常广泛"。他们又在其他几处森林里捕捉到了他们能够找到的野生动物。他们找到了各种各样的动物，有恒河猴、豪猪、食鼠蛇、斑鸠、野猪、黑老鼠和至少一种中华眼镜蛇。这一次使用 PCR 技术筛查后得到的结果也几乎都是阴性。44 种动物中只有 3 种有感染冠状病毒的迹象，而这 3 种动物都为小蝙蝠。对我们这样的外行来说，就是体型较小的蝙蝠。

只有一种动物的患病率较高，通过检验其粪便中的病毒，其中大多数个体的检验结果都呈阳性。这种动物就是小巧的南长翼蝠，一种翼展平直的蝙蝠。

里奥·蓬给我看了他 2005 年发表在《病毒学杂志》（*Journal of Virology*）上的论文（和以前一样，合著者的名单中有管轶和裴伟士的名字）。这篇论文发表在那场果子狸大屠杀一年之后。他希望我能够了解他的发现。里奥·蓬说："这种蝙蝠身上的冠状病毒和 SARS 病毒不同。"也就是说，他并没有声称发现了 SARS 病毒的宿主。"但这是在蝙蝠身上发现的第一种冠状病毒。"也就是说，他发现了两者之间的联系。

不久，一组由中国、美国和澳大利亚研究人员组成的国际团队根据他们在广东和其他3个地方收集的样本，发表了一项更有意义的研究成果。这组研究人员由中国的病毒学家石正丽、张树义领导——成员有他们的学生李文东、发现亨德拉病毒宿主的那个说话简洁的澳大利亚科学家休姆·菲尔德，还有来自国际保护医学联盟的其他两名科学家。和香港科学家取样研究不同，石正丽和张树义领导的这项研究将重点放在了蝙蝠身上。这个研究团队从野外捕获动物，采集血样，提取粪便样本和咽拭子，然后在中国和澳大利亚的实验室里独立分析复制的样本，比对各自的实验结果，进一步证实实验结果。他们发现了一种冠状病毒和里奥·蓬发现的病毒不同，却和在人类身上发现的SARS病毒非常相似。他们将这种病毒称为"疑似SARS病毒"。他们在取样的过程中发现这种"疑似SARS病毒"在头蝠属的几种蝙蝠身上非常普遍，这种蝙蝠也称为菊头蝠。菊头蝠体型小巧，长着大大的耳朵和突出外翻的鼻子，普通但非常实用，好像在其发出超声波叫声时起到了很大的作用。它们主要在洞穴里筑巢，而这样的洞穴在中国南方地区随处可见。它们晚上出来捕食飞蛾和其他昆虫。这种蝙蝠属包括的种类很多，大概有70种。石正丽和张树义团队的研究表明，携带有"疑似SARS病毒"的主要有3种蝙蝠：大耳菊头蝠、菲菊头蝠和皮尔森菊头蝠。

菊头蝠身上携带这种病毒抗体的普遍性和野生果子狸身上没有这种病毒的抗体这一事实，是一个非常重要的发现。还有更多的发现。石正丽和张树义团队还对提取的粪便样本进行了病毒基因组测序。对这些基因组的对比分析发现，样本之间的这种"疑似SARS病毒"表现出巨大的基因差异——比在人类身上分离出的所有SARS病毒的差异还要大。这种病毒好像已经在蝙蝠当中存在一段时间了，发生了变异和分化。实际上，蝙蝠身上病毒的差异可以涵盖人类SARS病毒中表现出的差异。这种涵盖关系可以通过族谱的形式形象地表示出来。石正丽和张树义团队就画出了这样一张族谱，以图表的形式出现在其发表在《科学》杂志的论文当中。人类身上的 SARS 病毒是单独的一支，数目稀少，是寄居在菊头蝠身上的冠状病毒的一个分支。

这意味着什么呢？这就是说菊头蝠即使不是唯一的宿主，也是 SARS 病毒的宿主之一。这还表明 2003 年 SARS 暴发时，果子狸只是增幅宿主，而不是宿主。这也意味着，虽然研究团队做出了假设，但是没有人知道那个冬天究竟是什么因素导致广东暴发了那场疾病。（他们在文章中写道："对感染的蝙蝠的检查意外地让人获知了一种易感的增幅宿主，这可能会导致疾病的传播，并且由于易感动物身上携带病毒，可能会在市场上建立疾病传播的怪圈。"动物之间可以通过接触而传染此病。容易感染此病的动物可能不仅包括果子狸，还有貉、鼬獾等，谁也不知道还包括其他哪些动物。在野生动物供应链上还有很多动物。）也就是说，即使杀死中国所有的果子狸，SARS 病毒也可能仍然存在。这种病毒仍然存在，并面临着生态学方面的限制和机会。这也说明，还需要就此进行更加深入的研究。

38

阿列克谢·赫穆拉是一位年轻的美国研究人员，风度翩翩、爱好整洁、经历丰富、兴趣广泛。他在康涅狄格州长大，从大学退学后到各地游历，曾经当过面包师，受过厨师培训，从事过修复家具的工作，10 年之后又重新进入学术界从事环境科学研究。我第一次遇到他时，他受雇于国际保护医学联盟（野生动物信托基金的一个项目，后来改名为生态健康联盟），从事管理工作，并为研究南亚人畜共患病毒，特别是在中国研究 SARS 病毒的博士项目收集数据。为了这个项目，他需要从蝙蝠身上提取样本。因此，他邀请我过来看看这里的工作情况。在约定的日期，他到广州接机。从他身上的榴莲味，我就判断出他应该是个非常胆大的食客。

在机场内，我和赫穆拉见到了他中山大学的朋友们，并大吃了一顿世界上最臭的水果。榴莲个大，带刺，就像吞食了足球的河豚。去皮后，榴莲中有黏黏的充满果浆的果瓣，每个榴莲中有 8 到 10 个果瓣，同时散发出一种难闻的气味。这种果浆有点像香草奶黄的味道，但闻起来却非常臭。每个果瓣都很黏，非常饱满，有种凉凉的感觉，有点像生牡蛎，里面有点像鳄梨。我们用手拿榴莲，黏黏的东西在我们的指间被挤得流出了液体，滴了下来。此时正好是吃饭之前的时间，我们吃了榴莲，就当是代替啤酒和花生。之后我们到一家饭店，赫穆拉点了一道由猪血做成的菜——切成小块，有点像切碎的肝脏——还有豆芽和辣椒作为配菜。晚上，我的衬衫已经被汗水浸湿了，这便是我的中国初游。我很想知道赫穆拉为了满足自己对美食的爱好，究竟对中国美食有什么样的了解。如果有必要，我也想跟随着他的喜好，一路品尝一下中国的美食。

第二天，我们飞赴位于广州西北方向的城市桂林，此地因喀斯特地貌和岩洞而著称，有山有水，景色宜人。这里的山峰非常突兀，但是树木葱郁，到处都是自然形成的岩洞、瀑布、坑洼等，外部是喀斯特地形中可溶的石灰岩。这对想要欣赏美景的游客来讲是个好去处，对于想要筑巢的蝙蝠来讲也是个绝佳的选择。我们可不是来欣赏景色的。

寻找蝙蝠的工作开始之前，赫穆拉带我到一个食材市场，去看看桂林的黑市上都在出售哪些动物。沿着市场中店铺之间长长的过道漫步，蔬菜绑成一捆一捆的，水果摆放得整整齐齐，蘑菇各个精挑细选，肉放在三合板的大肉案上，切成大肉块、排骨和里脊，卖肉的妇女手里拿着锋利的切肉刀。鲇鱼、螃蟹和鳗鱼在打着氧气的鱼缸中慢慢游动。牛蛙扭动着身体，挤在一起。想想动物们是如何满足人们吃肉的需求，真是让人不寒而栗，但是这个市场和其他地方的肉市一样，并无古怪、特别之处。这就是重点所在。这是 SARS 暴发后，对肉市情况进行对比后的市场状况，SARS 的暴发确实对人们食用野味造成了影响。赫穆拉告诉我，最近几年肉市的变化就是野生动物的交易几乎绝迹，而 2003 年甚至是 2006 年他刚开始看到的中国南方市场的情形和现在有天壤之别。

SARS 暴发及果子狸为这种病毒的增幅宿主的情况为人所知后，当地政府加大了管理的力度，实施了新的限制措施，禁止在市场上出售野味。

和赫穆拉在一起和一起进餐的这段时间里，我发现他对肉食性这个问题的观点与众不同，这种与众不同是指对美国人来讲。他对吃野味并不排斥，也并不反对吃任何动物，也就是说吃什么动物都可以，只要这种动物不是非法捕猎而来，不属于濒危动物，没有受到他所研究的有害的微生物污染即可。接下来的一天晚上，我们围坐在煮着鱼和竹子的火锅旁，啃着鱼头和鱼骨，我想让他说出心中的顾虑。我想我的问题也许太直截了当了。"赫穆拉，你不吃什么动物？告诉我，吃什么动物是你的底线，灵长类动物？你会吃猴子吗？"他眼睛眨都没眨就说："会啊，但条件是猴子肉看起来非常可口才行。""吃猿猴吗？如果在非洲生活，你会吃大猩猩和黑猩猩吗？"他回答说："我没有什么底线，只有吃肉和不吃肉的区别。你不用将人肉放在我面前看我吃不吃。"他的回答听起来非常残忍、有挑衅性，或者说有点傻。其实不然，他在非常坦率地回答我的假设。究竟吃哪类动物的肉可不是他制定食谱的标准。回到纽约后，他告诉我，他主要以水果为食。

接下来的几天，我们都在桂林市内和桂林附近继续捕捉蝙蝠。喀斯特地貌的山脉和侵蚀后形成的空洞为蝙蝠提供了充足的筑巢场所。我们要做的就是看看哪些山洞里现在住着蝙蝠。为了找到这样的地点，为了结网和捕捉蝙蝠，有几名得力的中国学生在帮助赫穆拉，其中还有一名来自上海华东师范大学的年轻生物学家，名叫朱光剑。朱光剑有几年的经验，是一名捕捉蝙蝠的高手。当蝙蝠这种小巧的动物想要扭动身体挣脱捕网，咬他后挣脱时，他显得镇定自若。他个子不高，很瘦却很结实，爬起山来非常敏捷，探索洞穴毫不胆怯，这使得他非常善于在野外研究蝙蝠。另外一名学生叫杨剑，他熟知当地地形，并在探索洞穴的过程中为他人探路。第三天下午，我们4个人打车来到桂林郊外，带着捕网和竹竿，走在乡间狭窄的土路上。傍晚时分是到洞穴中捕捉蝙蝠的好时机，这时人们就可以趁蝙蝠在夜晚出洞捕食之际将其捉住。

此时的太阳像火红的橘子，消失在桂林傍晚的炊烟中。我们在村外穿过一片柑橘园，走过一片花生地，踏过一片长满高高野草的地方，走到了一个有点像隧道的小路，旁边长满了绿色植物、荆棘藤条和竹子。我们走的时间不长，就看到了山坡上有一个山洞，比古老的地窖门大不了多少。朱光剑和杨剑爬到洞里就消失不见了，我和赫穆拉跟在他们后面。进了洞口是一个类似门厅的地方，在另一头有一块低矮的石头横在地上。我们匍匐前进，进到洞里的第二层时，身上已经都是灰尘。我们没有幽闭恐惧症，穿过这一层，屁股着地又滑过了另一个矮沟，进到第三层洞室里的一个小洞中（这个过程有点像被牛吞进胃里，在里面过了一关又一关）。这个洞室显得更宽更深。在这个洞里，我们发现自己比地面高出很多，就像待在二层楼的窗台上。我们可以感受到蝙蝠扇动翅膀在眼前盘旋的声音。我很想知道，在这里，哪些蝙蝠身上有这种致命的病毒？

到处都是蝙蝠，这是件好事——但是，处在洞室里一处位置较高的角落的我们能捉到蝙蝠吗？我想不出什么捉到蝙蝠的办法。当然，很多事情我都无能为力。借助头灯的光亮，我在洞室倾斜的岩壁上找到一处突出的石灰岩，有点像一个小壁架。我一屁股坐到上面，等着看接下来会发生什么。让我惊讶的是，接下来我发现赫穆拉和朱光剑将一张网铺在我们刚刚进入的洞口处，将我们也封在了洞穴里面。现在，蝙蝠也被封在洞穴里面了。这里空气温暖，让人感觉非常舒适。网很快就起了作用，将蝙蝠收入网中。蝙蝠撞在网上被捉住时发出的声音很小，就像苍蝇落入蜘蛛网上一样。出口被堵住了，蝙蝠就落入了我们的掌中，我们就像是捕猎的蜘蛛一样。

赫穆拉和朱光剑迅速地将蝙蝠从网上拿下来，放入布袋中，并把布袋交到我的手上。我的任务就是将这些布袋系在横在岩石之间的一根水平的竹竿上。这些倒挂着的蝙蝠看起来很镇定、很舒服，被装入布袋的蝙蝠也是如此。与此同时，杨剑站在洞穴的底部，挥动着抓蝴蝶时用的网，捕捉其他飞行的蝙蝠，抓不到时就悄悄用英语咕哝一句抱怨的话。

这时，我开始考虑一个非常现实的问题：虽然我们在这些动物身上寻找疑似 SARS 病毒的冠状病毒，并在这样狭小的空间中与它们共处一地，但我们没有一个人戴防护面具，连外科口罩都没有戴，更不要说 N95 口罩了。我问赫穆拉："为什么会这样？"他说："我想这和不系安全带一样吧。"他的意思是我们接触蝙蝠就表明已经计算过被传染的风险，且这种被传染的概率不高。飞赴一个陌生的国家，在机场跳上一辆出租车，你在赶时间，语言又不通——往往这时就忘了系安全带，对吧？你会跳下来再去找另外一辆出租车吗？不会的，你会继续前进，因为有事情等着你去处理。你可能会在进城的路上发生车祸而死，但也可能不会发生这样的事情。只有接受了这种可能性，才能在这样的环境中工作。在洞穴中捕捉蝙蝠的情形和这种情况非常相似。如果你非常想要避开这种病毒，那么就不仅需要口罩，还需要全套的防护服、手套、氧气管——或者还需要面罩和护目镜。防护服还得用电池驱动的风扇将过滤过的空气吸入加压。赫穆拉说："这不太现实。"

我一边回应着一边继续将装袋的蝙蝠系在竹竿上。我非常同意这种说法，但是我在想："那么找到 SARS 病毒的这种想法，就一定现实可行吗？"

回到桂林的实验室里，赫穆拉将处理蝙蝠的工作为几个人进行了分工，就像流水线一样。由朱光剑主要负责，杨剑协助，赫穆拉在关键的时候才会参与，三个人都戴上了蓝色的胶皮手套。朱光剑从袋子里取出蝙蝠，手法很轻，但是抓得很牢。他给每只蝙蝠称重，测量体长，确定种类，杨剑则负责记录这些数据。菲菊头蝠，小型的菊头蝠；中菊头蝠，中型的菊头蝠；中蹄蝠，中型的圆翼蝙蝠。朱光剑从每只蝙蝠的嘴里和肛门处提取样本，递给杨剑。而杨剑则将棉棒的棉球部分取下，放在试管中保存下来。赫穆拉用针头样的工具在蝙蝠的尾部穿一个小洞——只是轻轻一刺，采集 1 或 2 滴血样。他解释说不可能像从猴子或者果子狸身上采集血样那样，用注射器从这么小的动物身上采集 5 毫升血样，那就相当于抽干这种动物的血液了。采集两滴血样就足够两个样本使用和复制，每一个样本都可以单独用来筛查这种病毒。杨剑用一种非常小巧的移液管将血液一滴一滴吸走，将其放入缓冲的试管中。其中一份完整的血样和拭子会被送到上海，另外一份样本会被送到纽约。

　　这三个人在一起工作得非常顺利，所有的工作都按部就班地完成了。按照规定完成工作降低了受伤的风险，不会因为动作不熟练或者拖延给蝙蝠造成不必要的压力或者导致数据丧失。这个过程结束之后，蝙蝠从实验室 3 层的窗户被放生——当然，是指绝大部分蝙蝠被放生。实验的过程中也可能由于无心而导致蝙蝠死亡，这种情况在捕捉和处置野生动物的过程当中非常普遍。当晚，抓到的 20 只蝙蝠中死了 2 只。一只是菲菊头蝠，和老鼠一般大小，杨剑在山洞中用捕捉蝴蝶的网的边缘碰到了它，导致了这只蝙蝠死亡。赫穆拉决定如果这只动物不能放生，就要将这只死亡的蝙蝠进行解剖，对其进行最大限度的利用以获取数据。

　　他用小剪刀刺破蝙蝠的皮肤，沿着蝙蝠的胸腔向上破开尸体，我站在他身后观看。他用手将蝙蝠的毛皮拨开——只要稍稍用力即可——看到大块的胸肌，像红紫色的牛里脊。这种动物有点像苹果公司的大力鼠鼠标。赫穆拉将这些帮助飞行的肌肉切开，又切开下面的骨头，手法熟练，剪子灵活轻松地在其中游走。他轻轻剪开心脏，从蝙蝠的胸腔里取了一点血，将肝脏和脾脏拿出，放在不同的试管中。我注意到，在进行这一系列工作时，汽车安全带的比喻并不适用于此。赫穆拉除了戴上蓝色手套，还戴上了 N95 口罩。但除此之外，整个解剖看起来与日常无异。后来我才得知石正丽和张树义团队研究的意义，即菲菊头蝠是这种病毒已知宿主中的一种。

这些工作结束之后，赫穆拉保存了蝙蝠的血样和器官，并把尸体放进了封口塑胶袋子中。他将解剖之后的另外一只蝙蝠的尸体放进了同一个袋子里。我问他，这些东西放到哪儿？他指着一个盛放生物危险品的箱子，而这个箱子就是为了存放可疑物品而设计的。

39

除了 2004 年年初的再次袭击，SARS 没有再出现过，确切地说是到目前为止没有再出现过。人们还在研究 2003 年那次暴发中的种种事件，很多细节还并不清楚，很多问题还没有找到答案。蝙蝠是"疑似 SARS 病毒"的唯一储存宿主吗？如果是，是哪种蝙蝠？菲菊头蝠身上发现的冠状病毒是在人类身上发现的 SARS 病毒的祖先吗？如果是，最初的传染又是如何发生的？只是一起单一的传播——从蝙蝠传染给果子狸，还是有几个这样的传播事件同时发生？从果子狸传染给人类——这样的事件发生了几次，有几次独立的传染事件？是关在同一只笼子里感染的果子狸，在市场上一只只出售后将这种疾病传播到各个地方的吗？香港京华国际酒店 9 层究竟发生了什么？刘教授在楼道中呕吐了，还是只打了个喷嚏，只咳嗽了一下——或者就是呼出了一口气？这种疾病在传染的过程中经历了怎样的进化？为什么感染这种病毒后，有些人会成为超级传播者，而有些人却不会？SARS 这种疾病的 R_0 值是多少？这种病毒何时会再次出现？赫穆拉是试图回答这些问题的研究者中的一员。

从 2003 年春天开始，已经有太多的科学论文论述了 SARS 这种疾病了。很多论文都非常专业，讨论的是其分子进化的细节、宿主关系或者流行病学原理。但是也有一些文章的视角广阔，提出了这样的问题："是什么使这种病毒如此与众不同？""SARS 暴发对我们有什么启示？"第二类文章中有一种看法："人类侥幸逃脱了疾病的惩罚。"SARS 的情况可能会糟糕很多。2003 年的 SARS 只是局部暴发，并没有在全球范围内流行；8 000 多个病例的数字对这样一次突然暴发的疾病来讲也不算大；死亡的人数只有 774 人，而不是 700 万。还有几个因素也起到了限制疾病传播范围和影响的作用，而人类的运气算是其中之一。另外一个因素就是实验室诊断的快速高效——找到病毒并确定为何种病毒。做出这种实验室诊断的科学家有裴伟士、管轶、他们在香港的同事，以及来自美国、中国内地和欧洲的同事和竞争者。另外一个因素就是快速隔离感染病例，追踪接触史，中国南方、新加坡、河内和多伦多采取的检疫措施（经历过早期的困惑和否定）以及院方采取的有效传染控制措施，如陈笃生医院的布兰达·洪医生所采取的措施。如果这种疾病袭击的是其他大城市——管理不是那么严格，都是穷人，没有一流的医疗机构，那么这种病很可能会失去控制，给人类造成更大的灾难。

还有一个因素，可能是最重要的因素，就是 SARS 病毒影响人体的固有方式。得了这种疾病，患者在变得有高度传染性之前就表现出症状，而不是之后。头痛、发烧、发冷——甚至是咳嗽这些症状都发生在将病毒传播给其他人之前。2003 年 SARS 暴发时，有些超级传播者的情况也是如此。症状在前传染在后，这样的顺序使得 SARS 病人在达到传染高峰值之前就能够被确诊、收治入院并隔离。这种情况的负面影响就是医护人员成了被传染的重点人群，好的方面就是感染后的病人如果没有明显不适的感觉，就不会在乘车或者坐地铁上班的时候将这种疾病传染给其他人。这是 SARS 传播中一个至关重要的因素，也是幸运的因素，救了很多人的命。对于流感和很多其他疾病来讲，出现症状和传染的顺序正好相反，传染通常要比症状提前几天表现出来。一个几乎颠扑不破的规律是：危险在先，警告在后。这个规律也就解释了为什么 1918—1919 年的流感在世界范围内造成了如此大规模的死亡：病人在没有明显症状之前，其传染性就已经非常强了。病毒在发出警示之前就已经在人群中传播开了。现在，世界上所有东西的传播速度都更快了，病毒也是如此。如果 SARS 的暴发也遵循这样的规律，2003 年的暴发就不会成为好运和有效应对疾病暴发的经典案例了。情况会非常糟糕。

　　这种糟糕的情况并没有发生，但糟糕的情况也许不是由这种病毒引起的，而是由其他原因引起的。但下一次大型传染病暴发到来的时候，我们可以想见，它的规律可能和流感类似，在出现明显的症状之前就有非常强的传染性。这种规律可以让病毒像死亡天使一样在城市和机场之间传播。

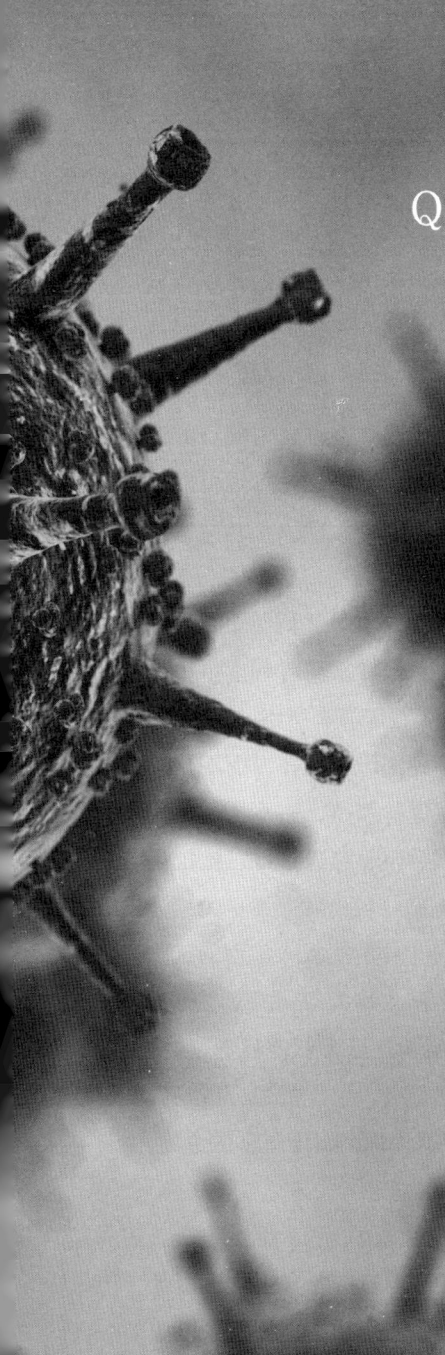

第五章

Q 热、鹦鹉热和莱姆病

40

虽然最近几十年，人畜共患病出现的步伐在加快，但新的人畜共患病的出现并不是我们这个时代才有的现象。有三件事情可以证明这个观点。

Q热。亨德拉病毒出现60年前，也就是维克·瑞尔的马在布里斯班郊区死亡60年前，一种与众不同的病原体在几乎同一个地点第一次出现并传播开来。这种病原体不是病毒，虽然从某种程度上说，它非常像病毒。它是一种细菌，但又和绝大多数细菌有所不同。（普通的细菌和病毒有几个明显的区别：细菌是一种细胞有机体，而不是亚细胞粒子；它比病毒要大很多；它通过裂殖进行繁殖，而不是通过侵入细胞并控制细胞的基因增殖机制进行自我繁殖；它通常可以被抗生素杀死。）这种新型细菌导致的疾病有点像流感或者伤寒。最早的病例出现在1933年，患者是在布里斯班的屠宰场工作的工人，他们的工作就是宰杀牛和羊。他们的症状被最初接诊的医生称为"屠宰场热"，后来又被人称为Q热。这个名字虽然有些晦涩，后来却流行起来。现在，先不要关心Q热这个名字的来历。Q热最引人关注的地方就是，虽然抗生素的使用已经非常普遍，但是由于这种细菌不同寻常的生物构成，它仍然可以造成严重的影响。

鹦鹉热。20世纪30年代和Q热同时出现的另外一种人畜共患病成为报纸的头条新闻。这种疾病也和澳大利亚有着千丝万缕的联系，但是其影响却波及全球。这种病最早可能是通过从南美洲运到美国的一船患病的鹦鹉而传入的。那时正好是 1929 年年底，正是圣诞节期间人们要送鹦鹉作为礼物的时候。其中一名收到鹦鹉礼物的女士叫莉莲·马丁，住在马里兰州阿纳波利斯市，她的丈夫从巴尔的摩的一家宠物商店里给她买了一只鹦鹉作为圣诞礼物。这只鹦鹉在圣诞节当天倒毙而亡，一个不祥的征兆。大约 5 天之后，马丁夫人也开始出现不适。她所感染的这种疾病学名叫鹦鹉热，可以通过鸟类传播（特别是在鹦形目的动物中传播，也就是鹦鹉及其同类）给人类，导致人类发烧、身体疼痛、发冷、感染肺炎，甚至死亡。1930 年年初，人们因为接触到了这些进口的患病鸟类而发病，"鹦鹉热"引起了美国人，特别是生活在马里兰州的人们的关注。"鹦鹉热在安纳波利斯感染三人"是当时非常典型的报纸标题，后来这则消息于 1 月 8 日被《华盛顿邮报》转载，报道了莉莲·马丁和她的两名亲戚被该病感染的事件。3 天后，《华盛顿邮报》还刊登了这样一则消息：巴尔的摩有一名妇女死于鹦鹉热。在接下来的几个月里，鹦鹉热几乎成了美国人关注的焦点，引起了人们的反应，甚至是过度反应。一位评论员评价说，这个事件成为"群体性癔症"的一个例子，称其可以与鞭刑和中世纪的圣约翰之火相提并论。

接下来出现的是莱姆病，这个事件可以看成是不可思议的新型细菌致病现象的最近版本。20 世纪 70 年代中期，住在康涅狄格州莱姆市长岛海湾附近的两位母亲注意到，不仅是她们的孩子，周围的很多孩子都被诊断患上了幼年型类风湿性关节炎。而这种疾病如此集中暴发的概率绝非疾病偶然暴发这么简单。康涅狄格州公共卫生部门和耶鲁大学医学院也开始关注这一情况，研究人员注意到这种关节炎和一种皮疹总是同时发生。这种皮疹中间有一个红圈，从一点向外扩散开去，有时被蜱虫叮咬后也会出现这样的皮疹。硬蜱属的蜱虫也被人误称为鹿蜱，在康涅狄格州东部的森林和附近的地方非常多。20 世纪 80 年代初，一位叫威利·布格德费尔（Willy Burgdorfer）的微生物学家在一些硬蜱虫的肠子里发现了一种新型细菌，怀疑其为病原体。它是一种长长的螺旋体，和包柔氏螺旋体非常像。进一步的研究证实了其在关节炎症状中的作用，这种细菌被命名为伯氏疏螺旋体，以纪念其发现者。莱姆病现在是北美洲通过蜱媒传染的最普通的疾病，也是增长最快的传染病之一，特别在新英格兰、大西洋中部各州和威斯康星州更为普遍。这种疾病之所以能给人类带来这么大的麻烦，原因在于伯氏疏螺旋体的生命史非常复杂，影响的范围远远超过蜱虫和人。

　　莱姆病、鹦鹉热和 Q 热这三种疾病在细节上有非常大的区别，但是有两个共同的特点。这三种疾病都是人畜共患病，都是由细菌引起的。这三种疾病也提醒我们，不是每一种顽固的疾病都是由病毒引起的。

41

　　鹦鹉热最早是在 1880 年发现的。当时一位叫里特（Ritter）的瑞士医生描述了一个家庭中暴发的疾病，有点像伤寒。这场疾病中有 7 人染病，3 人死亡。由于这种疾病有点像肺炎，也就是可以通过空气传播，里特医生将其称为"肺炎伤寒"，但是他也是在摸索之中。虽然病因尚未确定，但他锁定了这种疾病的发生地点：书房。书房里面有 12 只装在笼子里的鸟，有金丝雀和鹦鹉。这点很值得关注。

　　更大规模的一次疾病暴发发生在 1892 年的巴黎。2 名动物经销商收到了从布宜诺斯艾利斯运来的 500 只鹦鹉。两名经销商感染了疾病，几名顾客以及他们的亲戚、朋友和一名照顾他们的医生也感染了疾病。16人死亡。不久，这种疾病还出现在德国、纽约州和宾夕法尼亚州威尔克斯-巴列市的一家百货商店里（出售鸟类）。1898 年，这种病影响了每年一次的柏林金丝雀展，同时表明鹦鹉并不是唯一能够携带这种"鹦鹉热"微生物的鸟类。（金丝雀属于雀形目，不属于鹦形目。）据柏林的一家报纸报道，6 名金丝雀展商发病，"3 人痛苦地死去"。

接下来，由鹦鹉传播的这种疾病或者至少在其引起的关注方面，出现了短暂的停歇。第一次世界大战，以及接踵而至的流感大暴发使人们对让人悲伤和恐惧的疾病和死亡充满了厌烦。20世纪20年代，人们过得非常快乐，无忧无虑，直到这一太平盛世结束。对该疾病的一项历史调查显示，"1929年成为人们再次关注人类鹦鹉热病原学的转折点"。病原学研究才是问题的关键，疾病可以暴发之后再消退。1929年的不同之处在于，除了纽约股市崩盘和人们的士气普遍低落之外，发生了很多例鹦鹉热，这使得研究这种疾病的起源显得不仅必要，而且非常紧迫。

安纳波利斯的莉莲·马丁就是在这股潮流中的一个重要病例，她康复了，但是别人就没有她那么幸运了。《华盛顿邮报》继续追踪事态的发展，报道了发生在马里兰州、俄亥俄州、宾夕法尼亚州、纽约州和德国汉堡的鹦鹉热致死事件。1月13日，卫生局局长给9个州的公共卫生官员发电报，请求其协助追踪事态发展。两周后，明尼苏达州、佛罗里达州和加利福尼亚州也相继报告了类似的病例，胡佛总统宣布对进口鸟类实行禁运。巴尔的摩卫生部门细菌局局长曾经对感染的鸟类进行尸检，也染病死亡。美国公共卫生署卫生实验室的一位实验室技工也染病去世。这位技工曾经协助一位研究人员查尔斯·阿姆斯特朗在实验室的地下室里进行鸟类间传播的实验。他们的工作环境并不理想：两间狭小的地下室里到处都是装在垃圾桶里的鹦鹉，它们精神不振、头上缠着金属网线，羽毛和鸟粪到处都是，窗帘浸泡在消毒剂中以免灰尘乱飞。这里不是四级生物安全实验室。查尔斯·阿姆斯特朗也发病了，但没有死亡。卫生实验室还有9名工作人员也感染了此病，他们甚至都没有进过关着鸟的地下室。实验室的主任意识到这座建筑已经被鹦鹉热的病原体污染，下令关闭了这个实验室。接着，他亲自进入地下室，用氯仿毒杀了这个实验中会用到的鹦鹉、豚鼠、鸽子、猴子和小鼠，并将这些动物的尸体扔进了焚化炉。这位直率、亲力亲为的主任被某媒体描述为"高个、长着和林肯总统一样的脸"，他就是乔治·W. 麦科伊博士。麦科伊博士没有因此染病，这恐怕只能归功于其神奇的免疫系统和幸运了。

　　1930 年鹦鹉热的发病势头有所收敛，也许正因如此，对鹦鹉热的恐慌心理也在慢慢减退。3 月 19 日，海军代理部长颁布了一个命令，所有水兵必须处理掉船上的鹦鹉。麦科伊重新开放了卫生实验室，查尔斯·阿姆斯特朗也恢复了健康，回到实验室继续寻找这种疾病的病原体。

42

　　一个月内，致病的真凶找到了，是一种具有一些不同寻常特点的小细菌，看起来和导致伤寒的细菌普氏立克次体非常类似，因此被命名为鹦鹉热立克次体。这种细菌是从哪里来的？有人认为阿根廷是 1930 年疾病暴发时病鸟的来源，胡佛总统的禁运令也是基于这一判断。但是那时在加利福尼亚州的几家鸟类饲养场也发现了潜在的鹦鹉热细菌，这些饲养场主要饲养用作家庭宠物的长尾小鹦鹉，这就是说美国的饲养者也成为这种传染病当地宿主的培养者，并通过州与州之间的贸易将这种疾病在美国本土传播开来。因此，有人提议将所有感染的鸟类灭杀，通过从澳大利亚进口健康的鸟类来重建鸟类贸易。这个提议从两方面看非常有道理。第一，美国人称为"长尾小鹦鹉"的鸟实际上是澳大利亚的一种鸟，分布得非常广泛，在野外的数量非常多，澳大利亚人称之为虎皮鹦鹉。第二，澳大利亚（尽管鹦鹉种类众多）没有发现鹦鹉热。从澳大利亚进口野生鸟类也许可以使美国的鸟类贸易摆脱鹦鹉热的困扰。这就是当时人们的想法。

　　尽管当时美国还在执行鸟类禁运政策，两名美国科学家得到批准进口了 200 只澳大利亚长尾小鹦鹉，当时这批鹦鹉被抓住后饲养在阿德莱德附近。这两位科学家想做一项实验。他们假定这些进口鹦鹉的免疫系统没有受到这种细菌的攻击，计划用美国的鹦鹉热细菌感染它们。但是，其中一只鹦鹉在到达美国后不久就死掉了，科学家将其解剖后发现了鹦鹉热立克次体。他们还注意到这些鸟类有些虽然看起来非常健康，但是和加利福尼亚州鸟类饲养场的鸟一样，携带鹦鹉热细菌，但并没有发作。这一发现使得人们产生了新的忧虑，美国其他的鸟类饲养场、动物园和宠物店里还可能潜伏着什么细菌呢？这也表明，澳大利亚并不像看起来的那样没有受到这种细菌的感染。

澳大利亚科学界一位伟大的人物此时参与了这个事件，他就是弗兰克·麦克法兰·伯内特（Frank Macfarlane Burnet）。伯内特很难让人看懂、聪明而且有点古怪，在传染病研究领域是个标志性的人物。后来，他被加封为骑士，获得了诺贝尔奖和其他一些殊荣。但远在此之前，他已经成为人畜共患病领域的专家。伯内特出生于1899年，在家中7个孩子当中排行老二。他是个孤僻但非常有见解的男孩，读过赫伯特·乔治·威尔斯（H. G. Wells，英国著名小说家，尤以科幻小说创作闻名于世）的科幻小说，反对父亲世俗的道德观，喜欢收集甲壳虫，不喜欢参加社交活动，瞧不起自己的同学，在百科全书中读过对查尔斯·达尔文的介绍（后来达尔文成为他心目中的英雄之一），强迫自己成为一名出色的板球运动员（尽管他并没有体育方面的天赋），并在大学期间成为一名不可知论者。由于并不适合在教会中担任神职，对法律也不热衷，他选择了学医。在墨尔本，他接受了医生的执业培训，但是他意识到自己缺少对病人的同情心，就转去伦敦攻读病毒学博士学位。他谢绝了伦敦大学为他提供的教学机会，回到澳大利亚继续他的研究工作。他是一位民族主义者，一个坚定的澳大利亚人。晚年，尽管身上背负着重重荣誉和盛名，伯内特就很多问题发表了并不成熟的见解，依旧保持着对公众的影响力。这些问题包括安乐死、杀死先天性残疾的婴儿、原住民对土地的权利、人口控制、烟草广告、法国在太平洋地区进行核试验、治疗癌症的徒劳之举、分子生物学（和他的专业微生物学有着非常明显的区别）的优点（虽然在他看来并不是很多）。1960 年，伯内特因为阐明了获得性免疫反应的机制而获得了诺贝尔奖。他在理解人畜共患病方面的工作比这开始得早得多。1934 年，在墨尔本沃尔特–伊丽莎霍尔医学研究所时，这位年轻的微生物学家就已经对鹦鹉热产生了浓厚的兴趣。

伯内特没有沿袭美国人的研究，他也从阿德莱德订购了一箱鹦鹉和美冠鹦鹉。他发现这些鹦鹉当中有 1/3 感染了疾病。他又从墨尔本订购了 12 只，其中至少有 9 只是鹦鹉热细菌的携带者。在从墨尔本订购的另外 24 只鹦鹉中，细菌检测呈阳性的数字更大。这样的结果也让澳大利亚是并不存在鹦鹉热的伊甸园这样的神话就此破灭了。

但是如果澳大利亚的野生鸟类体内携带着能够导致鹦鹉热的细菌，为什么这个国家那么多喜欢虎皮鹦鹉和会说话的美冠鹦鹉的人，看起来却丝毫没有被这种疾病困扰呢？伯内特猜想，可能不是由于免疫系统的某种神奇之处，而是由于人们的忽视和诊断不准确所致。即使是鹦鹉热患者就在澳大利亚的医生面前，他们也无法诊断出这种疾病。为了检验自己的这个设想，伯内特开始追踪看起来像是鹦鹉热但被医生诊断为流感或者伤寒的病例。他和另外一名调查人员发现，17 名出现发烧、咳嗽、头痛、肺炎等症状的病人都曾经接触过宠物鸟类——或者是在笼子中饲养的虎皮鹦鹉，或者是最近在野外捕捉到的鹦鹉或美冠鹦鹉。他观察到的最有意思的一组病人共有 12 人，都是被同一批美冠鹦鹉感染的。

这批美冠鹦鹉共有 49 只。一个捕鸟人将其卖给了墨尔本的一个工人，他也通过鸟类交易获得一点额外的收入。伯内特将这个人称为 X 先生，出于医学上的考虑，没有提到他的姓名。X 先生将买来的鹦鹉放在后院一个狭小、黑暗的小棚子里。他将这些鹦鹉关进"鸟舍"之后，出现疾病的第一个信号就是死了八九只鹦鹉。但是，在此之前，X 先生已经抓紧时间将其中的 7 只鹦鹉卖给了邻居，并派 12 岁的儿子到当地的市场卖掉了其中的20只。X先生的儿子、女儿、妻子和丈母娘相继发病。从X先生那儿买过美冠鹦鹉的5名邻居和从他儿子手里买过美冠鹦鹉的人中也有3人相继发病。其中有些人病得非常严重，但是没有人死亡。在这次事件中，X先生自己没有发病——可能是因为这个世界上根本就没有公平可言吧。当然很可能是因为在以前的鸟类交易中，他接触过鹦鹉热立克次体，已经获得了某种免疫力。

作为一名生物学家和医生，伯内特不仅对人类，也对鸟类和细菌感兴趣。他知道美冠鹦鹉在树洞中筑巢，每次下2到3只鸟蛋，而捕鸟人通常在美冠鹦鹉还没学会飞之前去树洞中捕鸟。他怀疑几乎所有的幼鸟在孵化，没有离开鸟窝（或者被人捉走之前）的时候就已经感染了鹦鹉热细菌。他和合著者写道："如果美冠鹦鹉在被捕捉之后妥善饲养，就可以保持健康，不会给人类带来危险。"同样，野生的鸟类中感染的程度也可能非常高，但是不会对鸟类的健康和生命造成太大的影响。"如果鸟类被关在一个狭小的空间里，缺少食物和日晒，这种潜在的感染就会被激发出来。"细菌大量复制并且"大量排出"。它随着鸟儿掉落的羽毛、干瘪的粪便和灰尘一起飘到笼子外面。细菌就像摩西的瘟疫，随着空气传播到各个地方。人们呼入这样的空气后就会发病。伯内特知道那时澳大利亚政府可能不会禁止出售美冠鹦鹉，也不会坚持要求鸟儿要饲养在良好的环境当中。他粗暴地说，但这样做是非常必要的。然后，他就转向了对其他疾病的研究。

43

另外一种疾病是Q热。还记得20世纪30年代初布里斯班屠宰场的那些工人吗？他们患上了很像斑疹风寒的疾病，莫名其妙地会有身体疼痛和发烧的症状。研究这些病人的工作落在了一个名叫爱德华·H.

德里克的人身上，他是昆士兰州卫生部微生物实验室刚刚上任的主任。通过将患者的血液注射到豚鼠身上使其感染，然后在豚鼠间感染，德里克获得了一个"与众不同的临床物质"，一种新的病原体，与任何标准的实验室斑疹伤寒实验、波状热实验和其他类似疾病实验中观察到的病原体都不相同。但是他无法通过显微镜观察到这种新的物质，也没有办法通过培养皿培养它。这让他怀疑这种物质可能是病毒，于是向伯内特寻求帮助。

1936 年 10 月，德里克给伯内特寄去了一份豚鼠肝脏样本，通过实验室方法感染了在屠宰场工人身上肆虐的那种病毒。伯内特和一名实验室助手继续感染更多的豚鼠和接种小鼠。像德里克一样，伯内特和助手希望从这些受感染的动物身上找到病原体，但一无所获。他们怀疑这是一种"可过滤病毒"，也就是这种病原体小到可以通过用来过滤细菌的精密的过滤器。他们从一只受感染的小鼠身上提取了一层薄薄的脾脏涂片，着色之后放在显微镜下观察。30 年后，伯内特回忆说："很多重大的发现是在几周或者几个月之内在已有发现的基础上发生的。将 Q 热认定为立克次体病却是个例外，这个重大发现在 1 分钟之内就实现了。"他在显微镜下观察到的是脾细胞中微小的杆状"内含物"。为了更好地观察，他又提取了另一张脾脏切片，使用了不同的染色剂。这张图显示了大量杆状物，有些在脾脏细胞内，有些游离在脾脏细胞之外。"从那时起，我对导致 Q 热的病原体的性质可以说没有丝毫疑问了。"他总结说，这是一种新的立克次体，和导致鹦鹉热的病原体非常相像。

在后来的回忆中，伯内特讲述了这个疾病得名的过程，带有他典型的直率的特点：

为这种疾病命名时出现了问题。当地的官员反对"屠宰场热"这个名字，这个名字是这种疾病刚刚出现时医生使用的名字。在我的一份年度报告中，我提到使用"昆士兰立克次氏体发热"这个名字。我觉得这个名字非常合适，但是对于关心昆士兰州名声的人来讲，这个名字并不理想。德里克有点绝望了，"X病"这个名字已经被用来命名澳大利亚墨累山谷脑炎了，"Q热"便应运而生（Q是指疑问的意思）。但是，很长时间以来，人们认为Q是指昆士兰州。直到这种疾病传播到世界各地，"Q热"这个疾病的名字才真正站稳脚跟。

德里克建议将其命名为贝纳立克次体（*Rickettsia burnetii*），以纪念伯内特在发现和确认这种病毒的过程中起到的作用。由于分类学标准的修改，这种病毒的名字立克次体被修改为贝纳柯克斯体*，纪念伯内特的那部分保留了下来。

与此同时，在9 000英里以外，研究者正使用另外一种方法仔细观察着同样的病原体。在位于蒙大拿州汉密尔顿市的落基山实验室，有两名细菌学家在一个叫九英里的地方从一种蜱虫身上也发现了这种病毒。九英里是坐落于米苏拉山脉西北部的一个民间自然资源保护者的营地。这两位研究人员并不是在寻找屠宰场热的病原体。戈登·戴维斯（Gordon Davis）是第一个寻找这种病毒的人，将蜱虫带到实验室进行观察以检验其他两种疾病，即落基山斑点热和兔热病的生态学情况。他将蜱虫放在豚鼠的身上，观察到一只豚鼠开始发病，他也无法判断究竟得的是什么病。相当长的一段时间里，人们将这种病毒简单地称为"九英里病原体"。赫勒尔德·柯克斯一年之后加入研究工作，帮助戴维斯分离并确认了可能是斑疹伤寒病原体的这种病毒。还有一个人加入这项工作中来，他是一名传染病专家，曾经在联邦卫生研究所担任所长，非常强势。他对柯克斯、戴维斯和落基山实验室的其他同事也同样负

---

* 贝纳柯克斯体，译自拉丁文 *Coxiella burnetii*，Q热的病原体。呈世界分布，家畜、啮齿动物、家禽、爬行动物和蜱类是其传染源。可通过呼吸道传播、接触传播和虫媒传播途径感染人类。见于《感染病学名词》第一版。——编者注

有监管的责任。他就是罗拉·戴尔（Rolla Dyer）博士。戴尔博士好像有点顽固，但还不至于顽固到不可救药。由于非常质疑柯克斯的发现，即九英里病原体是斑疹伤寒病原体的说法，他冲到蒙大拿柯克斯的实验室里。柯克斯给他看了显微镜切片上的证据，戴尔从此改变了自己的看法。他不仅承认了这个发现，还待在汉密尔顿的实验室里协助柯克斯完成了工作，并且感染了 Q 热病毒。回到华盛顿 10 天后，他感到"眼球有刺痛感"，并伴有发冷、发热和夜间出汗等症状，这样的症状持续了一周。也许人畜共患病还真有正义可言。但是也许这种正义并不存在，他只是高度感染了 Q 热病毒，因为那时伯内特也得了这种病。但是，后来他们都康复了。

对柯克斯来说，他的发现得到了进一步的证实。1948 年，这种病原体被证实和其他斑疹伤寒病原体都不相同，应该属于一个单独的种类，因此被重新命名为贝纳柯克斯体，用以纪念柯克斯和伯内特。这个名字被沿用至今。

伯内特在 1967 年出版的回忆录中写道："没有哪种疾病引起的故事能比 Q 热更加古怪。"他说，第一，这种疾病可以说创造了实验室传染方面的纪录，他自己、戴尔和在霍尔研究所工作的两名秘书都染上了这种疾病。第二，他强调了第一次世界大战期间被称为"巴尔干流感"的高发率，特别是这种疾病在驻希腊的德国军队和驻意大利的新西兰军队中的高发率。还有很多美国士兵"曾经在登船之前在意大利南部城市巴里集结了一晚或者两晚"，当这艘船载着士兵们回到家乡的时候，一多半士兵都发病了。"后来，这些发病的现象都被确诊为 Q 热。""一战"结束之后，研究表明"贝纳柯克斯体有着不同寻常的传染性"，它可以传染加利福尼亚州的奶牛、希腊的绵羊、北非的负鼠和昆士兰的袋狸。这种疾病通过空气中的微小颗粒从一种动物传播给另一种动物。通过胎盘或者感染的雌性动物的乳汁传播，吸入动物体内后，通过肺部激活或者通过蜱虫的叮咬直接进入血液。正如他说的那样，这种疾病的传染性非同寻常。可以说作为一种事后的总结，伯内特强调说最近又在袋鼠身上发现了贝纳柯克斯体。

"和这种疾病有关但是更离奇的事件发生在艺术类学生的英语课上。"他热情地回忆道，"1950年左右，从意大利订购了一批古典雕塑的模型。板条箱送来了，模型是用稻草包装的，班里的每个学生都上前帮助卸货。绝大多数学生都感染了Q热，但是谁也不知道这些稻草是如何被污染的。"伯内特写道："这些事件只是Q热在全球范围内广泛传播的开始。"他的话没错。虽然现在人们知道贝纳柯克斯体是一种细菌，而不是介于细菌和病毒之间的特殊形式，但是其对人类健康的影响并没有因为20世纪40年代抗生素的发展和大规模生产而消失。就在2007年，Q热给一个现代欧洲国家造成了严重的麻烦。这个国家远离昆士兰州和蒙大拿，它就是荷兰。

44

在距乌得勒支市东南50英里，荷兰边境省份北布拉班特的平原和纵横交错的公路中，有一个名叫赫潘的偏远的小村庄。这个村庄非常小，有鹅卵石铺成的小路和由红砖建成的房屋。农舍掩映在修剪得整整齐齐的花园后面，田地里种着牧草和谷物，为饲养在低矮、大型红砖牲口棚中的牲畜提供饲料。虽然看起来像乡村，现在的赫潘实际上是从事建筑的工人和承包商们在近郊的住宅区。几匹从事农业劳动的马悠闲地站在牧场上，旁边还有几头牛、几只羊和几头猪。农业经济的因素在当地经济中仍然存在，但主要集中在产奶的山羊养殖方面。这些羊也成为2007年出现问题的源头。

在1月到4月的产仔季节，母羊会产下幼仔。尽管绝大部分小羊可以顺利出生，但在这个省有些牧场，也包括赫潘的至少一个牧场，很多母羊会在怀孕的最后一个月流产。即使是足月的小羊也会有些虚弱，体型较小，比一般情况的死亡率要高。很明显，有什么东西困扰着羊群，可能是某种新型传染病。兽医们也注意到了这种情况，希望通过使用抗生素阻止其流产，但是没有什么效果。公众很少或者根本没有关注到这种情况。

又一个温暖的春天来了，这个春天比正常的年份要暖和得多，也更加干燥。据一位居民回忆，"4月份一滴雨都没有"。在夏天来临之前，村庄周围的土地都非常干燥。微风阵阵。5月初，人们开始发病。

当地一位叫罗布·白赛林科（Rob Besselink）的医生，在赫潘有一间办公室，他注意到几个病人有类似流感的症状：高烧、严重的头痛、肌肉痛、气短和咳嗽。是细菌引起的肺炎吗？白赛林科医生后来说："我们开始给这些病人进行治疗，但是使用抗生素之后没有产生我们所期待的那种反应。"他和一名同事聊起此事。"这件事过去一周后，我们认为'肯定有什么奇怪的情况发生了'。因为我有三四个病人有同样的症状，而这位同事有两三个病人也表现出同样的症状。"两周之内，两名医生接诊了约20名有同样症状的病人，其中大约有12人对抗生素治疗没有反应，只能住院接受治疗。

与此同时，在北布拉班特的另外一个地方，在当地一家实验室工作的一位名叫伊尼卡·韦尔斯（Ineke Weers）的临床微生物学家也听到有关这种疾病的传闻。尽管韦尔斯受到过多次培训，拥有微生物学硕士和博士学位，有21年诊断传染病的经验，这种疾病对她来讲也是一种新型疾病。一家医院的一位内科医生提到，最近发现很多病人出现了非典型的对抗生素不敏感的肺炎。韦尔斯知道这可能是什么疾病吗？她以前了解过这种症状吗？她说，不，什么也不知道。但是她主动给附近一个大城市登博斯市的城市健康局打电话，询问他们能否提供有关这种疾病的看法或者建议。他们也没有任何看法，没有听到过这样的报道。

　　四天后，白赛林科医生给登博斯市城市健康局的同一个办公室打电话汇报其在赫潘遇到的情况。两周之后，北布拉班特的另一名普通医生向健康局做出了类似的报告。这一系列令人费解的病例不断累积，足以引起相关部门的注意了。医生们采集了病人的血样，将其中一些送到附近的实验室进行检验，将另一些血样送到专门的实验室，对血清中的抗体进行检验。在相当长一段时间内，人们对究竟是什么微生物导致了这种"非典型肺炎"感到迷茫，后来两类实验室的结论汇总后终于得出这样一个结论：病原体是贝纳柯克斯体。

　　荷兰人对 Q 热有所了解，但是在 50 年的时间里，荷兰非常幸运，一直鲜有这种病例发生。根据偶尔的调查发现，虽然这种细菌在牲畜中多发，但是很少导致奶牛、绵羊或者人类患明显的疾病。这种疾病在北布拉班特的暴发引起了位于乌得勒支市附近的国家公共健康和环境研究所（通常用荷兰语的开头字母缩写成 RIVM）的关注。那里的科学家根据事实做出了推测，也许奶山羊牧场上从 2005 年以来高发的流产率和 Q 热有着千丝万缕的联系，也许这也是人类暴发 Q 热的根源。众所周知，贝纳柯克斯体可以通过空气传播。这时，RIVM 派出人员前往南部的赫潘和附近地区进行调查。总得有人去调查一下奶山羊养殖场究竟发生了什么。

45

　　3 年后的 2 月里阴郁的一天，我驱车从乌得勒支市到赫潘。灰蒙蒙的天空、薄雾笼罩着田边的地平线和皑皑白雪好像融合在了一起。白赛林科医生下班后，在位于村中主要街道上的那间小诊室里接待了我。他非常瘦，40 多岁，微笑时皱纹就会布满他瘦削的脸庞。他穿着一件黑色运动大衣、蓝色印花衬衫和褪色的牛仔裤，看上去更像是摇滚乐队中的主音吉他手，而不是一位荷兰乡村医生。当我问及赫潘在整个事件中的作用时，他首先提到的就是过去10年随着当地养殖业的变化而产生的一个巨大的变化：山羊数量的增加。

　　随着欧盟对牛奶进口实行配额制，迫使荷兰的养殖户放弃养殖奶牛。很多人仍然从事养殖业，开始养殖奶山羊。1997年和1998年后，猪瘟（由病毒导致的疾病，但不是人畜共患病）的暴发导致人们大量放弃生猪养殖，很多养猪户遭受了经济上的重创，害怕猪瘟卷土重来，也纷纷寻找其他动物进行养殖。正是这时，养殖奶山羊逐渐升温。白赛林科医生告诉我说："因此他们就开始养殖山羊，数量相当可观。"这种情况在北布拉班特非常普遍，在整个荷兰也非常普遍。从1983年只养殖了约7 000只奶山羊，到2009年荷兰养殖的山羊总数增加到了374 000只，其中奶山羊的数量达到了230 000只。很多山羊都是养殖在室内——一年到头都养殖在牲口棚里，就是我在赫潘看到的那种大型的红砖建成的牲口棚。你可能会觉得将山羊养殖在室内减少了其传播疾病的机会。但是我从白赛林科医生和其他人那里了解到，荷兰山羊养殖业的情况促成了贝纳柯克斯体大量传播到牲口棚之外，并通过风传播到各处。

　　贝纳柯克斯体是一种非常顽固的细菌，不仅可以导致山羊流产，还可以在流产的胎盘中大量聚集。一只流产山羊的每一克胎盘中包含10亿个细菌微粒。这种细菌还可以在小羊足月生产时通过乳汁、尿液和粪便排泄出来。假设山羊的生产和流产都发生在牲口圈里，这些细菌如何排放出去呢？白赛林科医生简单地解释说：山羊的粪便和弄脏的稻草被养殖户铲到牲口棚外面，用来给田地施肥。细菌像秋天焚烧落叶产生的烟一样轻松地从田地里飘荡到附近的村庄。

　　赫潘附近的两个山羊养殖场引起了人们的注意。一个是养殖了约4 000只山羊的一家规模较大的养殖场，它4月份刚刚经历过一次山羊流产的风暴。另外一家是一直养殖不足10只山羊的"业余养殖场"。

当 RIVM 的调查小组前来调查疾病暴发的原因时，他们走访了这两家养殖场，采集尿液、乳汁、粪便和牲口棚地上的稻草、诱虫灯中的昆虫和水桶中饮用水的样本。业余养殖场好像没有发现细菌。而从大型养殖场采集的各种样本中，除了乳汁、尿液和饮用水的样本以外，每一种样本中都发现了贝纳柯克斯体存在的证据。白赛林科医生回忆说："这个养殖场中有大量柯克斯细菌。这个养殖场在村庄南边仅 1 公里处，实际上就在村庄的附近。那个养殖户及其家人在接下来的一年里受到了很多指责。"这个养殖户有妻子，有孩子，孩子们在这儿上学。由于要承受引发这场疾病的指责，他们过得非常辛苦。这个养殖户并没有干任何非法的勾当，只是不太走运，也许有点粗心吧，但是他遭受了损失，耗费了精力，度过了很多个不眠的夜晚。一名乡村医生了解到这些情况。这个养殖户的孩子也承受了指责，他的其他"孩子"，也就是说母羊产的羊羔，也被怀疑是在充满有毒微生物的环境中出生的。

阿尔努·德·布鲁因（Arnout de Bruin）是一位分子生物学家，同时具有进化学的背景，他也是 RIVM 派往赫潘调查小组的一员。当我在研究所总部，位于乌得勒支郊区一个围着篱笆的建筑里遇到他的时候，他戴着一串浅色的珠子，穿着一件棕色的 T 恤，上面写着"大学校队——北达科他州大学"。他是个非常聪明的年轻人，擅长黑色幽默。布鲁因高兴地告诉我，他参与这里的疾病暴发调查的有趣之处在于，他曾经将 Q 热当作生物恐怖主义的威胁研究过。（这种细菌有过邪恶攻击的历史；美国生物战的研究者曾经在 20 世纪 50 年代研究过这种细菌，日本的邪教——奥姆真理教在 1995 年使用沙林毒气攻击东京地铁站之前也好像考虑过使用这种细菌。）布鲁因研究这个项目的团队是一只研究"生物灾难"的团队，发明了 PCR 技术来发现样本中的贝纳柯克斯体。所以当这种病例在北布拉班特的山羊和人群中大量出现时，公共卫生官员迫切地想找到这种细菌的来源。他们向布鲁因的团队请求帮助。根据了解那家大型养殖场山羊流产情况的兽医官员的建议，他们的团队到那个养殖场进行调查。

"那个养殖户说，'这儿是安全区，那儿不安全，因为山羊流产时在那儿待过。'"布鲁因告诉我，"所以我们采集了各种样本，以及表层的拭子、水桶中的饮用水和山羊的阴道拭子。我们还采集了什么呢？哦，对了，比如诱虫灯中的昆虫、灰尘微粒、干草和肥料。"他冷冷地笑了，"我们在所有样本中都发现了这种细菌"。

我问道："当时你们采取了什么防护措施？戴面罩还是防毒面具？""什么都没戴。"他又笑了，笑自己的愚蠢和缺乏监督与警觉性，"但是没有人发病。"可能他和同事很幸运。但是，这个养殖户弄错了这个养殖场的哪个地方应该被仔细检查。"我们在各个地方都发现了这种细菌。"布鲁因重复说，"没有什么安全区或者不安全区，整个养殖场遍布细菌。"

他告诉我，根据实地采样和实验室研究的结果，有些公共卫生官员非常热衷于对于结果的过度解读。"他们立刻说，'哦，那就是疾病的源头！'我们说，'这只是其中一个源头'。"没有人再检查附近的其他任何可能将贝纳柯克斯体排到空气中的养殖场。布鲁因建议他也应该检查一下那些养殖场。同时，他的团队还研究这场疾病暴发及应对措施。

他们从赫潘地区的人群中采集了 443 份血样，其中 73 份血样中有近期感染贝纳柯克斯体的证据，另外 38 份血样有过去感染这种细菌的证据。根据调查问卷的信息，研究小组将抗体呈阳性的样本和这种细菌不同形式的感染进行了比对。这一分析的结果非常惊人，与感染的动物直接接触和饮用生羊奶并不是被感染的重要风险因素。有些病例（当然只是少数，不到 40%）的患病和接触农业产品，如干草、稻草和肥料有关。从这些数据中，研究小组将这个地区 Q 热的可能传播渠道锁定为"风媒传播"。山羊中高发的感染率、大量的山羊流产、用牲口棚中的稻草作为田地的肥料和这种细菌的性质（关于这种细菌的性质，下文还有更多叙述）、4月份干燥的天气和东风等因素交织在一起，使得整个赫潘被贝纳柯克斯体笼罩。

布鲁因曾经亲自参与数据的收集和分析，非常了解这种细菌能够通过风传播的特性。后来，这种流行病延续至2008年和2009年，他在实地采集样本时更加小心谨慎了。"我说，'嘿，没有防护措施，我们可不能进行实地采样了，因为我们只是在实验室工作，并没有对这种疾病的免疫力。'"他说，如果你是养殖户，可能因为之前接触过Q热而获得免疫力，不会导致明显的发病症状。这种情况在荷兰的养殖户和兽医当中非常普遍，但在分子生物学家身上可不是这样。"因此再次取样的时候，我们戴上了面罩。"当然，戴上面罩之后工作起来非常困难——呼吸困难，眼镜或者护目镜使视野模糊，如果不是必要，这样的装备一分钟都不想多穿。界定什么做法不可行、什么做法安全的时候显得有些荒谬，布鲁因也在其中找到了乐趣。他回忆驱车开往南方另一处疾病暴发地点的情况。"我到了养殖场，唯一能停车的地方就是牲口棚前。我打开车门下车时，正好有一阵强风从牲口棚的方向刮了过来。"他走出车外，被风吹到。他想，"现在我得赶紧戴上面罩了"。这次我俩都笑了。

疾病的暴发在不断继续，2008年和2009年的情况继续恶化。从2007年5月发布首次警报到2009年年底，已经有3 525人患病的记录，病人主要集中在北布拉班特。这种感染主要表现为发烧、肺炎，有些病例还会出现肝炎。这种疾病造成了至少12人死亡。与一些极强的恶性病毒相比，这个病死率并不高，但细菌感染造成这样的病死率已经算是比较严重了，因为通常认为细菌感染可以通过抗生素进行治疗。

2008年，一系列病例出现在奈梅亨镇的一个精神疾病诊疗所。这个诊疗所的3名病人相继因为非典型肺炎入院后，城市健康局隔离了病人、诊疗所的员工和访客，发现有28人感染了贝纳柯克斯体。这场疾病的源头在哪儿？奈梅亨附近的一家山羊养殖场之前曾经经历过山羊流产的风波，人们从山羊的阴道拭子中确认了 Q 热的病原体。这种细菌可能是通过风从那些流产的小羊传播到这个地方的。但是，这次发病还有一个可能性——这个精神疾病诊疗所在院内的草地上养了几只羊。那年的产仔季节，有一只小羊被母羊抛弃，后来被一个病人收养。这个病人将小羊带到卧室，每天用奶瓶喂 6 次奶。这只宠物小羊也得到了其他几名病人的关心和照顾。在有些人看来，这有点像针对精神病人的一种疗法，但后来经过检测发现小羊的 Q 热抗体检测呈阳性。

这天和布鲁因谈话之后，我驱车向北来到了中央兽医研究所。这个研究所在莱利斯塔德市附近，附属于一所大学，其中一个部门主要从事危险的人畜共患病病原体的研究。无论发生在荷兰的这一系列疾病暴发究竟原因何在，很明显都会引起兽医和人类健康专家的关注。中央兽医研究所的这个部门掩映在一条二级公路的树林中，非常隐秘，我在附近绕了两圈才找到这个地方。在那儿，我受到了亨德里克-让·鲁斯特（Hendrik-Jan Roest）的欢迎。他是一位身材瘦削的兽医科学家，戴着一副无框眼镜，穿着一件休闲的蓝色毛衣，个子非常高，可以到荷兰国家篮球队打前锋。他立刻把我带到后面，这样我们就可以透过窗户看到三级生物安全实验室。他和技术人员正在里面培养贝纳柯克斯体。通过这个小窗户，我能看到孵化器和像锅上面的风扇罩一样的负压气流罩。这个负压气流罩可以在技术工人在工作台工作的时候抽走周围的细菌。鲁斯特告诉我，在这个建筑里，人们还在研究很多病毒，包括西尼罗病毒、裂谷热病毒和手足口病毒。我问："荷兰也有裂谷热病毒吗？"他说，还没有发现。

回到办公室，鲁斯特给我展示了一份对贝纳柯克斯体的书面描述，列举了令其与众不同和如此麻烦的一些特点。首先，它是一种细胞内的细菌，也就是说它和病毒一样在宿主的细胞内繁殖，只是繁殖机制有所不同。它不是在血液中或者肠道中繁殖，否则很容易受到免疫系统的攻击。而且，它以两种形式的粒子存在，一个大，一个小，每种粒子都有不同的特点和其不同的生命发展阶段相适应。大的粒子在宿主的细胞内大量繁殖，然后变形为小的粒子，性质也更加坚韧、稳定。小粒子有点像孢子，在外部环境中被包裹起来生存。（这种小粒子的体型之小也许可以用来解释为什么伯内特和其他科学家误以为其是"一种可以过滤的病毒"了，也就是说这种微生物非常小，可以用来过滤普通细菌的滤纸。）这种细菌抗干燥、抗酸、抗高温和低温，还能抗紫外线，可以在盐水中生活 6 个月以上。难怪这种细菌能够传播得那么远，不仅能够在不同的宿主间传播，还能从一个地方传播到另一个地方，甚至从一个大陆传播到另一个大陆。

"有人知道这种细菌究竟来自何处吗？"

鲁斯特说："我觉得这种细菌一直存在。"

"一直在哪儿？一直在各个地方都存在吗？在蒙大拿州（柯克斯发现这种细菌），在澳大利亚（伯内特发现），还是在荷兰（由你们发现）？"他说："也不是真的在哪儿都有这种细菌。新西兰就没有发现贝纳柯克斯体的记录。至少到目前为止没有发现。"

那这种疾病为什么自 2007 年以来在北布拉班特造成如此大的麻烦？当我问到奶山羊数量增长问题的时候，鲁斯特认为这个问题太简单，没有回答，而是给我看了他电脑上的照片和图表。有一张图片显示一个很像火车站的巨大建筑物里到处都是白色的山羊。

"他们就是用这种方式养殖山羊的。"

"哇。"

"这些都是非常巨大的谷仓。"

我也表示同意："确实是非常大的谷仓。"

另外一张照片更加清楚地显示了被他称为"深深的垃圾牲口棚"的图像，这是人们养殖成百上千只奶山羊的标准牲口棚。牲口棚里是水泥地面，比一般的地面要低，这样上面就可以铺上能用上几周甚至几个月的稻草，可以排放山羊的粪便和尿液，下面还有散发着臭味的有机废料来保持水分。由于腐败作用，牲口棚的温度升高，为微生物的生长提供了温床。养殖户会定期添加稻草，时间尽可能久，添加的稻草可以缓解牲口棚一片狼藉、臭味熏天的情况。鲁斯特解释说："慢慢地，牲口棚中的肥料和稻草越积越厚，动物们生活的地方也变得越来越高。"母羊们生活在自己的粪便当中，在牲口棚四处走动，将吃到的饲料变成乳汁。随着粪便不断增多，不断慢慢地分解，其中包含了数不清的贝纳柯克斯体。"这些贝纳柯克斯体细菌生命力顽强，深藏在粪便当中。"当这样的牲口棚所能容纳的细菌达到一个极限的时候，任何一只受感染的山羊都可以将这种细菌传播到很多甚至绝大多数山羊的身上。随后山羊被转移到牲口棚外面，专门的机器进入牲口棚，将宝贵的山羊粪便清除到农田和牧场中当作肥料。数十亿细菌微粒，以既小又顽强的微粒形式通过微风传播到各处。

鲁斯特说山羊养殖业的密度高，这是荷兰的传统，也是导致最近疾病暴发的首要因素。第二个因素也和第一个因素有关：人群的密度高。荷兰是个非常拥挤的国家，在相当于印第安纳州一半的面积上生活着 1 600 万人，很多人就生活在那些高密度的山羊养殖场附近的城镇和城市里。第三个因素是天气。是的，自 2007 年以来，每年春季都非常干燥，这无疑加剧了细菌在空气中的传播。鲁斯特怀疑还有第四个因素：这种病毒的性质可能发生了变化。进化上的变化可能导致细菌的生物状态发生激变。

他的分子数据显示，这种细菌中特殊的一种——他的研究团队鉴定的 15 种中的一种——已经占据了数量上的优势。"高危地区的所有养殖场，以及这个地区以外的两个奶山羊养殖场中，90% 的样本中都存在着同一种基因类型的细菌——我们称之为 CbNL-01。"他说的这些养殖场是指北布拉班特和附近地区的养殖场，而这个地区以外的两个养殖场中抗体检测呈阳性。CbNL-01 看起来有点像一串密码，实际上它就是指"贝纳柯克斯体，荷兰，基因类型 #1"。这种表示方式表明细菌的菌株可能发生了变异，使得这种菌株特别具有攻击性、感染效果更强、更易传播，致病效果更加明显。

荷兰官员希望通过一些阶段性、强有力的监管措施来应对这场危机。2008 年 6 月，也就是这场疾病在奈梅亨的精神疾病诊疗所的病人中暴发不久之后，奶山羊和绵羊中出现的 Q 热成为"需要报告"的疾病，也就是说要求兽医向政府报告任何山羊的流产事件。（自从 1975 年人类当中出现这种疾病后，它就已经成为了需要报告的疾病。）在同一天颁布的另外一项规定禁止养殖户在通报疫情后三个月内从受感染的马厩或深坑清除粪便。将近一年之后，也就是 2009 年 4 月，由于奶山羊养殖场的疫情持续，以及人类患病的数量迅速增加，一项强制接种 Q 热疫苗的计划开始生效。这一命令适用于所有养殖奶山羊和绵羊数量超过 50 只的养殖场、动物园或者像位于奈梅亨的"关怀养殖场"那样的动物养殖场，因为在这些地方，公众可能和受到感染的动物有密切接触。到 2009 年 11 月，政府出资为 25 万多只山羊和绵羊接种了疫苗，但是这一年，人类患病的数量高得惊人，荷兰媒体也对此表示关注。2009 年 12 月初，政府颁布了一项山羊交配的禁令：未经通知不允许山羊受孕。如果仔细考虑就会发现这项禁令颁布得太晚，效果甚微。很多雌性山羊已经受孕。一周后，政府接受了中央兽医研究所的建议，宣布现在已经感染 Q 热的养殖场中所有怀孕的山羊和绵羊（包括最近接种过疫苗的）将被灭杀。

兽医小组开始到各个养殖场执行此项命令。一名养殖户等待兽医小组的时候告诉记者，如果他和动物待在一起，它们可能不会那么躁动，但是"我不知道我能不能看下去"。最终被灭杀的山羊约有 5 万只，受到影响的养殖户有 20 多人。他们都非常愤怒和伤心，政府给养殖户补贴了灭杀山羊的钱，却没有支付重建牲口棚的费用，也没有抚慰他们情感上的伤痛。鲁斯特告诉我："兽医们也感到非常痛苦。"根据自己的经验，他还说："兽医科学家们肯定也非常痛苦。"

　　尽管采取了这些措施，怀孕的山羊也从荷兰的版图上彻底消失，Q热却没有消失——这种病不会一下子彻底消失。这种细菌仍然大量存在。它体型较小，但是生命力顽强，可以在养殖场恶臭的垃圾中存活5个月之久。它的大粒子形式可以在多种动物身上繁殖，且非常活跃。它不仅可以感染山羊和绵羊，还能感染牛、负鼠和鸟，人们在变形虫和蜱虫身上也发现了这种细菌。正如伯内特所强调的那样，这种有机体攻击性极强，能够感染多种宿主。

　　等到这些措施取得一些效果时，又一个春天过去了，这段时间没有太多小羊羔出生。新发的人类感染病例数较2009年的峰值有所下降。到2010年7月中旬，只有420多名荷兰人被确诊为Q热。卫生部官员对公共卫生危机得到控制感到谨慎乐观。医生们可以稍稍放松了，奶山羊养殖户也可以为自己的损失感到痛惜了。但是科学家知道，贝纳柯克斯体并没有消失。它们以前在等待理想的条件出现，现在也可能是在等待理想的条件再次出现。

46

　　让我们回到澳大利亚。伯内特研究Q热和鹦鹉热的时候，聪明、善于钻研的他不只局限于医学的角度，而是从生物学家的角度更加广泛地思考传染病的问题。20世纪30年代末，他开始着手撰写这方面的书。一开篇，他就向19世纪细菌学的创立者表达了敬意，特别是巴斯德和科赫。正是这两位科学家最终为提供干净的饮用水、污水处理、食物不受腐败污染和医学消毒技术提供了理性的基础。伯内特表达的敬意非常真诚，写了足足两页，之后才开始进入正题。

　　他写到这些人和他们的同事时说："他们忙于考虑由细菌引起的各种疾病以及如何预防，没有时间考虑其他的事情。"他们很少考虑微生物作为个体的存在或者"它们的性质和活动如何和其他生物的活动配合"。绝大多数细菌学家在进入细菌研究领域之前接受的是医学方面的培训——伯内特自己也是如此，"因此他们对不同的生物学问题的兴趣非常有限"。他们关心的是如何治疗和防止疾病，这一点很好，但是很少将感染作为一种生物现象，作为生物之间的关系考虑，很少将这种关系和其他关系，如捕食、竞争和分解赋予同样的重要性进行考虑。伯内特写作此书的目的就是纠正人们认识中的这个偏差。1940年，他出版了《传染病的生物学因素》(*Biological Aspects of Infectious Disease*)一书，成为在这个日益变化、拥挤的星球上对人畜共患病的现代解读方面里程碑式的一部巨著。

伯内特没有声称这个更加广阔的视角是他独创的。他认识到这是一种良性的发展趋势。生物化学家已经开始将他们的方法应用到和疾病相关的问题上，并取得了巨大的成功，同时对此类生物（甚至单细胞生物）产生了新的兴趣，它们在野外适应性极强，具有自身的生命历史。他在书中写道：

> 其他对生物学的现代发展有一定了解的工作者发现，传染病可以被看作人和微生物之间的一种生存竞争。这种竞争和自然界很多不同物种之间竞争的性质完全相同。

从生态学的角度考虑，想一想"生态历程"，想一想"生存斗争"是有关"生存的斗争"（这个词组直接引自达尔文）。这样的观点正是伯内特要特别引起大家关注的：这是一本关于生态学和病原体进化的书。

他更愿意用"寄生虫"这个词，但在这里有更广泛的含义。"其寄生的生活方式在本质上和食肉动物捕猎动物相似。它只是另外一种从活体动物身上获得食物的方法而已。"只是在寄生虫身上，这种对其他动物的消耗表现得更慢，而且发生在猎物的体内。小的动物要吃掉大的动物通常都是由内而外。这也是我在开始时提到狮子和角马、猫头鹰和老鼠的时候就表达的观点。伯内特强调说，从长期的角度来讲，寄生的动物面临的主要问题是传播：如何将其后代从一个宿主身上传播到其他宿主身上。为了达到这个简单的目的，寄生虫使用了很多方法，具备了很多特点，从大规模复制、通过空气传播、能够对抗环境的生命历程（就像贝纳柯克斯体的小粒子形式那样）、通过血液和其他体液的直接传播、对宿主的行为产生影响（比如像狂犬病病毒那样，使感染的动物也产生撕咬的行为）、通过媒介或者增幅宿主传播以及通过昆虫和蛛形纲动物作为载体进行传播。伯内特写道："很明显，不管寄生虫采取哪种方式从一个宿主传播给另一个宿主，易感人群的密度增加都有助于其传播。"人口密度增加，密集的宿主有利于病原体的繁殖。伯内特可能有也可能没有受早期那些研究传染病的数学著作的影响（罗纳德·罗斯的微分方程，1927 年科马克和麦肯德里克的论文），但是他用浅显的语言将与之相同的一些观点表达了出来。这本书非常权威、易读。

后来经过修改，《传染病的生物学因素》一书在 1972 年修订后出版，名为《传染病的自然发展史》（*Natural History of Infectious Disease*）。虽然在今天看来这本书有些过时（出现了新的疾病，也出现了新的观点和方法），但它在当时可以说是一个巨大的贡献。它里面没有深奥的数学模型，但却浅显地说明了疾病科学家所做的工作和应该肩负的使命。按照他的观点，疾病科学家不仅应该从医学的角度，也应该从生态和进化的角度来研究传染病的病原体。

伯内特经常用鹦鹉热为例来说明自己的观点。这种疾病由于源自澳大利亚（对他来讲是故乡出现的一种病毒），同时出现在全球各地，表达了一种为人所广泛接受的观点，因此对他非常有吸引力。"和其他很多传染病类似，鹦鹉热最早被认为是一种严重的人类流行病，但是随着对它的本质慢慢有所了解，人们才逐渐意识到其流行传播的这个阶段只是偶然，而且相对来讲是不同寻常的一个表现。"这种细菌有自己独特的生命历程，感染人类只是其中一部分，很可能是偏离了其正常的发展轨道。

伯内特重新解读了加利福尼亚州饲养的长尾小鹦鹉、澳大利亚野生美冠鹦鹉以及生活在墨尔本的工人和养鸟发烧友们因为购买了 X 先生后院的养鸟笼里的鸟而感染疾病的这些事件。他强调说，鹦鹉热通常来讲传染性并不强，只在某个地方的野生鸟类中存在，引起的麻烦也不大。可以做出这样的合理推测："这些美冠鹦鹉如果生活在野外，根本不会表现出任何发病的症状。"但是捕鸟人和 X 先生作为中间人，打乱了鸟类的这种自然生活。"当这些鸟被关在鸟笼里，生活在拥挤和肮脏的环境中，活动受限，甚至不能晒太阳，潜在的感染发作也是意料之中的事。"这种压抑的环境使得鹦鹉热衣原体大量繁殖，并又一次暴发。

伯内特写道，这个病例和其他类似的病例反映了传染病的一个真理。"传染病是人类和寄生虫之间的斗争，在一个稳态的环境中，可以达到一种虚拟的平衡、一个顶峰的状态，此时两种生物的生存都具有不确定性。人类生活在一个不断因其自身活动而改变的环境中，很少有疾病能够达到这样一种平衡。"伯内特在很多重大问题上的观点都是正确的，在这一点上也不例外：环境遭到人类的破坏，导致传染病的暴发。同时，他没能预测到究竟会发生哪些具体的情况。这本书 1940 年出版，除了鹦鹉热，他在书中还重点关注了其他几种传染病：白喉、流感、结核病、鼠疫、霍乱、疟疾和黄热病。这些都是存在已久、众所周知给人类带来重大灾难的疾病。虽然人们对它们的理解并不透彻，但却非常容易判别。现代出现的这些病毒远远超出了伯内特探索的前沿。

47

　　伯内特没有提过莱姆病，因为这种病和 Q 热及鹦鹉热有一个重要的共同特点，这里我来说说莱姆病。这种新发传染病或者再次出现的传染病的最重要之处在于它不是由病毒引起的。莱姆病的病原体和贝纳柯克斯体、鹦鹉热衣原体一样，是一种与众不同、非常狡猾的细菌。

　　莱姆病是一种引人热议的疾病，这和 Q 热和鹦鹉热有所不同。科学界和医学界的部分人士、病人或者被认为患上这种疾病的人都在困惑、争论，在究竟谁得了这种病、谁没得这种病这个问题上无法达成一致（特别无法达成一致）。2013 年，美国总共报道了大约 3 万例莱姆病病例，10 年来平均每年超过 2 万例。你可能认识患上这种疾病的人，也可能自己就患有这种疾病。无论按照哪种标准来讲，这种病都是美国报道过的最普遍的通过病媒生物传播的疾病。但是一年的这 3 万个病例真的代表全美感染的总数，还是只代表了其中的一小部分？——也许绝大多数病人并没有被确诊？真的有"慢性莱姆病"这种病吗？常规的诊断方法并不能诊断出这种病，尽管医生使用抗生素治疗，病情依然会延续，可能给真正得了莱姆病，但没能说服医生或保险公司的患者造成可怕的影响。伯氏疏螺旋体（*Borrelia burdorferi*）会在体内隐藏起来，以后再发作吗？

　　对这些问题的争论从医院的诊室一直延续到法庭，使得莱姆病不仅成为最普遍的传染病，也成为最具政治化特点、最让人困惑的一种疾病。比如，2006 年，美国传染病协会在治疗指南中指出，慢性莱姆病是一种幻觉。该组织认为，更准确地讲没有确凿的生物学证据表明，病人经过治疗后会表现出慢性伯氏疏螺旋体感染的症状。在美国，推荐的治疗方案是使用两到四周抗生素（比如多西环素或者阿莫西林）。美国传染病协会将"莱姆病后遗症"列为另外一种疾病。这种做法的意思是：这些病人只是处于疾病的前期。这种认为莱姆病不会持续很长时间的看法激怒了很多受到莫名折磨的患者，他们认为自己得了莱姆病，应该使用大剂量的抗生素，接受更长时间的静脉注射治疗——也许是几个月，也许是几年。从传统的观点看，这种治疗方法实际上可能对患者的健康不利，也可能导致保险公司不愿意支付其医疗费用。

2006 年年底，康涅狄格州司法部长（后来成为美国参议员的理查德·布卢门撒尔）开始对美国传染病协会进行反垄断调查，并调查了其制定的治疗莱姆病的指导原则。这其中是否存在利益冲突？布卢门撒尔这样认为。他说："由于允许有经济利益的个人，即和医药公司、莱姆病诊断检测、专利和保险公司的咨询服务部门有经济利益的人参与制定指导原则，从而排除了其他不同的医学证据和观点，美国传染病协会制定莱姆病指导原则的小组削弱了自己的权威性。"他强调说，他的调查针对的是指导原则的制定过程，而非科学本身。两年后，美国传染病协会和布卢门撒尔达成了协商解决的方法，由一个新的独立小组来审定制定的指导原则。2010 年，这个独立的小组一致认为原来的指导原则准确无误。他们也没有发现"慢性莱姆病感染存在的确凿证据"。而且，他们还警告说，长期通过静脉注射抗生素治疗的方法既没有效果，又对身体有伤害。它可能导致致命的血液传染、严重的药物反应，破坏正常肠道菌群（能够帮助人体消化的益生菌）。随着其他细菌的出现，可能出现腹泻和对抗生素产生耐药性的"超级细菌"。一旦出现这样的后果，不仅会对正在接受治疗的患者，也会对其他人造成威胁。

事情的另一个复杂之处在于，虽然莱姆病 1975 年之前没有受到人们的重视，好像是一个新出现的问题，但是很可能这种疾病已经存在了很长一段时间，不仅出现在美国，也出现在欧洲和亚洲。几十年来，只是有人偶尔因为一些症状被诊断出患有该病，但并没有被认为是由同一种病原体引起的疾病。回过头来看，这些零星的症状被归为一类，并被命名为莱姆病。

这段疾病"未定义"的历史开始于 1909 年。一位名叫阿尔维德·阿夫塞柳斯（Arvid Afzelius）的瑞典皮肤病学家报告称，一名被绵羊身上的蜱虫咬过的妇女身上出现了红色皮疹。这些皮疹像同心圆一样，一圈圈向外发散。阿夫塞柳斯将这种情况称之为"游走性红斑"（发散的红斑），并为一家德国杂志撰文表示这只是梅毒的一种，梅毒是那时皮肤病学者非常关注的一种疾病。（两者确实有一定的相似性：梅毒是由一种螺旋体引起的疾病，和莱姆病病原体伯氏疏螺旋体属于一类。）阿夫塞柳斯并没有声称了解这个妇女所患皮疹的原因，但是在接下来的十几年中，他又在另外 5 名患者身上发现了类似的症状。欧洲的其他医生也开始注意到这种环状的皮疹，它非常像一个靶标，靶心上面有一个小红点。在有些患者身上，皮疹和某些节肢动物（昆虫、蜘蛛或者是蜱虫？）叮咬有关，通常伴随着更为严重的症状。另外一名瑞典皮肤科医生斯文·赫勒斯特伦（Sven Hellerstrom）在 1930 年报告说，一名男子身上有明显的红疹，还伴有脑膜炎。随着时间的流逝，赫勒斯特伦发现，在斯德哥尔摩地区，由于蜱虫叮咬所导致的环状皮疹同时并发脑膜炎的情况并不罕见。

在第一次报道这种疾病大约 20 年后，赫勒斯特伦医生来到大西洋彼岸参加在辛辛那提召开的一个医学会议。在会上，他阐述了自己在这方面所做的后续研究。他推测，皮疹并发脑膜炎这种疾病是由螺旋体引起的。这次会议是由南方医学协会主办的，赫勒斯特伦 1949 年的会议发言发表在《南方医学杂志》（Southern Journal of Medicine）上。如果不是这次会议，对于一名瑞典医生来说，在该杂志上发表文章是一件不可能的事。这些杂志并没有引起过多的关注，阿夫塞柳斯、赫勒斯特伦以及其他人的论文也是如此。当然那时人们还无法通过互联网快速检索信息，但是，良好的记忆力、广博的知识和运气也能达到同样的目的。

这些因素确实帮助人们达到了这样的目的。20 多年后，另外一名在密尔沃基行医的皮肤科医生鲁道夫·J. 斯克里门蒂（Rudolph J.

Scrimenti）记起了他在医学院读书时读到的赫勒斯特伦的论文。1970年，斯克里门蒂成为美国第一位报告游走性红斑病例的医生。他的病人也是一名医生，在威斯康星州中部捕猎松鸡的时候被蜱虫叮咬，皮疹从叮咬处向外延伸，扩展到他的胸部、右腋下和后背。斯克里门蒂使用青霉素进行治疗。在他发表的简短的报告中，他回应了赫勒斯特伦的猜想，即这种疾病有可能是由螺旋体引起的，但是斯克里门蒂没有找到这种细菌。

这是医学方面已有的一些研究，并不容易被人发现，这时耶鲁大学医学院的医生听说了康涅狄格州莱姆市有很多幼年型关节炎病例。其中一名医生叫艾伦·C. 斯蒂尔（Allen C. Steere），风湿病学部的一年级学生。风湿病是研究类风湿性关节炎这类关节疾病的学科，这种疾病和患者自身的免疫系统有关，并不是传染病。斯蒂尔认为幼年型类风湿性关节炎不应该出现这样群发的情况。这种疾病不会在病人之间传染，不会通过病人饮用过的水传染其他人，也不会像 Q 热那样通过风传播。是吗？

斯蒂尔和同事们对前来就医的患者进行跟踪调查，进一步收集了一些流行病学方面的信息，在同样的地方发现了更多的病例，并将这种症状称为"莱姆关节炎"。斯蒂尔领导的小组还注意到了相当一部分患者身上出现的相关症状：环状的红色皮疹。康涅狄格州和纽约州部分地区的其他医生也发现了多例皮肤出现这种独特炎症的病例，感到非常好奇。这种皮疹是由昆虫叮咬所致吗？ 它和欧洲医学文献中描述的游走性红斑情况相同吗？ 1976 年夏天，一位在莱姆市东部数英里处森林中工作的野外生物学家乔·多翰（Joe Dowhan）在腿上捉到一只蜱虫，把它放在了罐子里。多翰注意到蜱虫的叮咬和他职业生涯中经历过的其他蜱虫的叮咬有所不同，是一种有稍许痛感的叮咬。3 天后，他身上出现了皮疹。红色皮疹的范围不断增大，他记起曾经看到过一篇文章，提到了斯蒂尔的观点，便给斯蒂尔打了电话，约好前去检查，并把捉到的蜱虫交给了斯蒂尔。

多翰的蜱虫样本被认定为肩突硬蜱，通常被称为鹿蜱，是一种广泛分布在美国东部和中西部地区的节肢动物。这件事成为研究莱姆病过程中一件非常重要且引发歧义的事情，不仅让人们对这种疾病有了更深的了解，也让人深感迷惑。这件事情首先加深了人们对莱姆病的了解。沿着康涅狄格河下游进行的野外考察证实，在这条河东岸的小树林和灌木丛中，有大量肩突硬蜱，比河西岸的这种蜱虫要多得多，而河的东岸正是莱姆市所在地。这个发现以及在河东岸发病更为常见的事实，让斯蒂尔和其他研究风湿病的同事更加怀疑鹿蜱就是这种疾病的病媒生物。他们现在将这种疾病称为"莱姆病"，而不是"莱姆关节炎"。

人们对这种疾病的疑惑也慢慢加深了。如果鹿蜱携带病原体（不管是什么）并通过叮咬传染像多翰这样的人类患者，那么大量的人类患病应该表明存在着大量蜱虫，而存在大量蜱虫又反映了康涅狄格州沿海郊区树林中应该生活着大量鹿。对吗？

不对。这是一个像国际象棋一样复杂的生态系统，而不是一个画好格子的棋盘游戏，事物之间的因果关系并不是如此简单。后来的研究显示，鹿蜱的生活非常复杂而多样。

48

也是在这个时候，布格德费尔对这种病原体有了重要的发现，为这种引起人类一系列病例的神奇的病原体命名，并确定了其生物学身份。

布格德费尔是一位出生在瑞士并在瑞士接受培训的微生物学家，长着宽宽的下巴，有着像尼尔斯·玻尔一样的宽额头，笑容显得非常狡黠，对医学昆虫学有着浓厚的兴趣。他读博士时的研究对象是通过蜱虫传播的螺旋体——伯氏疏螺旋体，这种细菌在非洲导致人们患上一种叫回归热的疾病。完成博士项目的时候，布格德费尔已经解剖过上千只蜱虫，仔细观察其内脏的结构。他还发明了一种快速、实用的方法，用以确定蜱虫是否携带螺旋体：剪掉蜱虫的一条腿，使用显微镜观察其渗出的体液（血淋巴）。1952 年移居美国后，他加入了位于蒙大拿州汉密尔顿市的落基山实验室，也就是柯克斯和戴维斯曾经研究 Q热的地方。实际上，戴维斯成为他事业之初的赞助人，几年的时间里，布格德费尔一直在戴维斯建立的蜱虫群体中研究包柔氏螺旋体（和在美国导致回归热病的变种）。有些实验室科学家在研究果蝇，有些研究近交系小鼠，戴维斯和布格德费尔则养了满满一箱蜱虫。

　　这时，研究的风向有所转变。一位高级管理人员告诉年轻的布格德费尔，回归热是一种"过时的疾病"，不再纳入政府资助的研究范畴，并建议他选择一个不同的研究领域。据布格德费尔回忆，他当时部分接受了这个建议。他还继续留在落基山实验室（尽管位置偏僻，却是一个顶级的研究机构），用大部分时间进行与鼠疫、落基山斑点热和其他疾病相关的研究，并将其对蜱媒传播疾病的兴趣研究当作"第二职业"继续开展下去。戴维斯退休后，布格德费尔聘用了戴维斯的实验员，并接受了他培养的蜱虫群体。这一系列行动使得他非常胜任其后来在莱姆病研究过程中所承担的角色。

　　大约 30 年后，也就是在他的职业生涯接近尾声时，布格德费尔终身所钟爱的研究兴趣凸显了价值。20 世纪 70 年代末，斯蒂尔和其他人开始怀疑他们最初称为"莱姆关节炎"的疾病实际上是一种通过蜱虫传播的传染病。这种疾病已经感染了 512 名患者，绝大多数病人集中在美国东北部沿海地区和威斯康星州。疾病预防控制中心很快又公布了几百个这样的病例。几乎与此同时，纽约州谢尔特岛的一位家庭医生刚刚从长岛海湾对面的莱姆市来到这里，诊治这里有类似病史的病人——可能由于蜱虫的传染而出现的不同寻常的高烧。但是和出现在谢尔特岛这个环境不佳的小地方通过蜱虫传播的其他疾病不同，莱姆病只是人们怀疑的几种疾病之一。接下来，从谢尔特岛的低地植被中收集到的一些蜱虫被送到了位于蒙大拿州的布格德费尔的实验室。他在实验室中解剖了这些蜱虫的肠腔，发现 60% 以上的蜱虫身上都寄生有某种螺旋体。布格德费尔后来回忆说："我们再也没有听到'不要继续研究螺旋体的工作'这样的声音了。"研究螺旋体又成为一种趋势。这些蜱虫非常具有活力，是螺旋形的小体。

　　布格德费尔和同事用感染的蜱虫传染了实验室的白兔。兔子身上出现了环状皮疹，从蜱虫叮咬的伤口处像涟漪一样扩展开来，和人类患者身上经常看到的环状皮疹非常相似。布格德费尔的团队还培养了来自蜱虫的螺旋体，然后用莱姆病患者身上采集的血样进行抗体检测。这些检测的阳性结果和兔子的反应都成了他们发现莱姆病病原体的证据。这也为后来布格德费尔赢得了"莱姆之光"的地位，这个称号令他非常开心。不久，其他研究人员正式确认了螺旋体，并将其命名为伯氏疏螺旋体，以纪念布格德费尔。这个令人动容的实验室研究的故事唯一的遗憾就是没有解开蜱虫身份的谜团。

49

　　蜱虫身份的谜团表现在两个方面，其中一个对我们的研究目的来讲更有吸引力。不太有吸引力的那个谜团是关于这种蜱虫的科学命名。在新英格兰沿海地区携带莱姆病螺旋体的是肩突硬蜱，还是这种生物属于一种类似但没有确定的应该界定其科学意义上身份的种类？很长一段时间里，携带莱姆病的蜱虫都被称为"堰塞蜱"，后来分类学进一步细化，这个名字不再使用。1993 年，肩突硬蜱这个名字被重新启用。名称上的反复在分类学上很常见，反映了主张细分者（划分很多物种和亚物种）和堆合分类者（建议少分类）之间的拉锯战。细分者获得暂时的胜利，而堆合分类者最终会占上风。

第二个谜团来自蜱虫不太正式的命名，其影响也更加深远。肩突硬蜱更为人所熟知的名字是黑腿蜱虫。可是当它被错误地划入另外一个新的种类时，它也得到了一个新的常用名（但并不是非常常用）——东北堰塞鹿蜱。这个蹩脚的称呼后来被简称为鹿蜱。当然，名字也会影响人们的看法，鹿蜱这个名字加深了人们对于这种小动物的误解：这种吸血、传播疾病的节肢动物和鹿有某种特别的联系。这种看法是错的。

将其称为鹿蜱使得这个错误不断延续下去。如果白尾鹿是这种鹿蜱赖以生存的宿主，而鹿蜱是将莱姆病传播给人类的病媒生物，那认为鹿群数量大自然会导致大量人类感染就显得顺理成章了。这种看法看似顺理成章，但却是错误的。这种演绎推理看起来很合理，只是前提过分简单，且起到了误导的作用。属于肩突硬蜱的这种鹿蜱并不是从鹿的身上获得主要的营养物质。

一名叫理查德·S. 奥斯特费尔德（Richard S. Ostfeld）的生态学家做了很多研究，旨在解开这个谜团。奥斯特费尔德对纽约州郊区一个有伯氏疏螺旋体的生态系统做了一项为期 20 年的调查，同时参考了其他地区所做的研究和得出的结论（有时是错误的结论）。他发现将白尾鹿当作鹿蜱的宿主是一种错误的看法。奥斯特费尔德写的有关这个课题的书《莱姆病：复杂系统的生态》（*Lyme Disease: The Ecology of a Complex System*）于 2011 年问世。他在书中写道："患莱姆病的风险和鹿群的数量大、紧密联系的观点源自野外的实地考察，而这些研究在发现莱姆病的致病细菌以及蜱虫是这种疾病的病媒生物后不久就已经开始了。"他强调说，这些研究全面而有力，但可能是因为人们渴望获得一个简单的答案，从而可以采取公共卫生行动。行动出现的背景是"寻找致病的罪魁祸首——关键的物种"。一篇期刊文章将白尾鹿称为蜱虫的"终端宿主"。另外一项研究称，鹿是北美洲莱姆病之谜中"不可缺少的一个因素"。由一位具有医学敏感性的医生撰写的对该病的概述，得出了同样的观点，用以解释为什么莱姆病像是一种新出现的疾病，其观点也同样精彩。"如果莱姆螺旋体存在很长时间了，为什么只在过去几十年才成为受人关注的医学问题？这个问题可以用一个词来回答——鹿。"他们都同意，问题的答案是：鹿、鹿、鹿。这样一个词的答案似乎为解决莱姆病提供了一个非常可行的解决方法：通过减少白尾鹿的数量来减少感染的蜱虫的数量。

人们试着用这个方法来解决莱姆病的问题。在早期的行动中，人们射杀了科德角附近一个小岛上 70% 的鹿。接着，研究人员通过计算一种老鼠身上的幼年蜱虫来估测这一举动对蜱虫数量的影响。结果发现：这种老鼠身上的蜱虫至少和射杀鹿之前一样多。从此，在缅因州、马萨诸塞州、康涅狄格州、新泽西州的有些地方开展了大规模猎杀鹿的行动，以减少鹿的数量，同时研究人员又对这一行动的效果进行了监测，看其对蜱虫的数量有什么影响。比如说，马萨诸塞州的多佛镇最近第一次宣布可以在镇上公共的土地上捕杀鹿，这一举措反映了当地卫生局和莱姆病委员会提出的建议。19 只鹿（16 只母鹿和 3 只公鹿）被杀死，之后多佛镇的一家报纸自信满满地辩解说："一个地区鹿的数量越多，将莱姆病传染给人类的概率就越大。"

实际上，并不是这样的。这种简单的做法和沼泽里的蒸气可以让人感染疟疾的看法一样，并不正确。

人们努力消除这种疾病的前提是这些地方鹿的数量"过多"，而鹿的数量过多可以解释 1975 年莱姆病出现的原因。确实非常遗憾，那里鹿的数量确实非常多。自 18 世纪和 19 世纪那些艰难的时代以来，美国东北部鹿的数量反弹得非常厉害（因为森林的增长、缺少大型的捕猎动物、希望吃到动物肉的人们捕猎次数减少和其他因素）。现在康涅狄格州鹿的数量比 1637 年佩科特战争时还要多。但奥斯特费尔德的研究表明，在考克彭塞特国家森林公园散步时，如此多的白尾鹿可能与你（比如说）患上莱姆病的概率无关。原因何在？

奥斯特费尔德写道："传染病是一个内在的生态系统。"生态学非常复杂。

50

奥斯特费尔德坐在位于纽约州米尔布鲁克卡里生态系统研究所的办公室里面，办公室的墙上和门上都用和蜱虫相关的幽默语言加以装饰，这些情况告诉我他在研究鹿和莱姆病方面是个"异端分子"。但是他实际上在获取数据方面是个异端分子，不会听从谁的一家之言。

奥斯特费尔德是个身体健壮、快乐的人，50多岁，留着棕色的短发，戴着椭圆形的眼镜。他的主要研究对象是小型哺乳动物，他研究这些动物之间互动的方式、影响其分布和数量的因素、动物对环境的影响以及它们身上携带的病毒。自20世纪90年代初以来，他所率领的卡里研究所的研究团队在米尔布鲁克的森林和附近区域捕捉了上万只活的小型哺乳动物——主要是老鼠、花栗鼠、松鼠和其他鼠类，也有像负鼠、臭鼬和貉这样的大型哺乳动物。刚开始，他的研究和莱姆病并没有什么关系，他只是在追踪一种当地地鼠，研究白蹄鼠的生命周期。很多小型的哺乳动物会表现出这样的生命周期，第一年数量相对稀少，第二年数量增加，下一年数量更多，然后数量再次减少，好像受到了某种神秘规律的支配。很多哺乳动物生态学家曾经研究过这样的周期，希望能够找到原因。究竟是什么原因导致这些哺乳动物的数量发生变化呢？

奥斯特费尔德对哺乳动物数量变化带来的影响更加好奇。当A动物的数量非常多的时候，会对B、C、D动物有什么影响呢？再具体点说，他想知道白蹄鼠的数量增多而吃光绝大多数的毛毛虫，会对某种传播疾病的飞蛾的数量起到抑制作用。他捉到动物后，对其进行检查，用耳标做出记号，然后将它们放回林下叶层。他注意到这些动物的耳朵上覆盖着很小的黑色物体，就像结肠上的小点一样小：这个黑色的物体是蜱虫的幼虫。这种老鼠身上寄生着蜱虫，它们为未成年的肩突硬蜱提供血液大餐，奥斯特费尔德认出这种蜱虫就是黑腿（不是"鹿"）蜱虫。他在书的前言中写道："由此我对莱姆病的生态学研究产生了兴趣。"

过去的 20 多年里，奥斯特费尔德和他的研究小组通过对一只只哺乳动物、一只只蜱虫的研究，收集了大量信息，这样的研究工作还在继续。他们使用了谢尔曼活捕器（从位于塔拉哈西的 H·B. 谢尔曼公司购进，它是一家受人尊重的供应商），用麦片作为诱饵放在森林中的地面上。他们对捉到的动物进行简单的身体检查，清理它们身上的蜱虫，然后将绝大多数放生。对他这样研究小型哺乳动物的生物学家来讲，捕捉、放生动物是每天收集数据时的例行工作，因此他们捕捉、检查老鼠时非常熟练，手法很轻，很高效。奥斯特费尔德的团队发现，在一分钟的仔细检查过程中，他们可以发现老鼠身上 90% 的蜱虫。（他们在对老鼠进行一分钟体检后，将一些老鼠放入笼中，直到它们身上的蜱虫都掉在笼子下面的水盘里，以此衡量自己野外检查的完整性。然后他们从老鼠的粪便和其他风化物中挑出蜱虫，计算蜱虫的总数，并和以前的野外研究结果进行对比。奥斯特费尔德证实说："这是一项非常脏、非常有挑战性的工作。"）这种用肉眼迅速检查的方法对花栗鼠也很适用。其他地鼠和松鼠身上的蜱虫数量更多，计算起来更加困难，但是奥斯特费尔德的团队仍然能够做出比较准确的估测。

研究人员发现，幼蜱非常小，一只重量只有 5 克（和 2 个 10 美分硬币的重量相当）的很小的地鼠身上平均也有 55 只蜱虫。这对一只小巧的动物来讲是一个巨大的负担。短尾鼠是一种相对大一点的地鼠，每只身上平均有 63 只蜱虫。根据奥斯特费尔德对生活在米尔布鲁克附近一公顷森林中大约 10 只短尾鼠的估计（从捕捉动物的数据中得出的结论），这些动物身上的蜱虫数量增加了很多，整个森林当中都是被蜱虫叮咬过的血点。这是一个令人不安的发现，即使肩突硬蜱也只是以吸食地鼠的血液为生。

事实就是如此。蜱虫的生命周期非常复杂。像昆虫一样，黑腿蜱虫也会经过变态反应，在成为成虫的过程中经过两次变化（幼虫和若虫）。在每一阶段，都需要其寄居的脊椎动物宿主提供一顿血液大餐，为其变态反应提供营养。成年的蜱虫需要另外一顿血液大餐，用以为繁殖后代提供能量和所需的蛋白质。很多情况下，这些脊椎动物的宿主是哺乳动物，也可能是蜥蜴，或者在地面上筑巢的鸟类，如画眉鸟，由于在地上筑巢而遭到蜱虫的叮咬。实际上，黑腿蜱虫所叮咬的宿主有100 多种北美的脊椎动物，从知更鸟到奶牛，从松鼠到狗，从小蜥蜴到臭鼬，从负鼠到人类。奥斯特费尔德告诉我："这些蜱虫的口味多样，令人感到吃惊。"

成年的雌性蜱虫过冬时，肚子里都是叮咬宿主获得的血液，春天来了就开始产卵，到了仲夏就能够孵化成幼虫。不论是幼虫还是成虫，蜱虫都不能移动得太远、太快。蜱虫不会飞，不如跳蚤或者跳虫那样灵活。它们像小乌龟一样缓慢前行。奥斯特费尔德说，但是它们好像对化学和物理信号"非常敏感"，因此能够找到安全的地方躲过寒冷的冬天，也能够找到排放二氧化碳和红外线的宿主。它们能够闻到食物，虽然它们可能并不灵活，但却是机会主义者，非常警觉，伺机而动。

蜱虫一个完整的生命周期为两年，包括 3 个不同的寄生阶段，每个阶段都需要不同的脊椎类动物作为宿主。蜱虫研究专家（蜱虫生物学家）使用了一个非常夸张的词语来描述蜱虫寻找下一个宿主的行为，这个词是"探索"。蜱虫爬到草茎的顶端或者叶片的边缘，伸出前腿，通过嗅觉感知，准备好侵入新的宿主。这个生命阶段越短，寻找宿主的行为就可能越接近地面。这样一个结果反映在奥斯特费尔德和同事们的数据中就是，两种小型的地鼠为研究地区的幼虫提供了约30%的血液大餐。白蹄鼠在蜱虫的幼虫阶段提供血液大餐方面的重要性居于第二位。

白尾鹿起到的作用与此不同。它们只对成年的蜱虫有重要的作用——不仅为它们提供血液大餐，也为雄性黑腿蜱虫和雌性黑腿蜱虫交配提供场所。11月，康涅狄格州森林中的白尾鹿就像是曼哈顿下城周五晚上热闹的单身俱乐部，充斥着饥渴地寻找伴侣的人。一只雌鹿身上可能寄生着1 000只成年的黑腿蜱虫。交配的过程开始了，显得不是非常讲究。雄性蜱虫潜伏在鹿的皮肤上，遇到了一只专注的雌性蜱虫，此时它正在吸吮鹿的血液，一动不动地与之交配。可别指望能在蜘蛛科的动物交配中找到浪漫的因素。一旦雌性蜱虫吸饱血液，雄性蜱虫完成交配过程，它们就从鹿的身上掉落下来，为其他的蜱虫让路。由于蜱虫交配的效率很高，在为期4周的蜱虫交配、生殖的季节中，一只白尾鹿可以为200万个受精的蜱虫卵提供血液。如果有一半孵化成功，那么一只鹿身上就可以繁殖出100万只蜱虫幼虫。

这样的数据及计算结果使得奥斯特费尔德成为研究莱姆病系统中鹿的重要性方面的异端分子。当时盛行的一种假设是鹿的数量越多，产生的蜱虫的数量就越多，因此人们患上莱姆病的概率就越大。他告诉我说："现在看来，只需要几只鹿就可以繁殖出大量蜱虫。"像康涅狄格州这样的沿海地区，更重要的风险因素可能是当地大量的白蹄鼠和地鼠。谁知道呢？

稍等。我们在研究生态学，因此除了考虑复杂性外，还需要考虑其他两个因素。一个是不变的事实，一个是变量。这个不变的事实就是伯氏疏螺旋体感染不会在黑腿蜱虫之间垂直传播。通俗点说就是：这种疾病不会遗传。这100万只蜱虫幼虫都是一只雌性蜱虫的后代，这只雌性蜱虫只依靠一只鹿生存，这些蜱虫幼虫孵化的时候都没有携带伯氏疏螺旋体。即使母鹿和雌性蜱虫都感染了此病，蜱虫幼虫也不会被传染。这些蜱虫幼虫来到这个世界的时候干净而健康。每一代的蜱虫都需要重新感染此病。通常来讲，情况可能是这样的：蜱虫幼虫在已经感染的宿主身上吸食血液大餐时获得了螺旋体，这样的宿主可以是老鼠、地鼠或者其他什么动物。幼虫变为若虫，如果这时能够从已经感染的宿主身上获得另外一顿大餐的话，若虫就可以通过其有抗凝血作用的唾液，通过宿主的伤口，将这种疾病传染给宿主。奥斯特费尔德说："如果哺乳动物没能让蜱虫染病，那么以后蜱虫也不会使哺乳动物患病。"蜱虫和宿主之间的交叉感染可以使伯氏疏螺旋体在蜱虫和宿主的群体中保持一个较高的流行程度。

和疾病的非遗传性这个不变的事实相关的变量，被奥斯特费尔德和其他人称为"宿主能力"。这个变量是用来衡量一个已经感染的宿主将这种疾病传播给寄生在它身上的蜱虫的可能性。每种动物的宿主能力各不相同，很可能与各种动物免疫系统对该病原体的反应不同有关。如果免疫系统较弱而血液当中都是螺旋体，那么这种动物就可能成为一个"高能力"的伯氏疏螺旋体的宿主，将这种疾病传播给叮咬它的大部分蜱虫。如果宿主的免疫系统强而有力，就可以抑制血液中螺旋体的水平，这种动物就成为能力相对较弱的宿主。奥斯特费尔德的团队研究表明，通过对捉到的动物和寄生在它们身上的蜱虫进行观察，白蹄鼠是传播莱姆病螺旋体能力最强的宿主。花栗鼠居第二位，但是能力远不及白蹄鼠强，地鼠紧随其后。

其他的复杂情况是：除了是能力极强的宿主外，白蹄鼠在清除身上的蜱虫方面也非常不在行。这些蜱虫专门叮咬白蹄鼠的面部和耳朵，因此寄生在它们身上的蜱虫只有很少一部分存活到了生命的后期。很不幸，地鼠也不善于清除身上的蜱虫，因此它们也为蜱虫的觅食、感染、生存和成功变成幼虫做出了巨大贡献。按照这个标准衡量的话，花栗鼠在疾病传播的重要性上只能屈居第三位了。

与它们的相对排名相比，更加具有普遍意义的观点就是这四种小型哺乳动物在这个系统中占据的分量非常大。奥斯特费尔德和他的团队的概括统计研究表明，高达90%受感染的蜱虫若虫在纽约州米尔布鲁克附近的森林里"探索"下一个宿主，它们已经从白蹄鼠、花栗鼠、短尾地鼠或者花面地鼠身上吸饱了幼虫阶段的血液大餐（因此已经被感染）。这些动物没有喂饱90%的黑腿蜱若虫，但是由于宿主能力和繁殖效率不同，这些动物已经喂饱了90%已被感染和对人类构成威胁的蜱虫。我应该再重复一下这个观点吗？4种小型哺乳动物为90%携带疾病的蜱虫提供了营养大餐。

所以，别再认为鹿群数量巨大是这种疾病多发的原因了。白尾鹿确实是莱姆病的一个因素，但只是一个微不足道的要素、一个催化剂。白尾鹿的存在确实非常重要，但是其数量的多少并不是那么重要。小型哺乳动物在决定这种疾病对人类风险的大小方面更为关键。某些年份的橡子大丰收可能会使老鼠和花栗鼠的数量激增，这可能比猎人捕杀鹿群的做法对康涅狄格州莱姆病患者数量的影响要大。除了能够帮助黑腿蜱（感染或者没有感染的）生存，白尾鹿和莱姆病的流行病学传播几乎毫无关系。白尾鹿并没有大量增加森林中感染的数量，也没有将螺旋体传播给人类或者刚刚孵化的蜱虫。奥斯特费尔德告诉我，它们是终端宿主。

然后，他又告诉我："我们人类恰好也是终端宿主，因为即使人类被感染，也不会再将这种疾病传染到其他动物身上，它就留在我们体内，不会回到蜱虫身上。所以说，我们是能力不强的宿主。"老鼠和地鼠能够将这种疾病传染给蜱虫，蜱虫可以将这种病传染给人类，但是人类并不能使任何动物发病。如果人类感染了伯氏疏螺旋体，那么这种疾病的传播就此停止。这种疾病不会通过打喷嚏或者握手传染，不会随风传染，也不是性传播疾病。这一点从生态学上来说很有趣，可能对深受莱姆病折磨的患者来讲也是个稍许的安慰吧。

51

奥斯特费尔德不仅对美国森林中伯氏疏螺旋体机制的奇妙和复杂之处感到好奇，还对人类的死亡数字非常敏感。他举出了 1986 年到 2005 年纽约州达切斯县的数字，其中包括米尔布鲁克和卡里研究所的数据。20 年来，人类感染此病的趋势直线上升，特别是在 1996 年和 2002 年，感染的人数激增。患者深受折磨。据报道，1996 年，莱姆病病例有 1 838 例。之后，患病的人数出现了大规模下降。2002 年，又出现了大约 2 000 例新发的莱姆病病例。

还有，最好将这种疾病理解为一种生态现象，而不仅仅是医学问题。"莱姆病之所以在人类当中存在，是因为人类可以说是在野外接触蜱虫时，不知不觉就成了这种疾病的受害者。"奥斯特费尔德说，"我们闯入了蜱虫和这些宿主为主的系统，这种细菌在蜱虫和这些储存宿主之间来回传播。"他解释道，对 1996 年和 2002 年出现病例数峰值的解释就是，这反映了当地森林中蜱虫的大量繁殖。白蹄鼠喜欢吃橡子，由于食物充足，老鼠繁殖和成熟得非常快，因此随之而来的就是老鼠的数量激增（经过 2 年的间隔）。如果食物充足，1 对老鼠可以在 1 年之内繁殖 50 到 75 只老鼠。橡子越多，老鼠越多，感染的蜱虫数量就越多，莱姆病患者也就越多。

达切斯县是个安静的地方，位于卡茨基尔东部，是纽约州的门户，从曼哈顿出发经过康涅狄格州公园大道到达此地只需两个小时。这里到处是丘陵、石头搭成的篱笆、小镇、公路旁古老的客栈、流向哈得孙河的小溪和河流、高尔夫球场和郊区的居住社区。其中有些房子的院子非常大，掩映在阔叶树的树荫中，院子四周是篱笆和野生的灌木丛。这里的居民区，甚至商业区和购物中心都是一片郁郁葱葱的景象。在人们聚居的地区以及周围的地区分布着公园、小树林和森林，而这些地方数量最多的不是人，而是橡树和枫树。这些树木之下的叶层布满了苔藓、落叶、小檗属植物的浆果、橡子、毒葛、野生蘑菇、腐烂的木头和潮湿的洼地。蝾螈、青蛙、火蜥蜴、蟋蟀、蚯蚓、蜘蛛和乌蛇这样的动物也在这样的地方大量生存。当然，这里也有蜱虫——非常非常多的蜱虫。在我到此地参观之前的那一年，达切斯县的卫生部门有记录可查，在一个不到 30 万人的居民区，就发现了 1 244 例莱姆病病例。这样的数据足以使你在进入森林中散步之前好好思量一番了。

　　奥斯特费尔德和他的团队却无暇考虑这些事情，因为他们要从这些森林中收集数据。那天早些时候，我也随着他和一些年轻的同事在森林中谨慎前行。其中一位是杰西·布伦纳，来自蒙大拿海伦娜市的博士后。他留着胡须，有些谢顶，已经就莱姆病的流行和不同面积的森林中物种多样性之间是否有关联，以及它们之间的关联进行了多年研究。另外一名团队成员叫香农·迪尔，是奥斯特费尔德实验室的一名助理实验员，目前也患上了莱姆病，正在使用阿莫西林进行治疗。我注意到在森林中前进的时候，奥斯特费尔德将牛仔裤塞进了袜子里，处理捕捉到的动物时戴着乳胶手套。布伦纳用一只白蹄鼠给我展示了他的技术，然后将这只动物递给我。

　　我按照指示拿着那只老鼠，轻轻地按压老鼠肩部的皮肤。老鼠的眼睛又黑又大，充满了恐惧，闪着光。它的耳朵又大又柔软，皮毛是灰棕色的，非常柔软。我能看到一只耳朵上附着着几个黑点，每一个都像句号般大小。布伦纳解释说，这些就是蜱虫的幼虫，它们刚刚吸附到老鼠身上，还没有开始吸血呢。另一只耳朵上有一团大一点的黑块，像大头针的针头一样大小。幼虫在这里附着的时间要更长一些，现在已经吸饱了血。布伦纳告诉我，这个季节的这个时候，老鼠可能已经因为蜱虫若虫的叮咬而感染了。吸饱了血的蜱虫幼虫因此也可能刚刚受到老鼠的感染。所以，很可能我手里拿着的是两只被感染的老鼠。正当我专心地听布伦纳讲话的时候，老鼠也感受到我走神了，挣脱了我的手，跳到地上跑了，消失在灌木丛中。因此，这个疾病传染的循环又要继续了。

那天下午，在办公室聊天的时候，我问了奥斯特费尔德一个非常实际的问题："假设你有年幼的孩子，住在米尔布鲁克自己梦寐以求的大房子里，3公顷的院子里，有漂亮的草坪和灌木丛——你想要什么来预防莱姆病？可能有很多令人感到绝望的选择。让县政府喷洒杀虫剂？让州政府捕杀这里的鹿群？在森林中使用上千只捕鼠器（不是谢尔曼公司生产的，而是那种能够直接杀死老鼠的捕鼠器），捕鼠器上放着奶酪作为诱饵，散放在森林当中？你会将院子铺平并在周围挖好壕沟，里面放满油吗？你在孩子们出去玩之前，会在他们的脚踝上挂上'注意跳蚤'的项圈吗？"

"不，我一点也没有过这些想法。"奥斯特费尔德说，"如果我知道在这片森林里生活着健康的猫头鹰、狐狸、老鹰、臭鼬和各种各样的松鼠，也就是那些能够控制老鼠数量的动物，我就感到非常欣慰了。"换句话说，他期待这里能保持生物多样性。

这也是他在不经意间表达20年研究中所得出的结论的方式：在某个地区，患上莱姆病的风险似乎随着当地物种数量的减少而增加。原因何在？可能是因为老鼠和地鼠的宿主能力（两种动物的宿主能力都比较强）和其他有脊椎动物宿主的宿主能力（宿主能力弱）不同所致，而这些动物要在同一个地方生存。最有能力的宿主对莱姆病的效果可能由于宿主能力较弱的宿主的存在而变得不那么明显。在物种丰富的森林中，如有老鹰、猫头鹰、狐狸、臭鼬和负鼠等中型的捕猎者和松鼠、花栗鼠这种体型较小的竞争者，白蹄鼠和地鼠的数量就会由于受到捕食和竞争的限制而相对较少。宿主的平均能力就会因此减弱。从另一方面来讲，在生物多样性被破坏的森林中，几乎肯定会有白蹄鼠和地鼠，且数量非常多。而白蹄鼠和地鼠会大量繁殖，就会将疾病很快地传播给叮咬它们的蜱虫，伯氏疏螺旋体也会大量繁殖。

这一发现又使奥斯特费尔德想到了另外一个对公共健康有直接启

示意义的有趣问题。哪些森林中的生物多样性比其他森林少？或者更实际点讲：哪些森林、绿地或者公园中传播莱姆病的概率更大？

　　记住，任何一片被人行道、建筑物和其他形式的人类影响所包围的森林，在某种程度上来讲都是一个生态岛屿。这个生态岛屿上的动物都不为人知，因为当这些动物离开或者来到这个生态岛屿的时候，会受到排挤。（鸟类是一个特例，虽然它们也符合这个规律。）还要注意的是，大的岛屿上生活的动物种类比小的岛屿上的种类要多。马达加斯加岛的动物种类就比斐济岛的动物种类多很多，而斐济岛的动物种类比特鲁克岛的动物种类要丰富很多。原因何在？答案很简单，更大的岛屿面积和动物栖息地的多样性可以使更多的动物在此生活。（被称为岛屿生物地理学的一门实地考察的学科，专门解释这个简单答案背后复杂的细节。奥斯特费尔德对这门学科非常熟悉，因为这门学科深刻地影响了 20 世纪 70 年代和 80 年代生态学方面的想法；我对此也非常熟悉，因为 20 世纪 90 年代的时候，我曾经写过一本有关这方面的书。）将这个理论应用到纽约州达切斯县的情况，就会使人产生这样的推测：小片的森林和林地包含的动物种类比面积大的森林中的动物种类要少。奥斯特费尔德也是这样做的——他将这个和面积相关的生态多样性预测作为一个粗略的假设，然后进行实地研究，并对其进行检测。我到米尔布鲁克去参观的时候，他已经有足够的证据说明这个假设看起来确实是正确的，布伦纳的博士后研究工作也对这个话题进行了进一步的研究和探索。

　　时光飞逝。我和他谈话 5 年后，奥斯特费尔德根据 20 年的不断研究得出了结论，现在，他对这种假设学说更加自信了。这个结论也成为他写的《莱姆病》（Lyme Disease）一书中一个重要的主题。随着他对这些基本原则的信心与日俱增，这些原则在不同环境中不同的应用方式也日益受到认可。他所得出的所有结论现在都根据条件不同进行了细致的修改。但是，一些基本的观点非常明确。

　　在达切斯县那样的地方，一片小树林中很可能只栖息着几种哺乳动物，其中一种就是白蹄鼠。这种老鼠是群居动物，生命力顽强，繁殖力旺盛，是机会主义者，非常适宜生活在这样的森林中。由于天敌和竞争者不多，白蹄鼠的数量在一个较高的平均水平上下波动，如果是橡子大丰收后的夏天，老鼠的数量还会更多。如果老鼠中出现鼠疫，会搅扰这片森林的平静，就像是哈莫林外面路上的老鼠一样。这时，会滋生大量蜱虫。这些蜱虫会尽情地吸食老鼠的血液，存活率非常高。因为白蹄鼠（和负鼠、猫鹊或花栗鼠不同）不善于清理身上的蜱虫，还是寄存伯氏疏螺旋体能力极强的宿主——非常适合为蜱虫提供生存条件，传播这种细菌，很多蜱虫都是细菌携带者。

如果森林的面积更大，动物和植物的种类更加丰富，那么这种疾病的机制也会不同。由于存在十多种天敌和竞争者，白蹄鼠的数量会有所减少；其他哺乳动物是寄存螺旋体能力不太强的宿主，也不能为饥饿的蜱虫幼虫提供良好的生存条件。总体的效果就是受感染的蜱虫数量有所减少。

正如奥斯特费尔德在他的书名中警告的那样，尽管这个系统非常复杂，但莱姆病的某些方面却显而易见。他在书中写道："我们知道在小树林中散步比总在附近的大森林中散步患上莱姆病的风险更高。我们知道在橡子大丰收两年后在橡树林中远足比在橡子歉收的树林中远足患上莱姆病的风险更高。我们知道哺乳动物和鸟类的种类越多的森林比物种稀少的森林更安全。我们知道森林中负鼠和松鼠的数量越多，患上莱姆病的风险就越低。我们怀疑，如果森林中猫头鹰、老鹰和臭鼬的数量越多，患上莱姆病的风险也会越低。"至于白尾鹿，它们也和这种疾病有关，但是绝非首要因素，所以不要听到什么都相信。

奥斯特费尔德补充说，有些人将"所有的生命都是互相联系的"当作生态学的真理。其实不然。这只是个模棱两可的道理。科学的真正要义在于理解哪些动物的联系更加紧密，它们之间是如何联系的，以及发生变化或者干扰时会造成什么样的结果。

52

正如里奥斯特费尔德和同事所说的那样，莱姆病所显示的典型意义在于，受到破坏的、支离破碎的生态系统比完整、多样的生态系统更容易发生人畜共患病。然而另外一个意义和奥斯特费尔德的工作关系不大，也不能用燕麦做诱饵的谢尔曼捕鼠器这个角度来解释。这个结论是从一个非常基本的事实当中得出的，那就是伯氏疏螺旋体是一种细菌。

我们得承认，伯氏疏螺旋体是一种具有特殊性质的细菌。比如，当受到抗生素的攻击时，伯氏疏螺旋体好像会退守，进入一种防御、不受影响的状态，变成一种囊肿样的阶段，被称为"圆体"。这些圆体处于一种休眠的状态，对外界的打击有抵抗的能力，而且很难被检查出来。使用阿莫西林或者多西环素经过为期2到4周的标准治疗，看起来好像已经痊愈的莱姆病患者身上仍然可能有圆体存在，因此有复发的可能。圆体也可以用来解释"慢性莱姆病"综合征，这种现象得到了该病患者、持不同观点的人以及医生和美国传染病协会的热议。也许圆体也解释不了"慢性莱姆病"这种现象。

别把伯氏疏螺旋体、圆体和贝纳柯克斯体的小体弄混淆了。贝纳柯克斯体小体是Q热的病原体，也是囊肿状，人们发现在达切斯县的空气中也漂浮着这种病原体，附着在顺风分娩的山羊身上，并通过风将病原体传播开来。至少目前还没有听说有人说莱姆病也与此类似，通过风来传播。伯氏疏螺旋体圆体和贝纳柯克斯体小体只是表明，即使是在抗生素得到广泛使用的时代，细菌也可能会隐藏起来，非常顽固。这些微生物提醒我们，在21世纪，并不是只有病毒才能导致严重、棘手、令人困惑的人畜共患病，虽然病毒确实对人畜共患病的暴发有推动作用。

第六章

病毒的生存法则

53

在人类进入 20 世纪以前，病毒无异于暗物质和未知行星，是一个看不见也摸不着的谜。虽然病毒的杀伤力很强，却很难被检测出来，这一点很像中子。安东尼·范·列文虎克发现了微生物，200 年后，巴斯德和科赫在细菌学上又有了重大突破，但他们都没发现病毒。巴斯德把狂犬病当成一种疾病来研究，后来甚至发明了狂犬病疫苗，但却没有关注过狂犬病毒本身，也不知道它究竟是什么。同样在 1902 年，威廉·C. 戈加斯通过灭蚊计划在古巴根除了黄热病，但他却从来不知道蚊子究竟携带着什么传染源。这些微生物学家的做法就像是被蒙住了眼睛的猎人，仅仅靠猎物发出的声音来判断它们的大概位置。就连 1918—1919 年导致全世界将近 5 000 万人死亡的流感病毒，至今也仍然是个不解之谜，当时没人发现，也没有确认这种病毒。病毒在光学显微镜下观测不到，不能在化学营养液中生长，也不能像细菌那样可以使用陶瓷过滤器捕捉到，只能通过推理证明病毒的存在。

病毒为什么具有这么强的隐蔽性呢？因为它们极小，小得让人无法察觉；它的外部结构非常简单，但内部构成很精细、不同寻常却又非常合理，在有些情况下又非常微妙。专家们甚至在病毒是否为生物这个问题上产生过分歧。如果病毒不是生物，至少可以说有依照生命原则构建起的简单生命形式。病毒寄生在其他生命体当中，相互竞争，攻击，逃脱，挣扎。和所有生物一样，它们遵循着基本的生存法则——生存，繁殖，延续血脉，这一系列活动完全符合达尔文的自然选择学说。

它们也在进化。现在，地球上的这些病毒非常适应其表现，因为适者生存。

"病毒"这个词的历史比我们研究真正病毒的历史要长得多。它出自拉丁文的 virus 一词，意思是"毒药、植物的汁液、黏着的液体"，这个拉丁词甚至也用来指"有毒的黏液"。1728 年，这个词最早出现在英语中，用来指一种病原体。但在 18 世纪的其余年份、整个 19 世纪和接下来的几十年里，"病毒"一词的界定都非常模糊，可以用来指任何一种传染性微生物，也可以专指我们现在叫作"病毒"的生物。直到 1940 年，麦克法兰·伯内特偶尔还会在不经意间将导致 Q 热的微生物称为"病毒"，虽然那时他很清楚它是一种细菌。

病毒引起的症状比人们发现病毒要早得多。虽然病原体不清楚，但几个世纪甚至几千年以来，天花、狂犬病、麻疹等疾病所造成的痛苦，连普通诊所的医生都耳熟能详。人们对急性病和传染病的原因，有很多创造性的解释。有人认为祸根是毒气或臭气，是发霉变质的东西，是贫穷的生活，是上帝的怒火，是恶魔的诅咒，是寒冷的空气，是受潮的双脚。人们对传染性微生物的认识过程非常缓慢。1840 年前后，德国一位名叫雅各布·亨勒的解剖学家开始怀疑存在一种有害颗粒——可能是生物，也可能是其他东西。这种有害颗粒非常小，小到在光学显微镜下观察不到，但却能够传播某些特定的疾病。由于亨勒没有证据，这一观点在当时没有得到认同。1846 年，一位名叫彼得·帕努姆的丹麦内科医生亲眼见证了一场麻疹的流行。疫情发生在苏格兰北部一个偏远群岛——法罗群岛上。他敏锐地发现，这种病可以在人与人之间传染，从接触病原体到发病大约间隔两个星期（也就是我们现在所说的潜伏期）。罗伯特·科赫在哥廷根求学时曾经是亨勒的学生。19 世纪 70 年代和 80 年代，他做了很多试验，对微生物的研究从观察和推测的层面提升到了一个新的高度，确定了导致炭疽热、结核病和霍乱的微生物。科赫、巴斯德、约瑟夫·李斯特、威廉·罗伯茨和约翰·伯顿·桑德森等人的发现为 19 世纪后期一系列被统称为疾病的"细菌理论"的观点奠定了经验基础。这一理论的出现成为人们已经摆脱了传染病的根源是有害气体、传染性的毒药、不平衡的体液、传染性的腐败物或是魔法这种陈旧观念的标志。但是科赫、巴斯德和李斯特关注的这些微生物实际上是细菌（巴斯德有关狂犬病的睿智猜想除外）。

　　细菌不像病毒那么难以捉摸。它们可以在普通显微镜下被观察到，可以在含有营养丰富的琼脂培养基的有盖培养基（科赫的助手尤利乌斯·彼得里的发明）中生长。细菌比病毒大，理解起来也相对容易。

　　接下来的重大发现并非来自医学，而是农学。19 世纪 90 年代早期，一位叫德米特里·伊万诺夫斯基的俄国科学家在圣彼得堡研究烟草花叶病，这种病在当地种植园中很常见。烟草"花叶"上的斑点会使整个叶子萎蔫干枯，极大地降低了产量，耗费了种植成本。早期的研究表明，这种烟草花叶病具有传染性——通过实验室试验可以看到，将发病叶子中的浆汁涂抹到其他叶片上能够传染这种疾病。伊万诺夫斯基在此基础上增加了一个步骤，再次进行试验。他用钱柏兰滤器对发病叶子的浆汁进行过滤。钱柏兰滤器是由未上釉的陶瓷制成的，上面有微小的孔，用来过滤细菌。伊万诺夫斯基在报告中称："即使在过滤后，感染病毒的烟草叶浆汁中仍然有传染物质。"这一发现成为"病毒"的第一条具有可操作性的定义：病毒具有传染性和"可过滤性"。可过滤性是指病毒很小，能够通过细菌无法通过的地方。不久以后，一位叫马丁努斯·拜耶林克的荷兰科研人员也通过独立的实验得出了同样的结论，并且在此基础上更进一步。他把过滤后的发病叶子的浆汁进行稀释，然后用稀释后的浆汁去感染其他植株。拜耶林克发现：不管这种传染性物质到底是什么，在稀释之后，还能完全恢复活力。这就说明这种物质能够在第二个受感染植株的活组织中进行复制，反过来也说明这种物质不是细菌释放出来的某种毒素或者有毒的排泄物。若是毒素，被稀释之后，它的毒性一定会降低，也不能自主恢复活力，而这种物质却可以做到这些。但是把实验中用的滤液单独放在一个容器里，这种物质就不会生长。这说明它需要依附于其他东西才能生长，它需要依附于植物。

拜耶林克、伊万诺夫斯基和其他几位同事共同的研究成果表明：引起烟草花叶病的是一种比细菌还小的物质，在显微镜下看不到，能够而且只能在活细胞内繁殖。虽然还没有人见过病毒，但这是病毒的最基本特征。拜耶林克猜测，烟草花叶病的传染源是液体，并将其标记为"传染性活液"，即一种有传染性的活性液体。但是后来的研究成果，包括 20 世纪 30 年代电子显微镜的发明，都证明拜耶林克的这一猜想是错误的。病毒不是流体，而是固体：一种体积微小的粒子。

这些都是关于植物的病毒。最早发现的引起动物疾病的病毒是动物口蹄疫病毒，它给农业带来了巨大的损失。它可以由打喷嚏形成的飞沫通过空气在牛和猪中间传染，最后导致其死亡，或者被宰杀。弗里德里希·勒夫勒和保罗·弗勒施在德国北部的一所大学里工作，他们使用了和拜耶林克一样的过滤和稀释的方法，于 1898 年证明口蹄疫的病原体也是一种只能在活细胞中繁殖、可过滤的微小颗粒。勒夫勒和弗勒施还注意到，口蹄疫的传染源可能只是某一门类的众多病毒传染源之一，其中还可能包括某些可以使人类感染的传染源，比如天花的传染源。但是人类的第一例病毒性传染病不是天花，而是发生在 1901年的黄热病。就在威廉·戈加斯通过杀灭蚊虫根除古巴黄热病的时候，沃尔特·里德和他领导的微生物学家组成的科研团队确认了这种疾病的病原体通过蚊子传播，但是他们还是没有观察到这种病毒。

后来科学家开始将病毒称为"可过滤性病毒"。虽然这个词有些蹩脚，但总比过去叫"有毒的黏液"精确得多。比如说，汉斯·辛瑟尔（Hans Zinsser）在 1934 年编写了一本经典的医学探索发现纪事类的书籍——《老鼠、虱子和历史》（*Rats, Lice and History*，重庆出版社，2019 年 12 月出版），在书中称自己受到了"'可过滤性病毒'病原体研究的鼓舞"。辛瑟尔写道："很多传染病是由这些神秘的'东西'引起的，比如，天花、水痘、霍乱、麻疹、腮腺炎、脊髓灰质炎、脑炎、黄热病、登革热、狂犬病，还有流感，动物中那些重大的灾难性传染病就更不用说了。"辛瑟尔也意识到出现在动物身上的某些传染病也可能出现在人的身上。他还提出了一个极为关键的观点。"在由细菌引起的传染病中，寄生虫就可以寄生在人类和动物的身上，并在人类和动物之间传播。"辛瑟尔是一个宏观视角的思想家，同时也是一位训练有素的微生物学家。80 年前，他就敏锐地感觉到病毒可能引起严重的人畜共患病，最近这一想法才得到了证实。*

54

　　病毒难以在试管内培养使当时很多科研人员对它的概念很模糊，在实验室操作起来也无从下手，不过这也成为研究病毒性质的一个线索。病毒在化学营养培养基中无法生长，因为它只能在活细胞中复制。用专业术语来讲，病毒就是一种"专性细胞内寄生虫"。它的个体很小，基因组也很小，小到只能靠伺机寄生来维持生存。病毒没有独立的生殖器官，它们四处游荡，伺机寻找寄生机会，从宿主身上偷取营养来延续命脉。

　　病毒很小，但到底有多小呢？病毒的平均大小是细菌平均大小的十分之一。用科学测量方法中的术语来讲，圆形的病毒直径在 15 纳米（也就是 15 亿分之一米）到约 300 纳米。但是病毒不都是圆形的，有的是圆柱体的，有的是直线型的，有的像未来风格的建筑，有的像月球的登陆舱。不管是什么形状的病毒，其内部体积都极小。挤在这么小

---

* 本书英文原版出版于 2012 年。——编者注

空间中的基因组也大不到哪儿去，其中 2 000 到大约 120 万个核苷酸，而老鼠的基因组中大约有 30 亿个核苷酸。相比之下就可以看出，病毒的基因组数量确实很小。三个核苷酸构成一个氨基酸，平均大约 250 个核苷酸构成一个蛋白质分子（虽然有些蛋白质很大）。基因控制蛋白质的合成，细胞或病毒中其他所有物质都是由基因控制蛋白质合成的后续反应构成的。所以一个仅含有 2 000 个编码基因的基因组，就算有 13 000 个（如流感病毒）或者 30 000 个编码基因（如 SARS 病毒），去完成规模宏大的细胞组织的构建，其工程量也是相当可观的。即使病毒的基因组数量是如此之小，只能合成 8 到 10 个蛋白质分子，病毒却非常聪明，能够感染宿主，延续自身。

所有病毒都面临着四个基本的挑战，那就是怎样从一个宿主转移到下一个宿主，怎样进入宿主细胞，怎样利用宿主细胞的组织和能量来实现自我复制，还有怎样脱离宿主细胞和宿主，侵入下一个宿主当中。病毒的结构和基因功能都极其精简，只能完成以上这些任务。

和麦克法兰·伯内特同年获得诺贝尔奖的著名英国生物学家彼得·梅达沃爵士（Sir Peter Medawar）把病毒定义为"蛋白质包裹下的坏消息"。梅达沃指的这则坏消息就是遗传物质，当它榨取宿主细胞中的营养物质来为自身寻求避难所并且进行繁殖的时候，经常（并不总是）会对宿主生物造成损害。蛋白质外壳就是病毒的衣壳，它有两个功能：一是保护病毒的内部结构，二是帮助病毒进入宿主细胞。独立于细胞之外的病毒个体颗粒，叫作病毒粒子。衣壳也决定了病毒的外部形状。比如说，埃博拉和马尔堡病毒粒子呈长丝状，因此被归入丝状病毒类。其他病毒的病毒粒子有的呈球形，有的呈卵形，有的呈螺旋形，有的是二十面体（有 20 个面，就像巴克敏斯特·富勒设计的足球一样）。HIV-1 是球形的，狂犬病毒形似子弹头，埃博拉病毒混合亨德拉病毒就像是放了点酸豆酱的意大利面。

很多病毒外层还包裹着一层膜，叫作包膜。包膜由蛋白质组成，和脂类分子构成——在某些情况下，当病毒脱离宿主细胞的时候，会从宿主细胞壁上带下来一些脂类分子。在包膜的外表面，病毒粒子被大量的刺状分子突起包围，就像是老式水雷上的雷管头。这些刺突有着非常重要的作用。每种病毒的刺都各不相同，其结构就像一把钥匙正好打开目标细胞表面的分子锁。刺突可以让病毒粒子依附在细胞表面，就像宇宙飞船相互对接，刺突还会打开进入细胞之门。刺突的特异性不仅限制了某种病毒能感染哪种宿主，也限制了宿主细胞的种类——神经细胞、胃细胞、呼吸空腔细胞。病毒进入这些细胞的效率极高，因此可以导致相应的疾病。虽然刺突对病毒很有用，但是也有弱点。它们是受感染的宿主免疫系统主要的攻击对象。白细胞产生的抗体呈分子形态，可以吞噬刺突，从而阻止病毒粒子侵犯宿主细胞。

　　不能误以为病毒的衣壳就是细胞壁或是细胞膜，它们只是有相似之处。在病毒学发展初期，病毒就被冠以很多否定的特性（病毒不能通过过滤获得，不能在化学营养液中培养，不像生命体）。最典型的否定特性就是病毒不是细胞，没有细胞的功能，也不具备细胞的性能和弱点。病毒的这些特点还有一个反映，那就是抗生素无法杀死病毒。抗生素是一种化学物质，其价值在于能够杀死细菌（细菌属于细胞），或者至少能够起到阻碍细菌生长的作用。青霉素和其合成替代品阿莫西林都是通过抑制细菌合成细胞壁来杀灭细菌的。在新陈代谢过程中，细菌能够合成新的蛋白质，从而维持其自身的生长和增殖，而四环素能够干预细胞内的新陈代谢过程，因此也可以杀死细菌。而病毒没有细胞壁，没有新陈代谢的过程，当然对这些抗生素的威力也就无所畏惧了。

　　病毒衣壳内通常只有遗传物质，即以相同的模式生成新病毒粒子的一组指令。只有当病毒嵌入活细胞之后，才能执行这些指令。病毒的遗传物质可以是 DNA，也可以是 RNA，这取决于病毒的种类。虽然各有优缺点，但两者都能够记录基因并传递遗传信息。疱疹病毒、天花病毒和乳头状瘤病毒都含有 DNA；还有很多你没听过的病毒也含有 DNA，比如，逆转录病毒、杆状病毒和庚型肝炎病毒（引起 B 型肝炎的一种病毒）。其他一些病毒，如丝状病毒（最臭名昭著的一种就是 HIV-1）、冠状病毒，都以 RNA 的形式储存遗传信息。类似的病毒还有很多，如麻疹病毒、腮腺炎病毒、亨德拉病毒、尼帕病毒、黄热病毒、登革病毒、西尼罗病毒、狂犬病毒、马秋波病毒、胡宁病毒、拉沙病毒、基孔肯亚病毒，以及所有的汉坦病毒、流感病毒，还有常见的感冒病毒，它们的遗传物质都是以 RNA 的形式储存。

　　DNA 和 RNA 的不同特性决定了病毒与病毒之间最大的差异——病毒的突变率。DNA 是双链分子，也就是通常所称的双螺旋结构，DNA 的两条链通过碱基对之间特殊的匹配完美地结合在一起（腺嘌呤只和胸腺嘧啶互补配对，胞嘧啶只和鸟嘌呤互补配对）。通常情况下，在 DNA 复制替换碱基的过程中，DNA 就能够自行修复错误。这一修复工作是通过 DNA 聚合酶控制操作完成的，这种酶有助于催化单链 DNA 分子合成新的双链 DNA。如果一个胸腺嘧啶错误地和一个鸟嘌呤配对在一起（匹配的对象不对），聚合酶就会发现这一错误，然后往前追溯一对，修复错误配对之后再继续。所以在大多数 DNA 病毒中，基因突变的概率很小。RNA 病毒是由一条单链分子编码形成的，没有这样的修复功能，没有这样一对一的配对关系，也没有这种修正错误的聚合酶，因此其基因突变的概率可能比病毒要大几千倍。（有记载表明，也会有少数的 DNA 病毒在 DNA 的单链上编码基因，所以和 RNA 病毒一样，其基因突变率也非常高。无独有偶，还有极少数 RNA 病毒的 RNA 是双链的。不管什么规则，总会有例外。我们不能花太多的精力去研究例外，这些东西本身就已经够复杂的了。）关键有一点很重要，我还要强调：RNA 病毒的基因突变率极高，它的基因突变完全是肆意发挥，变幻无常。

　　突变就会产生新的遗传变异。而遗传变异为自然选择提供了原材料。大多数突变是有害的，会导致突变体功能紊乱，最终在自然进化过程中被淘汰。但是也有偶然的突变正好有用，适应性也很强。而且突变越多，产生优质突变的概率就越大。（突变的可能性越大，产生有害突变可能性也就越大，可能对病毒带来致命的影响；因此持续的突变率也有上限。）因此 RNA 病毒比地球上几乎其他任何物种进化得都快。这也是为什么它们这么变幻无常、不可预测、令人讨厌。

　　我不太赞同梅达沃对病毒的描述。不是所有的病毒都是"蛋白质包裹下的坏消息"——或者至少可以说，不是对所有感染者都是坏消息。有时候，这个消息就是不好不坏的。"感染"不见得总是伴随着很严重的破坏，这个词只能表示在被感染者身上有一些微生物存在。其实，让被感染者发病，病毒不会从中获得任何好处。从病毒本身的需求来看，它们无非就是想进行自我复制和传播。病毒确实是进入了宿主细胞，没错，还为自身复制扰乱了宿主的生理机能，也没错，它们的存在还经常毁坏宿主细胞，都没错，但或许破坏这么点细胞远远不足以对宿主造成严重的伤害。它们很可能带着善意无声无息地进入宿主体内，然后适度地进行自我复制，之后从一个个体传播到另一个个体。在整个过程中，宿主都不会有任何症状。病毒和宿主之间，就像有这样一个休战协定，一般是经过长期的交往和相互间进化调整之后才达成的。病毒的毒性削弱，宿主的耐受性越来越高，这也是宿主没有症状的部分原因。不是所有病毒和宿主都可以发展成这样亲善友好的关系，这只不过是生态平衡的一种特殊形式。

　　和所有生态平衡一样，这种平衡也只是短暂的、临时的，会随实际情况变化而变化。（平衡过后继续发展会产生新的不平衡，就是溢出效应。）发生溢出效应时，病毒也随之入侵到了新的物种当中，这时，病毒和前一种宿主之间的休战协定就不复存在了。平衡时产生的耐受性是不会传递给新宿主的，因此平衡也被打破了，病毒和新宿主之间就建立起了全新的关系。刚刚进入一个陌生的宿主体内，病毒会呈现什么样的面孔谁都说不定，可能是一个无伤大雅的过客，可能是一个招人讨厌的无赖，也可能成为一种罪恶的根源。

55

我们通常所熟知的 B 疱疹病毒（确切地说叫 CeHV-1，猴疱疹病毒），在 1932 年纽约大学实验室发生了一起意外之后，瞬间一跃成为医学界关注的焦点。一位叫威廉·布雷布纳的年轻科学家正在研究一种脊髓灰质炎疫苗。在这类实验中，猿猴是必不可少的。这个实验选取了一种短尾灵长类猕猴——恒河猴（猕猴）作为实验动物。那时候，脊髓灰质炎病毒不能在培养皿中培养（其实是可以的，只要宿主细胞也能同时在病毒培养皿中存活），所以恒河猴就成了典型的病毒培养皿和检测对象。脊髓灰质炎不是人畜共患病，通常情况下它只能感染人类，但是将病毒注入恒河猴体内，就可以使其感染。研究人员从接受人工感染的动物体内获取病毒，再注射到另外一只动物的大脑或脊髓中，以这种方式使病毒感染下去，并时刻观察猴子的反应。突然有一天，在处理一只猴子的时候，布雷布纳被咬伤了。

伤口并不严重，只是咬破了左手的无名指和小指。布雷布纳先后用碘酒和酒精处理了伤口，然后继续工作。这只猴子看起来并无异常，也很健康，虽然脾气暴躁，但也可以理解。但它是否已经感染了脊髓灰质炎病毒，布雷布纳对此仿佛并未察觉。不久之后，这只猴子死了（在另外一项实验过程中的麻醉状态下死亡），没有进行尸检。

被咬三天后，布雷布纳发现伤口周围开始"疼痛，有轻微红肿"。又过了三天，他就被送到了表维医院。病情发展得比较缓慢——开始只是淋巴结发炎，腹部绞痛，之后双腿开始发麻，无法自主排尿，接着双臂也刺痛麻木，后来高烧不退，不停地打嗝。两周以后，病情急转直下，布雷布纳病入膏肓了。他变得呼吸困难，面色惨白，上呼吸机后，身体剧烈抽搐，失去了意识。他喘息着，嘴里和鼻子里不停地冒出泡沫状的液体。5 小时后，年仅 29 岁的布雷布纳去世了。

　　他的死因是什么呢？是脊髓灰质炎，还是狂犬病？有一位和布雷布纳一起在纽约大学实验室工作的研究员，刚从医学院毕业，很聪明，也很有抱负，他在布雷布纳的尸检工作中做助手，后来又利用布雷布纳的大脑、脊髓、淋巴结和脾脏进行了很多深入的调查和研究。这个人就是阿尔伯特·B. 萨宾（Albert B. Sabin）。几十年后，他因研发出口服脊髓灰质炎疫苗而闻名。萨宾和他的一位同事将布雷布纳大脑中的乳剂注射到恒河猴体内，同时也对一些老鼠、豚鼠和狗等动物进行了注射。这些动物都没有出现布雷布纳的症状，但是症状在同样接受注射的兔子身上出现了。兔子腿一瘸一拐、软弱无力，最后死于呼吸衰竭，脾脏和肾脏受损。萨宾和他的同事从兔子体内提取了一些滤过的精髓液，这些精髓液可以使病毒感染下去。该病毒被简单称为"B 病毒"，以布雷布纳名字的第一个字母命名。其他的研究表明，这是一种疱疹病毒。

　　人感染 B 疱疹病毒的情况并不常见，但如若感染，死亡率极高。在 20 世纪感染了此病的几十名患者中，死亡率接近 70%（近年来，抗病毒药物研发有了重大突破），即使在这之后，死亡率也接近 50%。感染之后就算保住了性命，一般情况下神经系统也会遭到破坏。那些在实验室经常和恒河猴打交道的科学家和实验员的处境就更危险了，B 疱疹病毒已经成了他们的职业公害。然而这种病毒在恒河猴身上却是家常便饭，有些症状也无大碍，只是很烦人而已。这种病毒存在于神经节当中，偶尔发作会导致轻微的损害，通常出现在猴子的嘴或者嘴的周围，和人类因单纯疱疹出现的唇疱疹或者口腔溃疡的情形类似。猴子的疱疹反复发作，不像人感染 B 疱疹病毒这么恐怖。布雷布纳去世后的几十年当中，又有 42 人被确诊感染了 B 疱疹病毒，这些人不是科学家就是实验员，要么就是和笼子里的恒河猴有过接触的驯兽师。

20 世纪 50 年代，脊髓灰质炎疫苗的研发正如火如荼地进行着。就在这个时期，感染 B 疱疹病毒的病例数量迅速增加，这种情况很可能是疫苗研究实验中用的恒河猴的数量急剧增加造成的。和现代对灵长类动物进行医疗实验的条件相比，当时圈养和处理猴子的方式非常原始。1949—1951 年，有一个由美国国家脊髓灰质炎基金会（又叫美国新生儿出生缺陷基金会）资助的项目，仅这一个项目就使用了 17 000 只恒河猴。基金会在南卡罗来纳州为这些进口猴子设立了一个"清算公司"。在这里，每位核心研究员都有一个长期订单：每月 50 只猴子，26 美元一只，含运费。当年到底有多少只恒河猴"牺牲"在萨宾和乔纳斯·索尔克的实验室里，没有人知道，别人的实验室里就更不知道了。但是在 1957—1958 年，就像脊髓灰质炎疫苗的探索逐步达到顶峰一样，B 疱疹病毒的感染情况也攀至顶峰。大多数感染案例发生在美国，其余在加拿大和英国。这些地方距离恒河猴的自然栖息地十万八千里，不过它们的医药研究行业却都很繁荣。

自 20 世纪 50 年代达到高峰之后，意外感染 B 疱疹病毒的案例就开始不断减少，这可能要归功于实验室防范措施的升级，比如在处理实验猴子之前戴上手套或面罩，或者给猴子注射镇静剂等等。20 世纪 80 年代又出现了一个小的感染高峰，也是因恒河猴的数量增加造成的，不过这次恒河猴是用来研究艾滋病的。

1997 年年末，在美国亚特兰大州耶基斯国家灵长类动物研究中心发生了一起 B 疱疹病毒感染，这是距今最近的一起感染案例。10 月 29 日，一名年轻妇女正在一群圈养的恒河猴中间干活，突然有些黏糊糊的东西溅到了她的眼睛里，可能是恒河猴的尿液，或是粪便，也可能是唾液，确切是什么不清楚。当时她只用纸巾擦了擦眼睛，然后继续干活，几乎一个小时之后才抽空用水简单清洗了一下。其实这样简单的处理是远远不够的。她当时也没觉得问题有多严重，就没有填写事故报告。但是 10 天之后，她的眼睛开始红肿，就去了急诊室。值班医生给她开了些抗生素眼药水。她的眼睛发炎越来越严重，去看了眼科医生。又过了几天，另外一位眼科医生给她做了检查，怀疑她感染的是 B 疱疹病毒，她这才开始住院治疗。到了医院，医生给她用上了强效抗病毒药物。与此同时，之前从她眼睛拭子中提取的一些培养物被悄悄送到商业实验室进行分析——这部分暂且不谈。后来人们才意识到她的这些培养物的确太危险了，不能让普通的实验室工作人员处理。

这名年轻妇女的病情似乎有所好转，于是出院了。但是当她第二天早上醒来的时候，症状越来越严重——她开始腹痛，无法排尿，右脚也变得软弱无力。就这样，她又住进了医院。那个月月底，她开始癫痫发作，还得了肺炎。1997 年 12 月 10 日，她死于呼吸衰竭。这名妇女的父亲就是一位传染病医生，母亲是一名护士，而且在耶基斯了解 B 疱疹病毒的人不胜枚举。尽管如此，现代医学也没能挽救她的生命。

这一不幸发生之后，很多人感觉自己的处境也岌岌可危。一般情况下，这种病跨物种传染的可能性并不大，可以说非常小，但是一旦传染，后果将不堪设想。很多年之后，当英国一家野生动物园检测出有 11 只恒河猴的 B 疱疹病毒抗体检测呈阳性时，动物园管理人员立即决定消灭动物园里所有的动物。做出这个决定的原因是，不久前英国病原体咨询委员会将 B 疱疹病毒重新划分到四级生物危害这样一个"高危团队"当中，同属于这个团队的还有埃博拉病毒、马尔堡病毒、克里米亚-刚果出血热病毒。国家相关管理条例明确指出，处理四级生物危害动物只有两种办法，一是执行四级生物安全防护标准（就是穿上正压防护服，同时戴上三副防护手套，使用气闸门等等。对于一个观赏野生动物的景点来说，这样做不太现实）。当然，病毒抗体检测呈阳性只能说明这 11 只猴子接触到了这种病毒，并不能代表它们现在已经被感染，更不能说明它们会传播 B 疱疹病毒。但是科学上这样精确的区别没有能够阻止这场杀戮。聘请的射击手使用 22 毫米口径的消音来复枪，仅用一天就把整个动物园的 215 只动物全部杀死了。两周之后，英国乡村的另一个动物园在检测出一些恒河猴的 B 疱疹病毒抗体检测呈阳性时，也如法炮制，杀死了该动物园的上百只恒河猴。法规就是法规，现在恒河猴（不管有没有感染）贸易严重受损。这还好说，一位灵长类动物学家提出了一个更加尖锐的问题：B 疱疹病毒真的属于四级生物危害吗？他认为这样捕杀动物很奇怪、很可笑，而且没有必要。确实有些论据可以证明，B 疱疹病毒不属于四级生物危害。

　　恒河猴不是唯一携带 B 疱疹病毒的猴子，还有其他五种亚洲猕猴也被检测出携带这种病毒，包括在发源地印度尼西亚生活的食蟹猕猴。不过，无论恒河猴还是另外这五种猴子，都没有在野外使人感染 B 疱疹病毒的案例，毕竟是在野外，没有感染案例也很正常。但是在猴子和人类发生密切接触的地方也没有，这就难以解释了，因为这种情况确实存在很多感染机会。恒河猴和那些长尾猴都是非常会投机取巧的动物，很大程度上它们根本不害怕人类，也不畏惧人类的生活环境。猴子原本生活在印度、印度尼西亚和菲律宾的天然森林里，人类用链锯、砍刀破坏了森林，把猴子赶了出来。因此，它们只能跑到人类居住的地方，伺机捡点、偷点或者乞讨点吃的来维持生存。哪儿能让它们找到吃的，还能稍稍容忍它们存在，它们就住在哪儿。在印度德里，你经常会看到恒河猴潜伏在政府大楼的矮墙下面，也会在距离吉隆坡不远的大学宿舍楼道里瞥见猴子从垃圾桶里找吃的。这都是因为印度教和佛教崇尚温和对待所有动物，尤其对猴子这种非人类灵长类动物，所以在自然栖息地周边的寺庙里，猴子们成群结队，四处横行。有些寺庙距离被砍剩下的森林不远，或者就坐落其中，里面的猴子就更多。

　　因为长相酷似神猴"哈奴曼"，在信仰印度教的地方，猴子的地位很高。深深扎根于日本、中国、印度的佛教也是自古以来就崇尚猴子。这在标志性的艺术雕刻中可以略见一斑。在东京北部的东照宫，就有一个著名的"三猴"雕刻（三只猴子或双手捂眼，或双手捂耳，或双手捂嘴，分别表示看不见邪恶，听不见邪恶，绝不说邪恶）。经过几代人的善待，几个世纪以来，这些地方的猴子已经摆脱了野性，生活在人类聚居区附近。现在很多寺庙和神殿里的猴子就像"哈奴曼"的侍僧，或日本神道教中的山王，肆意享受着朝圣者和游客施舍的食物，并以此为生。

　　巴厘岛中部的桑给圣猴森林公园就是这样一个地方。它坐落在世界上最端庄高雅的小岛上，掩映在苍绿的火山坡下和一块块整齐的稻田中，每个月都有上千名游客来到这里，在寺庙或小树林间漫步闲游。两百只长尾猕猴专门等候在这里，向游客乞讨食物。这就是为什么一位来自华盛顿大学的人类学家——莉萨·琼斯-恩格尔（Lisa Jones-Engel）和她的丈夫、内科医生格雷戈里·恩格尔（Gregory Engel）会选择桑给来研究人类接触猴子携带 B 疱疹病毒的情况，很显然这里的环境和实验室是截然不同的。

　　巴厘岛是一个比特拉华州大不了多少的地方，居住着将近 400 万人，是世界上的人口密集区之一。虽然这里人口众多，建筑密集，但秩序井然，处处彰显精致，梯田线条优美，灌溉设备节水，地区划分也井井有条，不像其他一些热带城市那样又脏又乱，拥挤不堪。巴厘岛上居住的大多是印度尼西亚的印度教徒，其他居民则主要来自伊斯兰国家。在桑给，有一个大约 15 公顷的阔叶树林，可以为猴子们提供阴凉和栖身之处，不过没有太多天然食物。花生、香蕉、冷饭、花瓣或者寺庙工作人员、旅客、印度教朝圣者施舍的食物就成了猴子们的主食，它们以此为生。通往森林的小路两旁满是卖纪念品、衣服和猴子食物的小店。这些猴子在接受旅客施舍时从不矜持，甚至还会主动要求。它们已经丧失了野性，完全不介意人类的靠近。当地水平高的摄影师如抓拍到猴子和游客的合影，即刻卖给游客，还能迅速达成一笔交易。但是，这些可爱的小东西们有时候也会咬人或抓人。

　　莉萨·琼斯-恩格尔和她的同事们从这里收集了两组很有趣的数

据。他们通过采集血样和调查访问，分别对旅游区的猴群和在小店工作的人群进行了调查。调查结果很大程度上显示了亚洲猕猴和人类之间跨物种的感染概率。

这个调查小组从 38 只猕猴身上采集了血样，其中 28 只是成年猕猴，其他 10 只是未成年猕猴。他们将血清进行了过滤，想证明猕猴的血液里存在 B 疱疹病毒抗体。实验结果令人瞠目结舌：在桑给的所有成年长尾猕猴中，B 疱疹病毒抗体的普遍存在率是 100%。也就是说，所有成年猕猴都曾感染过 B 疱疹病毒，要么曾经携带过，要么仍然携带（这种情况很有可能，因为它是一种疱疹病毒，能够潜伏很长时间）。在未成年猕猴中，该种病毒的抗体普遍存在率稍低，可能是因为它们出生的时候没有携带这种病毒，随着年龄的增长，与成年猕猴接触增多，才会感染这种病毒。

此次调查的另外一组数据来自对人类的采访，调查小组想据此测定这种病毒在物种间传染的概率。调查发现：在被采访的店员、摄影师和其他一些当地人当中，大概有 1/3 的人被猕猴咬伤过，约 40% 的人被抓伤过，有些人甚至还不止一次被咬伤或抓伤。

这次调查把目标锁定在旅游区的工作人员身上，完全未曾考虑去调查来往游客被咬伤或抓伤的情况。研究人员估计，每年来桑给的游客当中，肯定会有上千人被猴子咬过，况且桑给只不过是众多充满巴厘岛猴子的寺庙之一。在这种情况下，人类感染 B 疱疹病毒的概率是极大的。

但是据了解，到目前为止，还没有感染案例。格雷戈里·恩格尔、莉萨·琼斯-恩格尔和他们的合著者写道："在巴厘岛，无论在猴子森林还是在其他非实验室环境中，都没有人感染 B 疱疹病毒的案例被报告。"几千次被咬伤，几千次被抓伤，几千次感染机会，却是零感染（至少报道称是零感染）。如果你认为这是个好消息，而不觉得这是一个幽灵般可怕的谜团，那么你真的比我还乐观。当我看完他们的报告时，仍然困惑不解，我希望能有人亲口给我讲讲。

56

为了解除困惑，我加入莉萨·琼斯-恩格尔和格雷戈里·恩格尔的研究队伍，帮他们在孟加拉国东北部的一个神殿里捕捉猴子。

在这之前，我们来到了坐落在苏尔马河沿岸的一个叫锡尔赫特的城市。在这里，孟加拉国的低地开始褶皱起来，形成一座座小山丘。这些小山丘不断向北绵延，越来越高，最后形成雄伟的山脉，越过山脉就是印度的阿萨姆邦、不丹和中国的西藏。锡尔赫特是该地区的重镇，养育着 50 万人口和不计其数的灵长类动物。城市的交通拥挤不堪，街上几乎没有交通信号灯，就算有的地方有，也和没有差不多，来往的车辆想尽办法向前挪动。街上还有天然气驱动的摩托车的士，还有由靠长年受苦的又黑又瘦的双腿蹬起来的黄包车。数以千计装饰艳丽的黄包车和成百上千的摩托车的士穿梭在嘈杂拥挤的街道上，在被撞得破破烂烂的巴士和缓慢蠕动的小轿车中间不断地找寻它们的位置。每到清早，还有装满蔬菜的两轮手推车加入其中，摇摇晃晃地往市场方向推进。在一些大的道路交叉口上，密布着一些购物商铺和迎合高端消费的旅馆。这些地方窗明几净，颇有档次。这是一座兴旺的城市，是这个贫穷国家最富有的城市之一。多亏移居国外的孟加拉国人的投资和资助，有一些在英国发达的移民家庭，可能因为根在这里，对这里进行投资和资助。他们经常回家，不回家也会寄钱回来。一个男人告诉我说，英国的很多咖喱店都是这些移居国外的孟加拉国锡尔赫特人经营的。

宗教旅游也为该地区的经济注入了活力。这里有很多神殿，吸引着孟加拉国全国各地的朝圣者前来朝拜，同时也把我们吸引了过来。

我们到达锡尔赫特的第一个下午就去了一个神圣的地方——查斯

尼皮尔神坛，一个坐落在山丘顶部的穹隆形的建筑。山顶下面挤满了住户，一层层水泥墙、一家家小商店、街边毫无装饰的房屋和蜿蜒复杂的大街小巷将这个小山丘围了个水泄不通。我们沿着长长的台阶走上神坛，神坛掩映在五六棵蓬乱的大树下，一根枯树枝上挂满了猴子，它们在树枝上晃动，就像疯狂的水手在操控一艘船一样。神坛附近的山坡上长满了参差不齐的灌木，破破烂烂，还混杂着垃圾，其中还有锡尔赫特先人的坟墓。很明显这里不是那种青翠欲滴的旅游景点，只是一个嵌在城市居民区中心的神圣小岛，而这里的野生居民——猕猴，貌似并不在意这些。神坛的屋顶上、附近的树上、山下住户的房顶上到处都是猕猴的身影，他们在排水管上爬上爬下，在电线中间穿来穿去，在楼梯上游荡，在栏杆上散步，还在坟墓间跑来跑去。第一天下午，我们就搜查了这个地方。两天后的一大早，我们又回到这里，打破了原有的宁静。

我们的捕猴器已经准备好了。它是用铝管做成的一个立方体框架，再将各个面用尼龙网覆盖起来，大小和壁橱差不多，是专门为此定制的，还有一个可以在远处用绳子操控的落地门。捕捉猴子的时候，你坐在远处，认真注视着笼子，当看到有猴子进去的时候，拉绳子——门就落下来了。但是绳子不能拉得太早，也不要看到有一只猴子进去就拉绳子。有人告诉我，捕捉猴子的最佳技巧就是在第一次行动中尽可能多地捕捉，因为这种动物非常聪明，而且学得特别快。它们看到自己的同伴掉进陷阱，就再也不会靠近那个笼子。所以捕捉猴子的人一定要有耐心，等尽可能多的猴子走进笼子时，抓住最佳时机再动手。

我的任务很简单，就是当笼子的落地门掉下来的时候，马上跑过去，用脚把门锁上，这样笼子里的猴子就没法逃出来。格雷戈里·恩格尔负责较难的部分，就是给这些猴子挨个注射速效兽用麻醉剂。怎样给一只歇斯底里的猴子注射呢？这种情况下，只能隔着尼龙网拿针头对准猴子的大腿猛刺。穆罕默德·穆斯塔法·费罗兹（Mohammed

Mustafa Feeroz）教授是格雷戈里·恩格尔博士和莉萨·琼斯-恩格尔在孟加拉国的主要合作伙伴，他将带着他的四个学生一起做好防御工作。防御很重要，因为猴子很可能为救自己的同伴而疯狂地冲上去，扭成一团，令人无法控制。莉萨·琼斯-恩格尔是这个项目当中最具天赋的一位，却因为是女性而被禁止进入这个神圣的地方。她将和几位女助理一起在附近的一个院子里等候，准备为捕捉来的猴子抽血。一、二、三，捉！然后麻醉、抽血，还有比这个工作更简单的吗？

还有很多，就让我为你一一道来。

我们在捕捉猴子的笼子里放上爆米花和香蕉做诱饵。没过多久，就有几只猴子前来侦察。它们爬上爬下，把这个笼子里里外外检查个遍，其他大多数猴子缩在不远处观望。不久，在猴群间好像有消息发布，猴群瞬间就沸腾了。越来越多的猴子从房顶上横穿过来，少说也有100只。看到我们在这里都既好奇又紧张，笼子里的美味更是让它们急得抓耳挠腮。我们小心翼翼地在台阶上、山坡上散步，假装悠闲地看风景，尽量不让它们看出我们在关注着它们。费罗兹抓着绳子，他很耐心，就像一个垂钓的渔夫正目不转睛地盯着晃动的浮标。他等啊等，终于，有几只个头较大的猴子前来侦察，走进了笼子。其中一只雄猴，身体健硕如施瓦辛格一般，犬齿非常长，很可能就是这个猴群的首领。它很有胆量，也很贪婪，又有几只猴子紧随其后，进到笼子里。费罗兹一把拉下了绳子。

门应声而落，擒获了"施瓦辛格"和其他6只猴子。宁静瞬间被打破，接下来就是一片混乱。

57

有人可能会纳闷：在一个伊斯兰国家称猴子为圣猴？孟加拉国有

90% 的人信奉伊斯兰教，绝大多数都是传统的逊尼派教徒。伊斯兰教不是没有偶像和图腾吗？那些神猴寺庙不一直都被认为是印度教和佛教的圣地吗？

没错，伊斯兰教确实不崇拜偶像和图腾，但是也有例外，孟加拉国东北部包括锡尔赫特在内的苏菲神坛就有偶像崇拜。而查斯尼皮尔神坛就是一个苏菲神坛。

苏菲派与主流教派什叶派或逊尼派相比，是一个比较神秘、有着隐秘奥义的伊斯兰教分支。锡尔赫特地区的苏菲派可以追溯到 700 年前，是什叶派或者逊尼派信奉的教义。有一位叫哈兹拉特·沙阿·贾拉勒的入侵者，他是一位虔诚的苏菲教徒。据说，贾拉勒带领着 360 个门徒，从西方的麦加出发，经过印度的德里。那时候锡尔赫特是一个婆罗门王国，国力日渐衰败，由一位部落酋长统治。贾拉勒既没有征服这位酋长，也没有威胁他退位（这取决于你听到的是哪个版本）。他的随从中有一位会巫术的地质师，名叫查斯尼皮尔，负责为苏菲信徒找到和麦加一样神圣的土地，来建立他们的新王国。而锡尔赫特正好合适。贾拉勒和他的随从们就留在了这里，并使这里的大部分人皈依了苏菲教。贾拉勒统治了很久，去世之后被葬在了这里。他的陵墓现在被一座大型清真寺环绕，坐落在锡尔赫特市北部，仍然吸引着全国各地的朝圣者前来朝拜。我觉得这样的地方不可能欢迎猴子的来访。

但是还有一些以其他开国先驱的名义建立起来的朝拜圣地。这些地方不同于正规的伊斯兰教清真寺，叫作神坛或神殿，寓意对某个圣人的崇拜，通常圣人就埋葬在这些神坛或神殿的下面（就像贾拉勒）。这样理解神坛也许就是一种偶像崇拜——把凡人比作真主安拉，这些苏菲神坛可能就冒犯了逊尼派和什叶派理解的伊斯兰教教义。因此苏菲教被称作异教，在首都达卡以南就看不到这样的神坛或神殿了。

近年来，苏菲神坛也发生了一系列演变。随着垦荒对自然景观的破坏和城市化的不断发展，猕猴的自然栖息地面积不断缩小，因此猴子们就把神坛当成了避难所。起初它们可能是小偷小摸，或者去垃圾桶里捡些吃的，慢慢地它们就成了半驯养的动物，学会了向人乞讨。而且神坛看守人员越来越顾及包容它们的存在，甚至把这些猴子惯得肆无忌惮。包括查斯尼皮尔在内的很多神坛都成了猴子的圣殿。

人们前来圣地做礼拜，观赏猴子，施舍食物，走了还会再来。偶尔赶上一些宴会或拜神祈祷的节日，不辞劳顿前来朝拜的人会数不胜数，摩肩接踵。这些地方的猕猴让人们感觉很新奇，也很受欢迎。原谅我世俗的灵魂，这对于宗教圣地来讲是种不错的商业运营模式。因为一些朝圣者认为，如果猴子从他手中拿走了食物，他们的祈祷就会应验。在伊斯兰世界的大部分地区，这样的安排似乎是一种亵渎神灵的行为，但在锡尔赫特，它变成了一种神圣的传统。

58

费罗兹是贾罕吉尔纳加大学的动物学教授，贾罕吉尔纳加大学就坐落在达卡北部的萨瓦尔镇。费罗兹性格温和，做事认真，是一位虔诚的穆斯林，但不属于苏菲教派。他和莉萨·琼斯-恩格尔博士在申请捕捉查斯尼皮尔神坛的猴子时，表明了科研用途并且保证不会伤害任何动物，相关部门很自然就批准了他们的申请。管理猴子的负责人虽然同意了，猴子们却不同意，当看到我们抓了它们的首领和 6 个同伴，其中还有一只怀孕的母猴时，它们立刻火冒三丈，暴跳如雷。

笼子里的猴子也恐慌了起来，它们惊慌失措，上蹿下跳，四处张望。笼子外面也有 80 来只，齐刷刷地从树枝上、电线上飞奔下来，唧唧唧地大声尖叫着，气势汹涌地横穿过屋顶，朝我们呼啸而来。为救出"人质"，它们还对着我们摩拳擦掌。费罗兹和他的学生想到了可能会出现这样的场面，就提前捡来了一些木棍。现在，这些木棍成了他们的武器。他们挥起木棍不停地晃动，朝猴群摆出威胁的架势，一边拿木棒朝地面猛抽，一边大声呵斥猴群后退。我按照事先的吩咐用脚把笼子门拴住，不然手指灵敏的猴子就会把门打开。笼子外面的猴子也不容易被击退，它们在棍棒间躲闪，后退，然后绕着猴群外围连跑带跳，一边跑还一边发出刺耳的尖叫声。跑几圈之后，它们像《绿野仙踪》里那些会飞的猴子似的又冲到了我们面前。就在这一片混乱中，格雷戈里·恩格尔带着他的注射器挪到笼子附近，隔着网试了很多次，才好不容易戳中了"施瓦辛格"的大腿。他乘胜追击，以同样的手法在混乱中把注射器的活塞推了下去。这活儿干得着实有些俏皮，就像是西雅图某个乡村的赤脚医生，在给人治病时用了平常不怎么用的一招，虽倾尽全力，却还是显得有些蹩脚。

注射完麻醉剂之后几秒钟，"施瓦辛格"就凶猛不起来了，变得笨手笨脚、一瘸一拐的。紧急行动终于可以告一段落了，至少这半小时可以消停会儿了。

格雷戈里·恩格尔动作迅速，想把剩下的那6只猴子也挨个注射上麻醉剂。可笼子里的这几只猴子窜来窜去，安静不下来，笼子外面还有一群猴子在格雷戈里·恩格尔身后捣乱，要完成接下来的工作依然有困难。他又给两只猴子成功注射上了，然后给注射器重新加满了麻醉剂。谁也不想被猴子抓伤或咬伤。"想法抓住猴子尾巴，"格雷戈里·恩格尔冲我大喊，"把它固定在网子上！对，就是这样！"我小心翼翼地伸手去抓猴子尾巴，可我不是专门干这个的。看着那些以携带B疱疹病毒而出名的猴子朝我张牙舞爪、龇牙咧嘴，我实在没有勇气和激情把我的手暴露在它们面前。

不管怎样，最后格雷戈里·恩格尔用了几分钟把5只成年猴子全部麻醉完毕。当我们打开笼子门的时候，一只少年猴子和一只幼猴飞快地跑了出去，剩下的就像醉汉似的瘫倒在笼子里。

我们把这些猴子装在一个大行李袋里。"快，快，快走！"格雷戈里·恩格尔说，两个学生沿台阶把这个大袋子抬了下去，然后来到一个墙头附近，小心翼翼地举过墙头。墙头那边，莉萨·琼斯-恩格尔已经准备好把这一大包麻醉了的猴子接过去。她穿着传统孟加拉国服饰——一件薄薄的长袖罩衫、一条宽松的裤子，外加一条连肩膀都能盖住的面纱。考虑到对当地人情感的尊重，她平时就这么穿，不过今天还戴上了胶皮手套和外科口罩。她带领着人们穿过胡同，把猴子搬到了一个私家小院。在这里，妇女可以自由出入，这里还准备好了桌子，桌子上已经摆好了棉签、药瓶、带夹子的写字板和一些注射器。数据采集工作现在开始。

莉萨·琼斯-恩格尔做事果断，为人直接，在亚洲非人类灵长类动物研究领域有多年经验，她喜欢实验动物，却不会把它们浪漫化。当她和助手们开始从猴子身上采集血样和口腔组织时，她丈夫和费罗兹带着我和一群男学生又前往神殿开始新一轮的捕捉猴子行动。虽然我们已经把怎样捕捉猴子和我们狡猾的意图展示给大家了，但是这次行动会遇到什么意外，具体会怎么处理，谁也说不准。莉萨·琼斯-恩格尔指挥道："如果半小时前麻醉的猴群想出了攻击你们的方案，那你们就赶紧撤。"

59

"一提到 B 疱疹病毒，人们就吓得屁滚尿流。"这是几天后我们聊天时她说的。我们又回到了达卡，忙活了一天之后，莉萨·琼斯-恩格尔、格雷戈里·恩格尔在我宾馆的房间里喝了几杯百富酒。莉萨·琼斯-恩格尔是一个很执着的人。"B 疱疹病毒直接导致成群的猴子被枪杀，几乎就是……"她想起了英国野生动物园为了消灭病毒射杀动物的事，还有其他一些类似的做法，"几乎就是赶尽杀绝，从这个角度来看，B疱疹病毒和埃博拉病毒真的很相似。"她的意思是说，B疱疹病毒不仅很吓人、很厉害，而且被人们深深地误解了。

当然，B疱疹病毒和埃博拉病毒是两种非常不同的病毒。但是她说得没错，两者之间确实有些相似之处值得注意。一般来说两者对人类都是致命的，但是后果不一定很严重，因为这两种病毒的传播能力有限。如果这两种病毒可以无限制地传播，后果将是不堪设想的。它们没有超自然的力量，它们认为人类是它们的终端宿主。人类对这两种病毒的真实属性知之甚少，只是一味地想象着接触这两种病毒会有巨大的风险。两者的不同之处在于：埃博拉病毒已经臭名昭著、恶贯满盈，而B疱疹病毒却还不为人知。不为人知就是说除了在猴子实验室工作的人或经营野生动物园的人，其他人都不知道B疱疹病毒是什么。

莉萨·琼斯-恩格尔一直认为不该提倡杀死所有圈养的猴子，就算那些是携带B疱疹病毒的猴子，只要病毒传染给人类的概率不大，就不应该被杀死。抗体检测呈阳性并不能证明这种病毒还存在于动物的身上。

她提到了最近发生的一件事。就在3个月前，法国一所大学猕猴研究基地的猴子全部被杀死。其中有一些猴子已经被动物行为学家潜心研究了25年，早已为动物学家所熟知。这个研究基地以呈现令人着迷的行为模式而著名，来自国际灵长类动物协会和其他一些科研机构的上千名灵长类动物学家联名请愿，以此对通过大规模杀死动物来消灭病毒的做法提出质疑。"好好想想，不要这么做。"他们争论说，"你们根本不知道这样做将意味着什么。"不管怎样，这所大学的理事会还是做出了决定。8月的一个周日，在科学家和动物保护人员做出进一步努力之前，所有猕猴都被杀死了。

巴厘岛桑给圣猴森林公园的调研结果显示，不管B疱疹病毒在感染人的时候有多危险，这种病毒在猴子与人类之间感染的概率看起来非常小。莉萨·琼斯-恩格尔和格雷戈里·恩格尔发现那里的猕猴携带

B疱疹病毒的概率非常大，人类被猴子咬伤抓伤的事故发生率也不低，但并未发现人感染B疱疹病毒的情况。如果在巴厘岛偶尔有感染情况，肯定也没有得到医学界的关注，或者被诊断为其他可怕的疾病，比如脊髓灰质炎或者狂犬病。狂犬病在巴厘岛上是个非常严重的问题，因为这个岛上的狗患狂犬病的比例非常高。没有人知道桑给究竟有多少未被检测出的感染案例。恐怕谁也不知道。

早在十年前，另外一个调研小组公布的一组数据显示，B疱疹病毒没有感染人的趋势。这个调研小组检测了321位实验室工作人员的血样。这些实验室工作人员包括科学家和处理过活灵长类动物或培养液中灵长类动物细胞的实验员，他们当中大多数都曾在工作中和猕猴有过接触，许多人还被咬伤过、抓伤过或者被猕猴分泌的体液溅到身上，然而，这321位工作人员中没有一人的B疱疹病毒抗体检测呈阳性。很显然，这种病毒不容易传染，也不会使和猴子有密切接触的人发生轻微的无症状感染。

病史档案显示，猕猴和人接触导致感染的案例只有43例，布雷布纳是首例。没错，那43例感染的结局确实很悲惨，但是在同一时期，成千上万或者说数以百万计类似的接触——从实验室到野外，从神猴寺庙到实验室培养皿，人们被咬伤过、抓伤过，被猴子的口水、尿液溅到过，被实验室的注射器扎到过，但是B疱疹病毒并没有在人与猕猴之间传染。为什么没有呢？很明显，这种病毒还没准备好。

换一种说法就是：生态学为它们的传染提供了机会，然而生物进化却没有助它们一臂之力，然而这代表一臂之力的援助之手或许永远都不会伸出。

60

最近莉萨·琼斯-恩格尔和她的团队把注意力转移到了另外一件事上，他们把从查斯尼皮尔神坛抓来的猴子身上采集的血样进行过滤，来寻找除 B 疱疹病毒之外其他病毒存在的证据。我对此很感兴趣，因为这种病毒的名字挺吓人——猴泡沫病毒。感染这种病毒后，宿主并不会口吐白沫。之所以叫"泡沫"病毒，是因为这种病毒会诱导宿主细胞产生大量无功能空泡细胞。这些数量庞大的细胞聚集在一起，在显微镜下观察就像泡沫一样。

实际上还有很多泡沫病毒，都属于逆转录病毒家族。有些可以感染牛、猫和马，在大猩猩、黑猩猩、红毛猩猩、狒狒、猕猴和其他灵长类动物中也有发现。这些动物身上似乎自古以来就有这种病毒，病毒和宿主共同进化，一种猴子对应一种猴泡沫病毒，长达 300 万年之久。也可能正因如此，现在的人们才认为这类病毒并无大碍。一个在中非工作的调研团队报道，有迹象表明猴泡沫病毒可以从被猎杀的作为丛林肉（山魈、大猩猩和长尾猴）的灵长类动物传染给捕杀这些动物的猎人。猴泡沫病毒能否使猎人患病，是另外一个问题，那项研究中并未提及，但是如果真的可以，症状出现得肯定很缓慢、很轻微。HIV 的症状也缓慢且轻微，那么猴泡沫病毒就和 HIV 一样，是一种逆转录病毒。认为猴泡沫病毒值得研究的人不只莉萨·琼斯-恩格尔一个，很多研究人员都认为这种猴子感染的泡沫病毒很有研究价值。

30 年前，科学家认为，我们人类有自己的泡沫病毒，有我们特有的传染特点，与通过用大米喂圣猴或拿弯刀切开一只大猩猩而被感染的动物泡沫病毒有明显的区别。人类泡沫病毒在细胞培养物中具有毁灭性，而在活人身上却没有什么危害，因此人类泡沫病毒被称作"正在找病的病毒"。后来借助先进的分子方法（效果显著的基因测序），人们的研究表明：人类泡沫病毒很可能就是黑猩猩泡沫病毒的一个变种。

不管怎样，莉萨·琼斯-恩格尔和她的丈夫对此并不感兴趣，他们关心的是亚洲猕猴身上的泡沫病毒。

和非洲的猴泡沫病毒一样，那些亚洲泡沫病毒在感染人的时候似乎也是无害的。我们在达卡聊天的时候，莉萨·琼斯-恩格尔提到过一点，她很谨慎地说："到目前为止，还没有非人类灵长类动物感染猴泡沫病毒后产生疾病。如果病毒跨物种传染给人类的话……"——到那时很难说会发生什么事情，因为现在相关数据很有限。"到目前为止，我们调查的人数还太少，不能确定这种病毒是否会对人类造成伤害。"观察案例太少，而且观察时间又太短。作为逆转录病毒，可以想象猴泡沫病毒很可能会在体内潜伏很长一段时间，慢慢地在宿主体内进行自我复制，然后从它们的秘密洞穴里出来，继而进行肆意的破坏。

对于格雷戈里·恩格尔和莉萨·琼斯-恩格尔来说，这个调研项目在巴厘岛的桑给寺庙就开始了。在那里，他们从血样中过滤 B 疱疹病毒，同时也在过滤猴泡沫病毒。猴泡沫病毒似乎和 B 疱疹病毒一样，在猕猴当中也是普遍存在的，他们发现这种病毒的抗体存在于大多数被检测的猕猴体内。这种常见的传染病和 B 疱疹病毒一样，可能通过猴子间相互接触而传播，但是这种病毒传染给人的概率有多大呢？

研究人员除了诱捕猴子，从猴子身上采集血样之外，还从 80 多个人身上采集了血样，并用相同的方法对这些血样进行了过滤。结果显示，所有人的猴泡沫病毒抗体检测都呈阴性，唯有一名 47 岁的巴厘岛农民呈阳性。这个人住在桑给附近，经常去寺庙，曾经被猴子咬伤过一次，抓伤过多次。调研人员问他是否吃过或饲养过猴子，他说从来没有。如果他身体里有这种病毒，那么病毒一定来自寺庙里那些咄咄逼人的猴子。回想一下，莉萨·琼斯-恩格尔和格雷戈里·恩格尔在巴厘岛检测了 80 多个研究对象，从中获取的最显著的成果就是发现了这个被感染的农民。后来在亚洲其他国家（泰国、尼泊尔和孟加拉国）的深入采样调研显示，猴泡沫病毒比早期检测结果显示的更容易使人类感染。

但是如果导致的疾病不被人察觉，那又有何妨呢？

猴泡沫病毒可以致病却不被察觉，这一点很明显。除此之外，格雷戈里·恩格尔和莉萨·琼斯-恩格尔研究这种病毒还有另外一个原因。"这是一个标志。"格雷戈里·恩格尔告诉我。"我们捕捉到了一个信号。"莉萨·琼斯-恩格尔回应说。他们的意思就是猴泡沫病毒在人体当中出现意味着这种病毒可能存在跨物种传染的可能性。如果猴泡沫从一只野生猕猴身上跳跃到一个人身上，然后由一个人传染给许多人，再通过类似桑给这样的旅游景区传染给成千上万人，然后其他病毒也如此传染开来，它们的存在无法被察觉，它们的感染后果也不为人知。

"为什么研究这些无症状的病毒感染这么重要呢？"我问道。

"因为我们正在寻找下一次病毒大暴发。"她说。

61

下一次病毒大暴发，也就是我在本书开头的时候提到的那个概念，全世界的疾病科学家都会经常提到。他们对其进行反复思考，深入地研讨，早已习惯有人询问相关问题。到目前为止，这个谜团还没有被解开。尽管他们继续工作或者讨论过去的流行病，下一次病毒大暴发这样的想法一直存在于他们的脑海中。

现在称得上传染病老大的就数艾滋病了。迄今为止，它的终极威力（危害范围和接触面积）甚至无法预测。目前约有3 000万人死于艾滋病，约3 400万人被感染，这样的感染还在继续，完全看不到尽头。脊髓灰质炎也曾是一种严重的疾病，至少在美国是，它在那里臭名昭著，因为它感染的一个人后来成了美国总统。在脊髓灰质炎传染最严重的几年中，也有成千上万的孩子遭受病痛的折磨，很多孩子不幸瘫痪或死亡。公众面对如此肆虐的疾病，就像小鹿见到刺眼的车头灯一样瞠目结舌，束手无策。脊髓灰质炎的蔓延还使大规模医学研究的筹资方式和管理方式发生了巨大的变化。20 世纪传染病巨头中的老大要数 1918—1919 年的大流感。在这之前，北美大陆上的天花对本地人来说也算是举足轻重的一个，它 1520 年左右随远征军从西班牙出发，还帮助科尔特斯征服了墨西哥。由此再看两个世纪之前的欧洲，当时的黑死病，可能是鼠疫的一种。不管引起这场瘟疫的细菌是杆菌还是其他更加神秘的细菌（最近很多历史学家在争论这个问题），黑死病都毋庸置疑是当时引起人类死亡的一种威胁极大的疾病。1347—1352 年，至少有 30% 的欧洲人死于这种传染病。

综上所述：如果一个群体生机勃勃，人口密度高，其中存在新传染病的话，感染只是时间问题。

你可能注意到这些病原体不全是病毒（鼠疫除外），但大多数都是。现在，抗生素已被广泛使用，大幅度降低了细菌感染的病死率，那么我们可以有把握地猜测下一次大暴发还是病毒。

为了弄清为什么有些病毒性疾病暴发有如此严重的后果，有的甚至造成严重的灾难，而有些病毒只是一闪而过，或者不带来任何伤害就悄无声息地消逝了，我们来考虑病毒的两个方面：传染性和毒性。这是两个非常重要的参数，就像速度和质量一样，起着决定性的作用。在其他几个因素的共同作用下，这两个因素很大程度上决定了病毒暴发的整体规模。二者都不是恒定不变的，它们会发生变化，而且两者之间的关系是相对的。它们反映的是病毒与其宿主和病毒与外界的联系，反映的是外部环境，而不只是微生物本身。传染性和毒性就是病毒生态学的阴阳两面。

关于传染性，最简单的描述就是病毒生存需要进行复制和传播，类似这样的表述你肯定早就听说过。病毒只能在宿主细胞中进行复制，原因之前已经讲过。传播是指病毒从一个宿主到下一个宿主，传染性是指病毒传播所具备的一系列属性。病毒粒子能否聚集在宿主的喉咙或者呼吸道中，让宿主咳嗽或打喷嚏，从而借助这种力量将病毒扩散出去？病毒进入外部环境之后，它们能否经受住干燥和紫外线的考验，哪怕是几分钟？当入侵一个新的个体时，它们能否在不同种类的黏膜（鼻腔、喉咙、眼睛）上落脚，然后附着在上面，再进入细胞开始另一轮复制过程？如果这一系列步骤都能顺利完成的话，这种病毒就具有很强的传染性，可以通过空气从一个宿主传染给另一个宿主。

幸运的是，不是所有的病毒都能通过空气传播。如果 HIV-1 能够通过空气传播的话，你我可能早已不在人世了。如果狂犬病毒可以通过空气传播的话，它可能就是世界上最恐怖的病原体。流感适合空气传播，这也是为什么它的新毒株在几天之内就能传遍全世界。SARS 病毒也是通过这个途径传播的，或者通过打喷嚏和咳嗽时的飞沫传播，它可以悬浮在宾馆的走廊里，可以游离于飞机的客舱中。如此大容量的环境，再加上其病死率将近 10%，就是它在 2003 年让很多熟知它的人不寒而栗的原因。但是别的病毒采取其他传播途径，每种途径都有自己的优势和劣势。

粪口传播途径听起来恶心，不过却很常见。这种传播途径对一些病毒很有效，因为宿主生物（包括人类）经常很无奈，尤其是居住在高密度的群体中，他们入口的水或食物很可能被其他成员的排泄物污染。这也是下雨的难民营会有孩子死于脱水的原因之一。病毒由口腔进入，在宿主的腹部或肠道进行复制，造成胃肠道疾病，从而引起严重的腹泻，病毒可能会扩散到身体其他部位，不过也可能不会。腹泻对于这种病毒来说是有效传播策略中的一步。以这种方式传播的病毒将会在外部环境中面临很大的困难，因为它们需要在污井附近逗留一至两天，直到饥渴难耐的人过去喝那里的水。有一整类病毒就是靠这种途径传播的，叫肠道病毒，包括脊髓灰质炎病毒和另外约 70 种病毒。它们都袭击人的肠道，大多数只感染人类，不会引起人畜共患病。很显然，它们没必要再去感染动物，因为拥挤的人类世界已经足以维持它们的生存了。

　　血源性病毒的传播途径相对复杂。一般来说，这种传播途径需要依靠第三方——传播媒介。病毒在宿主血液中进行充分的复制，从而制造严重的病毒血（就是充满病毒粒子的血液）。传播媒介（一种吸血昆虫或其他节肢动物）一定要到宿主身上美餐一顿，也就是叮咬宿主，将宿主的血液连同病毒血啜饮一番之后带走。传播媒介本身必须是一位好客的宿主，这样病毒才可以在它们身体当中进行复制，产生更多的病毒血。病毒血要达到传播媒介的口腔部位，并且时刻准备释放出去。然后当传播媒介叮咬宿主的时候，释放出病毒血（就像吐出抗血凝唾液一样）。黄热病毒、西尼罗病毒和登革病毒都是这样传播的。这种传播方式有优势，也有劣势。

　　劣势在于媒介传播需要适应两种非常不同的环境：脊椎动物的血流和节肢动物的腹腔。病毒在一种环境中生长良好，在另外的环境中很可能就完全无法生存，所以这种病毒必须准备两套遗传基因。这种传播途径的优势在于血液传播病毒拥有一个载体，这个载体可以带着病毒不辞劳顿、如饥似渴地去寻找新的宿主。打喷嚏产生的空气飞沫一定是顺风传播的，多少有些随意，但蚊子却能逆风飞向受害者。正因如此，媒介传播才成为如此有效的传播途径。

　　血源性病毒也可以通过皮下注射和输血传染给新宿主，但是这样的传播机会是现代才有的，具有偶然性，对于由进化形成的传统传播途径只是一种随机的补充。埃博拉病毒和 HIV 是两种特性完全不同的病毒，适应环境的策略也大不一样，但是它们都能很好地通过针头传播，丙型肝炎病毒也是如此。

　　至于埃博拉病毒，它在人与人之间传播也是通过亲密的血液接触实现的，比如在一个人照顾另外一个人的时候。在刚果的一家诊所里有一个护士双手皲裂，出现了一些小口子。她只用了几分钟清理小诊所地板上带血的痢疾排泄物，就足以让她感染埃博拉病毒。这是一种特殊的传播方式，以何种方式传播要看病毒本身。埃博拉病毒的普通传播方式就是借助某种传播媒介（迄今为止依然未知）作为它的储存宿主，以某种方式在个体之间传播。普通传播方式足以使埃博拉病毒生生不息。特殊的传播方式可以为它们掀起一场复制狂潮，让它们的恶名极度响亮，但不久便会招致杀身之祸。在非洲各个小诊所中，埃博拉病毒通过带血的抹布和重复使用的针头在人与人之间传播。这并不是它生存下去的长久之计，这种传播方式只不过偶尔采用，在埃博拉病毒广泛的进化史中几乎没有任何意义（至少到目前为止是这样的）。当然，这种情况可能会改变。

一般情况下，埃博拉病毒不需要通过血液传播。假如中非森林中的果蝠携带埃博拉病毒的话，如怀疑但尚未证实的那样，那么果蝠之间交配、哺乳幼崽、梳理羽毛、呼吸相闻、撕咬打闹，或其他各种形式的近距离接触都可能使病毒在它们之间传播。研究埃博拉病毒的这一点时，我们只能靠猜测。一只果蝠的尿液滴进另一只果蝠的眼里，几只果蝠同吃一个沾满唾液的水果，或者叮咬果蝠的吸血蝙蝠臭虫，这些是否能够成为埃博拉病毒的传播途径？水果上的唾液可以解释埃博拉病毒是如何进入黑猩猩和大猩猩体内的，蝙蝠虫（确实有这种东西，和臭虫有关）会让我们想象出一种叫伊蚊的特殊寄生虫。这一切都只是猜测。我们甚至可能了解到，埃博拉病毒是非洲蝉的一种自然感染，它们会在果蝠、大猩猩和黑猩猩之间传播。但是请注意，这都是我自己杜撰的，没有任何依据可言。

性传播对那些对外界环境抵抗力差的病毒是一种不错的传播策略。这种传播途径不需要与外部环境接触，不需要暴露在光照和干燥的空气中。在性交过程中，宿主生殖器和黏膜表面的细胞发生直接的亲密接触，病毒粒子就可以直接从一个个体传染给另一个，而且仅仅摩擦（不需要按压）就可能造成感染。性传播是一种保守的策略，为病毒传播降低了风险，也免去了病毒寻找防御措施来对抗干燥和阳光的必要。但是这种传播方式也有弊端——显然这种传播机会相对较少。就连最好色的人类也不像他们声称的那样频繁发生性交。所以依靠性传播的病毒一般比较有耐心，它们要经历漫长的潜伏期，在间歇性复发之余（如疱疹病毒）进行缓慢复制（就像 HIV-1 和乙肝病毒），复制到一定程度才会再次暴发。病毒在宿主体内的这种耐心为它们赢得了更多的时间。利用这些时间，它们可以遇到更多的性交对象，进而得以继续传播。

垂直传播就是母婴传播，是另外一种缓慢而谨慎的传播方式。在动物怀孕、生产或者（就哺乳动物而言）哺乳幼崽的时候，病毒会以这种方式传播。比如 HIV-1 就能够通过胎盘从母体传给胎儿，或者通过产道传给新生儿，或者通过母乳喂养传给婴儿，但是这些传播都是可以避免的，提前服用药物可以降低母婴传播的可能性。风疹（通常被认为是一种德国麻疹）就是由一种能够通过垂直传播和空气传播的病毒引起的，这种病毒能够杀死胎儿，或者给胎儿带来非常严重的伤害，包括心跳紊乱、失明或失聪。这就是为什么在风疹疫苗出现之前，建议年轻女孩主动感染风疹病毒，在达到育龄之前忍受一场温和的发作，之后便可以获得永久免疫。然而，从严格的进化角度来看，仅仅依靠垂直传播并不是风疹病毒长期生存的策略。一个流产的胎儿或一个有心脏病的失明的孩子都很有可能无法使风疹继续传播下去，就像一名携带埃博拉病毒的刚果护士成为埃博拉病毒传播的终点一样。

不管一种病毒倾向以何种方式传播——空气传播、粪口传播、血源性传播、性接触传播、垂直传播或者像狂犬病毒一样仅仅通过哺乳动物的唾液传播，存在一个普遍真理，就是单纯依靠传播途径无法使病毒传播开来，它发挥的作用只是生态学阴阳两面中的一面。

62

另一面就是毒性，它的意义更加复杂。实际上毒性这个词过于艳丽，属于一种相对概念。一些专家不喜欢用这个词，他们愿意用"致病力"（pathogenicity）。这两个词几乎是同义词，但稍有差别。致病力是指微生物引起疾病的能力，而毒性是指这种疾病的严重程度，尤其相对于和其他类似种类的病原体引起的疾病。说病毒具有毒性听起来似乎是无谓的重复，毕竟这个名词和形容词来自同一个词根。但是如果"病毒"听到后还原其最初的叫法"有毒的黏液"，那么听到"致病力"就会问："毒性有多大呀？"一种寄宿在特定宿主中的特定病毒的毒性将会告诉你这两者的进化历史。

毒性将会告诉你什么呢？这是最复杂的一部分。说起毒性，我们大多数人都听说过这个老生常谈的故事：成功寄生的第一法则就是不要杀死宿主。一位医学史学家将这一观点追溯到了路易·巴斯德，巴斯德指出效率最高的寄生生物是那种"能和宿主和谐共存"的生物，因此无症状感染应该是"寄生的理想状态"。辛瑟尔在《老鼠、虱子和历史》中也提出了相同的观点。他通过长时间观察一种寄生生物和一种宿主发现，二者在进化中不断适应，最终"入侵者和被入侵者达到了相互容忍的状态"。麦克法兰·伯内特也这样认为：

> 总之，当两种生物体发展成宿主—寄生关系时，寄生生物能生存下来一定是宿主为其提供了最优质的服务。寄生生物不但没有被宿主摧毁，反而和宿主发展出一种平衡和谐的关系，宿主生物体内的物质足够为寄生生物的生长和复制提供能量，而由此消耗的能量还不至于造成宿主死亡。

乍一看，这好像挺有道理，可有些人——至少那些没学过寄生生物进化论的人，却认为这种观点很武断。然而就连辛瑟尔和伯内特这些知名的专家，对于他们为何认同这一观点也没有正面回答。他们肯定知道这一"法则"仅仅是对个别案例的概括，有一定的意义。但是一些声名显赫的病毒确实会杀死宿主，病死率可达99%，而且还可以在一段时间内保持这个纪录。这是众所周知的，狂犬病毒和HIV-1就是最恰当的例子。然而，问题的关键不是病毒是否会杀死宿主，而是何时下手。

历史学家威廉·H.麦克尼尔在他1976年出版的里程碑式的著作《瘟疫与人》（*Plagues and Peoples*）中写道："一个病原体如果很快杀死其宿主，也会使自己陷入生存危机，因为这样一来，它就必须非常迅速和频繁地找到新的宿主才能确保自身的存活与延续。"麦克尼尔是对的，这句话的关键词是"迅速"。时间就是生命，病原体慢慢杀死宿主，虽残酷无情，却避开了生存危机。

病毒的传染性和毒性时刻相互影响，相互作用，在动态中保持平衡，而这一动态平衡的平衡点在哪儿呢？这要看情况。有的病毒就算杀死所有宿主，也可以长期传染下去，因为它能够在上一个宿主死去之前找到下一个宿主。狂犬病毒就是这样，这种病毒的宿主通常是狗、狐狸、臭鼬或其他食肉哺乳动物，一般牙齿锋利，嗜好吃肉。狂犬病毒通过感染宿主大脑，使宿主行为突然爆发出侵略性，从而诱使发疯的宿主放肆地狂咬。在此期间，病毒还会感染宿主的唾液腺，因此可以成功地感染被咬的受害者。就算原来的宿主最后死了，或者被律师阿提克斯·芬奇的老来复枪打死了，病毒的传染依然不受影响。

狂犬病有时还会出现在牛和马身上，但很少听说，可能是因为食草动物很少愤怒地撕咬，也就无法由此传播病毒。一头感染狂犬病的疯牛或许会发出令人可怜的嚎叫声，或一头撞到墙上，但却很难混到乡间小路上追着来往的路人疯狂地咆哮。在非洲东部，偶然会有狂犬病毒在骆驼中暴发的新闻，这使饲养骆驼的牧民非常担心，因为单峰骆驼最令人讨厌的一点就是咬人。一封由乌干达东北边境发来的快信称，一头感染狂犬病毒的骆驼发疯了，"它上蹿下跳，咬伤其他动物之后最终死去"。另外一例来自苏丹，一头得了狂犬病的骆驼变得异常激动，有时会破坏无生命的东西，有时还会咬伤自己的腿。咬伤自己的腿倒并无大碍，关键是这反映出这种病毒很固执。就连感染狂犬病的人类在发病后期剧烈挣扎的时候，也可能通过咬伤他人导致传染。根据世界卫生组织的报告，还没有确认有这种案例，但有时会采取一些预防措施。几年前，曾经有一位柬埔寨农民被患狂犬病的狗咬伤后染病。在发病后期，他出现了幻觉，还剧烈抽搐，最后情况越来越糟，"他像狗一样狂吠"。他妻子后来回忆时说，"我们用链子拴住他，把他锁了起来"。

HIV-1 和狂犬病毒一样，所有宿主几乎无一例外都会被杀死。细想致命性最强的病毒变种的话，在复合抗逆转录病毒疗法生效之前阴云密布的几十年中，毋庸置疑就是 HIV-1，可能现在依然是（时间将会证明一切）。在几类 HIV 呈阳性的感染者中，死亡率有所下降（主要是那些人能够买到昂贵的"鸡尾酒"，即一种混合药物），但是没有人敢说这种病毒本身开始变得温和。HIV 本质上是一种行动缓慢的生物，所以和绵羊髓鞘脱落病毒、猫免疫缺陷病毒、马传染性贫血病毒这些行动迟缓的病毒一并被归为慢病毒属。HIV-1 可以进入人体的血液循环，在人体内生存十年甚至更长的时间，在此期间逐步缓慢地复制，躲避身体的防御系统，造成病毒数量大幅度波动，一点点摧毁调节免疫机能的细胞。最后，成熟的 HIV 发出致命一击。在这个过程中，尤其是感染早期（当病毒血含量走高，还未回落之前），病毒有充分的时间和机会在人与人之间传染。之后在我们研究 HIV 最初是怎样蔓延的问题时，病毒又赢得了更多的时间和机会去感染。与此同时，可以充分表明进化可能诱使 HIV 发生了多种多样的变化、多种多样的适应形式、多种多样的新倾向，但是却没有理由想象任何一类变种的致死性会有所降低。

病毒毒性降低最著名的例子就是澳大利亚兔子中的黏液瘤病毒。这个例子已然成了范例。黏液瘤病不是人畜共患病，但却在科学家弄清病毒毒性是怎样在进化中调节的问题中发挥了微小却很重要的作用。

63

故事发生在 19 世纪中期。一位白人地主托马斯·奥斯汀突发奇想，要把欧洲的野生兔子引入澳大利亚。奥斯汀是一位"对新鲜事物适应能力极强的人"，就是说他是一位固执的非本土动物和植物移植爱好者，他还向澳大利亚赠送过麻雀。1859 年，24 只兔子从英格兰乘船到了奥斯汀那里。他并不是第一个向澳大利亚引进兔子的人，但他却是第一个引进野生兔子的人。因为喜欢在笼子里养的温和的家兔，这些兔子也在笼子里养了很久。他把它们散养在维多利亚的庄园里，维多利亚是澳大利亚本土最南端的一个州。这些兔子不受家的束缚，还能在野外生存，自然而然繁殖得很快（毕竟是兔子）。奥斯汀引进的那些兔子和它们的后代疯狂地繁殖。当初他如果只是想享受射猎兔子的快乐，或用兔子充当猎狗的猎物，那么，实际情况远不是他想象的那样。仅仅六年间，在他的庄园里就有两万只兔子被杀死，从庄园四面八方逃走的不计其数。

到 1880 年，这些兔子越过墨累河，到了新南威尔士州，并由此继续向北向西扩散。这支兔子队伍的前锋以大约每年 70 英里的速度向前推进，步伐强悍，令人畏惧，这还包括偶尔停下来休养生息，繁衍后代的时间。几十年过去了，毫无疑问，情况变得越来越糟。到 1950 年，澳大利亚大约有 6 亿只兔子，与当地的野生动物和家畜竞争食物和水。澳大利亚人实在忍无可忍，决定立即采取措施整治这些兔子。

同年，澳大利亚政府同意从巴西引进一种兔痘病毒，它是一种黏液瘤。这种病毒会感染巴西兔子，但不会造成很大的伤害。在巴西本土，它在熟悉的宿主身上只会引起小面积皮肤溃疡，而且不会扩大，慢慢就会痊愈。但是巴西兔子属于南美森林兔，有实验证明欧洲兔子感染这种美洲病毒的后果会极为严重。

没错，黏液瘤确实如瘟疫一般杀死了约 99.6% 被感染的兔子。这些在澳大利亚的欧洲兔子，至少在最初几年确实如此。这些兔子身上也出现了溃疡，但不是小面积的，而是范围很大的溃疡性病变，而且不光出现在皮肤上，全身所有器官上都有，情况非常严重，患病不到两周兔子就会死亡。这种病毒主要由蚊子传播，澳大利亚的蚊子不仅数量庞大、嗜血如命，还如饥似渴地想吸新物种的血。病毒的传播貌似是物理性的，而不是生物性的，就是说病毒粒子会沾在蚊子的嘴上，而不会在蚊子胃部或唾液腺内复制而产生有毒物质。这种物理性的传播方式是媒介传播中比较笨拙的一种，很简单，在某种情况下也很有效。

实验性地释放了几次病毒之后，黏液瘤把兔子控制在了墨累河谷，引起了一场"壮观的动物流行病"。之所以这样说，可能是因为这种病的传播速度和规模"是传染病史上前所未有的"。这要感谢蚊子和蚊子所乘的微风，不然病毒也不会传播得那么快。成千上万只兔子的尸体在维多利亚州、新南威尔士州、昆士兰州像小山一样堆了起来。除了那些兔子的同情者和靠廉价兔毛谋生的人，这样的结果简直是大快人心。十年间，发生了两件事：一是病毒的毒性降低了，而幸存兔子对这种病毒的抵抗力增强了。二是死亡率下降了，兔子数量开始反弹。用简单的视角从短期来看，事情就是这样的，还可以得出一个浅显的结论：进化可以降低病毒的毒性，病毒和宿主趋向于"更加相互包容"的状态。

但这也不太确切。事实是由一位叫弗兰克·芬内尔（Frank Fenner）的澳大利亚微生物学家和他的同事通过认真的试验梳理出来的。实际上，病毒的毒性从最初的极限值 99% 以上迅速下降，然后平稳地保持在一个相对较低的水平，不过也相当高。你能相信"仅仅"90% 的死亡率能使病毒和宿主相互包容吗？我也不信。这种病毒的最大毒性和刚果农村中的埃博拉病毒的病死率一样高。但是芬内尔发现就是这样。他和他的同事从野外采集了很多病毒样本，在圈养的干净健康的兔子身上进行感染测试，然后再将每个样本的感染情况逐一对比，由此来研究病毒毒性的变化。他们发现，这种病毒的变种具有广泛的多样性。为了分析研究，他们将这些变种按病死率由高到低，划分成澳大利亚黏液瘤的五个等级。第一级是原始品种，病死率接近 100%；第二等级病死率高于 95%；第三级在五个等级中处于中游，病死率也在 70% 到 95%；第四级稍稍温和些；第五级是病毒的衰减版（引起的症状很轻微），极少数兔子会死，非常适合用作疫苗。

　　这五个等级在被感染的兔子当中分别占有多大比例呢？芬内尔和他的同事们通过从野外采集样本，测试确定存在各个等级，再跟踪随时间改变比例优势的变化，希望能回答一些基本的问题，主要有：病毒的毒性真的在变得越来越弱吗？兔子和微生物的相互进化正在朝辛瑟尔所说的"更好地相互包容"的方向发展，就像那种无害的第五级吗？黏液瘤会学着杀死宿主吗？

　　答案是否定的。十年之后，芬内尔和他的同事发现第三级黏液瘤占有主导优势，而且兔子的死亡率还在 70% 以上，占所有采集样本的一半以上。病死率最强的一种（第一级）几乎销声匿迹，最无害的一种（第五级）依然罕见。情况看似稳定下来了。

　　但是，真的稳定下来了吗？十年在进化的漫漫长路中只不过是白驹过隙，甚至对繁殖迅速的病毒和兔子来说也是一眨眼的工夫。芬内尔继续观察。

　　又过了 20 年，他报告称有一个很重大的变化：到 1980 年，第三级黏液瘤原来占采集样本的一半，现在变成了三分之二。高病死率却不是总能致命，第三极黏液瘤在野外繁荣生长，属于成功进化的一例。

很温和的品种——第五级，现已消失殆尽，它并不是没有竞争力，而是出于某种原因，似乎没能通过达尔文的测试：不适者被淘汰。

这个出乎意料的结果该怎么解释呢？芬内尔敏锐地推测到病毒毒性和传播性的动态关系或许可以解释这一切。他用捕获的兔子和蚊子将所有病毒按等级一一进行测试，发现传播效率和兔子皮肤上可用病毒的数量有关系。病变越多，或者病变持续时间越长，就意味着可用病毒越多。沾在蚊子嘴上的病毒越多，传播的机会就越大。但是"可用病毒"假定是活兔子身上的，仍然流着热血的，也就是传染媒介依然感兴趣的，死去的僵硬的兔子不会引起蚊子的注意。在两种极端的感染结果之间，也就是在治愈的兔子和死去的兔子之间，芬内尔发现了一个平衡点。

"实验室研究表明，所有能产生病变的品种都能为病毒的传播提供充足的病毒。"他写道。但是具有高致病力的病毒（第一级和第二级）会很快将兔子杀死，"速度太快，因此病变的传染性只能持续几天"。稍温和的品种（第四级和第五级）产生的病变很快就愈合了。他还说，对迅速愈合的报复就是，"被第三级病毒感染的兔子，在死去之前的那段时间里一直具有很强的传染性，而有幸存活的兔子的传染时间就更长"。在那时，第三级仍然能够导致接触病毒的约67%的兔子死亡。经过三十年的研究，芬内尔发现，黏液瘤病毒这种极其致命的毒性水平可以最大化它的传播性。这种病毒能杀死大多数被感染的兔子，也能保证自身的生存，维系持续不断的感染。

这是寄生生物成功寄生的第一例吗？黏液瘤在澳大利亚的成功表明，有些东西和我之前提到的传统智慧的结晶有所不同。不是不要杀死你的宿主，而是不要过河拆桥。

64

是谁制定的这些规则？如果你不是一位创世论者，就会发现根本没有人制定这些规则，那这些规则是从哪儿来的呢？是进化来的，是由进化的刻刀从茫茫宇宙般无限的种种可能性中雕琢出来的生命史规则。这些规则之所以能延续下来，是因为它们行之有效。这在达尔文的进化论中可见一斑：后代渐变，自然选择，适者生存。唯一的惊喜，如果算作惊喜的话，就是病毒进化起来和清醒的活体生物毫无差别。

在芬内尔出版黏液瘤三十年回顾的前后，有两位科学家开始研发一种寄生虫和宿主相互作用的理论模型。他们不仅想把第一条法则编纂成法，还想将各种各样其他的法则编纂起来。他们计划用数学做这个模型，他们就是罗伊·安德森（Roy Anderson）和罗伯特·梅（Robert May）。

罗伊·安德森是寄生虫学家，同时也是擅长数学的生态学家，当时在伦敦帝国理工学院任职。他发表过有关扁形虫感染鲷鱼的论文。罗伯特·梅和芬内尔、麦克法兰·伯内特一样，是澳大利亚人，但后来却有很多不同之处。他获得理论物理博士学位之后，到哈佛大学教授应用数学。在这期间，不知是什么激发了他对动物种群动态的兴趣，受一位英明的生态学家罗伯特·麦克阿瑟（Robert MacArthur）的影响很深。那时候，麦克阿瑟在普林斯顿大学将新水平的数学抽象化和处理方法应用到生态学的思考当中，但他于1972英年早逝，梅是他亲手挑选的继承人。梅来到普林斯顿大学，成了一位动物学教授，继续研究数学应用于理论生态学这个项目。他发表的第一篇有关寄生虫的论文题目是《血吸虫的聚会》，描述的是另一种扁形虫的传播动力学。

就像沃森和克里克、马丁和刘易斯一样，共同的兴趣（生态学、数学、扁形虫）和互补的优势使罗伯特·梅和罗伊·安德森携手，于1978年将疾病模式的雏形呈现了出来。在接下来的十几年中，他们苦心钻研，在一系列论文中阐述研究主题。他们的论文言辞清晰，数学知识丰富，受到很多科学家的广泛关注。1991 年，他们将这些论文和之后的论文写成了一本厚书，名为《人类传染病》（*Infectious Disease of Humans*）。他们做这项研究使用的模式，和疾病理论家用了 60 年的概念模式同属一类，叫 *SIR* 模式。*SIR* 模式代表疾病暴发之后通过三大群体的个体流量。三大群体在之前提到过，就是易感者（*S*）、感染者（*I*）和康复者（*R*）。安德森和梅从多方面改善了 *SIR* 模式，使之更具复合性和现实性。他们最显著的改进在于提出了一个基本参数：宿主数量。

之前几乎所有的疾病理论家，如 1916 年的罗纳德·罗斯、1927 年的科马克和麦肯德里克，还有 1956 年的乔治·麦克唐纳都把人口数量当作恒量处理。如果真是这样的话，用数学运算非常简单，简直就是解决实际问题的一条实用的捷径。比如：如果一个有 20 万人口的城市暴发了风疹，随着疾病的传播，疑似感染的人数加上实际感染的人数，再加上康复的人数，恒等于 20 万。这个结果的前提是要假设人口始终恒定，出生人数和死亡人数达到平衡，而且即使暴发传染病也不会打破这种平衡。传染病学家和其他医学专家，就连擅长数学的内行人，通常也都这样算。

但是这种算法对安德森和梅来讲太单纯，只适用于静态环境，不适应他们研究的动态环境。他们都是生态学家出身，深知生态学领域中的人口数量始终发生着复杂而重大的变化。他们提议把人口数量看成一个动态变量，抛开任何武断的恒定不变的假设，要认识到疾病暴发本身可能影响人口数量的大小，因为疾病会杀死一部分人，出生率也可能下降，社会压力（如各个医院人满为患）增加会引起其他问题，死亡率可能上升，也可能是以上这三种因素再加上其他因素引起的人口数量的变化。安德森和梅写道，他们的目的，就是将医学方法和生态学方法"织在一起"，形成一种单一可行的方法，可以通过人口数量来理解（并且预测）传染病的发生过程。

"很多生态学家对这种说法很感兴趣。"协会的一位资深成员对我说。他是埃默里大学的莱斯·里尔，研究埃博拉病毒对大猩猩的感染情况，之前我曾提到过。"以前研究种群生态学的生态学家突然转而对传染病感兴趣，"他思考了一下，重新措辞，"当然，梅和安德森并非发明了一种研究传染病的新生态学方法，用生态学方法研究传染病已经很久了，至少自伯内特就开始了，他们研究出了一些其他的东西。他们单纯运用数学计算，以一种很有趣的方式将数学运用其中。"

运用数学计算准确率很高，可能精确无误，没有瑕疵，但是很枯燥，而且复杂深奥，同时也会显得笨拙且无用。安德森和梅用的数学方法却很有用，还很巧妙，而且很有趣。不要相信我的话。但是在这一点上，你要相信莱斯·里尔，或去查看《科学文献索引》（Science Citation Index）这个科学影响力的官方排名，然后看看安德森和梅发表的论文在最近几年被其他科学家引用的频繁程度。

有些论文会出现在权威的学术期刊上，如《自然》杂志、《科学》杂志以及《伦敦皇家学会哲学学报》。我最喜欢的一篇论文发表在一本叫作《寄生虫学》（Parasitology）的专业报刊上。论文题目是《宿主和寄生虫的共同进化》（Coevolution of Hosts and Parasites），发表于1982年。论文开头推翻了以往医学和生态学教科书中有关"成功的寄生虫物种会进化到对其宿主无害的程度"这些"没有依据的表述"，简直是一派胡言。安德森和梅说，实际上寄生虫的毒性"通常与传播速率和一名非致命感染者治愈所需的时间相关"。传播速率和治愈率在安德森和梅的模型中是两个变量。他们还注意到以下三点：毒性（被定义为由传染源引起的死亡）、其他原因造成的死亡，还有始终变化的人口数量。他们发现，进化成功的最佳策略，就是感染者的基本繁殖率——基本参数 R_0。

现在有五个变量，他们想跟踪传染病感染的动态过程，得出一个净效果，由此得到了一个简易方程。这本书后面的知识竞猜中没有数学问题，但是我觉得你可能想瞅一眼。准备好了吗？不要后退，不要担心，不要眨眼：

$$R_0 = \beta N / (\alpha + b + v)$$

解释一下：一只成功进化的虫子与它在宿主群体中的传播速率直接相关，而与它的致病力、治愈率和其他原因引起的自然死亡率呈相反且杂乱的关系。（这个笨拙且不严密的句子就是生态学家喜欢将数学运用其中的原因。）所以寄生虫成功寄生的第一法则远不是不要杀死宿主，也不是不要过河拆桥，而是 $\beta N / (\alpha+b+v)$。

安德森和梅在 1982 年发表的这篇论文之所以形象生动，还有一个原因，那就是对澳大利亚兔子身上黏液瘤的探讨。这一案例是他们理论模型的实证，为他们在实践中检验真理创造了机会。他们描述了芬内尔提出的毒性的五个等级，赞扬了他把野外采集样本和实验室的试验有条不紊地结合起来的做法，提到了蚊子和皮肤溃疡。然后，利用芬内尔的数据和他们自己的方程，算出了毒性和感染成功的关系。结果是一个从模型中得出的预测：传播速率一定，治愈率一定，与传染病不相关的死亡率一定，那么……中等毒性的病毒应该占主导地位。

真可恶，这跟实际发生的情况完全吻合。

这种吻合表明他们的模型虽然尚不完善，但是对预测和解释其他传染病的暴发会有所帮助。"我们的主要结论是，"安德森和梅写道，"'平衡'的宿主—寄生虫关系并不一定是寄生虫对宿主几乎没有伤害的关系。"相反，这要看情况。他们解释说，这取决于传播性和毒性之间联系的具体情况。这取决于生态和进化。

65

安德森和梅是利用别人的数据研究问题的理论专家，爱德华·C. 霍姆斯（Edward C. Holmes）也是。和他们不同的是，霍姆斯专门研究病毒进化，是世界级领先专家之一。在宾夕法尼亚州中部，起伏的群山和阔叶林中间有一个小镇，叫斯泰特科利奇，镇上有一个隶属于宾夕法尼亚州大学的传染病动力学研究中心。在研究中心的一间少有陈设的办公室里坐着的就是爱德华·C.霍姆斯，他通过详细检查基因编码序列辨别病毒变化模式。也就是说，他一直在观察那五个字母 A、C、T、G 和 U 的长期变化，列出一串串不可读的横直条，就像狂躁的大猩猩用键盘敲出来的一样。霍姆斯的办公室整洁、舒适，里面摆着一张办公桌、一个圆桌、几把椅子，还有几排书架、几本书、几份文件或几篇论文，是思想者的房间。办公桌上摆着一台电脑，显示器很大。总之，我拜访时就是这个样子。

电脑上方贴着一张赞美"病毒圈"的海报，意思就是地球上病毒多种多样，整个病毒群体是深不可测的。旁边还有一张海报是霍墨·辛普森作为爱德华·C·霍普著名油画《夜游者》中的一个角色。我不确定这张海报在赞美什么，可能是在赞美甜甜圈。

霍姆斯是英国人，从伦敦剑桥移居到了宾夕法尼亚州中部。当他在探讨一个重要事实或一个前沿观点的时候，他的眼睛会轻微闪动，因为重要的事实和精辟的观点会激发他的热情。他的脑袋圆圆的，还没有谢顶，剃得很整齐。他戴着一副金属边眼镜，上边缘金属很厚，就像尤里·安德罗波夫（前克格勃领导人）的老照片中的人物。虽然剃了胡子，人看起来很机智，像安德罗波夫式的人物，但这都只是第一印象，其实霍姆斯并不严肃，他非常活泼，也很幽默，为人慷慨大气，喜欢谈论我们关注的问题：病毒。

"大多数新出现的病原体都是 RNA 病毒。"他告诉我。我们坐下来，头顶就是那两张海报。他的意思是说，RNA病毒和DNA病毒相反，和细菌相反，和其他类型的寄生虫相反。他不需要再介绍RNA的相关知识，因为我早已心中有数：亨德拉病毒和尼帕病毒，埃博拉病毒和马尔堡病毒，西尼罗病毒、马秋波病毒、鸠宁病毒、流感病毒、登革病毒和黄热病毒，狂犬病毒和它的同类，基孔肯亚病毒、SARS病毒、拉沙病毒，更不用说HIV-1和HIV-2了，所有这些病毒的基因组都是RNA。这类病毒似乎还包括远远超过其应有份额的卑鄙的人畜共患病，囊括了大多数最新品种和最坏品种。一些科学家开始发问：这是为什么呢？霍姆斯就这个问题写的书《RNA病毒的进化和出现》（*The Evolution and Emergence of RNA Viruses*），由牛津大学出版社于2009年出版，正是这本书把我领到了他门前。现在，他正向我概括这本书中的一些要点。

当然，霍姆斯说，总体来说RNA病毒多得可怕，许多会感染人，而且这个概率似乎也在变大。RNA病毒遍布海洋、土壤、森林和城市，感染细菌、真菌、植物和动物。他在书中说，地球上一种有细胞的物种至少能养活一种RNA病毒，虽然我们不确定，因为我们刚开始研究。看一眼他那张画着病毒圈的海报，就会赞同这一观点了。那张海报上画着所有已知的病毒，就像一块色彩艳丽的比萨，而RNA病毒至少占这块比萨的一半。但是，它们都是不一样的，霍姆斯说，它们高度进化，变化多端，适应能力极强。

这有两个原因，他解释说，一是突变率高，二是数量多。"这两个因素放在一起，就意味着会产生更多的适应性变化。"

RNA病毒复制极其迅速，在每一个宿主体内都能产生大量（高浓度）的类病毒。换种说法就是，它们倾向于制造急性感染，在短时间内杀伤力很强，然后销声匿迹。它们要么自己迅速消失，要么把你干掉。霍姆斯称它为"一种大繁荣—大崩溃的东西"。急性感染也意味着会有很多病毒排出，通过打喷嚏、咳嗽、呕吐、流血、腹泻，很容易传播给其他受害者。这种病毒努力和每种宿主的免疫系统拼速度，争取赢得先机，在宿主的防御系统击退它们之前，带上所有需要的东西迅速撤离，然后继续行进。（慢性病毒，包括 HIV 属于特例，它们使用了不同的策略。）极快的复制速度和高突变率为它们提供了充足的遗传变异。一旦一种 RNA 病毒落在其他宿主身上，有时候甚至会落在另外一种物种身上，那么充足的变异就会为这种病毒做出贡献。不管新环境怎样，变异都能为病毒适应新环境提供很多机会。在有些情况下，病毒没有能够适应，但是在有些情况下，它们却能够很好地生存下来。

　　大多数 DNA 病毒却体现出相反的极端特性，它们的突变率很低，总体数量也不多，求自保得永生便成了它们的生存策略，"倾向于走持久战路线"。霍姆斯说。它们潜伏起来，耐心等待，坚持打持久战，并伺机实施秘密行动。它们不会和免疫系统抢速度，而是想方设法躲避免疫系统的攻击。它们会在某些特定细胞中休眠、徘徊，其间进行少量复制，或者根本不复制。有时候，这样的状态可以持续许多年。我知道他讲的是类似带状疱疹的病毒。带状疱疹病毒是一种经典的 DNA 病毒，人感染之后，开始会患水痘，几十年之后复发，会患带状疱疹。霍姆斯说，DNA 病毒的劣势在于，它们适应新物种宿主的能力没那么强，只是过于稳定，墨守成规，忠于它们以往的事业。

　　DNA 病毒的稳定性是由其基因分子结构和复制方式决定的。复制时，利用 DNA 聚合酶装配并修复每一条新的 DNA 单链。据霍姆斯介绍，这种酶用于 RNA 病毒，则情况恰恰相反，"容易产生错误"。"对于 RNA 病毒来讲，这种酶毫无价值"，不会修改错误配对，不会追溯检查错误，不会改正那些错位的核苷酸 A、C、G、U。为什么？因为 RNA 病毒的基因组数量微小，大约只有 2 000 到 30 000 个核苷酸，比大多数 DNA 病毒的核苷酸少很多。"RNA 病毒需要更多的核苷酸"，组成更大的基因组，携带更多的信息"来制造一种能起作用的酶"。他的意思是这种酶像 DNA 聚合酶一样，能有条不紊地工作。

为什么 RNA 病毒的基因组这么小呢？因为它们自我复制的过程中充满了太多欠精确之处。如果要复制更多信息的话，它们能积累更多的错误，最后无法进行，陷入瘫痪。这是一个鸡生蛋和蛋生鸡的问题，他说。RNA 病毒的基因组太小是因为其突变率太高，而它们的突变率那么高是因为它们的基因组太小。实际上，这种困境有一个很有趣的名字：艾根悖论。曼弗雷德·艾根（Manfred Eigen）是德国化学家，诺贝尔奖得主，他研究的是能够产生自我组织的大分子的化学反应，这个过程可能会导致生命产生。他提出的悖论描述了这种分子自我繁殖的数量限制，一旦超过这个数量限制，分子的变异率就会出现太多错误，使得病毒分子停止自我复制，进而死去。由于受到艾根悖论的束缚，RNA 病毒就要通过制造大量的病毒变种来弥补它们的错误、单一性和不稳定性，从而实现及早传播和频繁传播的目的。看起来 RNA 病毒无法打破艾根悖论，但是它们可以趁机将其避开，把这种不稳定性化腐朽为神奇。复制错误会产生很多变异，这可以使它们迅速进化。

霍姆斯说，"DNA 病毒能制造更大的基因组"，不像 RNA 病毒那样。它们不受艾根悖论的束缚，还能捕获或合并宿主的基因，这一点能帮助它们迷惑宿主的免疫反应。它们可以在宿主体内居住很长时间，满足于较慢的传播方式，如性传播和垂直传播。更加重要的是，它们能够在复制的同时修复繁殖过程中的错误，从而降低变异率。"RNA 病毒却无法做到这一点。"它们面临着不同的束缚和选择，突变率无法降低，基因组不能扩大，"有点被卡住的感觉"。

如果你是这种被卡住的病毒，没有长期的安全保证，没有时间可以浪费，没有失败的赌注，只有适应新环境的能力，你会怎么做？直到现在，我们所做的研究一直围绕着我最感兴趣的问题——"它们经常在物种间选择。"霍姆斯说。

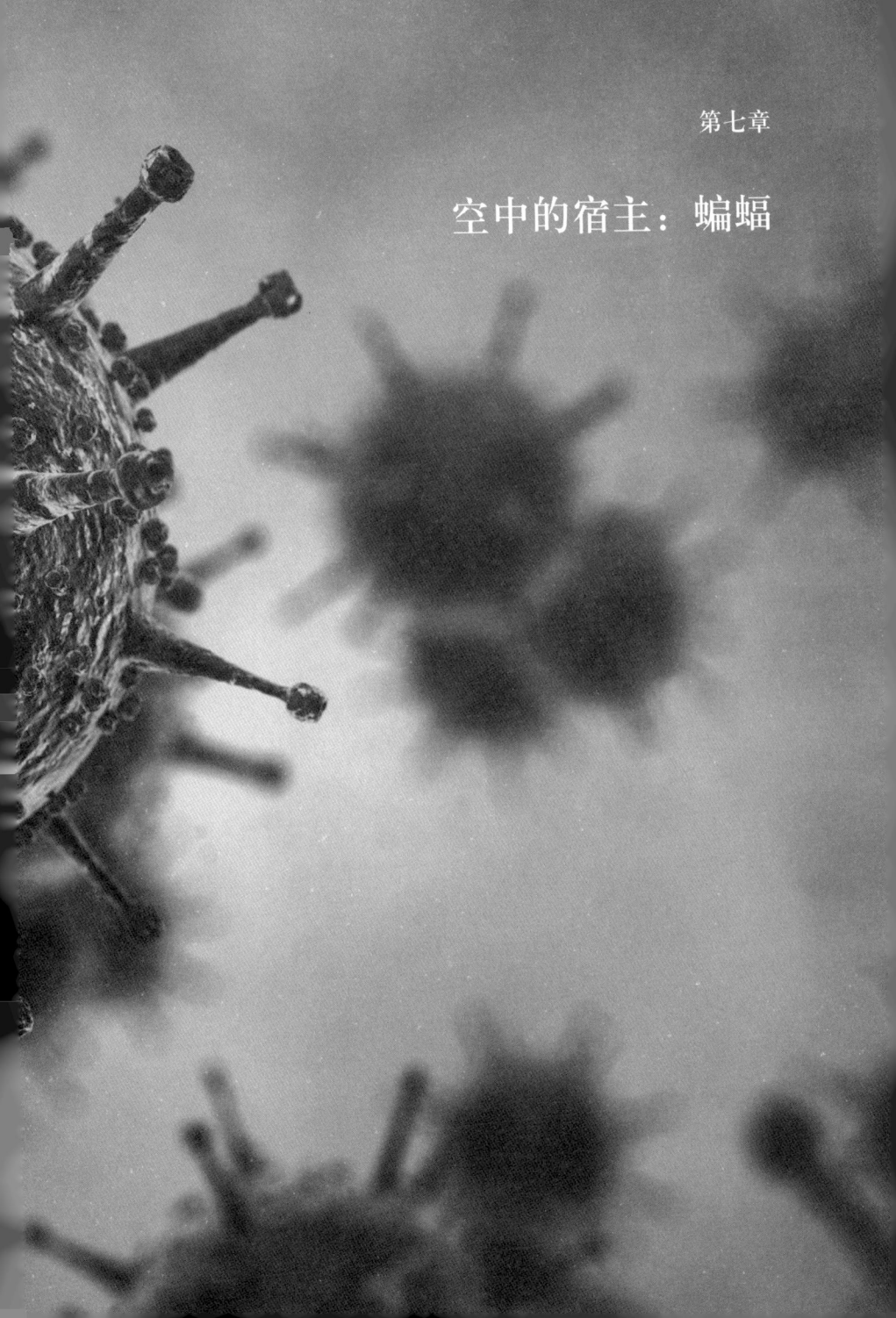

第七章

空中的宿主：蝙蝠

66

　　这些病毒是从什么地方蹦出来的？它们从长期寄居的宿主身上，从找到了安全感的动物身上蹦出来，偶尔也有失败的时候。也就是说，病毒是从储存宿主的身上蹦出来的。

　　那么，什么动物是储存宿主呢？有些动物比其他动物更容易成为人畜共患病毒的储存宿主，将病毒传播给人类。汉坦病毒通过啮齿动物传播给人类。拉沙病毒也通过啮齿动物传播给人类。黄热病毒通过猴子传播给人类。猴痘，尽管它的名字看起来和猴子相关，却主要通过松鼠传播给人类。B疱疹病毒通过猕猴传播给人类。流感病毒通过野生鸟类传播给家禽，再通过家禽传染给人类，有时还会在猪的身上经过某些变化，然后再传播给人类。麻疹最早可能是通过圈养的绵羊和山羊传播给人类的。HIV-1通过黑猩猩传播给人类。这些人畜共患病的宿主来源各不相同。但是我提到这些可怕的新病毒的一大部分以及我没有提到的其他病毒，都是通过蝙蝠传播给人类的。

　　亨德拉病毒：通过蝙蝠传播给人类；马尔堡病毒：通过蝙蝠传播给人类；SARS病毒：通过蝙蝠传播给人类。狂犬病毒：主要通过饲养的犬传播给人类，因为疯狗比疯狂的野生动物有更多的机会咬人，但是蝙蝠是狂犬病毒的主要宿主之一。杜文黑基病毒，一种和狂犬病毒类似的病毒通过蝙蝠传播给人类。基萨那森林病毒寄生在几种野生动物身上，其中也包括蝙蝠，通过蚊子的叮咬将这种病毒传播给人类。埃博拉病毒：很可能也是通过蝙蝠传播给人类的。梅那哥病毒：通过蝙蝠

传播给人类；刁曼病毒：通过蝙蝠传播给人类；马六甲病毒：通过蝙
蝠传播给人类。澳大利亚蝙蝠狂犬病毒的储存宿主就是澳大利亚蝙蝠，
可能你对此也不会感到惊讶。虽然通过蝙蝠传播给人类的疾病已经很
多了，让人感到有些不安，需要细细的解释，但是如果不提到尼帕病
毒就不算完整。尼帕病毒是最近几十年才出现的 RNA 病毒，它所导致
的病症非常严重。这种病毒传播给猪，进而传播给人类，其储存宿主
也是蝙蝠。

67

　　一种新的人畜共患病的出现总是让人感到迷惑和担忧，尼帕病毒
的出现也不例外。1998 年 9 月，马来西亚半岛怡保市北部附近一个地
区的人们开始发病。这些人的症状有发烧、头痛、嗜睡和抽搐。患病
者是养猪户以及从事猪肉加工的人。其中一个患者是卖猪肉的，死于
脑炎。12 月，在北部的疫情似乎逐渐减弱之后，在首都吉隆坡西南部
主要从事生猪养殖的森美兰州又出现了很多新发病例。到年底，已有
10 名工人发病，出现昏迷的症状，而后死亡。政府迅速采取应对措施，
但对这种疾病并不完全了解。开始，这些措施主要是针对蚊子和猪。

　　蚊子被认为是病媒生物，而猪则被认为是这种病毒的储存宿主。
但是，这两种动物究竟是什么病毒的携带者和储存宿主呢？人们认为
这种病毒是日本脑炎病毒。

　　日本脑炎病毒是马来西亚的一种地方病，也是东南亚很多地方的
流行病，每年在该地区发生的人类病例超过 3 万例（很多并不致命）。
日本脑炎病毒与西尼罗病毒、登革病毒和黄热病毒属于同一科。这种
病毒通过病媒生物传播，通过蚊子的叮咬将病毒从其储存宿主猪和野
生鸟类传播给人类。从有些发病的马来西亚养猪场工人身上发现的病

毒抗体证实,这种病毒就是导致 1998 年疾病暴发的根源,因此日本脑炎病毒成为公众关注的目标和政府行动的对象。公共卫生官员开始考虑究竟要为多少人或者多少只猪接种疫苗。

1 月初,马来西亚主要的英文报纸《新海峡时报》(*New Straits Times*)上刊登了一则标题为《一名女孩成为森美兰州第四名死于日本脑炎的病人》的新闻。新闻报道中没有提到女孩的名字,她只有 13 岁,帮助家人经营养猪生意。在关于这个女孩的消息下面是另外一则短消息,报道称马来西亚卫生部部长已经下令进行喷雾灭蚊行动。杀死蚊子,消灭病毒携带者,制止日本脑炎的传播,对吗?想法是对的,但是效果并非如此。一天后,这份报纸上又登出了另外一则消息——《怡保市一名女孩疑似死于日本脑炎》。这使得南部森美兰州和北部的怡保市死亡的人数达到了 13 人。这个女孩刚刚开始蹒跚学步,是在家中死去的,她的家距最近的养猪场只有半英里。这则消息还称"猪是这种病毒的常见宿主",当然这种病毒是指日本脑炎病毒。猪还是其他病毒的宿主吗?

也许吧。虽然新闻媒体大肆报道日本脑炎病毒,政府也采取措施控制疾病,但位于首都吉隆坡的马来亚大学医学微生物学系的科学家们对引起人死亡的病毒是否为日本脑炎病毒却越来越持怀疑的态度。他们和其他人一样,对日本脑炎病毒有一定的了解,但是这种病毒现在的一些表现好像并不完全符合它的发病模式。除了报纸上大肆报道死亡的两名女孩以外,最近出现的患者几乎都是成年男性。这些男性都和养殖、运输和宰杀猪有直接的联系,他们在马来西亚的生猪养殖业占据了主导地位。据人们以前掌握的知识,日本脑炎主要感染儿童。这所大学医学微生物学系的主任蓝赛奇(Sai Kit Lam)教授宣布,这次疾病暴发导致的成人死亡人数过多,并不符合日本脑炎的通常表现。目前这次疾病导致的死亡率也非常高,超过了 54%。也许这是一种新型的日本脑炎病毒,比以往的日本脑炎病毒毒性更强,更容易感染成人。

携带病毒的昆虫在公众中传播这种疾病并不那么广泛。

　　也许这是一种新出现的病毒，传播模式与以往有所不同。好像这种疾病不是通过蚊子携带病毒进行传播的。什么样的蚊子会选择只叮咬养猪的成年男性呢？

　　与此同时，马来西亚的猪也开始发病，出现某种家畜流行病暴发的症状。同样，人们熟悉的日本脑炎病毒也无法解释猪发病的原因，因为在通常情况下，猪感染了这种病毒后不会表现出这样明显的临床症状。猪当中疾病流行可能导致在蚊子中间疾病流行，蚊子可能叮咬人类进而传播这种疾病，因此猪可能是日本脑炎病毒的增幅宿主和储存宿主。感染了病毒的怀孕母猪也可能流产或产下死胎，但它不会表现出现在马来西亚的猪所表现出来的症状。而且怀疑该病为日本脑炎这种假说还有其他一些问题。从事养猪业的这些工人主要表现为神经系统症状，导致脑炎和其他神经系统疾病，而患病的猪表现出来的则是神经系统和呼吸系统症状。看起来这种疾病在猪群当中传播极快，很明显是通过空气传播的。发病的地区一个接一个地出现，开始是在怡保地区的大型养猪场，然后是南部的森美兰。猪开始出现咳嗽、发抖、嚎叫和呼吸困难的症状，身体虚弱而不能站立，有些还导致了死亡。

　　这种病毒在猪群中的病死率要远远低于在人群中的病死率。最初的症状有点像经典猪瘟热，也是由感染病毒而引起的疾病，也被称为猪瘟。但是很快，人们就放弃了这种猜测。猪瘟不是人畜共患病，无法解释人类患病的现象。也许是更为可怕的新型日本脑炎？在猪群的阵阵咳嗽声中，疾病从一家养猪场传播到另一家养猪场，人们可以听到猪的咳嗽声不断传来，心存恐惧地等待疾病来袭。一位到访的澳大利亚专家将这种疾病称为"一英里犬吠状咳嗽"，他说："因为你可以在一英里以外就能听到猪的咳嗽声。人们据此可以判断这种疾病已经到达这个地区。"病毒通过猪的喷嚏传播，也可以在将猪从一家养殖场转移到另一家养殖场的过程中，在卡车上传播。这种病毒也能够跨境传播，1999 年年初，马来西亚的猪被出口到新加坡，这种疾病就使当地的屠宰场工人染病。11 名新加坡人染病。在这个医疗条件良好的国家，只有 1 人死亡。

人们还是不知道致病的病毒究竟是什么。在马来西亚，很多早期的实验室诊断都是由卫生部或者位于怡保市的国家兽医研究所做出的。怡保的实验室中主要诊断的是猪的样本。马来亚大学，特别是蓝塞奇所在的医学微生物学系的科学家密切、低调地关注着这场危机。保罗·蔡（Paul Chua）是这个系的首席临床病毒学家，他的工作是使用湿实验室方法，如培养病毒和使用显微镜观察来研究病毒。萨扎利·阿布巴卡尔（Sazaly AbuBakar）是分子病毒学家，也就是说他的工作是像霍姆斯那样研究病毒的基因：一串串用字母表达的枯燥的代码，ACCAAACAAGGG。有一段时间，蔡和阿布巴卡尔所做的就是读报纸上的相关报道，和同事聊天推测可能的情况，因为他们没有血样、组织或者脑脊髓液这些实验室诊断中最基本的原始材料。

突然之间，他们就获得了这些东西。随着疾病暴发在离首都不远的森美兰州且不断继续，患者开始陆续抵达马来亚大学医学中心就诊。这些患者接受了治疗，有一些因病去世。蔡从 3 名去世的患者身上获得了样本。其中一名死去的患者是住在桑艾尼帕村的 51 岁养猪户。这名患者到医院的时候发烧、意识不清、左臂痉挛。6 天后，便去世了。

蔡从这名患者的样本中分离出了病毒，将其放在温和的实验室细胞中培养，而这种细胞最早是从一只非洲猴子的肾脏中获得的。很快，培养液中的病毒就开始对细胞造成伤害，但又不像是由日本脑炎病毒造成的伤害。每个细胞都变大，和大的膜泡融合起来，中间还有多个核。蔡叫来他的同事阿布巴卡尔来看看这种情况。

当我到阿布巴卡尔位于吉隆坡的办公室去拜访他时，回忆起当时看到这些细胞的情形，他说："真是不同寻常。"我是在一次有关尼帕病毒的会议上见到他的，他也非常希望能和我进一步交谈。当时，蔡已经去卫生部工作了，而阿布巴卡尔（他的年轻学生称他为萨扎利教授）现在是医学微生物系的主任。"我们一直认为在细胞培养液中观察到的东西非比寻常。"

　　萨扎利教授告诉我，顺理成章的是，下一步就是要在先进的电子显微镜下观察这种病毒。虽然细胞培养液表明这种病毒共同行动所表现的结果，对细胞造成了肉眼可见的破坏，但需要使用电子显微镜才能显示每个病毒粒子。"但是很不走运，当时我们国家任何地方都没有先进的电子显微镜。"大学里的那台显微镜又旧又不清楚。马来西亚在亚洲是一个实力较强的国家，有很多受过良好教育的优秀科学家，但是在某些技术资源方面仍然显得力量不足。

　　这个系的主任蓝赛奇拜访了在美国的老朋友，安排蔡到美国访问。蔡将一些冷冻的样本塞进袋子里，登上了飞往美国的飞机。许多个小时后，他到达了科罗拉多州柯林斯堡市。在疾病预防控制中心的卫星中心，也是虫媒病研究处，他和疾病预防控制中心的科学家在一台先进的电子显微镜下一起检查了桑艾尼帕村那名患者的样本。他们看到的不是日本脑炎病毒。这种病毒看起来更像是一团副黏病毒，有长丝状的 RNA 链，结构有点像人字形。这种病毒是马来西亚麻疹吗？还是病死率极高的流行性腮腺炎？根据对这种病毒初步的判断，蔡又到了位于亚特兰大的疾病预防控制中心总部，和那里研究副粘病毒的研究人员一起研究探讨。那里的研究人员通过各种实验浸泡了他的样本，观察其抗体反应，并从实验情况判定这种病毒对亨德拉抗体检测呈阳性。通过对这种病毒的部分基因组进行测序，他们发现这是一种全新的病毒：它不是亨德拉病毒，但与亨德拉病毒相似，是一种截然不同的病毒。蔡和他的同事们用这个 51 岁的养猪户所在的桑艾尼帕村的名字给这种病毒命名为尼帕病毒。这种病毒后来成为众所周知的尼帕脑炎病毒。

68

事情发展到这里出现了一个交集。马来西亚的微生物学家得知这种疾病的暴发是由一种和亨德拉病毒紧密联系的病毒引起的之后，蓝赛奇给澳大利亚的一位同事打电话。他在电话中说："嘿，我们这儿有了新发现。"这样的说法显得有点轻描淡写了。令人不安的是他并不知道这个"新发现"来自何处，或者要去向何地。他希望得到专家的帮助。在研究尼帕病毒方面，还没有人能够称得上专家，但是研究亨德拉病毒的专家也许就是最佳的人选了。通过中间人的协调，蓝赛奇的请求被转达给休姆·菲尔德，那位曾经在果蝠身上发现亨德拉病毒、身材瘦高的兽医。菲尔德很快准备妥当。据菲尔德回忆，他是在一个周四得到这个消息的。到周一，他就登上了前往吉隆坡的飞机。

菲尔德加入了一个国际研究小组，组长是来自疾病预防控制中心的一位资深专家，组员来自亚特兰大和其他地方，共同帮助马来西亚的科学家应对这场危机。他们的首要任务就是阻止这种病毒对人类的直接威胁。在布里斯班的一次交谈中，菲尔德告诉我："那时，人类的发病率不断攀升，大概每周出现 50 个新病例。因此当时阻断疾病的传染源有很大的压力，包括社会压力和政治压力。"他补充说，为了阻断疾病的传染源，团队必须了解这种病毒以及其在猪群中是如何传播的。

他们的工作从被称为"红区养殖场"的地方开始，疾病在这些养殖场的猪群中仍在不断蔓延。用耳朵就可以判断出养殖场的位置，这句话我是援引了菲尔德的说法，也就是指在猪群中传播的"一英里犬吠状咳嗽"。他和团队的其他成员从这些病猪身上采样并检测，希望能够和蔡从养猪户身上分离出的病毒相匹配。菲尔德说"情况也如我们所愿"。他们将采集到的样本火速送往位于吉朗的澳大利亚动物健康研究所，研究人员分离出的病毒与蔡分离出的相匹配。证实这两种病毒匹配的最终证据来自位于吉隆坡的阿布巴卡尔团队。所在这些都证明，猪是导致人类死亡的尼帕病毒的增幅宿主，但研究人员没有提到尼帕病毒最终可能的藏身之处。

与此同时，马来西亚政府已经下令大规模宰杀生猪，也就是说要宰杀疾病暴发所涉及的每一个养殖场中的每一头猪，不论其是否感染了病毒。在发现这种新型病毒之前，有些养殖场的经营者因为恐慌和不知所措，已经放弃了部分猪舍。住在某些养猪场附近的人们甚至逃离了家园，桑艾尼帕村成了鬼城。在这场疾病暴发接近尾声的时候，至少有283人感染了这种病毒，其中109人死亡，病死率接近40%。没有人想吃猪肉、接触猪肉或者购买猪肉。猪在猪舍中挨饿而无人看管。有些猪冲出猪圈到铁路上流浪，就像寻找食物而流浪的野狗。马来西亚当时总共养殖了235万头猪，其中一半生活在受到尼帕病毒感染的养殖场当中，因此这时的情况就像中世纪黑死病所造成的景象一样：成群染病的猪在空空荡荡的村庄中因为饥饿而横冲直撞。宰杀猪的人，包括军队中的士兵、警察和兽医，穿着防护服，戴着手套、口罩和护目镜，大量涌进了乡村。他们的任务就是要射杀、掩埋或者用其他方法处理这里的100多万头猪，而且动作要快，不能使病毒传播到各处。菲尔德强调说："杀死100万头猪绝非易事。"

在之后的一次谈话中，他更正了上述说法：要宰杀的实际上是110万头猪。他告诉我，这看起来好像只是一个小数点的错误，但是如果你曾经参与宰杀那10万头猪，并将它们的尸体用推土机掩埋在坑里，你会永远记得这其中的差距究竟有多大。

菲尔德和这支国际团队赶在大批宰杀生猪的队伍之前也到了曾经暴发这场疾病的"红区养殖场"，当然那时已经今非昔比，这场疾病曾经反复感染了这里的猪群。通过在这些养殖场幸存的猪身上采集血样，进行抗体检测，他们发现病毒尽管毒性不是非常强，但好像传染性极高，至少在猪的身上如此。在已经恢复平静的养殖场，猪的抗体的检出率在80%到100%。由此可以看出，与澳大利亚感染了亨德拉病毒的马相比，这里的猪对病毒的容忍度更高，更容易成为增幅宿主。菲尔德告诉我说，如果尼帕病毒不是人畜共患病的话，也就是说能够由动物感染给人类并导致人类死亡，可能只会成为马来西亚"养猪业减产的一个警笛"。他还说："这样的现象引人深思啊。"

我不是非常确信这样的说法，当时也忘了问究竟是什么使他对尼帕病毒产生了这样的想法。其中一种可能性就是菲尔德可能还想起了其他只在养殖动物身上潜伏的人畜共患病。这些病还没有暴发，不为人知，目前对人类没有造成影响。全球各地究竟有多少这样的病毒可能正通过大规模的牲畜场来传播？在我们的养殖场中究竟有多少 RNA 型的病毒会快速进化（因为它们繁殖得极快、经常发生突变、数量众多、种类庞大）？考虑到这样的数字，基因突变导致的疾病传染的概率有多大？又有多少像尼帕病毒一样的病毒正在圣城伯利恒等待着降临人间呢？

也许下一次疾病大暴发会从马来西亚的猪圈开始，通过生猪出口船舶到新加坡，然后再通过新加坡传播到世界各地（就像 SARS 病毒一样通过乘坐飞机传播）。病毒可能寄居在游客或者空姐的肺叶上，因为他们曾经在莱佛士酒店水畔的高档时尚咖啡厅里品尝过木须肉午餐。暂时忘记果子狸吧，让我们将目光投向大规模的动物养殖业。如果人类无法确认某种病毒（或者至少是一种和它相似的病毒），那么对养殖的猪、奶牛、鸡、鸭、绵羊和山羊进行任何病毒的筛查几乎是不可能的，而我们刚刚开始这方面的尝试。正如菲尔德引人深思的想法那样，尼帕病毒更深层次的意义是，以后流行的人畜共患病可能就是现在某种畜牧养殖业"产量减少的警笛"。

尼帕病毒还有其他的意义，只是不如这个意义那样重大，但同样引人深思。其中一个意义又将我们带回到蝙蝠这个话题上。

69

在马来西亚待了3周后，菲尔德从对猪的调查中分身，和一名叫莫德·尤·约哈拉（Mohd Yob Johara）的马来西亚兽医及几位其他同事一起开始寻找这种病毒的来源。这也是邀请他加入这支国际反应团队的原因所在，他在寻找和尼帕病毒相似的亨德拉病毒宿主方面有丰富的经验。

比照在寻找亨德拉病毒宿主方面的经验，菲尔德领导的小组现在将寻找病毒宿主的对象主要集中在蝙蝠身上。马来西亚的蝙蝠种类很多，有13种果蝠和大约60种小型食虫蝙蝠。当地的果蝠中有两种是飞狐，和澳大利亚发现的亨德拉病毒的宿主同属于狐蝠类，其体型巨大，翼幅很宽。他们将雾网竖在蝙蝠捕食和筑巢的地方附近捕捉小型蝙蝠。在捕捉飞狐的时候，这只团队使用的方法显得有些机会主义的味道。在马来西亚，捕猎蝙蝠是合法的，所以菲尔德、约哈拉和其他捕猎蝙蝠的猎人一起进入森林，在征得猎人的允许后从捕获后装在袋子里的蝙蝠身上采样。有些猎人也射杀野猪，这些研究人员就从野猪的尸体上剪下一小片组织样本，用以检测病毒是否从养殖的猪身上传染给了野猪。同时，国际反应小组的另一组研究者也从养殖的狗、老鼠、家鼩、鸡、鸭和鸽子身上采样。两组研究人员希望能够找到同一个紧要问题的答案：在猪圈以外的地方，这种病毒究竟潜伏在何处？

野猪、老鼠、家鼩和鸟类的抗体检测均呈阴性，也就是说没有受到尼帕病毒或者其抗体感染的迹象。有些狗的抗体检测呈阳性，可能是因为它们和患病的猪活动范围太接近或者吃过死猪肉；狗好像并没有传播这种病毒，没有在狗之间传染，更不要说将病毒传染给人类了。（虽然有些证据表明偶尔也会发生狗将病毒传染给人的情况。）绝大多数蝙蝠的检测结果也呈阴性，但是有几种蝙蝠例外，有两种蝙蝠的群体中感染尼帕病毒抗体的程度要远远高于其他种类的蝙蝠，是两种飞狐——小狐蝠和马来大狐蝠。考虑到尼帕病毒和亨德拉病毒之间的其他相似之处，这样的发现不足为奇，但这并不能成为蝙蝠就是这种病毒宿主的最终证据。存在抗体只能说明动物感染了这种病毒，可以代表很多意义。菲尔德和约哈拉采集的样本中没有发现任何活的病毒。

捕捉活病毒的工作留给了蔡，他刚刚从柯林斯堡和亚特兰大返回马来西亚。1999 年年底，在这场疾病引起的恐慌过后，在宰杀 110 万头猪以及这场疾病在人类中暴发的趋势得到遏制之后，蔡和他的团队到达了一个飞狐聚居地，并尝试了一种新技术。他们没有射杀、解剖蝙蝠，而是将几个大塑料布铺在蝙蝠栖息的地方，收集到了几滴宝贵的蝙蝠尿液。在蝙蝠捕食的地点，他们也收集到了一些咀嚼过的水果样本。有芒果，还有当地人非常喜欢的莲雾。这种水果是一种外表普通的小水果，形状像铃铛，通常是粉红色或者红色，香甜多汁，非常解渴，深受孩子的喜爱。蔡的团队认真对这些样本进行了培养，并得到了 3 种尼帕病毒，2 种来自蝙蝠的尿液，1 种来自莲雾。分离出的病毒和人感染的尼帕病毒高度匹配。这就证明飞狐是尼帕病毒的宿主，能够将这种病毒传染给猪，进而传染给人类。

还有更多的发现。蔡的研究工作验证了人们关于疾病传播情形的假设。这种病毒是如何通过蝙蝠传染给猪的呢？只需要在猪圈边上有一棵长满了成熟果实的芒果树或者莲雾树。感染了尼帕病毒的蝙蝠以莲雾为食，将果肉扔掉（蝙蝠总是这么做），而已经沾染上了病毒的果肉又掉到猪圈里；猪贪婪地吃下果肉，体内带有大量病毒，病毒在其体内繁殖并将这种病毒传播到其他猪身上；很快整个猪群都被感染，喂养猪的人也被感染发病。这种情形并非牵强附会。当时马来西亚的农业呈多样化的趋势，有市场销路的水果可以增加养殖业的收入，很多猪圈旁边都种着芒果树、莲雾树和其他种类的水果树。尼帕病毒可能随着小块的甜甜的水果落到猪圈当中，猪又怎能抵挡住这样的诱惑呢？

70

马来西亚采取的行动非常坚决，严格执行农业法规，关闭了一些养殖场，不在水果树下修建猪圈，并迅速对公众进行了卫生健康方面的教育。警惕尼帕病毒！小心周围喘粗气的猪！但是完全消除这种病毒的威胁并非易事。两年后，这种病毒在马来西亚的邻国孟加拉国再次出现。孟加拉国是信奉伊斯兰教的国家，猪的数量并不多。

孟加拉国特别容易暴发传染病的原因有很多，其中最明显的一个原因就是其人口密度。在 5.7 万平方英里的土地上生活了大约 1.5 亿人，使其成为世界上人口密度最大的国家（除了新加坡和马耳他这种面积很小的城市国家）。这个国家海拔较低（很多地方的海拔只有 30 英尺），而且经常出现洪灾（由于降水不规律和水位较高），加剧了通过水传播的疾病的滋生，如霍乱、细菌性腹泻，每年导致数万名孟加拉国居民（特别是儿童）的死亡。虽然感染尼帕病毒的患者并不多，其病毒传染的机制也并不相同，但是这种病毒在孟加拉国的出现以及这种病毒有时可以通过人传染人这一事实（后面将会看到）引起了研究人员和公共卫生官员的高度重视。任何通过空气高效传播的疾病都可以迅速蔓延到达卡（有 1 700 万人口）、其他主要的城市和人满为患的乡村，从而造成灾难性的后果。在孟加拉国这场声势浩大的传染病，导致当地居民死亡的同时，也给病毒提供大量机会，更好地适应人类宿主。

2001 年 4 月到 5 月，尼帕病毒最早在孟加拉国一个叫坚德布尔的地方暴发。这是坐落在孟加拉国南部低地的一个小村庄，有 600 个村民生活于此。13 人感染此病，其中 9 人死亡。采集的血样证实了尼帕病毒的存在，然后这个问题就被人淡忘了。在孟加拉国，人们由于种种原因，经常出现死亡的现象，所以这几个人的死亡并没有引起人们的恐慌或严格的调查。这种病毒从何而来？不知道。如果蝙蝠再次成为这种病毒的宿主，那么是什么导致了疾病的传播？不知道。有没有增幅宿主？不知道。人们没有考虑到猪。

几年之后，当一队流行病学家回顾此事的时候，发现坚德布尔的这次发病有两个值得一提的危险因素。有些病人曾经和已经发病的人生活在一起或者照顾过他们，这就意味着存在人传染人的可能性，这是一个新的发现。很多患上此病的人曾经接触过发病的奶牛。奶牛？这些流行病学家发布了一份报告，非常谨慎、准确，希望能够找出致病的线索。在报告中，他们几次提到了奶牛。如果这种病毒在马来西亚的猪体内能够大量繁殖，难道它就不能在孟加拉国的奶牛体内大量繁殖吗？有这种可能。但是，奶牛究竟在这场疾病中起到了什么作用，还没有确定。

2003 年 1 月，坚德布尔北部大约 100 英里处的瑙冈地区又暴发了疾病。这次发病的症状仍然是发热、昏迷、脑炎，需要住院治疗，病死率极高，同时无法解释病毒是如何传播到该地区的。曾经有牲畜贩子赶着一群猪经过该地区，一些感染了尼帕病毒的病人曾经接触过这些猪，也许这一事实对疾病的暴发有一定的启示意义。报告中并没有像马来西亚患病的猪那样出现打喷嚏、气喘、行动不稳和垂死的现象，但是它们很可能已经感染了尼帕病毒，并且具备了传染性。孟加拉国的疾病科学家还在研究第一次和第二次暴发的原因。2004 年 1 月，又出现了第三次疾病暴发。这次暴发席卷了达卡市对面的博多河（恒河的一个支流）西侧拉杰巴里地区的两个村庄。同样，这次患病的人不多，只有12 人患病，但是有 10 人死亡。这些数据中表现出来的另外一个规律非常令人好奇：患病的人绝大多数是孩子——15 岁以下的男孩。

另外一队流行病学家赶到村子，其中包括一位叫乔·M. 蒙哥马利（Joel M. Montgomery）的美国人，他曾经在疾病预防控制中心接受过研究生培训。这些流行病专学家带着笔记本、调查问卷和采血工具，希望能够找到发病的原因。他们进行了病例对照研究，也就是说他们希望通过对照患病和未患病者行为上的差异，找到疾病暴发的原因以及传播途径。究竟是什么样的危险活动使得人们患上了这种疾病呢？

　　当然，就像其他地方的年轻男孩一样，孟加拉国的年轻男孩也从事各种危险的活动，其中很多可能会导致头骨破裂、手臂骨折、溺水、被蛇咬伤、被捕或者被火车撞伤。但是，究竟是哪种危险的行为使他们染上尼帕病毒呢？蒙哥马利和他的同事们从中选择了几种可能性：钓鱼、打猎、接触死亡的动物、打板球、踢足球、捉迷藏、从地上捡水果吃。随着数据的积累，在这些可能性中，"接触死亡的动物"显得越发重要；一周前，几个发病的孩子曾经帮忙掩埋了死去的小鸡和小鸭。很明显，孩子们一直为死去的家禽举行葬礼。但是，还有很多并没有染病的孩子也接触过死去的动物。最终证明，小鸡、小鸭和奶牛都是误导的线索。发现在孟加拉国的村子里进行流行病学调查有多复杂了吧？不管是鸭子的葬礼还是打板球，较之健康的男孩，我提到的童年时代的游戏没有一项和感染此病的男孩子们（不管是康复的还是死去的男孩）有更重要的联系。但是，有一项活动的联系更加重要：爬树。

　　爬树？这个答案有点让人困惑。虽然蒙哥马利率领的团队记载了这项活动和感染尼帕病毒相关性很强，但是其结果无法解释为什么爬树有可能导致孟加拉国的男孩感染尼帕病毒。他们只能通过计算做出猜测：这项活动使男孩们离蝙蝠更近。

　　3个月之后，也就是2004年4月，孟加拉国的公共卫生官员获悉又发生了一起疾病暴发。这次暴发的地点位于博多河右岸拉杰巴里县附近的福里德布尔。与达卡地区钢筋水泥塑造出的都市繁华相比，福里德布尔和拉杰巴里县反映出孟加拉国南部泥泞的由河流冲积出的三角洲低地的风貌，两地之间只能通过很慢的渡船才能到达。道路的两侧都是稻田。棕榈树和香蕉树就像是空地上疯长的野草。福里德布尔患病的36名患者中有27人死亡。患者之间存在社会联系这一规律引起了人们的忧虑，这种规律也出现在坚德布尔的疾病暴发中：有些人是通过其他人感染上了这种疾病。一队调查人员强调说，这种人和人之间进行传播的情况，"增加了这种高度致命的病原体大规模传播的风险。在孟加拉国这样一个贫困、人口密集的国家，在采取有效的干预措施前，致命的病毒可能会迅速地传播开来"。这句话非常明智，也就是说：这种疾病可能像干草遇到野火一样，迅速地蔓延开来。

接下来孟加拉国又出现了一次疾病的暴发，也是 4 年当中第五次暴发，这次发生在距达卡西北大约 60 英里的坦盖尔地区。2005 年 1 月就出现了 12 例病例，其中 11 人死亡。现在看来，孟加拉国好像特别受到这种致命疾病的持续青睐，每年年初都会暴发疾病。马来西亚再也没有暴发过这种疾病。孟加拉国西北部边境以北的印度暴发过一次。在世界的其他地方，尼帕病毒不为人知。接下来又有一队流行病学家从达卡出发到达疾病暴发的地区，希望找到疾病暴发的原因。这只团队由斯蒂芬·卢比（Stephen Luby）率领，他是一位来自疾病预防控制中心的美国医生兼流行病学家，被孟加拉国际腹泻病研究中心（International Centre for Diarrheal Disease Research, Bangladesh，通常被称为霍乱病医院）任命为项目主管，并被派往达卡支援此次研究。在这里，他与孟加拉国卫生部的同事玛穆德·拉赫曼（Mahmudur Rahman）通力合作。

和蒙哥马利之前率领的团队一样，卢比的团队调查了当地人可能从事的危险活动——发病和死去的患者或者发病但康复了的病人所从事的活动，而这些是他们没有患病的邻居没有从事的活动。他们从患者幸存的家属和朋友处得到了这种病的病死率。这个人爬过树吗？病人和健康控制组中都有人爬过树，但是这两组人中绝大多数没有爬过。这个人接触过猪吗？没有，坦盖尔地区的人们没有接触猪的习惯。接触过果蝠吗？没有，没人接触过果蝠。接触过鸭子吗？是的，但是这又会怎么样呢，很多人接触过鸭子。接触过发病的小鸡吗？吃过番石榴吗？吃过香蕉吗？吃过宰杀时已经发病的动物吗？吃过阳桃吗？接触过发烧、意识模糊，后来死亡的病人吗？

这些问题本身就像是画笔，勾勒出孟加拉国乡村生活的图景。但是这些问题当中没有一个具有统计学意义，将发病和健康的人区别开来——这次关于爬树的问题也没有将这些人区别开来。只有这个团队提出的一个问题将这两类人区别开来：你最近喝过鲜椰枣汁吗？

喝过鲜椰枣汁吗？嗯，喝过。椰枣汁是孟加拉国西部乡村中一种季节性的美味。这种枣汁流淌在银椰枣树的叶脉中，切开树，这种汁液会流到一个精心放置好的陶罐中。像枫树的汁液一样，这种椰枣汁非常甜，很明显比枫树汁还要甜，因为它不用经过几个小时的蒸煮。有些人愿意出很多塔卡来购买鲜椰枣汁，塔卡可是当地很少能够见到的钱啊。收集到椰枣汁的人在附近的村庄挨家挨户地叫卖，或者像邻居家摆柠檬摊的孩子一样在路边叫卖。购买椰枣汁的人通常自己拿着杯子或者罐子。他们当场就将椰枣汁喝下，或者拿回去和家人分享。质量最好的椰枣汁是红色的，非常甜、非常清亮。这种椰枣汁很快就会发酵，上午 10 点之后，椰枣汁的价格会直线下降，因为这时的椰枣汁就不新鲜了。椰枣汁中的杂质也会拉低其价格。你会看到，椰枣汁中的杂质还会引起其他的结果。

坦盖尔地区的调查发现，患者和健康人的唯一区别就是：在感染的患者当中，绝大多数喝过鲜椰枣汁，而其没有患病的邻居则没有喝过。这反映了一个非常曲折复杂的故事。

71

我到孟加拉国际腹泻病研究中心去见卢比。他是个很高很瘦的男人，留着棕色短发，戴眼镜，严肃但并不高傲。他曾经主修哲学专业，后来转而学习医学和流行病学，然后重点关注低收入国家的传染病。从 2004 年开始，他一直待在孟加拉国，对这个国家了如指掌。他经常能够听到有些本可以预防的疾病敲响的死亡钟声，也竭尽全力挽救这些人的生命。他的工作中绝大部分时间都是在处理人们所熟悉的那些普通疾病，如肺炎、结核病、腹泻，因为这些疾病所造成的死亡人数要远远高于尼帕病毒导致的死亡人数。比如说，细菌性肺炎每年就可以导致孟加拉国 9 万名 5 岁以下的儿童死亡。细菌性腹泻每年可以导致约 2 万名新生儿死亡。考虑到这些数字，我问卢比，为什么要将注意力转向尼帕病毒呢？

他说，为了谨慎起见。对病毒有所了解和对病毒一无所知，这是谁都无法忽视的两种典型情况。尼帕病毒之所以重要，是因为它可能带来的后果，因为我们对其究竟是如何发生的知之甚少。他说"这是一种可怕的病原体"，并提示说孟加拉国尼帕病毒的病死率超过 70%。在那些幸存者当中，1/3 的人有明显的神经系统缺陷。"这是一种恶性疾病。"他还说，孟加拉国已知病例中大约有一半是通过人传染人。这种疾病的发展趋势非常令人担忧，因为马来西亚的尼帕病毒暴发时并没有出现这样的情况。

为什么人传染人成为引起有些疾病暴发的关键因素，而在其他的疾病暴发中却并非如此？这种病毒究竟有多顽固？这种病毒进化成更易传染的形式的概率究竟有多大？正如我提到的，孟加拉国是一个人口密度非常大的国家，每平方公里大约生活了 1 000 人，而且这个数字还在上升。这些人口相对平均地分散在拥挤的乡村，那里收入和医疗水平低下，需要压榨仅有的自然和野生动物资源，因而使得该国极易发生已有的普通病原体引起的流行病或者由奇怪的新型病原体引起的流行病。卢比说，当然尼帕病毒也是他工作中重要的一部分，尽管到目前为止，尼帕病毒引起的死亡数字并不大。

他补充说，还有另外一个原因。世界上没有人对这种病毒有很多的了解。"如果我们不在孟加拉国对这种疾病进行研究，它就不会得到研究了。"马来西亚仅发生过一次疫情。印度在 2001 年的时候发生过一次，最近又发生过一次。他指出，根据 2009 年的统计，孟加拉国在 8 年内总共暴发了 8 次疫情（我和他谈话之后了解到疾病暴发的次数比这个数字还要多）。实验室研究在哪儿都可以开展，但是它不能解决尼帕病毒在自然界中的行为之谜。他说："如果我们真的想了解这种病毒是如何通过野生动物的宿主传染给人的，以及人是如何传染人的，这就是我们应该研究的地方。"

要了解这种病毒是如何从野生动物宿主传染给人的，就需要确定一个基本的参照点：宿主的身份。基于人们对发生在马来西亚的这种疾病的了解以及澳大利亚对亨德拉病毒的发现，蝙蝠理所当然成了人们首先怀疑的对象，特别是飞狐。孟加拉国当地唯一的飞狐是一种称为大狐蝠的蝙蝠。卢比和他所率领的研究团队从早期的研究工作中了解到，这种蝙蝠的尼帕病毒抗体检测呈阳性。如果不是通过猪，这种病毒又是如何从蝙蝠传染给人的呢？嗯，凑巧的是大狐蝠也喜欢喝椰枣汁。椰枣树的主人抱怨晚上总能听到树上有蝙蝠的声音。卢比的团队在坦盖尔地区工作之后报告说："树的主人非常讨厌果蝠，因为它们经常从树上切开取椰枣汁的地方或者陶罐中直接去喝椰枣汁。在陶罐外面或者椰枣汁上经常漂着果蝠的排泄物。有时人们还能发现死蝙蝠漂在盛着椰枣汁的陶罐中。"即使这样，人们对鲜椰枣汁的需求也没有减退。

卢比的团队在坦盖尔地区调查后列出的长长的潜在危险因素中，饮用椰枣汁成为导致疾病的另一个假定原因，而且研究人员几乎是出于直觉将这个因素加在了访谈的问题当中。卢比告诉我，最早到达现场进行调查的是社会人类学家，他们对当地人很友好，非常低调，问的都是开放性的问题，不像流行病学家问的问题那样正式和量化。"这位人类学家说'每个人都有饮用椰枣汁的经历'"，他是指每个人都有接触尼帕病毒的经历，喝的不是瓶装的椰枣汁。流行病学家随后也赶到了现场，用确凿的数据证实了这种假说。他说："坦盖尔地区的疾病暴发使我们了解了这种疾病暴发的真谛。"回顾这种疾病的暴发过程，这个道理变得非常明显，顿悟也通常都是如此。是的，饮用鲜椰枣汁是感染尼帕病毒的一个绝佳方式。

　　他解释了说这番话的背景。暴发疾病的孟加拉国西部地区被认为是尼帕病毒带。可能因为这个地区正好盛产椰枣。蝙蝠分布的范围非常广，但西部地区椰枣树长势良好、汁液丰富。12月中旬开始就到了椰枣汁的收获季节，这时第一个寒冷的夜晚也被认为是孟加拉国进入冬季的标志。敲开椰枣树取椰枣汁的人被称为 gachis，也就是树人的意思。这个词从孟加拉语中的 gach 一词演变而来，是树的意思。其他得到椰枣汁的人是椰枣树的主人，它们通常得到一半椰枣汁。这些树人非常穷，他们独立获取椰枣汁，通常是农业劳动者，获取椰枣汁出售只是这个季节的副业。为了收获椰枣汁，树人得爬到树上剪去树冠附近的一大片树皮，并修剪成 V 字形（椰枣汁就从这个地方渗出），他们还将空的竹管放在 V 字形的树皮底部，把一个小陶罐系在这个空的陶罐下面。经过一个晚上，椰枣汁就装满了陶罐。黎明前，树人又爬到树上取下一罐新鲜的椰枣汁。可能他只能在每棵树上收集到 2 升椰枣汁。这就是一笔极大的财富了！如果上午 10 点之前他能够将 2 升椰枣汁卖出，就可以赚到 20 塔卡（0.24 美元）。他把陶罐中的椰枣汁倒进一个更大的铝制容器中，将从一棵树上获得的椰枣汁、蝙蝠的粪便、尿液和病毒（它们是有可能存在的）与其他树上获得的椰枣汁（和杂质）混合在一起，然后就去叫卖自己的产品了。有些树人对向椰枣汁中掺假感到扬扬得意。有一个树人告诉卢比的同事："如果鸟从我的树上饮用椰枣汁，我觉得不会有什么问题。因为鸟饮用的量非常少。我也愿意宽容一点，给蝙蝠和其他动物一个饮用椰枣汁的机会。"他是宽容大度了，顾客却因此染上了尼帕病毒。有些树人非常在乎椰枣汁的品质，因为清亮、红色的椰枣汁比泛着泡沫，混着蜜蜂、鸟毛和蝙蝠粪便，散发着臭味的椰枣汁的价格要高。

　　对卢比来说，整个调查将事情带向了两个完全不同的方向——一个实际而紧迫，一个有远见和科学意义。从实际的角度来看，他和同事找到了帮助树人将蝙蝠赶离陶罐的低成本的方法。可以用竹片编织成一个简单、成本大约只有10美分的盖子，将其放置在树上隔开取椰枣汁的地方或者盖在陶罐周围，蝙蝠就无法喝到椰枣汁了。这是一个非常简单的解决方法，很可能比制定法律禁止获取椰枣汁要人性化。卢比告诉我，从科学的角度看，还有很多有关尼帕病毒的重要问题没有得到回答。这种病毒是如何在蝙蝠群体当中生存的？它为什么会传染给其他动物？它轻易就能够在人与人之间传播，还是只是在特定的环境中才会传播？它是最近才出现的一种新的病原体，还是数千年来已经悄无声息地导致孟加拉国人死亡的某种东西？

这些问题又使人产生了新的疑问。孟加拉国自然状态的改变和人口密度的变化是如何影响果蝠、果蝠身上携带的病毒以及病毒的传染概率的？换句话说：尼帕病毒生态学有了怎样的变化？卢比说为了了解更多的答案，我可以和乔恩·爱泼斯坦（Jon Epstein）聊聊，他的答案更有说服力。

72

能言善辩固然好，但是实践经验更加宝贵。第二天早上，我和乔恩·爱泼斯坦离开了达卡，一路向西去河流的交叉口，进而到达孟加拉国西南部的低地地区。

爱泼斯坦是一位在纽约工作的兽医生态学家。当时，他在国际保护医学联盟下属的野生动物信托基金会工作（和赫穆拉供职于同一个机构，最近改名为生态健康联盟）。除了是兽医学博士，爱泼斯坦还获得了公共卫生学硕士学位，在研究大型的亚洲蝙蝠方面也非常有经验。他曾经在马来西亚和蔡一起工作过，在海边的红树林中捕捉飞狐，有时甚至要在齐胸深的海水中捕捉飞狐。第一次疾病暴发后，他所率领的团队在印度的飞狐身上发现了尼帕病毒存在的证据，他也曾经作为多国研究团队的一员确认了中国暴发的 SARS 病毒的宿主就是蝙蝠。他身材高大、体格健壮，留着平头，戴着菱形的眼镜，有点像高中橄榄球比赛中的四分卫，人很严肃。他已经不是第一次到孟加拉国来收集数据研究印度飞狐是在什么时候、什么地点以及通过什么方式携带和传播尼帕病毒的了。

他还带来了这个组织最近招募的另外一名美国兽医吉姆·德斯蒙德（Jim Desmond）。爱泼斯坦将会对他进行专门的培训，以找到能够传播尼帕病毒的像乌鸦一样大的蝙蝠。团队当中的第四名成员阿里夫·伊斯兰（Arif Islam）也是一名兽医，是孟加拉国为数不多的从事野生动物和人畜共患病研究的人，也是团队中唯一能够说流利的孟加拉语的人。伊斯兰的作用至关重要，因为他能够从蝙蝠的肱动脉提取血液，和当地官员谈判，并在当地的餐馆为我们点咖喱鱼。

当我们驶出达卡的车流时，已经快到上午9点了。公交车慢吞吞地擦肩而过，就像是非常友好的大象一样互相摩擦；绿色的摩托车充当的出租车在车流的间隙躲闪人群和车辆，似乎随时都有被压扁的危险。最后，道路终于畅通起来。我们向西朝河边行驶，终于远离了车流，心里长长地出了一口气。在我们身后，西下的太阳透过薄雾柔柔地照射着这座城市，就像是一个橘黄色的蛋黄。

我们乘坐渡轮来到了福里德布尔，在稻田地的两条水道上继续行驶。此时正值干旱季节，博多河的水位很低。我们在福里德布尔短暂停留，接上实地考察时需要的具有特殊技术的两名助手——皮楚和勾佛。这两个人都不高，像赛马师一样结实而又灵活。在这几年的时间里，他们断断续续地为爱泼斯坦工作，是爬树和捕捉蝙蝠的行家里手。他们捕捉蝙蝠的专业技术是从早期偷猎中习得的，但是现在他们已经金盆洗手了。载上他们之后，我们的渡轮掉头向南，一路上吃橘子和辣饼干作为晚餐。我们缓缓地通过挤满了人力车、公交车和摩托车的小镇，继续向西南方向行驶，我注意到这里的私家车很少。有一群人好像专门在挖沙、装沙和运输沙子，这种沙子到处都是。此时正是插秧的时节，我们可以看到很多的男男女女弯着腰，从河底厚厚的苗圃中挖出深绿色的幼苗，捆绑之后将其小心地移植到有水的稻田地里。在干一点的地上种着小块的其他作物——玉米、豆子、谷物——偶尔还能看到一片香蕉树或者椰子树。随着我们继续向南行进，干燥的土地越来越少。前面就是孙德尔本斯沼泽，恒河三角洲在这里变成了红树林遍布的岛屿，弯弯曲曲的河道里生活着鳄鱼和湿脚老虎。我们没有继续前进。这里的土地很低很平，地下水位很高，污水坑在我们经过的每个村庄和城镇随处可见。

沿途我们看到更多的椰枣树，光滑的树干上留下了一道道深深的条纹，诉说着在过去的年月里，树人是如何从这些树木身上获取椰枣汁的。那时已经是1月中旬，正是收集椰枣汁的季节，如果我们也想喝上一杯椰枣汁，正是绝佳的时机。但是，我们没有喝。我从伊斯兰那里得知，孟加拉国的人将这种东西叫作 kajur，认为这是一种有益健康的饮料，能够杀死内脏中的寄生虫。但是得喝新鲜的，伊斯兰说。将椰枣汁煮沸不仅会破坏口感，还会降低医疗功效。他小时候也喝过这种椰枣汁，是的，毫无疑问——但是现在不喝了，自从他开始研究尼帕病毒，就没有再喝过这种椰枣汁。

午夜时分，我们到了一座叫库尔纳的城市，在一家不错的旅馆中找了几个房间住下来。我们第二天就出门去寻找蝙蝠的栖息地。在以前的探访之旅中，伊斯兰已经事先对这些栖息地进行了侦察。城市的西边地势较低，水也很充足——稻田、沟渠、潟湖和养虾池中都有水。这里的土地通过土路与村庄相连，村子里的人和牲畜以这些土地为生，公路是沿着堤坝修建的，据推测曾经是取土坑，现在是散发着臭味的棕绿色的池塘。如果想在这里找到一块高地，就得靠人力来填土造地。这里还有很多树木，但还称不上是森林，只是零散地种着一些椰子树、香蕉树、番木瓜树、罗望子树和其他几种硬木树，还有很多椰枣树。我看见一个树人正在爬上一棵椰枣树。他光着脚，手脚并用，同时借助一条皮带爬上椰枣树，就像是维奇塔中的前锋。他身上围着一块腰布（一种布裙，系在腰间），头上围着包头巾，肩上扛着一个编织的箭筒，里面装着两把长长的弯刀。路边有一个小男孩拿着四个红色的陶罐，等着在晚上从树上接滴下的椰枣汁。

蝙蝠也准备好喝椰枣汁了。它们此时还在睡觉。飞狐和其他食虫的蝙蝠不同，它们不是栖息在洞穴、矿井或者旧建筑当中。它们喜欢在树上生活，倒挂在树枝上，就像是最奇怪的热带水果一样用翅膀包裹住身体。我们探访了四五处蝙蝠的栖息地，抬头仔细观察在树冠处聚集休息的蝙蝠，和当地人聊天，检查每处栖息地下面的土层，没有一处能够达到爱泼斯坦严格的标准。蝙蝠的数量过少（这里 100 只，那里 100 只），附近的树木不多，没有办法在下面支起捕捉蝙蝠的网，或者地面上的情况不对。在一个村庄，几百只蝙蝠在一些豆科树上搭起了巢，蝙蝠的数量非常诱人，只是它们悬在一个大大的水坑上面，这个水坑好像是这个村子的排水坑和垃圾堆。爱泼斯坦事先预料到，捉到蝙蝠后，如果将网放低，就会导致捉到的蝙蝠掉进水里。这迫使他跳进水里将蝙蝠从网上解开，以免它们被水淹死。他小声抱怨说，这根本不可能。我宁可冒着感染尼帕病毒的风险，也不想尝试这个无聊的想法。

我们回到了来库尔纳的路上看到的一个地点，一个占地几英亩、周围有墙的废弃仓库。这个仓库归政府所有，曾经作为仓库存放过修路的材料。在长满杂草的院子里、棚子和仓库中间，几棵巨大的卡罗伊树拔地而起，上面倒挂着四五千只蝙蝠。很明显，这是蝙蝠特别青睐的一个栖息地，因为这些树木巨大，墙一样的遮蔽使它们免受村庄的嘈杂和拿着弹弓的男孩子们的骚扰。每个傍晚，它们都从树枝上飞下，盘旋着飞到鲁布萨河（恒河的另一个支流）上，然后夜晚时分在库尔纳附近的村庄中拍打着翅膀寻找食物。爱泼斯坦决定就选这个地点。

会见了当地的官员之后，一天之内，他和伊斯兰就获得允许，让我们能够在深夜去探访这个废旧的仓库。爱泼斯坦说，这就是他喜欢在孟加拉国工作的原因：简单的要求、通情达理的人、迅速的行动。怀着同样的期待到印度去，你就能够感受到其中的差异。

不过，在开始捕捉蝙蝠之前，白天还需要做一些基础工作。我们登着一个快要散架的长竹梯，爬上了卡罗伊树旁废旧仓库的平坦的房顶。皮楚和勾佛从房顶处继续向上爬。他们就像水手爬上守望楼那样灵活地爬到一棵树的高处，将一根竹竿垂直放好，使它矗立在一根最上面的树枝上。竹竿的顶端是一个自制的滑轮。他们在这个仓库另一端的另外一棵树上也放置了这样的装置。这样艰难的攀登和索具放置完毕之后，他们就可以在两棵树中间放置一个巨大的捕捉网，并控制其升降了。

当然他们爬到蝙蝠栖息的树上肯定会打扰到树上的蝙蝠。数百只蝙蝠受到了惊扰，突然醒来飞离树木，在河上盘旋，飞回树上又离开，就像是在巨大的空气涡流中漂浮的东西。借助白天的光亮，这些蝙蝠看上去像鹅一样大，可以借助上升的暖气流一飞冲天或者慢慢地拍打翅膀。它们飞到离我们的头顶很近的地方，其特点清晰可见——身体被红褐色的皮毛包裹，棕色的大翅膀几乎是透明的，口鼻非常突出。虽然它们不喜欢被人惊醒，却没有表现出慌乱的迹象。这些蝙蝠非常大，很有气势。以前我在亚洲看到过果蝠，但是从来没有这么近距离地观察飞行的蝙蝠。我当时肯定看呆了，因为爱泼斯坦轻轻地提示我说："抬头看蝙蝠的时候记得把嘴闭上。"他提醒我说，它们可以通过尿液传播尼帕病毒。

回到旅馆后，我们将钟表定在了夜里十二点半，起来之后因为要投入工作而显得十分兴奋。我们开车驶过还在梦乡中的库尔纳，来到那个仓库。爱泼斯坦给我们开了一个"安全动员会"。他说负责捕捉蝙蝠的人需要戴上护目镜和皮制焊工手套，把橡胶手套戴在里面，戴上帽子，放下袖子。捉住一只巨大的蝙蝠后，要紧紧地抓住它的后脑勺，按住它的下颌骨，这样它就不会咬你了。要避免被蝙蝠咬伤或抓伤。如果蝙蝠用爪子勾进了你的胳膊，将那只手高举过头顶；这种动物的天性就是要向上爬，你可不想让它爬到你的脸上，对吧。皮楚和勾佛从网上将捉住的蝙蝠解下来，将蝙蝠交给你们。用一只手抓住蝙蝠的头，用另一只手抓住它的翅膀。用手指缝夹紧蝙蝠有力的脚踝和手腕，1、2、3、4，还得用上拇指。四个手指缝就足够抓牢蝙蝠了。相信皮楚和勾佛，他们肯定能够帮上忙。这就是控制飞狐的方法，这样谁都不会受伤。将每只蝙蝠放进各自的枕套里——伊斯兰会撑着它——系上枕套的口，系在一根树枝上，然后再来拿另外一只蝙蝠。如果被抓伤或者咬伤，我们将作为感染来处理——可能感染尼帕病毒，也可能是狂犬病毒。接下来我们用肥皂清洗伤口 5 分钟，然后用苯扎氯铵浸泡，这是一种万能的抗病毒药物。紧接着，你得接种一剂狂犬病疫苗。你接种过狂犬病疫苗吗，大卫？（是的。）上次接种疫苗是什么时候，受体水平如何？（嗯，不知道。）至于尼帕病毒，不必因为没采取措施而担心，因为现在还没有尼帕病毒的疫苗，也没有治疗和治愈的方法。（真是"舒了口气"啊）我是不是说过千万别被蝙蝠咬伤，还记得吗？我们首要的原则就是：第一，保证我们的安全；第二，保证蝙蝠的安全。爱泼斯坦说，我们一定要好好地对待这些蝙蝠。（要记住，他是名兽医和动物保护主义者。）还有什么问题吗？

谢天谢地，他说的大部分话都是为了提醒德斯蒙德，而不是提醒我。伊斯兰、皮楚和勾佛都是经验丰富的专业人士，不必再开这样的安全短会。德斯蒙德才是真正需要接受培训的人，而我不过是顺便看看。只要可以避免，我才不希望谁递给我一只传播尼帕病毒的蝙蝠呢。

就在这个仓库院墙外面另外一座空的建筑中，爱泼斯坦建起了实地的实验室。就是在这个实验室里，他和他的同事凌晨时分就准备好了之后的工作中需要的设备：麻醉捕捉到的蝙蝠，从每只蝙蝠身上采集血样和尿液拭子，通过将输血导管进行离心过滤等分离血清，将所有的样本冷冻在液氮的托运箱中。这个实验室是水泥地面，窗户外面安着栅栏，一张木头桌子上铺着塑料布，门口有一个可以对脚部进行消毒的装置，我们可以穿着橡胶靴从那里进出。爱泼斯坦给大家分发防毒面具、护目镜和医用手套（不是乳胶手套，也不是橡胶手套，而是用最新材料腈制成的手套），我们也都穿戴妥当。他和德斯蒙德穿上旧的罩衣。伊斯兰穿的是一件新的特卫强连体防护服，就像是一件闪光的白色睡衣。爱泼斯坦轻声地叮嘱他说，可以的话再找点其他的衣服穿上，记住，这些蝙蝠都是可以用眼睛看东西的，而不是通过回声来确定地点，它们可以看到你。

德斯蒙德试了试他的呼吸器。过了一会儿，爱泼斯坦问道："可以呼吸吗？"

"可以。"

"那就好。你不能晕过去。这是第五条规定。"我努力记住其他四条规定。

在戴好自己的防毒面具前，爱泼斯坦高兴地强调说："对于新出现的病毒来说，一切都是为了预防。一旦你感染了这种病毒，没有太好的办法。"他递给我一张小包装的湿巾，就像在飞机上发给大家的含有酒精的湿巾，不过这个可不是含有酒精的湿巾，而是含有苯扎氯铵的湿巾。现在是凌晨 2 点 40 分，爬到仓库顶上捉蝙蝠的时间到了。

他说："好的，大家准备好了吗？"

73

这天晚上没有月亮。我们像《捉鬼敢死队》的角色一样摸黑出发，依次爬上那个长长的竹梯。仓库的房顶有点古怪，铺在房顶上的沥青纸已经破损、开裂、年久失修，不敢保证是否能够承受得住一个人的重量。护目镜上很快就布满了从防毒面具中升腾出来的蒸汽，镜面显得有些模糊，我几乎看不清自己在往哪儿走。更糟糕的是，我看不清这个建筑和开阔地的分界线在哪儿。我所能看见的只有穿着特卫强连体防护服的伊斯兰，他脸色苍白，甚至有些透明，就像是卡通片里的小精灵那样。好了，我们不再拿他取乐了。但是千万别分心，注意脚下的路。我意识到，第六条规定应该是不要从房顶上掉下来。

蝙蝠都出去觅食了。我们只能潜伏在这里，在天亮之前的某个时候，趁它回来的时候抓住它们。勾佛和皮楚已经将粘网升高就位了。在黑暗中，一张精心布置的无形大网已经在我们的头顶展开，就像汽车电影院的屏幕一样大。我们蹲坐在房顶上等候。夜里越发寒冷——这也是我到孟加拉国有限的时间里第一次得了感冒。我躺在沥青纸铺就的房顶上，用一件薄夹克将自己尽量包裹好，进入了梦乡。第一只蝙蝠在凌晨4点22分落入了我们的粘网。

头灯打开，人们一跃而起。勾佛通过滑轮将粘网放下，爱泼斯坦和皮楚向那只蝙蝠逼近。我跟跄着向前走了几步，躲在他们身后，眼睛因为戴着安全镜什么也看不清楚。皮楚将蝙蝠从网上解下来，爱泼斯坦用他教给我们的方法将蝙蝠从粘网上解下：紧紧地抓住蝙蝠的头，用指缝夹住它的胳膊和腿，扑棱、扑棱、扑棱、扑棱之后，将蝙蝠装进口袋里。收紧袋口，用麻绳系牢。很明显，被捉之后的蝙蝠就像是被捉到的蛇一样，把它们放在软布袋中，它们会更加放松。将粘网升起，重复这一过程。爱泼斯坦的团队技术之精湛，给我留下了深刻的印象。

捕捉到第一只蝙蝠和天亮之间，在当地的清真寺敲响祷告的钟声之前，他们又捉到了5只蝙蝠。一个晚上捉到6只蝙蝠对爱泼斯坦来说并不算满意——他希望能够捉到10只蝙蝠。但是对于新选定的地点来说，捉到6只已经不错了。调整粘网的位置和桅杆的高度都可以提高今后捕捉蝙蝠的数量。对现在来说，6只蝙蝠已经足够了。天色逐渐放亮，我们顺着梯子从房顶上下来，准备回到实验室。每个人又被分配了任务。我的任务就是尽量不碍事，时不时地帮助他们拿拭子。

3个小时以后，我们采集了血样和拭子，把装有血样的管子放进了冷冻箱中，可以放走那些蝙蝠了。每只蝙蝠先饮用了一些果汁，以帮助恢复抽血过程中造成的体液流失。然后我们就走到长满杂草的院子里，站在卡罗伊树下，这里已经聚集了一群从附近赶来的男人、女人和小孩。（如果有好玩的事发生，当地人就会穿过院墙进到这个废旧的仓库里。）这时，爱泼斯坦戴着焊工手套，从袋子里一只一只地放飞了5只蝙蝠。他把每只蝙蝠都举得很高，这样它们就不会爬到他的脸上了。他让蝙蝠的腿和翅膀自由活动，然后在蝙蝠开始在空中拍打翅膀的时候就轻轻松手，然后看着它飞走——我们都在看——蝙蝠的脚离开地面，慢慢地飞起来，略显疲倦地盘旋一会儿就飞走了。最后，在院子里转了一两圈后，蝙蝠感到莫名的放松。几分钟后，它们就会找到回原来的栖息地的路，虽然更加畏惧，却也变得机敏，没有造成太大的伤害。

放飞最后一只蝙蝠前，爱泼斯坦对聚集在此的人们发表了一段简短的谈话，由伊斯兰来翻译。他祝贺这些村民居住的村庄能有这样的好运，能够生活着这么多蝙蝠，它们对果树和其他植物有所帮助。他还向他们保证，他和他的同事在研究这些蝙蝠的时候好好保护了它们，没有伤害它们。然后，他放飞了最后一只蝙蝠。这只蝙蝠从膝盖的高度爬升到空中，然后飞走了。

后来他对我说："这6只蝙蝠当中，每一只都有可能被感染了。看上去如此。它们看起来非常健康。没有办法区分它们是否感染了尼帕病毒。这也是我们采取这些预防措施的原因。"他又将靴子放进消毒装置中。我们离开实验室的时候，用村里的水泵又冲洗了一次靴子。一个小女孩递过来一块肥皂。

74

在第二天下午一次安静的交谈中，爱泼斯坦告诉我："关键是找到事物之间的联系，理解动物和人是如何相互联系的。"又捕捉了一整夜蝙蝠之后，我们回到旅馆，洗了澡，吃了饭。另外 15 只蝙蝠被取样并放生。他说，不应该认为一种新出现的病毒或者储存宿主是生活在真空中的。疾病的传播实际上是和人类接触、互动和概率的问题。"因此也就存在着感染的风险。"

在接下来的半个小时里，他不断提到"机会"这个词。这个词不断在我的脑海里出现。他说："很多病原体从野生动物体内进入家畜或人体内，已经在野生动物体内存在很长一段时间了。"它们不一定会引起任何疾病，在数百万年的时间里和自然宿主共同进化。它们达成了某种妥协，稳定而缓慢地繁殖，在宿主中间悄然传播，获得了长期的安全保障——避免为了获得短期的胜利而在每个宿主个体中最大量地繁殖。这是一种非常有效的策略。但是当人类打破了这种适应——我们侵犯了它们的宿主，以捕食宿主为生，将其拽出或者赶出了它们的生态系统，破坏或者摧毁了这个生态系统——我们的行动风险升级。他说："这样的行动增加了病原体从自然宿主传播到新宿主的机会。"新宿主可以是任何动物（澳大利亚的马，中国的果子狸），但是通常被称为新宿主的是人类，因为人类是病原体生态系统的闯入者，而且数量众多，为其提供了大量的机会。

爱泼斯坦说："有的时候，这样的情况不会发生。"有时候病原体会寄生到新宿主身上，但是其在新宿主的身上呈良性，就像在以前的宿主身上一样。（猴泡沫病毒？）有些情况下，如果病原体不会再传播给其他人时，则会在有些人身上引起非常严重的疾病（亨德拉病毒和埃博拉病毒）。还有些情况下，病原体在新宿主身上取得了巨大而长远的胜利。它们发现自己能够在新宿主的身上站稳脚跟，而且能够更好地适应新宿主。病原体不断进化、繁殖、延续后代。HIV 的发展史就是本该不再传播的病毒继续传播的故事。

是的，我也同意，HIV 是一个生动的例子。但是有没有什么特别的原因，为什么其他 RNA 病毒没有同样的潜力呢？比方说，尼帕病毒？

爱泼斯坦说："没有原因，根本没有原因。我认为决定一种病原体能否在新宿主身上生存下来，很大程度上是概率。"他提醒我，由于 RNA 病毒的高突变率和高复制率，它们的适应性非常强。每一次传播都为病毒提供了适应和扎根的新机会。我们可能永远不会知道这种情况发生的频率——有多少种动物病毒悄无声息地传染给了人类。很多这样的病毒不会引起任何疾病，或者导致一种新的疾病——在世界上的某些地方，因为卫生状况堪忧——被误认为一种古老的疾病。他说："关键在于病毒感染新宿主的概率越大，在遇到新的免疫系统时突变的概率就越大。"突变是随机发生的，但是非常频繁，可以将碱基对以各种各样的新方式组合起来。"迟早，这些病毒中会有一种找到合适的碱基组合以适应新的宿主。"

有关机会的这个观点至关重要，而且非常微妙。我在其他几位疾病科学家那里也听到过这样的说法。其重要之处在于抓住了整个情况的随机性。如果不是如此，也许我们会将出现新疾病的现象浪漫化，以为新病毒是有目的地攻击人类的。（"热带雨林的复仇"就是其中一种浪漫化的说法，是个非常形象的比喻，可以考虑，但不应该信以为真。）爱泼斯坦轻描淡写地谈论着两种截然不同但是又相互关联的说法，用以形容人畜共患病的传播：生态和进化。栖息地被打扰、捕食动物为食、人类接触潜伏在动物宿主体内的陌生病毒——这就是生态所指的内容。在众多的生物中，这样的事情会发生在人群和其他有机体中间，考虑其当时的变化。RNA 病毒的复制和变异率、不同病毒菌株的成功差异、病毒对新宿主的适应——这是进化所指的内容。它发生在某些生物体的种群中，因为随着时间推移，种群会对其环境做出反应。达尔文和他的后继者认为，关于进化及其主要机制——自然选择——需要记住的最重要的事情是，它没有目的性。如果不相信这样的说法，就陷入了带有情感色彩（"热带雨林的复仇"）的目的论谬误，这种谬论误导的作用。这也正是爱泼斯坦希望说明的道理。他说，别认为这些病毒有特别的策略，也别以为它们对人类有恶意。"这就是个机会的问题。"这些病毒不是在追逐人类。或者说，其实是人类在追逐这些病毒。

我问道，但是蝙蝠容易成为疾病的宿主是怎么回事？为什么这么多人畜共患病毒——或者说看起来这么多——都是从翼手目的哺乳动物传染给人的？还是说这个问题本身就是错的？

他说："这个问题是对的，但是我认为目前还没有好的答案。"

75

这个问题可能没有正确答案，但是科学家们一直在努力。我对全世界研究新型疾病的专家提出了同样的问题——为什么是蝙蝠？其中一名专家是查尔斯·H. 卡利舍（Charles H. Calisher），一位著名的病毒学专家，最近刚刚作为微生物学教授从科罗拉多州立大学退休。

卡利舍 1964 年在乔治敦医学院获得了微生物学博士学位。他因进行经典的实验室病毒学研究而出名，这就意味着需要培养活体病毒，注射到老鼠和细胞培养液中，通过电子显微镜观察，找到这种病毒在病毒系谱图上的位置——卡尔·约翰逊在分析马秋波病毒的时候也曾做过这样的工作，这可以追溯到卡尔·约翰逊之前的弗兰克·芬纳和伯内特等人。卡利舍曾经在疾病预防控制中心和其他学术岗位工作过很长一段时间。在此期间，他专注于研究以节肢动物为媒介的病毒（又称虫媒病毒，比如西尼罗病毒、登革热和拉克罗斯病毒，都是由蚊子携带的）和通过负鼠传播的病毒（最有名的就是汉坦病毒）。作为研究携带者和宿主 40 多年但没有特别关注过翼手目动物的科学家，他发现自己也非常想知道：为什么这么多新的疾病都是从蝙蝠身上出现的？

卡利舍是个小个子，目光中带着一丝狡黠，整个职业生涯都以学识渊博、尖刻的幽默、蔑视浮夸、疾言厉色和（如果你能够透过他坚强的外表）宽容友善而著称。在我们开始严肃的谈话之前，他坚持请我在柯林斯堡一家很好的越南餐厅吃午餐。他穿着一件渔夫式厚套衫、斜纹棉布裤和登山靴。午餐之后，我跟着他的红色小卡车回到加州州立大学的实验室，他在这里还有几个项目正在进行。他从细菌培养器中拿出一个平边的烧瓶，放在显微镜下聚焦，然后说："看这里，拉克罗斯病毒。"我看见樱桃味的 Kool-Aid（一种饮料的名字）培养基中的猴子细胞，正在被一种非常小的东西攻击。这种东西非常小，只能通过其对培养液造成的破坏才能观察到。世界各地的医生、兽医都把组织标本寄给他。卡利舍解释说，他们是要他用这个东西来培养病毒，并确定这种病毒究竟是什么。这种事情就成了他终身的工作，特别是寄生在负鼠身上的汉坦病毒。然后就出现这次短暂的偏离他的研究主题，他研究了蝙蝠。

我们来到他的办公室，现在他已经退休，因此办公室显得空空荡荡，只有一张办公桌、两把椅子、一台电脑和几个盒子。他斜靠在椅子中，把脚搭在桌子上开始聊了起来，话题涉及虫媒病毒、疾病预防控制中心、负鼠身上的汉坦病毒、拉克罗斯病毒、蚊子和一个叫作落基山病毒俱乐部的兴趣小组。他谈及的话题非常广泛，但是他也知道我的兴趣所在，因此又回到约 6 年前他和一位同事的一次意味深长的交谈上。这次交谈是在 SARS 暴发的消息后，他得知这种新型的致命冠状病毒可以追溯到生活在中国的蝙蝠身上。他的这位同事叫凯瑟琳·霍姆斯（Kathryn Holmes），是供职于丹佛附近的科罗拉多大学健康科学中心的一位研究冠状病毒和病毒分子结构的专家。这所大学就位于柯林斯堡高速公路的南边。卡利舍用他的方式生动地向我讲述了这个故事，结束了这次对话。

他对凯瑟琳·霍姆斯说："我们应该写一篇关于蝙蝠和蝙蝠传播的病毒的综述性质的论文。这种由蝙蝠携带的冠状病毒真的很有意思。"

她看起来很感兴趣，但是还有一点怀疑。"在论文中，我们应该写点什么呢？"

"嗯，写点这个、那个或者其他什么。"卡利舍含糊地说。这个想法还在酝酿当中。"也许是关于免疫学的。"

"我们对免疫学有什么了解？"

卡利舍说："我对免疫学一窍不通。我们去问问托尼·舒恩茨吧。"

舒恩茨是他们的一位朋友，是位于格里利的北科罗拉多州立大学的免疫学专家，主要从事人类和老鼠对汉坦病毒的免疫反应研究。那时，和卡利舍一样，舒恩茨也从来没有研究过翼手目动物。但是，他是一个非常强壮的年轻人，以前曾做过运动员，在大学的棒球队做过接球手。

"舒恩茨，你对蝙蝠有什么了解？"（蝙蝠的英文单词 bat 也有棒球棒的意思。）

"棒球吗？"舒恩茨以为卡利舍说的是路易斯维尔棒球。

"嘿，汤姆？我们说的是蝙蝠。"他做出拍着翅膀飞的姿势，和迪马乔的姿势不同。

"哦，我对此一无所知。"

"你读到过有关蝙蝠免疫力方面的东西吗？"

"没有。"

"你看到过有关蝙蝠免疫力方面的论文吗？"

"没有。"

卡利舍也没有读到过这方面的文章——除了在蝙蝠身上发现抗体证实了病毒感染这个层次的文章，其他的文章都没有看过。好像谁都没有关注过翼手目动物的免疫系统是如何反应这种深层次的问题。卡利舍告诉我，"我对凯瑟琳·霍姆斯说，'我们写一篇综述性质的论文吧'。""舒恩茨说：'你们疯了吗？我们对此一无所知啊！'"

"嗯，她对此一无所知，你对此一无所知，我也对此一无所知。这就对了。我们不会带有任何偏见。"

"偏见？"舒恩茨说，"我们一点这方面的信息都没有啊？"

"我说，'舒恩茨，这不能成为阻止我们行动的原因'。"

这就是科学的运作方式。但是，卡利舍和他的两位朋友不打算卖弄自己的无知。他建议说，如果我们对这个或者那个领域一无所知，就去找对这些领域有所了解的人。他们找来了耶鲁大学医学院流行病学和狂犬病学专家詹姆斯·E. 蔡尔兹（James E. Childs）和菲尔德，后者是卡利舍在疾病预防控制中心工作时的老朋友，现在此人的名字出现在各个地方。这个 5 人团队成员专业互补，对蝙蝠毫无偏见，写出了一篇涉猎广泛的长篇论文。几家杂志的编辑对此表示出兴趣，但是都希望对原稿进行删减，卡利舍拒绝了这样的要求。最后，这篇论文终于原封不动地发表在一个涉猎领域广泛的杂志上，文章题为《蝙蝠：新出现病毒的重要储存宿主》（*Bats: Important Reservoir Hosts of Emerging Virnses*）。正如卡利舍设想的那样，这是一篇综述性质的论文，也就是说 5 名作者并没有进行创新性的研究；他们就是将之前做过的事情进行了简单的总结，将不同的结果整理在一起（包括由其他人提供的没有发表的数据），希望能够凸显出更加宽泛的模式。后来证明，这样的工作非常及时。这篇论文提供了一个丰富的事实和观点的摘要——事实不多，多为方向性的问题。其他疾病科学家也注意到了。卡利舍告诉我，"突然之间，电话铃声就响个不停"。他们收到了成百上千个复印这篇论文的请求，把这篇文章以 PDF 的格式发送给世界各地的研究人员。每个在这个专业领域工作的人都想知道这些新出现的病毒和它们在翼手目动物（用手作为翅膀的动物）中的藏身之处。是的，这些疾病和蝙蝠究竟有什么关系？

　　这篇论文提出了几个重要的观点，第一个观点就让其他的观点引人深思：蝙蝠有很多很多种。翼手目动物有 1 116 种，占所有已知哺乳动物种类的 25%。也就是说：每 4 种哺乳动物当中就有 1 种是蝙蝠。这种多样性表明就其在哺乳动物中所占的比例而言，蝙蝠携带的病毒种类并不算多；可能它们携带的病毒和在整个哺乳动物中的比例是一样的，而这个比例看起来却大得惊人。也许每种蝙蝠携带的病毒比例并不比其他哺乳动物的这个比例高。

　　也许，这个比例确实更高。卡利舍和同事们在探究导致这个比例过高的原因。

　　除了种类众多之外，蝙蝠的数量巨大，而且非常喜欢群居。很多种蝙蝠在几个巨大的聚居地生活，附近的几处聚居地总共居住着几百万只蝙蝠。这些蝙蝠有着非常古老的血统，大概在 5 000 万年前进化成现在的模样。这种古老的血统为病毒和蝙蝠之间互相联系的悠久历史提供了便利，而这种密切的联系可能也导致了病毒的多样性。蝙蝠的血统如果分化为两个物种，寄存在它们身上的病毒也可能随着蝙蝠的分化而发生分化，从而产生更多种类的病毒和蝙蝠。由于蝙蝠的数量众多，尽管很多年长的蝙蝠获得了对病毒的免疫力，但是蝙蝠聚集在一起生活或者冬眠也可能有助于病毒长时间生活在蝙蝠的群体当中。还记得宿主数量临界值这个概念吗？还记得麻疹会在人口超过 50 万的城市迅速传播这样的事实吗？也许相对于绝大多数哺乳动物来讲，蝙蝠更容易达到宿主数量临界值的标准。蝙蝠的群体数量大，有着源源不断的易感染的新生蝙蝠，从而维持病毒的存在。

　　这种情况是基于这样的假设，病毒感染蝙蝠的时间相对较短，而且康复后的蝙蝠获得了终身免疫力，这种情况和人类患上麻疹康复之后的情况相同。另外一种情况是病毒能够导致蝙蝠慢性、持续的感染，可能这种感染能够在一只蝙蝠身上持续数月甚至数年。如果病毒感染能够持续，那么很多种蝙蝠种类较长的平均寿命对病毒来讲就非常有利。

有些小型的食虫蝙蝠能够生存 20 年或者 25 年。如果蝙蝠感染并且传播病毒，那么这样长的寿命就极大地增加了在一段时间内病毒传播给其他蝙蝠的概率。用数学的语言来表达就是：R_0 会随着感染蝙蝠寿命的增加而增加。你也知道 R_0 的值越大，对病原体的传播就越有利。

　　蝙蝠喜欢群居，这也有利于病毒的传播。至少有很多种蝙蝠冬眠或者栖息的时候喜欢聚集在一起。比如，生活在卡尔斯巴德洞窟的墨西哥松尾蝠每平方英尺大约有 300 只。即使是养在实验室拥挤的笼子里的老鼠都忍受不了和这么多的同类生活在一起。如果病毒可以通过体液或者喷射到空气中的微小液滴直接接触传播，这么多蝙蝠生活在一起无疑会提高病毒传播的概率。卡利舍的团队强调说，如果情况和卡尔斯巴德类似，即使狂犬病也能够通过空气传播。

　　提到空气传播，那么蝙蝠会飞这一点也显得意义非凡。一只果蝠每晚出去寻找食物的时候可以飞行几十英里。有些食虫的蝙蝠在夏季和冬季栖息地迁徙时能够飞越数百英里。负鼠不会这样长途迁徙，很多大型哺乳动物也不会。而且蝙蝠的活动空间是三维而不是二维的；它们飞行的高度高，俯冲下来捕食的高度低。它们在这个高度跨度之间自由翱翔，生活的空间比绝大多数哺乳动物都大。它们活动的宽度和深度也非常大。这是否增加了它们或者它们携带的病毒和人类接触的概率呢？也许吧。

　　还有蝙蝠的免疫学。即使有托尼·舒恩茨这样的合著者，卡利舍的团队也只能对这个话题进行谨慎的讨论，因为每个人对此的了解都不多。他们主要是提出了一些问题。寒冷的天气是否可能压抑了冬眠的蝙蝠的免疫系统，从而使病毒能够长时间生活在蝙蝠的血液当中？是否蝙蝠身上能够中和病毒的抗体生存的时间不如其他哺乳动物身上抗体生存的时间长？蝙蝠的血统究竟有多古老？这种古老的血统是在哺乳动物的免疫系统经过进化到负鼠和灵长类动物的有效免疫系统之前和其他哺乳动物分开的吗？蝙蝠的免疫系统是否有一个不同的"设定值"，从而使得病毒只要不对蝙蝠造成伤害，就能够无限地复制？

　　卡利舍的团队认为要找到这些问题的答案，就需要从新的工作当中获得新的数据。这种工作不能仅依靠分子遗传学的先进工具和方法，通过电脑软件比较长长的碱基对。他们写道：

> 重点，有时候将全部重点放在碱基对序列的特点，而不是病毒的特点上，使我们走上了一条以使用病毒为代价的最佳研究之路。

　　这篇论文是科学家相互协作的结果，但是这句话有点像卡利舍的风格。这句话的意思是：大家好！我们已经通过传统的方式培养出了这些病毒。如果我们想了解这些病毒的致病机制，就得观察活生生的病毒。这篇论文补充说，如果我们没法这样做，"那就只能等待下一次灾难性的人畜共患病暴发"。

76

　　卡利舍和这篇论文的合著者除了在文中涉及很多宽泛的原则以外，还详细探讨了和蝙蝠相关的几种病毒：尼帕病毒、亨德拉病毒、狂犬病毒和与其有紧密联系的病毒（拉沙病毒）、SARS 病毒和其他几种病毒。他们还提到了埃博拉病毒和马尔堡病毒，但小心翼翼地把这两种病毒从已被证明蝙蝠是宿主的名单中删除了。论文发表的时候，他们提到马尔堡和埃博拉病毒时说，准确地讲"这些病毒自然的储存宿主还没有找到"，他们的论文发表于 2006 年。当时，已经在有些蝙蝠身上检测出了埃博拉病毒的 RNA 片段，在其他蝙蝠身上也发现了埃博拉病毒的抗体。但是，仅有这些证据还不足以说明问题。还没有人在蝙蝠身上发现活的丝状病毒，而没有成功地从蝙蝠身上获得活的丝状病毒这一事实也使埃博拉病毒和马尔堡病毒隐藏得非常好。

2007 年，马尔堡病毒再次出现，这次是出现在乌干达矿工中间。这次疾病暴发规模不大，只感染了 4 个人，其中 1 人死亡。但这次暴发却为获得对这种病毒的最新见解提供了一个机会，一部分功劳应该归功于国际医疗队的迅速反应。这 4 名矿工都在一个叫基塔卡山洞的地方工作，它位于乌干达西南部，距离伊丽莎白女王国家公园不远。他们挖掘方铅矿，这是一种含铅矿石，还有一些黄金。"山洞"这个词引起了亚特兰大市疾病预防控制中心特别病原体处一些科学家的注意，因为他们有理由怀疑马尔堡病毒的宿主（不管这种宿主究竟是什么），可能和山洞之类的环境有关。马尔堡病毒之前几次暴发时的病人都有到访、工作在山洞和矿井中的经历。所以当疾病预防控制中心的实地考察小组 2007 年 8 月到达基塔卡山洞时，他们准备深入地下的矿井当中去看看情况。

这个实地考察小组包括疾病预防控制中心、南非国家传染病研究所和日内瓦世界卫生组织的科学家。疾病预防控制中心派出了皮埃尔·罗林和乔纳森·汤纳、布赖恩·安曼（Brian Amman）和塞雷娜·卡罗尔（Serena Carroll），我和前两位科学家曾经见过面。供职于国家传染病研究所的鲍勃·斯瓦内普尔（Bob Swanepoel）和艾伦·肯普（Alan Kemp）从约翰内斯堡坐飞机赶来，皮埃尔·福门蒂从世界卫生组织赶来。所有这些科学家都因为有过多次处理病毒暴发、实验室研究和实地研究的经历而具有了应对埃博拉病毒和马秋波病毒的丰富经验。安曼是一位对蝙蝠特别了解的哺乳动物学家。在疾病预防控制中心的一次交谈中，他向我描述了来到达基塔卡山洞的经历。

这个山洞为大约 10 万只埃及果蝠提供了栖息地，这种蝙蝠可能是马尔堡病毒的宿主。这个团队的成员穿着特卫强防护服、橡胶靴，戴着护目镜、防毒面具、头盔和手套，在矿工的指引下进入了矿井。这些矿工还像往常一样，只穿了短裤、T 恤和拖鞋。地上到处都是蝙蝠的粪便。矿工们一边走一边拍手驱散那些倒挂在低处的蝙蝠。这些蝙蝠受到了惊吓，成群地从山洞中飞出。这些蝙蝠的体型比较大，每只蝙蝠的翼展能够达到 2 英尺，虽然不及亚洲飞狐那么巨大和强壮，但是当数千只蝙蝠在一条狭窄的巷道内发出嗖嗖的声音时，还是让人心生畏惧。还没有反应过来，安曼已经被一只蝙蝠啄伤了脸，在眉毛处留下了一个伤口。安曼说，汤纳也受到了蝙蝠的攻击。果蝠的指甲又长又锋利。后来，由于脸上的这处伤口，安曼还接种了一剂狂犬病疫苗。马尔堡病毒是当时大家关注的病毒。他想："是的，这确实可以成为非常适宜病毒传播的地方。"

安曼解释说，这个洞穴中有几个竖井。主竖井大约有 8 英尺高。由于采矿活动都在这附近，很多蝙蝠转移了栖息地，"生活在我们称之为眼镜蛇竖井的地方"。这样的竖井比较小，有分支……

我打断了他："这些竖井被称为眼镜蛇竖井，是因为里面有眼镜蛇吗？"

他说："是的，那里有一种黑森林眼镜蛇。"

或者可能有几种。那里是蛇类栖息的好地方，非常黑，水源充足，而且有很多蝙蝠可以吃。矿工们将安曼和汤纳带进洞穴，经过另一条狭窄的通道，进入了一个洞。那是一个深约 10 英尺的煤坑，人可以顺着一根杆子进到这个煤坑中，坑底有大量煤矿。这两个美国人沿着主通道前行大约 200 米后经过这个通道来到一个棕色、微温的水坑前。接下来，当地的矿工开始清理通道，汤纳和安曼可以进行一些探索的工作。他们下到这个棕色的水坑，发现这个水坑和其他 3 个通道相连，而这 3 个通道好像都被水堵住了。他们观察这些通道，看到了更多蝙蝠。这里非常潮湿，温度比洞外高大约 10~15 摄氏度。他们的护目镜上水雾升腾。防毒面具太潮湿，不能提供充足的氧气。安曼回忆说，他们喘着气、流着汗，被拉链封在了特卫强的防护服当中，有点像穿着垃圾袋，感觉"胖了一圈"。水坑边的这个坑道好像还向后延伸，可能和眼镜蛇竖井相连。他们不知道水坑有多深，水坑上方通气的空间非常有限。他们还要继续前进吗？他们决定不再前行，可能的收获不值得他们冒着不断增加的风险继续前进。他们的同事，来自世界卫生组织的福门蒂后来发现他们在那儿，就说，嘿，伙伴们，这个洞在这儿呢。他们顺着原路爬出了山洞。安曼说："那时我们已经筋疲力尽了，必须得出来凉快凉快。"这只是他们到基塔卡山洞的第一次探险，之后他们还会进行几次这样的探险。

后来有一天，这个团队还探索了一个他们称之为笼子的洞室。这个洞室非常阴森、遥远。4名感染疾病的矿工中有1名在发病前曾经在这个地方工作。这一次，安曼、福门蒂和南非国家传染病研究所的艾伦·肯普走到了这个洞室的尽头。人们只能通过墙脚一个低矮的缝隙爬进这个洞室——就像从还没有完全关闭的车库门下面进入车库一样。安曼是个身高6英尺3英寸、体重220磅的大块头，对他来讲，这个洞口只能勉强挤进去。他的头盔卡在了洞口，只能将头盔摘下来。他说："进到这样的暗室里，你首先看到的就是几百只死蝙蝠。"

这些死蝙蝠都是埃及果蝠，正是科学家们非常感兴趣的动物。这些尸体干化和腐烂的程度各不相同。成堆的死蝙蝠好像是个不祥之兆，也可能使埃及果蝠是马尔堡病毒储存宿主的假说不攻自破。如果这些蝙蝠由于感染了这种病毒而大量死亡，它们就不可能是这种病毒的宿主。也许它们是因为当地人之前要用火和烟彻底消灭这些蝙蝠的行动而死。由于没有更多的证据，这些蝙蝠的死因很难确定，这也是这个团队到那儿进行探索的部分原因。如果这些蝙蝠是死于马尔堡病毒，那么就可以将马尔堡病毒宿主的怀疑对象转向其他动物——另外一种蝙蝠、负鼠、蜱虫或者蜘蛛？这些有嫌疑的动物也需要进一步调查才能明确。比如说：蜱虫在蝙蝠栖息地附近的岩石裂缝中，等待机会吸血。同时，当安曼和汤纳站在被称为笼子的洞室里时，他们意识到这里的蝙蝠并不是都死了。这个洞室里也生活着很多活的蝙蝠，在他们的头上盘旋。

　　这两个人继续工作，不断搜集证据。他们把死蝙蝠装进袋子里，还抓到了几只活的蝙蝠，也装进了袋子里。然后，他们又匍匐前进，从那个低矮的缝隙钻出了洞室。安曼告诉我说："洞中探险真是让人感到紧张不安。也许我以后再也不会到洞里探险了。"他说，一旦发生一点小的意外，比方说有一块岩石滚落在路上，我们就会被困在山洞里。

　　等一下，让我把事情说清楚：你身处乌干达的洞室中，被马尔堡病毒、狂犬病毒和黑森林眼镜蛇包围，从成堆的蝙蝠尸体中跋涉前行，像《群鸟》(The Birds)这部电影中的蒂比·海德莉一样被活蝙蝠啄伤脸部，洞壁上爬满了饥渴的蜱虫，人们在洞里很难呼吸，很难看清东西……非常有可能患上幽闭恐惧症。

　　他说："乌干达的矿山救援队并没有什么名气。"

　　在这次实地探险结束的时候，科学家已经收集到了大约 800 只蝙蝠用以解剖和取样，其中一半的蝙蝠属于埃及果蝠。7 个月后，也就是 2008 年 4 月，疾病预防控制中心的团队、汤纳和安曼又回到了基塔卡山洞，捕捉了 200 多只埃及果蝠并进行取样，以观察马尔堡病毒是否还在蝙蝠中生存。如果病毒仍旧存活，那可以确定蝙蝠就是一种储存宿主。在第二次取样时，他们标记并释放了 1 000 多只蝙蝠，希望能够在下次捕获时观察到蝙蝠数量的减少。知晓蝙蝠的总数，以及在捕获群体中它们的感染率，有利于推算出基塔卡正栖息着多少被感染的蝙蝠。后来还使用了珠领环（这种方法看起来好像比在蝙蝠腿上使用标记环更有效），每一个珠领环上对应一个数字。两位科学家都因为这个标记捏了一把汗，有些持怀疑态度的人说由于蝙蝠的数量众多以及再次捕捉到同一只蝙蝠的概率较低，这样的做法是白费功夫。但是用安曼的话说，"我们有点身不由己了"。最后，他们总共放飞了 1 329 只做过标记的蝙蝠。

　　对解剖的蝙蝠的血液和组织样本的争议要少很多。这些样本被送回亚特兰大，汤纳在那里参与实验室的工作，希望找到马尔堡病毒的踪迹。一年以后，由汤纳、安曼、罗林和他们在世界卫生组织和南非国家传染病研究所的合作伙伴合著的一份报告公布了一些重要的发现。在山洞中的爬行探索、对蝙蝠取样和实验室的研究工作对了解丝状病毒取得了巨大的突破，这里所说的丝状病毒包括马尔堡病毒和埃博拉病毒。这个团队不仅检测出了马尔堡病毒的抗体（取样的约600只果蝠中有13只检测出了抗体），还发现了马尔堡病毒的RNA基因片段（31只蝙蝠），同时还做了一些更具挑战性和引人注意的事情。虽然病毒抗体和RNA基因片段有着重要的意义，但也属于能够证明埃博拉病毒和蝙蝠有联系的间接证据。这个团队进行了更加深入的研究：他们发现了活的病毒。

　　汤纳和团队成员在疾病预防控制中心的一间四级生物安全实验室中从5只蝙蝠身上分离出了正在复制的活体马尔堡病毒。而且这5个病毒的菌株从基因上看各不相同，这表明埃及果蝠身上病毒存在和进化的历史。这些数据和RNA片段都成了埃及果蝠是马尔堡病毒宿主的确凿证据。即使埃及果蝠不是这种病毒的唯一宿主，也肯定是其中一个宿主。根据这些分离工作判断，马尔堡病毒肯定存在于蝙蝠当中。根据对RNA片段的分析，病毒在一段时间内感染了大约5%的蝙蝠。将这些数字综合在一起并估测基塔卡地区有10万只蝙蝠这一情况，研究团队可以断定大约有5 000只感染了马尔堡病毒的蝙蝠每晚从山洞中飞出。

　　真是一个有趣的想法：5 000只受感染的蝙蝠在人们头顶飞过。它们要飞到哪儿去？飞到多远的果树那里？谁的牲畜或者花园里会沾上它们的粪便？乔恩·爱泼斯坦的建议可能非常有用："抬头的时候把嘴闭上。"汤纳和合著者在文章中说："基塔卡蝙蝠聚集在一起生活，这种情况只是非洲众多蝙蝠聚居在山洞当中生活的情况之一。"

　　马尔堡病毒还通过飞行的蝙蝠传播到了什么地方？这个问题的答案直到2008年的夏天才出现。

77

阿斯特丽德·约斯滕是一位 41 岁的荷兰妇女，2008 年 6 月和丈夫一起到乌干达进行了一次探险之旅。这次旅行并不是他们的第一次探险，但是这次旅行的后果比其他旅行的后果要严重得多。

在布拉班特北部的家里（非常巧合的是，这个地区也曾经受到过 Q 热的侵袭），约斯滕是一家电子公司的业务分析员，她的丈夫是一名财务经理。他们夫妇二人都非常喜欢每年从荷兰到其他国家，特别是非洲去旅行，感受当地的风景和文化。2002 年，他们飞往约翰内斯堡。刚刚从飞机上下来，他们一眼就爱上了这片大陆。后来，他们陆续到莫桑比克、赞比亚和马里旅游。2008 年，他们通过一家探险旅游公司预订了这次旅行，在这次旅行中，他们可以看到乌干达西南部高地的山地大猩猩、其他野生动物和不同的文化。他们一路向南跋涉，朝布温迪禁猎区的森林进发，那里正是乌干达大猩猩的栖息地。一天，组织方提供了一个选择，可以在原定路线之外进行一次额外的探险，到一个叫马拉马干博森林的地方。这个地方最吸引人之处是风景独特的巨蟒山洞。在这里生活着非洲的岩石巨蟒，这种巨蟒以蝙蝠为主要食物来源，体型巨大，活动缓慢。

约斯滕的丈夫是个皮肤白皙的男人，名叫亚普·塔尔，他的个性非常冷静，光头，戴着黑色的圆形眼镜。这次旅行后，他成了鳏夫。在蒙大拿西南部的一家咖啡厅喝咖啡的时候，塔尔告诉我当时绝大多数同行的旅行者都不太能够接受这个选择，但是这些人的意见并没有影响他们的想法。他解释说，巨蟒山洞是这次旅行当中额外的一个安排，他们这次乌干达旅行计划中并没有包括这次安排的费用。"但是，约斯滕和我经常说，也许你一生中只来这里一次，所以要玩得尽兴。"他们乘车来到马拉马干博森林，走了一英里左右，随着地势增高来到一个小池塘。池塘附近是一个低矮、黑暗的洞口，被苔藓和其他植物覆盖了一半，就像是稍稍露出水面的鳄鱼的眼睛。约斯滕、塔尔、导游和另外一名游客爬进了山洞里。

洞里的地面情况非常差：满是岩石、崎岖不平，到处都是蝙蝠的粪便，非常滑。洞里的气味也非常不好：有一种水果味和酸味。想想凌晨3点时分阴沉的酒吧间吧，封闭、空旷，地面上还有啤酒。这个山洞好像是由一条溪流冲击而成的，或者这个山洞可以为其提供水道。山洞上面的岩石有些已经坍塌，洞底都是石头和瓦砾，一块圆的石头上面覆盖的粪便就像是一层厚厚的香草酥皮。洞顶密布着几千只非常大的蝙蝠，他们因人类的闯入显得非常躁动不安，啾啾地叫着，不断变换位置，突然飞下来，然后再安定下来。约斯滕和塔尔低着头，注视着脚下的路，尽量不要滑倒，如果真有可能滑倒，也随时准备好用手撑住。他告诉我："我觉得约斯滕就是这样被感染的。我觉得她把手放在了落上蝙蝠粪便的岩石上，而蝙蝠感染了病毒。这样，她的手接触了病毒。也许一个小时后，她摸了脸或者往嘴里放了一块糖或者类似的东西，我觉得她就是这样感染上病毒的。"

马拉马干博森林中的巨蟒山洞就在基塔卡山洞以西30英里处，这里也生活着埃及果蝠。30英里并不算远，如证据所显示的那样，聚居在基塔卡山洞的蝙蝠非常有可能在巨蟒山洞找到栖息之所。

没有人警告过约斯滕和塔尔非洲蝙蝠山洞潜在的危险。他们对马尔堡病毒一无所知（虽然他们听说过埃博拉病毒），只在山洞里待了大约10分钟。他们看见了一条体型巨大又懒洋洋的蟒蛇后就离开了山洞，继续他们在乌干达的旅程。他们看见了山地大猩猩，在河上泛舟，然后飞回阿姆斯特丹。参观这个山洞13天后，约斯滕在布拉本特北部的家中感到身体不适。

开始的症状就像是流感，接着她的体温不断升高，出现了皮疹和结膜炎，几天后开始出现器官衰竭。她的医生知道她最近到过非洲，怀疑她可能感染了拉沙病毒或者马尔堡病毒。塔尔问："马尔堡病毒是什么？"约斯滕的兄弟在维基百科上查到了这种病毒，告诉他："马尔堡病毒能够给人体造成大麻烦，甚至是死亡。"医生将她转到位于莱顿的一家医院，在那里她可以接受更好的治疗，并且和其他病人隔离开来。在那里，她除了皮疹和结膜炎，还出现了出血的症状，陷入昏迷状态，这表明需要给她注射更大剂量的抗病毒药物。在她失去意识之前不久，塔尔回到隔离病房，亲吻了他的妻子，并对她说："好吧，几天后见。"送到汉堡一家实验室的血样证实了医生的诊断：她感染的就是马尔堡病毒。她的情况更糟了。由于器官衰竭，她的大脑缺氧，出现了脑水肿，不久就被宣布脑死亡。塔尔告诉我："医生让她多活了几个小时，等着家人到来，他们才将插在她身上的管子拔出。几分钟之内，她就死了。"

医生对塔尔亲吻妻子的轻率行为感到非常震惊，为他准备了一间隔离病房，幸运的是这间病房并没有用上。他对我说："他们对马尔堡病毒和其他病毒感染了解不多。"

78

约斯滕死亡的消息影响甚广。她是美国目前所知的在非洲感染活体丝状病毒后死亡的第一人。1994年在科特迪瓦感染病毒的那名瑞士学生恢复了健康。除了这两个人以外，还有其他人在感染了埃博拉或者马尔堡病毒的情况下从国际机场离开非洲大陆吗？专家们尚未发现。约斯滕的这个病例证明马尔堡病毒可以通过人传播，虽然不可否认，这种病毒不如SARS病毒、流感病毒或者HIV-1那样容易传播。在5 000英里以外的科罗拉多州，一名妇女听到这则消息之后不寒而栗。她也曾经到过巨蟒山洞。

米歇尔·巴恩斯是一名精力充沛、年近五十的妇女，长着蓝色的眼睛和红褐色的头发，她出生在艾奥瓦州一个爱尔兰裔信奉天主教的大家庭，是家里 7 个孩子当中的一个。她爱好攀岩、骑自行车、宿营和徒步旅行，曾经供职于国外某旅游公司，现在是非营利组织的代总裁（在过渡时期需要的时候接任总裁的职位）和纠纷调解专家。在博尔德市中心的办公室见到她的那天，她穿着一件红毛衣，系着一条红围巾，显得既健康又职业。她爽快地告诉我，她的红褐色头发得益于染发剂。她说，她头发现在的颜色和原来的颜色接近，但是原来的头发已经掉光了。2008 年年初，她的头发就开始脱落，剩下的头发开始变白，很多头发甚至"一夜之间就变白了"。这是那年 1 月她刚刚从乌干达回国，患上那场几乎夺去她性命的神秘疾病所带来的后果。

她的经历和塔尔向我讲述的约斯滕的经历类似，只是有几个关键的差别——最主要的就是巴恩斯活了下来。她的例子说明的另外一个差别就是要得到正确的诊断非常困难。巴恩斯的丈夫里克·泰勒经营着一家建筑公司，像约斯滕和塔尔一样，巴恩斯和丈夫也为非洲着迷。他们之前也曾经到非洲旅行过几次，绝大多数情况下是独自前往偏远的地方。这一次，他们也想看看山地大猩猩。他们也向探险游公司预订了行程，因为这些公司控制着参观大猩猩的许可权。他们的旅行路线从乌干达西的风景胜地一直向南延伸，将观看生活在南部布温迪的猿猴当作这次旅程的压轴大戏，塔尔和约斯滕走的也是同样的路线。旅程当中的一站是位于爱德华湖东岸的伊丽莎白女王国家公园。这里是个更加干燥和平坦的生态系统，是典型的东非大草原，生活着狮子、大象和其他大型哺乳动物，这些动物在黎明和黄昏的时候都会聚在水坑边喝水。中午，太阳炙烤着大地，阳光非常刺眼，并不是观察野生动物的最佳时间。所以，游客们在那儿观察动物的时候，还有大约 5 个小时可以打发，导游说他们可以去参观一个山洞，将视线暂时从狮子和大象身上转移开来：先去观察蟒蛇和蝙蝠。

巴恩斯和其他旅游团成员像约斯滕他们一样，穿过马拉马干博森林进入了同一个山洞，踏上到处是粪便、由崎岖不平的岩石形成的山洞的地面，这让游客在山洞中站稳都非常困难。据她回忆，山洞的墙壁上爬满了巨大的毛蜘蛛。洞顶非常低，在此栖息的蝙蝠倒挂下来，距人的头顶只有2到3英尺。有些蝙蝠从山洞中飞进飞出，发出尖锐的叫声。洞里的臭味中有一股氨水的味道，让人感到难以忍受。人必须在这些湿滑的岩石上艰难前行。巴恩斯说，作为攀岩爱好者，她非常注意把手放在什么地方。显然，她没有把手放在任何粪便上；她也没有受到蝙蝠的冲撞。她的旅行团的其他团员走了一小段距离就来到了一个平台上，可以俯瞰低一点的地方。在这里，蝙蝠就在人的头顶，平台的下面还有两条蟒蛇。其他的团员中有些人很快就离开了。她和里克多停留了一会儿，希望能够饱览美景。她对我说，然后又突然停住，不无后怕地说："什么时候我们还会去山洞中看蟒蛇和蝙蝠？我可以向你保证，再也不会去看了。"

20分钟后，他们看完了这里的景色。情况是：没有意外，没有任何引人注意的情况发生。"我肯定没有碰过蝙蝠，也没故意碰过鸟粪。"他们走回车上，导游正在车上分发午餐。在吃午餐之前，巴恩斯用了事先准备好的消毒湿巾。傍晚时分，他们回到了伊丽莎白女王国家公园，正好赶上落日时分，能够更好地观察非洲野生动物。通常情况下，这是它最吸引人的时刻。那天是2007年的圣诞节。

他们在元旦那天到家。很快，巴恩斯又离开了，去艾奥瓦州看望自己的父母。1月4日，她已经到了苏城。醒来的时候她感到好像有人将针管扎进了她的头骨。

她发烧了，感到浑身疼痛，还有剧烈的头痛。她怀疑自己可能是被昆虫咬了，就请父母帮忙检查一下头皮上是不是有虫子。"当然，头上什么也没有。到了这天晚一点的时候，我的肚子上开始出现皮疹。"皮疹的范围不断扩大。除了疼痛、乏力和皮疹这些症状之外，她感到意识模糊。"接下来的48小时，我的情况变得更糟，而且发展迅速。"旅行结束后，她还在接受疟疾的预防治疗，现在她还得再用上环丙沙星和布洛芬这两种药。情况还是没有缓解。但她还是强忍住疼痛，飞回科罗拉多州，到位于戈尔登她家附近的紧急护理中心进行治疗。那里的医生感觉她的症状不像是马尔堡出血热。医生采集了她的血样进行检测，给她服用了止痛药，就让她回家了。后来，她的这份血样竟然丢失了。

巴恩斯这次就医没有得到确诊。接下来两天，她又到经常看病的医生那儿去了两次，然后住进了位于丹佛郊区的一家医院。她出现了脱水的症状，白细胞数目极低，肾脏和肝脏开始衰竭。住院之后，给她看病的医生像走马灯一样一个接一个，并且提出了无数的问题。这些医生的第一个问题就是：过去四天，你做了些什么？绝大多数人在出现多器官衰竭之前会前来就医。巴恩斯回答说，她一直忍着。她有一个远房姐妹是阿拉斯加的一名医生，也来到这家医院为她治病——这让她感到既感激又紧张。很明显，医生都认为她可能快不行了。身为医生的姐妹梅利莎在敦促巴恩斯的医生获取信息和采取行动方面起到了关键的作用。这时，传染病专家诺曼·K. 藤田博士加入了会诊的团队。藤田安排巴恩斯进行了钩端螺旋体病、疟疾、血吸虫病和其他可能从非洲传染的疾病检测，比如埃博拉出血热和马尔堡病毒病。所有的抗体检测都呈阴性，马尔堡病毒抗体检测也呈阴性。

没有人知道她究竟患上了什么病，但是他们都可以看出来她每况愈下。医院的医生们希望通过补充水分、使用抗生素和吸氧来稳定她的情况，用止痛药来减轻她的疼痛，希望她的身体能够经受住这种疾病的考验，尽快康复。据巴恩斯模糊的回忆，这场危机是 1 月 10 日或者 11 日的晚上到来的，当时巴恩斯等待检查的时候，她的一个姐妹陪了她整个晚上。看到她的情况，她的姐妹非常担心。巴恩斯回忆说，那天晚上有一件事很有意思，那就是她被收治在儿童病房，因为当时 ICU 已经没有病房了。"不管出于什么原因，反正他们把我送进了儿科病房。我之所以还记得这个情况，是因为当时有人来到我的病床前，送给我一只泰迪熊。"与莱顿市的约斯滕和美国陆军传染病医学研究所的凯利·沃菲尔德的情况不同，巴恩斯没有住进隔离病房。护理她的人有时候戴着口罩作为防护，但通常情况下都没有戴。慢慢地，她的身体恢复了力量，器官（除了被手术切除的胆囊）开始恢复健康。也许泰迪熊比抗生素的作用更大吧。

12 天之后，她出院了，仍然非常虚弱、无精打采，且仍未确诊。随后，在 3 月份的一次回访时，她见到了藤田。他又采集了她的血样进行马尔堡病毒抗体检测，结果仍然呈阴性。又过了 3 个月，巴恩斯的头发都变白了，她失去了以往的活力，经常腹痛，不能集中注意力。她收到了一个朋友的邮件，是她和里克在乌干达的那次旅行中认识的一位记者。他看到了一则新闻报道，觉得巴恩斯也应该了解此事。在荷兰，有一名妇女到乌干达度假时曾经到访过一个到处都是蝙蝠的山洞，回国之后死于马尔堡病毒病。

接下来的 24 小时，巴恩斯在网上用谷歌搜索每一篇与此相关的文章。这个世界真是小，她曾经于 20 世纪 90 年代在荷兰生活了 3 年，所以能够读懂用荷兰语和英语写的文章。紧接着的一个周一，她一大早就来到藤田的门前。她说："我有急事，想和你谈谈。"藤田把她请进门，认真地听了她所叙述的这个新消息。她感觉到，在他礼貌的态度以外，他肯定转着眼珠在想，太棒了，又一个通过互联网为自己诊断疾病的人出现了。但是他同意再为她进行一次马尔堡病毒抗体检测。这份样本和以前的两份样本一样，被送到了疾病预防控制中心，结果仍然呈阴性。但是这次一名负责的技术人员决定用一种不同的、更加敏感的实验室方法来交叉检测第三份和第一份样本。

这个新的检验结果被送到藤田的手里，他向巴恩斯表达了祝贺之情："现在你可以称得上是一名光荣的传染病医生了。你对自己的病情进行了诊断，这次马尔堡病毒的检测结果呈阳性。"

79

约斯滕病例的消息在疾病预防控制中心也引起了强烈的反响。不久之后，也就是 2008 年 8 月，另外一个研究团队被派往乌干达，这次还包括兽医微生物学家汤姆·卡斯扎克（Tom Ksiazek）——人畜共患病暴发现场响应方面的资深专家、汤纳和安曼。鲍勃·斯瓦内普尔和艾伦·肯普也从南非赶来和这支队伍会合。安曼告诉我：“我们接到电话，‘马上前往调查’。”他们的工作是到这名荷兰妇女（在流行病学的文献中没有提及姓名）感染疾病的巨蟒山洞对那里的蝙蝠进行取样。这名妇女的死亡以及她的发病史都暗示这种情况潜在的范围发生了变化。乌干达当地人死于马尔堡病毒就足以引起人们关注了，可以使反应团队从亚特兰大和约翰内斯堡急忙赶往当地。但是这种情况还涉及游客，他们在生活着蟒蛇、滋生马尔堡病毒的山洞进进出出，穿着太哇牌运动凉鞋和登山靴，毫无防护、高高兴兴地登上返程的飞机，回到其他大陆，那么这个地方不仅对乌干达的矿工和他们的家人来讲是个地区性的威胁，也成为一个国际性的威胁。

这个团队的成员在恩德培市集合后继续开车朝西南方向行进。他们走的是约斯滕和巴恩斯夫妇走过的那条路，来到了被森林植被包围的那个洞口。然后，和其他人不同，他们穿上了特卫强防护衣、橡胶靴，戴上防毒面具和护目镜。由于担心受到眼镜蛇的袭击，他们这次还带上了防止蛇攻击的用具，然后才进入山洞。头上满是蝙蝠，脚下到处是粪便。安曼告诉我，实际上，粪便像雨点般不断地倾泻而下，如果你把什么东西放在地上，几天就会被粪便覆盖。蟒蛇非常懒散、害羞，饱食后的蛇都是如此。根据安曼的估计，其中一条大概有 20 英尺长。黑森林眼镜蛇（是的，这里有很多这类眼镜蛇）都藏在洞的深处，远离人类活动的地方。汤纳正在观察一条蟒蛇，这时安曼注意到地上有闪光的东西。

　　刚看到的时候，这些闪光的东西有点像泡在粪便中的白骨，安曼把这个东西捡了起来。

　　这不是一堆白骨，而是一串铝珠，上面还有一个数字。更具体地说，这是他和汤纳曾经在基塔卡山洞中捕捉到的蝙蝠身上放置的珠领环之一。基塔卡山洞距离这个山洞 30 英里远，是 3 个月前发现的另外一个能够传染马尔堡病毒的山洞。这个标上数字的标牌说明了一个简单的事实：珠领环上标着 K-31，是他们释放的第 31 只蝙蝠身上的珠领环。"当然，我只是失去了理智，"安曼告诉我，"是的，'耶！'我高兴得跳了起来。乔恩和我都非常激动。"安曼所表现出来的这种欢欣雀跃，正是科学家感到两个来之不易的数据正好吻合并且使人豁然开朗之后那种理智而疯狂的快乐。汤纳感同身受。想想两个人当时的样子吧，戴着头灯，戴着丁腈手套，相互击掌。

　　突然之间，在蟒蛇山洞找到以前在蝙蝠身上放置的珠领环证明他们对蝙蝠进行标记—再捕捉的做法是成功的。"这儿的发现证实了我的猜测，那就是这些蝙蝠会不断地变换地点。"安曼说，它们不仅会在森林当中穿行，还会从一个栖息地移动到另外一个栖息地。个体蝙蝠在遥远的栖息地（比如基塔卡和巨蟒山洞）之间的迁移（比如 K-31）也暗示了马尔堡病毒最终在整个非洲可能传播的环境，也就是从蝙蝠的一个聚居地传播到另外一个聚居地。这个发现还表明，一种以"感染，再感染"的顺序在蝙蝠群体中的传播机会就像是圣诞节时一串串闪亮的彩灯。这一发现也打破了人们的设想，那就是这种病毒只在某一个地方存在。同时，这一发现也凸显了与此相辅相成的另外一个问题：为什么马尔堡病毒病暴发的频率并不高？

　　马尔堡病毒只是这个问题得以适用的一个实例。为什么没有更多的亨德拉病毒暴发？为什么没有更多的尼帕病毒暴发？为什么没有更多的埃博拉病毒暴发？为什么没有更多的 SARS 病毒暴发？如果蝙蝠的数量如此之大，种类如此之多，活动范围又如此之广，而且人畜共患病毒在蝙蝠身上的存在又如此普遍，为什么这些病毒没有传染给人类，并且经常暴发呢？真的有某种神秘的保护伞在保护我们吗？还是我们只是傻人有傻福？

80

病毒自身的生态机制可能是这些疾病没有经常暴发的部分原因。是的，病毒和其他更为明显的生物一样，也有自身的生态机制。我的意思是：在生活的自然环境方面，它们和其他有机体是互相联系的，而不是只在宿主和细胞方面有所联系。病毒也有其独特的地理分布，也会灭绝。病毒数量的增加、生存和病毒生活的范围都取决于其他有机体以及这些有机体的表现，这就是病毒生态学。以亨德拉病毒为例，病毒的生态学发生变化成了这种疾病导致人类发病的部分原因。

一名叫拉伊纳·普洛赖特（Raina Plowright）的澳大利亚科学家研究过这个问题。普洛赖特开始是一名兽医，主要诊治新南威尔士州和海外国家，如英国、非洲和南极洲的家畜和野生动物，后来在位于戴维斯的加利福尼亚大学进修了流行病学硕士学位，后来又攻读了传染病生态学博士学位。她是我所提到的接受过这种交叉学科培训的新一代疾病专家之一，也就是接受过兽医培训的生态学家。他们了解人类健康、野生动物健康、家畜健康和人畜共享的栖息地之间的紧密联系。做博士论文需要做实地研究时，普洛赖特回到了澳大利亚，调查亨德拉病毒在其中一种储存宿主当中的动态机制：这种宿主是体型不大的红色狐蝠。她在达尔文市南部的北部领地上的利奇菲尔德国家公园的桉树和白千层属灌木森林当中及其附近捕捉蝙蝠，并进行了取样。2006 年一个悠闲的清晨，我就是在那儿和她进行了这次谈话，当时龙卷风拉里肆虐澳大利亚北部，为土地带来了丰富的水分，同时导致河水和溪水暴涨。在这种季节性洪水时节，在她再次出去捕捉蝙蝠之前，我们还有一些时间可以打发。

　　普洛赖特告诉我，亨德拉病毒的一个有趣之处是，它是和这种翼状蝙蝠几乎同一时间出现的 4 种新型病毒之一。1994 年，亨德拉病毒在布里斯班北部首次出现；1996 年，昆士兰州海岸的另外两个地方出现了澳大利亚蝙蝠拉沙病毒；1997 年，悉尼附近出现了曼那角病毒；1998 年 9 月，马来西亚出现了尼帕病毒。她说："在很短的时间里，一种宿主动物身上出现 4 种病毒的情况真是前所未有。我们感觉狐蝠属物种的生态发生了某种变化，能够使疾病突然出现。"菲尔德曾经在马来西亚的养猪场暴发尼帕病毒的时候帮忙确定这些变化的因素。8 年后的今天，菲尔德是她博士论文指导小组的导师，普洛赖特也在寻找亨德拉病毒与尼帕病毒暴发时类似的因素。她知道，栖息地的改变可以影响亨德拉病毒的宿主数量、分布模式和迁徙行为——这样的宿主不仅包括小型的红色狐蝠，还有和它同属一类的黑色狐蝠、灰头狐蝠和眼镜狐蝠。她的任务就是要调查这些变化如何影响病毒的分布、患病率和传播的可能性。

　　和现在生态学的很多项目一样，普洛赖特的项目也需要将从实地采集的数据和电脑中的数学模型结合起来。她解释说，基本的概念框架是 20 世纪 20 年代由科马克和麦肯德里克发展起来的。她指的是我之前曾经提到过的 SIR 模型（易感—感染—康复）。找到了一脉相承的理论来源，她开始讨论某个蝙蝠群体中易感、感染和康复的蝙蝠的数量。如果这个蝙蝠群体和其他蝙蝠群体隔离开来，并且数量不够多，那么病毒就会在这个群体中传播，感染易感的蝙蝠，然后康复（并且获得免疫力，不会再次感染），直到这个群体当中不再存在任何易感个体。接下来这种病毒就会消亡，就像麻疹会在与世隔绝的村子中消失一样。最终，病毒还会通过一只新加入这个群体而又感染的蝙蝠再次感染这个蝙蝠群体。这和我提到马尔堡病毒时所说的闪烁的圣诞节彩灯模式完全一致。生态学家将这种现象称为集合种群，即众多群体生活在一起。为了避免灭绝，病毒逐次感染相对来讲和其他蝙蝠群体隔离开来的蝙蝠群体。病毒在一个蝙蝠群体中消亡又会出现、感染另外一个蝙蝠群体，它可能不会在任何一个蝙蝠群体中永远存在，但总是能够在某个蝙蝠群体中生存下来。这些病毒像彩灯一样逐次点亮或者熄灭，但是从来不会都点亮或者都熄灭。如果这些蝙蝠群体的距离非常远，那么不同群体的蝙蝠几乎不会发生交叉，这样病毒的再感染率就很低。病毒的暴发就像彩灯一样慢慢地被打开或者关上。

　　现在想象一下集合种群中的某个蝙蝠群体。这个群体经历了 SIR 的阶段，每一只蝙蝠都被病毒感染，也都康复了，这种病毒在这个蝙蝠群体当中消失了，但并不是永远消失。随着时间的流逝，新出生的蝙蝠超过死亡的蝙蝠的数量会提高易感的比率，这个蝙蝠群体整体感染病毒的能力又会有所提高。蝙蝠群体相隔的距离越远，病毒再感染这个群体的时间间隔就越长；间隔时间越长，新生的易感蝙蝠就越多；易感蝙蝠越多，感染再次暴发的可能性就越大。普洛赖特在描述这个功能极强的模型时说：“当病毒再次袭击蝙蝠群体时，病毒的暴发会更加来势汹汹。”这时，圣诞节彩灯的比喻就显得不是那么恰当了，应该说是一束光突然像普通星星中的超新星一样发光。

　　当然，普洛赖特需要处理的是数字，而不是比喻的说法。但是，她的这些数字基本上反映了病毒在蝙蝠群体中暴发的情况。这个模型和事实相关的基础在于最近几十年来澳大利亚的飞狐群体越来越隔离开来。她告诉我：“澳大利亚东海岸过去曾经是大片的森林，所以蝙蝠群体均衡地分布在海岸线上。”过去，它们的栖息地的流动性相对较大。它们的食物来源多样，各个季节各有不同，主要是花蜜和水果，成片地分布在森林中。每一种蝙蝠群体大约由几百只或者几千只蝙蝠组成，它们晚上出去觅食，白天返回栖息地，并且季节性地进行迁移，以便能够更加接近食物较多的地方。由于这种迁移，一些蝙蝠会从一个蝙蝠群体飞到另外一个蝙蝠群体，如果它们正好感染了亨德拉病毒，就会将这种病毒带入新的蝙蝠群体。小规模蝙蝠群体的交叉或者病毒感染的现象经常发生。很长一段时间以来，这种情况看起来和小型的红色狐蝠、其他飞狐和亨德拉病毒的情况相似。最近，情况发生了变化。

改变栖息地是澳大利亚一个古老的传统，其表现就是原住民焚烧土地上的作物。但是最近几十年来，开荒种地成了更加机械化、更为明显的一种趋势，其后果不太可逆，这种情况在昆士兰州尤其如此。大片的古老森林被砍伐或者被推土机推平，用于建设养牛场和城市扩张。人们开辟了果园，建起城市公园，用茂盛的树木装点自己的庭院，还在城市和郊区当中创造了种种诱惑。"由于它们固有的栖息地正在消失、气候更加多样以及食物来源更加单一，蝙蝠发现生活在城市当中更容易。"现在一个群体中聚集的蝙蝠数量更多，觅食的时候飞行的距离更短，生活的区域离人类更近。飞狐现在生活在悉尼，生活在墨尔本，生活在凯恩斯，生活在布里斯班北部围场上的莫顿湾无花果树上。

我知道普洛赖特接下来要说什么，并试图将最后的这些信息在头脑中形成一个图景。也就是说，这些聚集在一起生活的蝙蝠更加不爱远距离飞行，更加适应城市生活，不再需要长途飞行寻找食物。也许，这样一来互相感染病毒的趋势不像以前那样频繁？在此期间，它们积累了更多易感的蝙蝠？所以如果病毒再次来袭，那么传染病的发生会更加突然、更加猛烈？病毒存在的范围也会更广，数量也会更大？

她说："一点没错，就是这样。"

"这种病毒传染给其他物种的可能性也会增大？"我想提到这个道理，但是普洛赖特还要捕捉很多蝙蝠，收集很多数据，考虑很多模型当中的参数，没有让我再继续问下去。在我们那次谈话5年之后，她完成了博士论文，成为研究亨德拉病毒方面的权威。她将自己的工作和想法发表在一份权威的杂志《皇家学会学报》（*Proceedings of the Royal Society*）上。但是，当时在北部领土阴雨连绵、水位高涨之际，她简短地说明了论文的主旨。

她说："这只是一个理论。"

81

普洛赖特非常清楚，既然是理论，那么就需要检验。通过观察、假设和试验才能得到科学的看法。另外一个假设是关于埃博拉病毒的。如果你也在认真阅读此书，就会注意到在前几页，我除了提到以蝙蝠为宿主的病毒，如亨德拉病毒、尼帕病毒和其他病毒，也提到了埃博拉病毒。因此要澄清一下：将这些病毒归类在一起，只是一种尝试。这只是种假设，还需验证以证实埃博拉病毒是否来自蝙蝠——从动物身上分离病毒仍然是确认宿主的黄金标准。这一目标也许很快就能实现了，人们正在努力。同时，蝙蝠身上携带埃博拉病毒的假说看起来越来越能站得住脚，因为乔纳森·汤纳率领的团队已经从蝙蝠中分离出了马尔堡病毒，这种病毒和埃博拉病毒有着非常密切的联系。同时，另外一些有关埃博拉病毒的数据使得这种假设得到了进一步证实，这些数据来自一个小女孩的经历。

埃里克·勒鲁瓦（Eric Leroy）是一位在巴黎接受培训的病毒学家，现在在加蓬的弗朗斯维尔工作，已经跟踪观察埃博拉病毒10多年了。这时他率领的团队重新还原了关于这个小女孩的故事。这份新的证据不是来自分子病毒学的发现，而是来自传统病毒学的调查工作——采访幸存者，追踪事件之间的联系，辨别病毒暴发的规律。故事的背景是，刚果民主共和国南部省份的卢拉河边一个叫作鲁耶波的村子暴发了埃博拉病毒。2007年5月底到11月，260多人看起来（后来有些病人得到了确诊）或者肯定患上了埃博拉出血热。很多人死去，病死率达到了70%。作为和刚果民主共和国卫生部合作的世界卫生组织国际反应分队的一支，勒鲁瓦和同事 10 月份来到了这个村子。勒鲁瓦的团队主要研究病毒传播的途径，所有的线索都指向了一名 55 岁的妇女。在他们的报告中，将其称为 A 病人。她可能不是第一个感染此病的人，而是第一个确诊的病例。按照刚果民主共和国这个村子的标准，她已经算是老年人了。她在出现高烧、呕吐、腹泻和出血等症状后死去。11 个曾经和她有过密切接触的人又相继发病并去世，主要是帮助照顾她的家人。疾病在这个村子蔓延开来。

勒鲁瓦和他的团队想知道这名妇女是如何感染上这种疾病的。在她之前，村子里没有任何人出现发病的症状。因此调查人员将调查的范围扩展到附近的几个村庄，这些村庄分布在卢拉河两岸和附近的森林中。从他们的访谈和实地调查中，他们得知这些村庄通过小路相连，每到周一就会有很多人和车辆去到同一个村庄——莫波莫纳 2 村，一个每周一次的大型集市所在地。他们还了解到每年都有迁徙的蝙蝠汇聚于此。

蝙蝠通常是每年 4 月和 5 月到达这里，作为长途迁徙途中的一个落脚之处，在卢拉河中的两个小岛上找到栖息地和野生果树。勒鲁瓦的团队听说，在普通的年份中可能会有成千上万只蝙蝠。2007 年，到达此处的蝙蝠尤其多。从栖息的岛上，蝙蝠分布在整个地区，它们有时在卢拉河北岸的棕榈树种植园中觅食。这个种植园是殖民时代遗留下来的，现在已经荒芜了，但是 4 月份的时候，种植园中的树上还能长出棕榈果。这些蝙蝠中多为锤头果蝠和富氏饰肩果蝠，这两种果蝠为勒鲁瓦发现过埃博拉抗体的三种蝙蝠中的两种。休息的时候，这些蝙蝠密集地倒挂在树枝上。当地人由于非常需要补充蛋白质和赚些现钱，就用枪捕杀这些蝙蝠。锤头果蝠体型较大且多肉，价格较高。一声枪响可以打下来几十只蝙蝠。很多刚刚被射杀、血迹未干的蝙蝠被带到了莫波莫纳 2 村每周一次的集市上，买主就把它们买回去当作晚饭。

有一个经常从自己的村子到集市上买蝙蝠的男子好像感染了埃博

拉病毒，但是情况不是很严重。调查人员将他称为C病人。他自己并不是捕杀蝙蝠的猎人，而是一个购买蝙蝠的顾客。根据C病人的回忆，5月底或者6月初的时候，他出现了轻微的症状，主要是发烧和头痛，后来就康复了。但事情并没有就此结束。勒鲁瓦和他的研究团队后来在报告中称："C病人是一个4岁女孩（B病人）的父亲，这个小女孩6月12日突然发病，在出现呕吐、腹泻和高烧等一系列症状后，于2007年6月16日死亡。"这个小女孩没有出现出血的症状，也没有接受过埃博拉病毒检测，但是诊断其感染了埃博拉病毒好像不无根据。

　　她是如何感染埃博拉病毒的？可能她也分吃了感染埃博拉病毒的果蝠。那么，那些吃了蝙蝠肉的人感染埃博拉病毒的概率有多大？很难说，也很难估计。如果锤头果蝠是埃博拉病毒的宿主，那么这种病毒在某一个蝙蝠群体当中的流行程度有多少？这是另外一个未知的问题。汤纳发现埃及果蝠中的马尔堡病毒感染率为5%，也就是说20只蝙蝠中就有1只感染了这种病毒。如果假设埃博拉病毒在垂头蝙蝠当中的感染率也为5%，那么这个女孩的家庭真是饥饿难耐又非常不幸。他们可能吃了19只蝙蝠而没有感染，而吃第20只蝙蝠的时候就不幸染病了。如果这一家人分食了这只蝙蝠，为什么女孩的母亲和其他家庭成员没有发病呢？也许，女孩的父亲在市场买蝙蝠的过程中被感染或者被弄脏手之后，抱着女孩（附近照顾孩子的普遍做法）沿着小路回到村中。这个女孩的父亲——C病人好像并没有把这种病毒传染给其他人。

　　但是，这个小女孩却继续将病毒传染下去。根据当地的传统，她的尸体由家里的一位好朋友清洗之后埋葬，这位朋友就是后来被称为A病人的那位55岁的妇女。

　　"病毒传播可能发生在A病人为准备葬礼处理尸体的时候。"勒鲁瓦的团队在报告中写道，"采访到准备葬礼的另外两个人——女孩的母亲和祖母的时候，她们没有和女孩的尸体直接接触，接下来的4周也没有出现感染之后的临床症状。"她们在准备葬礼、清洗女孩尸体的过程中很明显只是在看，并没有接触女孩的尸体。但是 A 病人忠实地履行了这个家庭密友应该履行的职责，她接触了女孩的尸体，然后继续正常生活，具体点说就是她生命中剩下的那点时光。她继续正常的社会交往，183 人因此感染埃博拉病毒而死去。

勒鲁瓦的团队重新构建了这个故事，然后，为了知道这样做的意义何在，他们问了自己这样几个问题。为什么父亲只传染了女儿而没有传染其他人？可能是因为他的症状比较轻，体内的病毒含量比较低，没有太强的传染性？但是如果他的病情较轻，为什么他女儿的病情却如此严重，4 天之内就把她杀死了呢？也许这样一个小孩又呕吐又腹泻，是死于脱水？为什么只有一例蝙蝠传播给人的病例？C 病人有什么特别之处，成为和这种病毒宿主直接联系的唯一病例？也许他并不是和这种病毒宿主有直接联系的唯一病例，只是被人注意到的唯一一个病例。勒鲁瓦的团队在报告中写道："实际上，很有可能其他几个人也是被蝙蝠传染，但是后来人传人所需的环境并不存在。"他们指的是终端感染。有人发病后，孤独地承受病痛的折磨，或者小心翼翼地远离家人或朋友的照顾（将食物和水放在小屋的门口），然后孤独死去，不再举行葬礼就将病人埋葬。勒鲁瓦不知道鲁耶波地区还有多少不幸的人也吃过蝙蝠，接触过蝙蝠，感染了埃博拉病毒，发病后被扔进坑中，再也没有感染其他人。在这些偏远的村庄，疾病暴发给人们带来了极大的恐慌，这样的终端感染病人的数量很可能非常多。

这样的情况使得勒鲁瓦的团队开始考虑关键的问题。如果没有达到人传人的条件，那么人传人究竟需要什么条件？为什么鲁耶波地区的疾病暴发规模不是非常大？为什么这些零星的病例没有像火焰遇到木头那样引起疾病的大规模暴发？这场疾病 5 月暴发，而世界卫生组织的反应团队 10 月份才赶到此地，所以这些问题的答案也就不得而知。

82

人类之间的传染是这种疾病的关键。病毒能否在人与人之间传染，是区别奇怪、可怕、偶尔发生的地区性神秘疾病（如埃博拉病毒）和可以在全球范围传播的传染病的关键。还记得罗伊·安德森和罗伯特·梅关于尚未暴发的流行病动态模式的简单公式吗？

$$R_0 = \beta N / (\alpha + b + v)$$

在这个公式中，β 代表的是传播率，使用这个字母主要是担心如果不是数学家或者不是希腊人，会引起误解。β 在这个简单的表达式中代表的是一个具有重要作用的分数值，一个乘数。这个公式的意思是如果 β 的值发生大的变化，R_0 的值也会发生大的变化。如果你的记忆力足够好，就会记得 R_0 是疾病暴发的一个衡量值。

有些人畜共患病的病原体从一开始就具有在人类当中高效传播的能力，尽管它们在其他宿主身上生存了很长一段时间，却偶然地具有了在人类当中传播的一种适应性的行为。2002—2003 年在广东和香港出现的 SARS 病毒在疾病暴发之初就具有这种能力。不管这次暴发之后 SARS 病毒藏身何处或者为什么隐藏起来，它天生就具有这种能力。亨德拉病毒并不具备这种能力，它只能在马之间迅速传播，不能在人之间传播。当然，病原体可以通过在人类宿主身上变异和进化来获得这种人传染人的能力。你注意过被疾病专家称为 H5N1 型的持续暴发、发病率较低的禽流感吗？尽管这种禽流感病毒没有造成人类大规模死亡，却引起了疾病专家的忧虑。猪流感周期性地在人类当中出现（就像在 2009 年暴发的时候那样，来得快去得也快），有时能够造成疾病的大流行，有时（如 2009 年的那次暴发）并不如预计的那么糟糕。但是禽流感却属于另外一种对人类非常有威胁的病毒。流感科学家对这种病毒非常担忧，是因为他们知道 H5N1 流感具有如下特点：（1）在人类体内毒性极强，发病率较低但是病死率较高；（2）在人类之间的传播能力差。如果你感染了这种病毒，很可能会导致死亡，但是除非是由于宰杀感染的禽类，否则不太可能感染禽流感。很多人不会亲自宰杀自己养殖的禽类，世界各地的公共卫生官员也一直在尽全力保证我们包装在塑料袋或者其他包装中的死亡或者肢解的禽类没有感染上病毒。但是如果 H5N1 变异或者重组的方式得当，进化得适应在人类之间传播，那么 H5N1 将成为1918 年以来导致人类死亡最多和最快的疾病。

病原体是如何获得这种适应性的？遗传变异（通过突变或者其他方式）是个随机的过程，是个看运气的游戏。但是如果机会足够多的话，就可能增加病毒达到自己目的的机会。也就是说，机会能够提高进化所带来的改变。变化的机会越多，成功的概率就越大。这又和乔恩·爱泼斯坦的话吻合了：机会。

和爱泼斯坦连续几夜捕捉蝙蝠之后，我们回到达卡，回到孟加拉国际腹泻病研究中心，和那里的科学家进行进一步的交流，因为我想了解有关尼帕病毒在人类当中传播情况的更多信息。我和斯蒂芬·卢比率领的传染病项目组的几个人进行了交流，其中一个是美国的流行病学家，名叫埃米莉·格利（Emily Gurley）。她年轻的时候作为外交官的孩子在孟加拉国生活过几年，成年后才回到美国从事公共卫生方面的工作。格利 30 多岁，留着棕色的鬈发，脸上有淡淡的雀斑，讨论疾病调查方面的重要细节时，蓝色的眼睛睁得大大的。她曾经协助调查过 2004 年福里德布尔的疾病暴发，当时确诊了 36 个病例，其中死亡 27 人。福里德布尔这次疾病暴发事件中最值得注意的方面在于这些发病的人当中有很多人是由于和同一个人，也就是超级传播者接触之后才传染此病的。这个超级传播者就像是坐在传播网正中的蜘蛛。

这个人是伊斯兰一个非正教派别非常受人尊重的领袖。这个派别是一个默默无闻的非正式团体，在一个叫古赫拉米浦的村庄及其附近的地区有为数不多的狂热追随者。和伊斯兰正教派别不同，这个派别的成员不是一天祷告 5 次或者在斋月的时候斋戒。他们有时候男男女女聚集在一起整晚不睡，祷告、吸烟（或者呛人的烟草）或者唱歌。他们这种狂热的做法激起了周围信奉传统教条的忠实信徒的不满。所以当这个宗教领袖由于患上这种神秘的疾病很快死亡、他的家人和追随者也死亡之后，邻居们都认为这是神的诅咒。

好吧，这可能是疾病暴发的一种解释，但是流行病学提供了另外一种解释。

这位宗教领袖已经去世并且被埋葬了，他的坟墓被做成了神社。格利的调查团队到达的时候，疫情正在暴发。4 月初，她和一些同事因为收到了福里德布尔一位医生的紧急电话，从达卡出发前往福里德布尔。这位医生警告他们，人们陆续死去，致病的原因可能是尼帕病毒。（这位医生因为 4 个月前附近的拉杰巴里地区暴发过尼帕病毒而对尼帕病可能的症状有了基本了解。）格利告诉我，他们的车到达古赫拉米浦的时候，"情况非常严重。我们正好碰上从村子里出来的送葬队伍，尸体裹着白布，情况看起来不妙"。人们将昏迷不醒的亲人从家里抬出来，向过往的来客寻求帮助。"村里有很多人都发病了。"医生们安排将 17 个病人转到福里德布尔的一家地区医院，在那里他们被安置在主建筑之外的一个独立的建筑物里，也就是临时隔离病房中。这个"病房"是一个单独的大房间。格利和同事们开始从这些病人身上收集样本，询问病史。有些病人表现为严重的呼吸系统的症状。格利回忆说："有一名男士坐起来和我们说话，一直在咳嗽，但是向我们讲述了完整的病史。第二天早上，他就去世了。"

"你们当时戴着口罩吗？"

"戴了。"他们戴着 N95 口罩，非常简单，也比较便宜，但是在这种情况下是标准的装备，对付细小的颗粒物时非常有效。如果她们事先预计到福里德布尔的情况的话，肯定会配备质量更好的口罩，但是现在格利最大的遗憾就是他们没有为当地的医护工作者和他们自己带去更多 N95 口罩。由于当时是雷雨季节，一场强烈的风暴席卷了整个城镇，切断了电力供应。灯灭了，医院的工作人员关闭了所有的窗户——"这不是你想要的。"格利笑着说，神情非常严肃。早上的时候，除了那个不停咳嗽的男士，还有另外两名病人死在了这个拥挤、闷热的房间里。

格利收集了这次访谈的数据，她在绘制流行病学曲线的时候意识到"这个医院病房里的每一个人都和另一个人有过非常密切的接触"——一个特别的人——"那个人几个星期前死于这种病"。她指的是那名宗教领袖。这次的发病模式和以前的尼帕病毒暴发的情况有所不同，以往尼帕病毒暴发时，绝大多数病人好像都是从某些环境因素中感染了病毒（发病的牲畜？树冠？但是还没有出现椰枣汁假说），而不是通过人之间的传染，而且主要表现为神经系统的症状，而不是呼吸系统。格利的团队甚至一度怀疑导致福里德布尔疾病暴发的病原体是尼帕病毒。后来样本被送回亚特兰大，尼帕病毒抗体检测呈阳性。这时，疾病预防控制中心派出一小队专家与格利的团队协同工作。

在福里德布尔开展的调查使人们对尼帕病毒产生了新的了解——对这种病毒来讲，人传染人的情况远比预想的要重要。36 个病人中有 22 个人的病情和那名宗教领袖有联系。这些人在这名宗教领袖病危的阶段曾经聚在他的身边。根据推断，他们可能是通过空气中的气溶胶病毒，或者通过接触、唾液或者其他某种直接传染而感染了此病。另外 14 例中有几例的情况似乎反映了这种病毒能够通过人传染人。附近村子里有一名人力车车夫，他在椰枣树成熟的季节就去收集椰枣汁。他发病后由他的母亲、儿子、姑姑和一名邻居照顾，后来他们都发病了。这名人力车夫的姑姑受到了自己哥哥的照顾，她的哥哥从自己居住的村庄古赫拉米浦来到这个村庄，而她的哥哥就是那名宗教领袖。这个教派的一个感染的信徒病情不断恶化，于是在另一名人力车夫的帮助下住进了医院。这名人力车夫也一并传染上了这种疾病，大约 10 天后死去。类似这样的情况不断发生。

　　尼帕病毒就这样在一个社区当中像谣言一般不断传播，而不是从天而降的神的诅咒或者蝙蝠的粪便。而且这种病毒无处不在的情况也得到了联合反应小组另外一个发现的证实。这些证据显得尤其令人毛骨悚然。调查人员从医院中 5 周前一间收治过尼帕病人的病房的墙壁上和这名病人曾经住过的病床的床架上提取了拭子。由于缺少漂白粉，人手也不足，这些地方没有被清洗过。从墙壁和床脚上提取的一些拭子的尼帕病毒 RNA 检测呈阳性。我要重申一点：病人呕吐出的尼帕病毒的片段（至少如此）5 周之后仍然存在，不为人察觉，装点着这间病房。对清洁人员来讲，这样的呕吐物就代表着污染，而对于病毒来说，这意味着机遇。

　　我还和拉塞达汗（Rasheda Khan）进行了交流，她是一名医学人类学家，她的办公室就在埃米莉·格利办公室的南边。拉塞达汗是一名孟加拉国人，长着一双黑色的眼睛，脸上带着严肃、职业的表情。她的工作是调查影响类似福里德布尔的疾病暴发的文化和社会方面的因素。她曾经到过福里德布尔，用当地的语言——孟加拉语采访过那里的村民，以便收集人们行为和态度方面的证据，并了解每个病人都是什么时候生病的。她提到了神的诅咒（她理解为"安拉的诅咒"。与我听到的其他人的说法相比，她的这种解释更为直接）以及这种宿命的想法可能会使某些病人打消就医的念头。她还帮助我理解了那种人际的亲密关系，这也是她所在的这个国家的特点，可能和疾病的传播有关。她说："在孟加拉国，身体的接触非常普遍，我们经常拥抱或者握手。"出于关心，这种身体接触在一个人生病的时候还会增加。如果这个生病的人是像古赫拉米浦那个宗教领袖那样受人尊重的人物，那么这种身体接触会更多。追随者热爱这位宗教领袖，并且认为他离真主很近。他在病榻上垂死的时刻，人们来到他的床前，希望得到他临终前的抚摸，或者在他耳边轻诉对他的祝福，或者抚摸他的身体，或者给他递上一口水、牛奶或者果汁。拉塞达汗解释说："这是这里的一个风俗，将水递到垂死之人的嘴边。"很多人来到他的床边，俯身把水送到他嘴边。她说："他一直在咳嗽。人们的身边到处都是他喷出的雾气。"

我觉得她想说的是"脸上"，但是我像个傻瓜似的打断了她。

"雾气？"

"是啊，口水啊。"拉塞达汗说，"当时他一直咳嗽，所以唾液……人们告诉我他一直在咳嗽，他咳出的东西和口水落到人们的身上和手上……"她省略了这些想法，让我自己去填充这些空白。她还提到，和握手不同，洗手并不是孟加拉人通常的做法。那些不幸的信徒以及宗教领袖的家人可能在送走这位领袖最后一程离开后，沾上了这位圣人的口水，然后通过用手揉眼、拿食物或者其他方式感染了这种病毒。不一定非要喝椰枣汁才会感染这种病毒。

83

3 天的时间里，我曾多次到过孟加拉国际腹泻病研究中心。这个地方在达卡附近莫哈卡里一座高墙后面的几座大楼里。除了与拉塞达汗和格利进行了交流，我还和那里的几位高级管理人员以及一些年轻有为的研究人员进行了交流。他们为我提供了研究尼帕病毒的各种视角和深刻见解。但是对我影响最深的是，我乘坐的出租车穿过达卡拥挤的交通后错停在另外一座大楼的门前，但是我也辨不清方向，就直接走错门，进到了这座大楼当中。这不是斯蒂芬·卢比主持的传染病项目组所在的那座光鲜的大楼，而是以前的霍乱医院。

一位热情的孟加拉国男士注意到我迷路的神情，问我要到哪里去，用手指给我说只需要穿过这个医院就能到达我要去的地方。一个士兵打开隔壁的门，向我敬了一个礼。没有人向我要证件。我发现自己走进了一间开放式病房，里面摆着十几张病床。有些病床空着，没有铺床单，露出了中间带着便盆洞的红色或者绿色乙烯基床垫：这里显得阴冷、残酷，随时准备接收下一个病人。其他的床上躺着很多骨瘦如柴、正在经受病魔折磨的病人。这些棕色皮肤的病人神情哀伤，或者独自躺在床上，或者由亲属在旁轻声地安慰。突然我这样一个拿着公文包的白人进来了，走进了这些正希望引起医生注意的孤独的灵魂身旁。一名妇女吸引了我的注意力，她对坐在她床边的自己的孩子轻声说了几句，然后用手指着我。如果在大街上，这个手势可能是好奇或者乞讨的意思，但是在这里，这个手势意味着希望——深深的希望，希望得到解脱，但是这种希望所托非人。我将目光移开，继续向前走，我非常清楚自己没有任何技能和知识，没有接受过培训，也没有药物能够帮助这名妇女和她的孩子。想得越多，我的心里就越难过。穿过走廊和其他几道门，接受了另外几名士兵的敬礼后，我终于找到了去往下一个采访地的路。

这家霍乱医院建于1962年，作为早期霍乱研究实验室的附属机构，后来这两个机构都被合并到孟加拉国际腹泻病研究中心。这家医院每年为超过10万名患者提供免费治疗，不仅收治霍乱病人，还收治血痢和其他腹泻疾病的患者，很多病人都是6岁以下的儿童，其中有80%到达医院时营养不良。我无法告诉你究竟有多少病人能够活下来，也无法告诉你每年孟加拉国洪水季节到来时，受到污染的水流进村庄和难民营后会发生多少例霍乱病例，因为很多病例并没有被报道，而且全国范围内也没有系统的统计。据权威估计：这个数字为100万。我可以告诉你的就是对一个富裕的访客来讲，孟加拉国吸引人、令人感到恐怖和惊叹的现象表现在很多方面。在这样一个国家，如果你是一名贫民，无论生活在城市还是农村都非常困难，因为如果你没有钱，就很难有健康的身体。无论是年轻人还是老人，这个国家有数千人死于霍乱、其他腹泻疾病、肺炎、结核病和麻疹。要注意的是，这些疾病都不是最近才出现的神秘的人畜共患病。正是这些病使得尼帕病毒引起的脑膜炎的影响相形见绌，至少目前如此。

为什么人畜共患病这么重要呢？在追踪这个题材的6年时间里，我听到过几次有人提出这个问题。（我在一个会议上遇到的一位受人尊敬的历史学家觉得，我忘记了埃博拉的影响，就写了一本关于哮喘的书，这种疾病感染过2 200万名美国人。他碰巧也是一名哮喘病患者。）且不算上癌症、心脏病这样的慢性疾病，只想想全球范围内已有的传统的非人畜共患病引起的传染病的发病率和死亡率，比如霍乱、伤寒、结核病、轮状病毒引起的腹泻、疟疾（不包括诺氏疟原虫）吧。人类为什么要将关注的目光投向这些由蝙蝠、猴子或者不知道从何处传染给人类，只偶尔导致几十或者几百人死亡的新发传染病？将关注的焦点放在这样几个引起科学家好奇心的疾病，在其他传统疾病继续惩罚人类的同时关注这些新出现且影响相对较小的疾病是不是一种误导呢？误入霍乱医院、看到那名母亲期待的目光后，我发现自己也在问同样的问题：为什么要痴迷于人畜共患病？考虑到人类经受的各种疾病折磨，是什么使得人们这么关注人畜共患病呢？

这个问题问得好，它的答案也有很多。有些答案非常复杂、引人深思；有些答案非常主观；有些答案非常客观而且直接。其中最直接的一个答案就是：艾滋病。

第八章

艾滋病的传播

84

我们自认为了解的艾滋病其实有很多源头，但大多数都从未提到过它是由一种单纯的人畜共患病蔓延所致的。

例如：1980 年秋天，一位年轻的免疫学家、加州大学洛杉矶分校医学中心副教授迈克尔·戈特利布（Michael Gottlieb），注意到某些男性病人身上出现了一种奇怪的感染。有 5 人得了这种病，他们都是活跃的同性恋者，同样患有由真菌引起的肺炎。这种真菌通常情况下是无害的，叫卡氏肺孢菌。这种东西四处游离，无处不在，理应被人的免疫系统清理，但很明显他们的免疫系统并没有起作用，真菌充满了他们的肺部。他们还都感染了另外一种真菌——口腔念珠菌，一种满嘴黏糊糊的念珠酵母。这种真菌在新生儿、糖尿病患者和抵抗力差的人群中很常见，但在健康成人中很少见。几名病人的血检显示某些淋巴细胞（白细胞）消耗剧烈，具体地说是胸腺依赖性淋巴细胞（简称 T 细胞）的数量严重衰减，淋巴细胞在免疫调节过程中起着非常关键的作用。戈特利布还注意到了其他一些病症，其中有三个最为显眼：卡氏肺孢菌性肺炎、口腔念珠菌病，还有 T 细胞缺乏。1981 年 5 月中旬，他和同事写了一篇论文，简要地描述了他们观察到的情况，但没有推测病因，只是认为这种病的趋势很令人困惑且凶多吉少，应该尽快将论文发表。《新英格兰医学杂志》（*The New England Journal of Medicine*）的一位编辑对此很感兴趣，但发表至少还要等三个月。

所以，戈特利布转而将稿子投给了《发病率与死亡率周报》

（*Morbidity and Mortality Weekly Report*），一个过程精简的疾病预防控制中心时事通讯报。他的文章言简意赅，不足两页，发表在了 1981 年 6 月 5 日那期上，标题也很简练——《卡氏肺孢菌性肺炎——洛杉矶》（*Pneumocystis Pneumonia—Los Angeles*）。这是第一次就尚未命名的综合病症发布的医学警告。

第二个警告在一个月之后，仍然是在疾病预防控制中心时事通讯报上发表的。当戈特利布注意到卡氏肺孢菌性肺炎和口腔念珠菌病的时候，纽约一位叫阿尔文·E. 弗里德曼-基恩（Alvin E. Friedman）的皮肤科医生也发现了类似的发病趋势，这种病叫卡波西肉瘤，是一种罕见的癌症，一般攻击性不强，通常只会在皮肤上出现紫色的囊肿。主要感染者是地中海地区的中年男性，就是那些经常出没于雅典的咖啡馆，喝咖啡或玩多米诺骨牌的人。不到三年，弗里德曼-基恩和他的同事们就在年轻的同性恋男性中发现了 26 个卡波西肉瘤病人，其中一些还患有卡氏肺孢菌性肺炎，有 8 人死亡。《发病率与死亡率周报》于 1981 年 7 月 3 日刊登了弗里德曼-基恩的这篇通讯。

与此同时，研究人员在迈阿密做的一系列临床观察中也发现了卡波西肉瘤。这群病人的症状很相似，但文化背景不同。这些病人中有 20 人在 1980 年初至 1982 年 6 月住院，他们都是海地移民，大多数都是最近才到美国的。在医疗问询中，按他们提供的信息，他们都是异性恋者，没有同性恋经历。但他们的病症与戈特利布在洛杉矶和弗里德曼-基恩在纽约的同性恋男性中所见到的非常相似：都患有卡氏肺孢菌性肺炎和口腔念珠菌病，都出现了一些罕见的感染，淋巴细胞数也都不规律，还出现了攻击性强的卡波西肉瘤，其中 10 个海地人死亡。将观察结果发表之后，这群医生认为这是一种"综合征"，和"对近期美国同性恋中出现的免疫缺陷综合征的症状描述极其相似"。之前将疾病和海地异性恋者联系起来，后来看似这是一种误导，在讨论艾滋病的时候也完全忽略了这一点。依据采访数据，那时候很难确认性取向和疾病的相关性，直到现在仍然很难解释。唤起对这一问题的关注似乎在政治上有失公平。不过以后，其真正意义将会从分子遗传学的研究中体现出来。

　　另一个被看作发病源头的是年轻的加拿大空乘盖坦·杜加斯（Gaëtan Dugas），他后来成了臭名昭著的"零号病人"。如果你听过很多有关艾滋病初现端倪的故事，可能对他有所耳闻。盖坦·杜加斯被描述为"从非洲感染了病毒并将其引入西方同性恋群体"的人。实际上不是这样。但在20世纪70年代到80年代早期的艾滋病传播中，作为一个传染者，他所起到的作用过于显著，而且他毫无顾忌的行为确实罪不可逭。作为一名空乘，他经常飞行在北美各大城市之间，拥有完全免费的私人旅行特权。飞机降落后，他就参加当地的奢华派对，饥渴地寻找性伙伴。他是一个对性欲贪得无厌的男同性恋，在高档公共浴室兴盛的年代里过着荒淫无度的奢华生活。他长相英俊，头发金黄，爱慕虚荣，却魅力四射，一些人甚至觉得他"秀色可餐"。根据《世纪的哭泣》（And the Bard Played On，其中有很多大胆的研究和相当一部分靠假象而虚构的情景）的作者兰迪·希尔茨（Randy Shilts）所述，盖坦·杜加斯自己估算，作为一个活跃的同性恋者的十年里，他至少有过2 500个性伴侣。盖坦·杜加斯为他的贪得无厌和肆无忌惮付出了代价，他得了卡波西肉瘤，为治疗这种癌症进行了化疗，并患有卡氏肺孢菌性肺炎，还遭受艾滋病相关感染的折磨，最终死于肾衰竭，享年31岁。从他确诊得了卡波西肉瘤到最后病入膏肓的短暂几年中，盖坦·杜加斯并未收手，继续过那种淫乱的生活，但在孤寂和绝望中，他似乎由以往的寻欢作乐变成了恶意报复。兰迪·席尔茨说，盖坦·杜加斯会在旧金山的"霍华德八世"公共浴室里和新结识的陌生人发生关系，打开灯，露出他的病变部位，然后说："我已经得了同性恋癌。我要死了，你也快了。"

　　就在盖坦·杜加斯去世的那个月，1984年3月，疾病预防控制中心的一群流行病学家公布了一项具有里程碑意义的调查结果，就是探讨性接触在艾滋病传播中发挥的作用。这是人们认识艾滋病的一个标志，但却无法对此做出解释。"虽然艾滋病的病因依然未知，"第一作者为戴维·M. 奥尔巴赫（David M. Auerbach）的疾病预防控制中心专家团队写道，"但可能是一种能在人与人之间传播的传染源引起的，其传播方式和乙肝病毒类似。"乙肝病毒是一种血源性病毒，主要传播方式有性接触、共用针头静脉注射毒品，或输入被病毒污染的血液产品。看起来理解那些仍然令人迷惑不解的综合征似乎有一个固定模式。"一连串由同性恋接触关联起来的艾滋病病例与病原体的假设是一致的。"疾病预防控制中心的专家补充道。他们的意思是，艾滋病的病原体不是有毒的化学物质，也不是遗传学上的突变，而是有一种虫子在作怪。

奥尔巴赫和他的同事们在加利福尼亚州南部收集了信息，涉及 19 例艾滋病感染。他们采访了每一名病人，如果病人去世，就采访其亲友。他们还采访了来自纽约和美国其他城市的 21 名病人。根据这 40 例病史，他们画出了一幅由 40 个圆盘组成的图形，这 40 个圆之间相互有重叠部分，就像万能工匠套装一样，重叠部分表示两人之间有性关系。病人的身份由地名和数字组成，如"SF 1"、"LA 6"和"NY 19"。这幅图的中心是一张标着"0"的圆盘，其中八个圆盘与其有直接重叠部分，而其余所有都与其有间接关联。虽然研究人员没有写出这个人的名字，但大家都清楚他就是盖坦·杜加斯。后来兰迪·希尔茨称之为"零号病人"。前面提到过，在他书中被改成了多少能引起共鸣的"第一病人"。但是"第一"隐藏了什么，"零号"又忽略了什么，在那幅图形当中占据中心位置的大圆盘没能告诉大家的是什么，其实就是盖坦·杜加斯不是 HIV 的起源。一切事物自有出处，那么它是从哪儿来的呢？是他从别人身上感染来的。假设疾病是在性交时染上的，那么不是在非洲，不是在海地，而应该是在他家附近。这是可能的，因为现在有资料表明，当盖坦·杜加斯还是一个白玉无瑕的少年时，HIV-1

已经到达北美了。

艾滋病也到达了欧洲，但没有传播开来。一位叫格蕾特·拉斯克（Grethe Rask）的丹麦医生曾在非洲工作，1977年从当时的扎伊尔回国，到首都哥本哈根治疗一种多年来已经把她拖垮的疾病。在非洲时，她一开始在扎伊尔北部一个偏远的镇上经营一家小诊所，后来在首都金沙萨一个大的红十字医院做外科主任医生。这期间，可能在一次外科手术中，她由于缺少充足的防护措施（如橡胶手套）而染上了一种病。这种病在当时从来没人遇见过，也不知道它叫什么名字。她感觉非常难受而且疲惫不堪。持续的腹泻使她又干又瘦，体重迅速下降，淋巴结也肿了起来，而且一直不见消肿。她和一个朋友说："我还是回家等死吧。"回到丹麦后，一系列检查发现她缺乏T细胞。后来她变得呼吸困难，只好依靠瓶装的氧气。与此同时，她还要和葡萄球菌感染抗争，并且满嘴都是黏黏的念珠菌。1977年12月12日，格蕾特·拉斯克去世了。去世之前，她的肺部塞满了卡氏肺孢菌，也许就是这些病毒一步步吞噬了她的生命。

根据标准医学知识，不应该出现这样的结果。一般来讲，卡氏肺孢菌性肺炎不具有致命性。这就需要有个更明确的解释，事实上确实有。9年后，拉斯克的血样显示其HIV-1抗体检测呈阳性。

所有这些不幸的人——格蕾特·拉斯克、盖坦·杜加斯、戈特利布报告的来自洛杉矶的那5名男子、弗里德曼-基恩所熟悉的卡波西肉瘤患者、迈阿密的海地人、在奥尔巴赫研究中被确诊的39名病人（包括盖坦·杜加斯），都是现在回想起来叫艾滋病的早期确诊病例。但他们并不算艾滋病的第一批受害者，甚至都不沾边。而他们代表着这场传染病蔓延的中点，标志着一个阶段。在这个阶段，病人逐渐感染，几乎在没有明显症状的情况下突然发展到病情极为严重的状态。疾病数学家的研究成果在艾滋病的传播历程中极其适用：R_0代表讨论中的病毒已经超过了1.0，也就是超过了警戒线，依然有继续蔓延的趋势。但艾滋病的发端并不在此，而且几十年过去了，能找出艾滋病源头的科学家却寥寥无几。

85

在艾滋病刚检测出来的几年里，由于人们对这种新型疾病的认识不断发生变化，所以它被冠以很多不同的名字和缩略词。GRID（Gay-Related Immune Deficiency）就是其中之一，意思是同性恋相关免疫缺陷。后来随着异性恋患者的出现，如共用针头的瘾君子、血友病患者，以及一些不走运的异性恋，这个名字就显得太有局限性。有些医生更喜欢用 ACIDS（Acquired Community Immune Deficiency Syndrome，获得性群体免疫缺陷综合征）。"community"一词表示社会群体，就是强调这种病是在社会群体中获得的，而不是在医院。一个更加精确的版本，虽然形式有些冗余，叫"卡波西肉瘤和先前健康人群的机会性感染"，短期内在疾病预防控制中心的《发病率与死亡率周报》中经常用到，因为首字母缩写不太好记，所以这个名称没有简短的缩略词。1982 年 9 月，《发病率与死亡率周报》把这个术语改成 AIDS（Acquired Immune Deficiency Syndrome，获得性免疫缺陷综合征），随后全世界都沿用这个名字。

在刚开始面临的各种问题中，为综合征命名是最不具挑战性的了，最棘手的问题是确认病因。我刚才只是顺便提到了"讨论中的病毒"，但是请记住：没人知道病因是什么，在戈特利布和弗里德曼–基恩的报告中，开始密切关注这种综合征的时候，没人知道到底是什么病原体引发了这么令人费解又高度致命的综合征，就算病因是单单某一种病原体，也没人知道。不过，病毒这一猜想的提出倒是可圈可点。

第一个提出这一猜想的是当时巴黎巴斯德研究所的吕克·蒙塔尼

（Luc Montagnier），那时候他只是一个名气不大的分子生物学家。蒙塔尼的主要研究对象是引起癌症的病毒，尤其是那些逆转录病毒，其中一些能导致鸟类或哺乳类动物患肿瘤。逆转录病毒如恶魔般残忍，比一般病毒更阴险，更难缠。之所以叫逆转录病毒，是因为这种病毒能够在基因转化成各种功能蛋白质的过程中进行倒退（逆）。逆转录病毒在基因指导蛋白质合成时，不用 RNA 作为转录模板，而是在宿主细胞中将 RNA 转化成 DNA；然后病毒的 DNA 进入宿主的细胞核，和宿主的基因组整合在一起，因此就可以确保只要宿主细胞复制一次，病毒就能复制一次。吕克·蒙塔尼在鸡、老鼠和灵长类动物身上做了这些研究，他想知道在人类的肿瘤细胞中是否也能发现这种可能。有关逆转录病毒还会出现一种令人极为不安的可能性，就是出现在美国和欧洲的新型疾病——艾滋病，可能就是由这种逆转录病毒引起的。

到目前为止还没有任何确凿的证据证明艾滋病是由病毒引起的，但是有三种证据表明确实有这种倾向，蒙塔尼在他的回忆录《病毒》（*Virus*）一书中回顾了这些证据。第一，同性恋人群中由于性关系而感染艾滋病表明艾滋病是一种传染病。第二，通过静脉注射吸毒的人沾染艾滋病表明艾滋病的病原体是血源性的。第三，血友病患者患艾滋病暗示这一血源性的病原体能够逃过血液制品的检测，比如凝血因子，所以艾滋病的病原体是微小的、能传染的，是血源性的。"艾滋病不可能是传统的细菌、真菌或原生动物引起的，"蒙塔尼写道，"血友病患者所需的血液制品必须进行过滤，这种细菌能够被滤器过滤掉，那么只剩下更小的生物体：引起艾滋病的病原体只能是某种病毒。"

还有其他迹象暗示这种病毒可能是逆转录病毒。这是个新领域，但当时艾滋病也是。1981 年初，唯一已知的人类逆转录病毒叫作人类嗜 T 细胞病毒（HTLV），它最近正在由罗伯特·加洛的带领的团队进行研究。他是一位智慧、外向、备受尊重且雄心勃勃的研究人员，他的肿瘤细胞学实验室隶属于位于马里兰州贝塞斯达市的国家癌症研究所。人类嗜 T 细胞病毒，看名字就知道它会攻击 T 细胞并能引发癌变。T 细胞是免疫系统的三种淋巴细胞之一。（后来，HTLV 又更名为人类嗜 T 淋巴细胞病毒，变得更加精确。）有一种相关的逆转录病毒，叫猫白血病病毒（feline leukemia virus, FeLV），能引起猫的免疫缺陷。所以在恶性肿瘤病毒研究者中就出现了这样的质疑，艾滋病的病原体通过攻击人类淋巴细胞（特别是一种叫辅助性 T 细胞的淋巴细胞）而破坏人类免疫系统，它很可能就是一种逆转录病毒。蒙塔尼的研究小组开始寻找答案。

加洛的实验室也在研究这个问题。但这两个小组并不孤独。全世界其他实验室的很多科学家都意识到找出艾滋病的病因是医学研究领域最激烈、最紧迫、潜在回报最丰厚的一个研究项目。1983 年春末，三个独立研究团队分别研究出了一种候选病毒，在 5 月 20 日的《科学》杂志上，其中两个团队发表了声明。巴黎的蒙塔尼团队在一名患有淋巴结病（淋巴结肿大）的 33 岁同性恋男子身上筛选细胞时，发现了一种新的逆转录病毒，取名为淋巴病毒（lymphadenopathy virus，LAV）。加洛的团队也发现了一种新病毒，他认为这种病毒和人类嗜 T 细胞病毒很相似（此前出现了第二个相似病毒，叫作 HTLV-II，那么第一个就叫 HTLV-I）。他把这个最新的命名为 HTLV-III，恰当地把它列入其中。无论是法国的 LAV，还是加洛的 HTLV 系列，至少有一点是相同的：它们确实都是逆转录病毒。但是在逆转录病毒科，还有很多丰富且重要的分类。他们的论文都发表在了《科学》杂志上。编辑在发表二者的论文时，使用了一个误导性的标题：《人类嗜 T 细胞病毒与艾滋病有关》（*Human T-cell Leukemia Virus Linked to AIDS*）。而事实上，蒙塔尼的 LAV 与人类嗜 T 细胞病毒无关。蒙塔尼对此再清楚不过了，但他发表在《科学》杂志上的文章似乎完全无视这个差别，编辑也把整件事挡了下来。

后来经过深入调查和精确分类后发现，加洛的"HTLV-III"不属于

HTLV，而是一种与蒙塔尼的 LAV 几乎一样的病毒。蒙塔尼给了加洛一份冷冻样本，一次去贝塞斯达时，蒙塔尼亲自用干冰保存好，将样本送了过去。

如此就为以后的争执播下了种子——到底发现了什么，谁发现的，什么时候发现的，这场争执会在激烈的争名夺利和不断的指责和否认中逐渐激化，经过几十年的酝酿，最终会诉诸法律。以后会上演艾滋血液筛选专利的版税之争，因为这项检测来自加洛的实验室，但在蒙塔尼最初的隔离种群中也有迹可寻。（不同实验间的相互沾染，或者样品间的相互沾染，在病毒实验工作中非常常见。）这不是一个小争执，而是个大纷争，而且在这其中任何一个小的细节都起着极为关键的作用。最终利益攸关的，除了金钱、尊严和国家荣誉，不仅关系艾滋病治疗或疫苗研究的前进或停滞，也关系诺贝尔生理学或医学奖最终花落谁家。这一奖项最终被蒙塔尼和他的首席搭档弗朗索瓦丝·巴尔-西诺西收入囊中。

与此同时，由一位名叫杰伊·A. 利维（Jay A. Levy）的科学家带领的第三支研究团队也在默默探索，他们的实验室在旧金山的加州医学院。1983 年，他们也发现了一种候选病毒，但是在发现一年之后才发表。1984 年夏，利维意识到艾滋病已经感染了"全世界 4 000 多人，仅旧金山就报告了 600 多例"。这些数字在当时听起来已经大得惊人，但相比 3 000 万的死亡人数，现在回想起来算是相当低了。利维发现的也是一种逆转录病毒，但不是 HTLV。他的团队从 22 名艾滋病人身上检测出这种病毒，并培养了超过 6 个隔离种群。因为该病毒是与艾滋病相关的逆转录病毒，所以利维称为艾滋病相关的逆转录病毒（AIDS-associated retrovirus，ARV）。他怀疑这种 ARV 和蒙塔尼的 LAV 其实只是相同病毒进化过程中的不同变种，他的怀疑是正确的。它们非常相似，却又不太相似。"我们的数据可以证实我们的病毒培养与 LAV 毫无沾染，"他写道，"因为我们实验室从未收到过法国的最初隔离种群。"

尽管这话听起来并无恶意，却暗中戳了罗伯特·加洛一下。

故事的细节和几乎同时发生的三重发现，以及后续的发展，都极为复杂，充满争议。各方为此进行科技层面的较量，也暴露出了最丑恶的一面，就像一锅盛着分子生物学和尔虞我诈的人际策略的乱炖，放在太阳底下，只有发酵变质的份儿。他们已经远远偏离了研究人畜共患病这一主题。回到我们关注的问题上，归根结底就是在 20 世纪 80 年代早期发现了一种病毒，在三个不同的地方发现，有三个不同的名字，后来成为备受信服的艾滋病病因。一个著名的逆转录病毒学家协会于 1986 年将名字定了下来，他们规定这种病毒以后就叫人类免疫缺陷病毒（human immunodeficiency virus，HIV）。

86

下一个阶段，恰如其分地由一位兽医拉开了序幕。马克思·埃塞克斯（Max Essex）在猴子和猫身上研究逆转录病毒。

埃塞克斯是兽医学博士和哲学博士，他并不是我们所熟悉的一般的动物兽医。（再次申明，这本书中有好多卓越非凡的兽医，他们既是思维敏锐的科学家，又是关爱动物的医生。）埃塞克斯是哈佛大学公共卫生学院癌症生物学系的教授，他致力于猫白血病毒的研究。在他众多的研究当中，最令他感兴趣的是引发癌症的病毒。在见到猫白血病病毒对猫的免疫系统造成的破坏后，早在 1982 年，几乎和加洛及蒙塔尼同时，埃塞克斯就怀疑人类免疫缺陷综合征可能是由逆转录病毒引起的。

之后，一些奇怪的现象引起了他的注意。这些现象是由一个叫菲莉斯·卡吉（Phyllis Kanki）的研究生发现的。她和埃塞克斯一样，也是名兽医，不过正在公共卫生学院攻读博士学位。卡吉在芝加哥长大，青少年时期，每逢夏天，她就去动物园里做些工作，后来学习了生物和化学，一直向兽医学和比较病理学方向发展。1980年夏天，她读兽医学博士期间，在新英格兰地区灵长类动物研究中心工作。研究中心是哈佛大学的一部分，但坐落在马萨诸塞州绍斯伯勒。在那里圈养的亚洲猕猴中出现了一个奇怪的问题，就是一些猕猴死于一种神秘的免疫功能障碍性疾病，它们的辅助型T淋巴细胞数直线下降。有的由于腹泻耗尽生命，有的死于一些偶然的感染，包括卡氏肺孢菌。这听起来太像艾滋病了。卡吉后来把这个情况告诉了她的论文导师埃塞克斯，还有绍斯伯勒的同事们，他们开始研究到底是什么杀死了这些猴子。基于对猫白血病病毒和其他因素的了解，他们想搞清楚这是否为一种逆转录病毒感染。

从猕猴身上采集了血样后，他们确实发现了一种新型逆转录病毒，并发现这种病毒和HIV关系密切。因为那是1985年，他们使用了加洛略带误导性的标签（HTLV-III），而这很快就会更名为HIV。他们的猴子病毒也将被重新命名，依次类推叫猴免疫缺陷病毒（simian immunodeficiency virus，SIV）。《科学》杂志早就对艾滋病研究的突破如饥似渴，这个研究团队在《科学》杂志上发表了两篇文章。他们写道，这一发现将有助于阐明艾滋病的病理学，通过对动物模型的研究，甚至还可能进一步研发出疫苗。其中一篇文章的结尾有一句评论，谦逊却中肯，就像事后的思考，指出SIV也可能是HIV起源的一条线索。

确实是线索。卡吉在实验室对圈养的猕猴样本进行了分析，并且打算亲自探索在野外是否也存在同样的病毒。埃塞克斯和卡吉认真研究了亚洲猕猴，对从野外捕获的亚洲猕猴的血样进行了检测，没有发现SIV的踪影。他们对其他种类的野生亚洲猕猴也检测了一番，也没有SIV。于是他们推测：绍斯伯勒的猕猴是在捕获后与其他种类的动物接触而感染了SIV。这一推测是合理的，因为灵长类动物研究中心的大厅曾经为猴子们搭起游戏围栏。在那里，亚洲幼猴和非洲幼猴有时可以被放在一起。那么，哪种非洲猴子是宿主呢？病毒到底是从哪里来的？它与 HIV 的出现有什么关系？

"1985 年，据报道，HIV 发病率最高的地方是美国和欧洲。"埃塞克斯和卡吉后来写道，"但来自中非的令人不安的报道表明，那里的 HIV 感染和艾滋病流行很严重，至少在一些城市中心是这样的。"怀疑的焦点正在转移：不是亚洲，不是欧洲，不是美国，而是非洲，非洲可能就是艾滋病的发源地。中非也栖息着一大群非人类灵长类动物。因此，这支哈佛的研究团队从野外抓到的一些非洲类人猿身上采集血样，包括黑猩猩、狒狒和非洲绿猴。黑猩猩或狒狒没有任何 SIV 感染的迹象，而一些非洲绿猴却有。这一发现让人们恍然大悟。20 多只猴子体内都有 SIV 抗体，卡吉从其中 7 只猴子身上分离出了活病毒。这一发现也被直接发表在《科学》杂志上。研究继续进行，埃塞克斯和卡吉筛选了上千只非洲绿猴，有从撒哈拉以南非洲各个地区捕捉到的，也有从全球各个研究中心搜罗的。从数量上来讲，筛选的猴子中有 30%~70% 的 SIV 抗体检测呈阳性。

但这些猴子并没有发病，它们似乎没有受到免疫缺陷的困扰。与亚洲恒河猴不同的是，非洲绿猴"一定在进化中形成了一种机制，可以防止具有潜在致命性的病毒引发疾病"，埃塞克斯和卡吉这样写道。或许病毒也发生了变异。"实际上，一些 SIV 菌株也可能朝着与宿主和谐共存的方向进化。"经过进化，猴子的抵抗力越来越强，而病毒的毒性则越来越弱——这种相互适应的状态表明 SIV 在它们体内已经存在很久了。

在非洲绿猴体内发现的这种新病毒，成了已知与 HIV 关系最为密切的病毒。但事实上，它们的关系并没有那么密切；在遗传密码层面，会发现两者有很多明显的区别。如埃塞克斯和卡吉所述，相似性"并没有相似到可以确定 SIV 就是人类 HIV 的一位直系前辈"。这两种病毒很可能代表的是同一种生物进化过程中出现的两个兄弟分支，由于进化时间漫长，还可能存在一些中间过渡形式，"两兄弟"的关系也没那么密切。那么，那些遗失的堂兄弟在哪儿呢？"我们认为，可能有人在人类中间发现这样一种病毒——介于 SIV 和 HIV 之间、处于过渡阶段的病毒。"他们决定去西非找一找。

在一支国际合作者团队的帮助下，埃塞克斯和卡吉从塞内加尔和其他地方采集到了血样。血样到来时带着经过编码的标签，用于实验室盲测，这样卡吉就不知道它们来自哪个国家，甚至不知道是来自人类还是猴子。她分别用 SIV 和 HIV 检测方法对这些血样进行了筛查。虽然一个失误就可能导致整个实验室感染，但她带领的团队最终找到了之前假设存在的那种病毒：一个介于 HIV 和 SIV 之间、处于过渡阶段的病毒。解码之后，卡吉了解到抗体检测呈阳性的血样来自塞内加尔的妓女。回想起来，这样的结果是合理的。妓女是任何性传播病毒的高危人群，包括近期刚蔓延到人类身上的新型病毒。而且塞内加尔的农村人口密度大，非洲绿猴也是本土动物，人猴共处的情况（猴子破坏庄稼，人类捕猎猴子）相当频繁。

此外，塞内加尔妓女身上的病毒还没走到 SIV 到 HIV 过渡路程的中点。它与来自非洲绿猴的 SIV 菌株比较相似，而与蒙塔尼-加洛的 HIV 则相去甚远。这一结果极为重要，却令人非常不解，莫非有两种截然不同的 HIV？

蒙塔尼现在重返艾滋病研究领域。在与加洛为谁是发现 HIV 第一人争执完之后，他转而与埃塞克斯和卡吉的关系变得分外友好。蒙塔尼和同事用哈佛组提供的化验工具对一名 29 岁男子的血液进行了筛选。这名男子来自几内亚比绍共和国，一个非常小的国家，是前葡萄牙殖民地，北邻塞内加尔南部边境。这名男子出现了艾滋病的症状（腹泻、体重下降、淋巴结肿胀），但 HIV 检测却为阴性。他在葡萄牙住院治疗，他的血样是由一位访问葡萄牙的生物学家亲手送给蒙塔尼的。在蒙塔尼的实验室里，那名男子的血清中 HIV 抗体检测呈阴性。但从对他白细胞的培养中，蒙塔尼的团队分离出了一种新的人类逆转录病毒，它与埃塞克斯和卡吉发现的看起来非常相似。另一个病人在巴黎住院，但最初来自佛德角共和国（塞内加尔西岸的一个岛国）。这支法国团队在他身上发现了更多同一种类的病毒。蒙塔尼称其为 LAV-2，不过最后各方都倾向于用 HIV 命名，所以叫作 HIV-2，因为之前的叫作 HIV-1。

　　发现之路看起来很曲折，名字看起来也很多。没有明确的记录，或许你根本讲不清楚，但是这些细节却并非微不足道。HIV-2 与 HIV-1 之间的区别就好似一个是烦人的西非小病，而另一个却是全球性的传染病。

87

　　20 世纪 80 年代后期，卡吉、埃塞克斯和其他一些科学家正在研究 HIV-2。一阵有关 HIV-2 来源的质疑之声陡然四起，有些人对 HIV-2 和感染非洲猴子的逆转录病毒密切相关这一观点提出异议（最近的观点是 HIV-2 来源于这种逆转录病毒）。另一种观点是这种逆转录病毒早已存在于人类血统之中，和人类同时出现，甚至比人类还早。或许它早已与我们同行，就在我们刚和灵长类堂兄弟分道扬镳之时，它就已经搭上了我们这趟进化缓慢的列车。但是这一观点留下了一个未解之谜：如果这种病毒是一种古老的人类寄生虫，几千年以来从未被发现，为什么突然变得具有这么强的致命性？

　　说是近期才蔓延到人类身上看似更加合理。但是，1988 年持反对意见的一方又得到了鼓舞，那年日本的一个研究团队从一只来自肯尼亚的非洲绿猴身上采集了 SIV，将 SIV 的整个基因序列全部检测了出来，发现逆转录病毒的核苷酸序列与 HIV-1 的大相径庭，与 HIV-2 的也同样相去甚远。所以，猴子病毒似乎与这两种病毒的关系都不太密切。而人们最近刚在非洲绿猴身上发现 HIV-2，这就矛盾了。《自然》杂志与日本论文一同发表了一篇评论，以庆祝其发现，题目为《人类HIV 并非来自猴子》(Human AIDS Virus not from Monkeys)。这个题目颇有误导性，容易把人引入歧途。并非来自猴子？还是别这么肯定吧，结果原来是那些研究人员使用的猴子品种出现了问题。

引起困惑的来源有两个。对于最初的研究人员来讲，"非洲绿猴"这个标签有点模糊，它包括多种多样的形式，有时也被称为草原猴，在整个撒哈拉以南非洲及其邻近地区都有分布，从西部的塞内加尔到东部的埃塞俄比亚，一路向南再到南非。这些猴子一度被认为是一种叫作非洲绿猴的"超级物种"。现在，人们准确地鉴别出它们之间的差别，将其在绿猴属下又细分出六个不同的品种。日本研究人员取样的"非洲绿猴"，因为是"肯尼亚籍"，很可能属于长尾猴；另外，塞内加尔本土的品种是绿长尾猴。虽然你知道了这两个名字，但可能一会儿就忘掉了。两种非洲绿猴之间的区别并不能解释 SIV 和 HIV-2 之间产生基因分裂的原因。

沿着 HIV-2 追溯其来源，会找到另一种完全不同的猴子：烟熏白眉猴。这种猴子不属于 6 种绿猴中的任何一种，甚至与其毫无关系，它属于一个完全不同的属。

烟熏白眉猴（白顶白眉猴）全身呈烟灰色，脸和爪子呈黑色，白色的眉毛和白色的络腮胡子分外显眼，不像非洲大陆上其他的猴子那么美艳，但却以它特有的方式引人注目。它就像一名资深的烟囱清洁工，却有理发师爱整洁的习惯。它生活在非洲西海岸，从塞内加尔到加纳，喜欢沼泽和棕榈林，吃那里的水果、坚果、种子、叶子、嫩枝和树根——可谓不拘一格的素食主义者。一般它们在地面上用四肢行走，寻找树上掉下来的珍奇食物，有时会冒险跑到河边洼地的农场和稻田洗劫一番。在沼泽林里很难捕到这种猴子，但由于它喜欢陆地觅食，对庄稼又情有独钟，所以很容易陷入圈套。当地人把它们当成一种恼人但可食用的害兽，不过有时也会养个小白眉猴当宠物，不过这要在他们酒足饭饱之后。

烟熏白眉猴引起艾滋病研究人员的注意是在一次研究麻风病的实验中，纯属意外发现。这正应了一条古老的科学真理：你所发现的将远远大于你要寻找的。

1979 年 9 月，在路易斯安那州拉斐特南部的新伊比利亚有一个灵长类动物研究中心，那里的研究人员注意到他们圈养的一个猴子出现了一种类似麻风病的感染症状。这很奇怪，因为麻风病是一种由细菌（麻风分枝杆菌）引起的人类疾病，并没有人畜传播的先例，但这里却出现了一只患麻风病的猴子。这是一只烟熏白眉猴，雌性，大约 5 岁，由西非引进，研究人员叫它路易丝。它除了皮肤有问题，其他一切正常。资料显示，它还没有任何实验性感染。他们用它来研究饮食和胆固醇。新伊比利亚的这些研究人员并不研究麻风病的感染，所以路易丝一经确诊，就被转送到了路易斯安那州的另一个地方——位于庞恰特雷恩湖北部的三角洲地区灵长类动物研究中心，那里专门研究麻风病。三角洲的研究人员非常欢迎它的到来，理由很实际：如果路易丝是自然患有麻风病，那么（与之前假设相反）这种疾病很可能会在烟熏白眉猴物种间传播。如果这一假设成立，烟熏白眉猴就能成为研究人类麻风病非常有价值的动物模型。

因此，三角洲的研究人员从路易丝体内抽取感染物，注射给另一只烟熏白眉猴，这只是雄性的。与路易丝不同，它没有用于科学记录的名字，只用代码记录：A022。它成了一系列实验感染的猴子中第一只患麻风病的猴子，却患有不止麻风病这一种疾病。三角洲的科学家起初并不知道，A022 的 SIV 抗体检测呈阳性。

路易丝的麻风病很容易就感染了 A022。相比于之前用人类麻风细菌感染猴子的失败案例，这个感染效果非常明显。那这种麻风分枝杆菌是一种只适用于猴子的变体吗？如果是，那在恒河猴体内也能感染吗？如果能的话，就为实验提供了很大方便，因为在医学研究供应链条中，相比烟熏白眉猴，恒河猴要便宜得多，且更容易获得。所以，研究人员从A022体内抽取感染物，注射到了4只恒河猴体内，结果4只恒河猴都感染了麻风病，而对其中3只而言，麻风病算是最小的麻烦，因为这些可怜的家伙还得了猿猴艾滋病。它们出现慢性腹泻、体重下降等症状，最终日渐衰弱而死。

　　研究人员在筛查病毒时，发现了SIV。三只猴子的SIV抗体检测怎么会呈阳性呢？显然是由于接种了烟熏白眉猴A022的病毒。A022很特殊吗？不是。对三角洲其他的烟熏白眉猴进行检测后，发现这种病毒在它们中间是一种"地方性"疾病。其他研究人员也很快发现，SIV不只存在于圈养的烟熏白眉猴中，在野外的也有。但与恒河猴（来自亚洲）不同，烟熏白眉猴（来自非洲）并没有显示出任何猿猴艾滋病的症状。虽然它们感染了，但却很健康，这说明这种病毒在它们体内已存在很久了。同样的病毒却让恒河猴患病，可能是因为这种病毒对它们而言是全新的。

　　猿猴免疫缺陷病毒的名册越来越拥挤，越来越复杂。现在有三种已知的变种：一种来自非洲绿猴，一种来自恒河猴（可能在圈养时感染），还有一种来自烟熏白眉猴。由于需要一种识别并区分它们的方法，有人就想到了一条权宜之计：给字母缩写加下标。在烟熏白眉猴体内发现的猿猴免疫缺陷病毒记作SIV_{sm}，另外两个分别为SIV_{agm}（非洲绿猴）和SIV_{mac}（亚洲恒河猴）。这种小便签似乎只适用于内行人士，而且眼睛看着也难受，但当我讨论起另一种变种SIV_{cpz}的致命性时，这些小便签就会变得非常必要，而且清晰易懂。

　　对路易斯安那州麻风病实验要点的了解到此为止就足够了。一位来自三角洲研究团队的女科学家迈克尔·安妮·墨菲-科尔布（Michael Anne Murphey-Corb）与一位来自其他机构的分子生物学家合作，详细检查了烟熏白眉猴和恒河猴的SIV基因组，并制出一个临时的家谱。他们的研究成果于 1989 年发表，第一作者是瓦妮莎·M. 赫希（Vanessa M. Hirsch）。文章指出，SIV_{sm} 和 HIV-2 非常接近，SIV_{mac} 也是。"这些结果表明，SIV_{sm} 已经影响到了圈养的恒河猴和西非的人类，"他们这么写道，指出发病源头是烟熏白眉猴，"后来分别进化成了 SIV_{mac} 和 HIV-2。"事实上，三种病毒株非常相似，这表明它们是近期由同一源头同时发展而来的。

"对于这些数据较有说服力的解释是，"赫希和她的合著者补充道，直白地说就是，"在过去的 30 到 40 年里，西非烟熏白眉猴（或近亲物种）的 SIV 成功地感染了人类，并进化成 HIV-2。"由此确定：HIV-2 是人畜共患病。

88

那么，HIV-1 呢？这个更大的杀手来自何处？看似谜团越大，要解开的时间就越长。按逻辑推理，HIV-1 一定也起源于动物，那么哪种动物是它的宿主呢？它又在何时、何地，以怎样的方式蔓延到人类身上的呢？为什么结果如此严重？

HIV-2 的传播性和致命性都小于 HIV-1。区分致命性的分子基础仍然是嵌于基因组中的未解之谜，但其生态学和医学上的差别却很清晰。HIV-2 多数集中在西非国家，如塞内加尔、几内亚比绍共和国（后者在殖民时代叫葡属几内亚），以及其他一些在社会经济上与前葡萄牙帝国有关系的地区，包括葡萄牙本身和印度西南部。感染 HIV-2 的人的血液中病毒含量较低，性接触时传播人数较少，免疫缺陷没那么严重，或延迟很久才出现。很多人似乎都不会发展成艾滋病，携带 HIV-2 的母亲将其传给婴儿的概率也不大。这种病毒比较严重，但并没有应有的那么严重。HIV-1 与其形成了鲜明的对比。HIV-1 在全世界有数以千万计的感染人群，是一种流行性的灾难。要了解艾滋病造成的重大灾难是如何发生在人类身上的，科学家们不得不去追踪 HIV-1 的源头。

这使我们又回到加蓬东南部弗朗斯维尔市的国际医学研究中心，也就是埃里克·勒鲁瓦后来研究埃博拉病毒的研究机构。20 世纪 80 年代末，一名年轻的比利时女性玛蒂娜·佩特斯（Martine Peeters）在国际医学研究中心做了一年左右的研究助理，其间她获得了热带医学学位，并继续攻读博士学位。研究中心的实验室里关着各种灵长类动物，包括 36 只黑猩猩，佩特斯和其他几名助理的任务就是对这些动物进行 HIV-1 和 HIV-2 抗体检测。几乎所有黑猩猩的抗体检测都呈阴性，但有两只例外。这两只都是刚从野外捕捉到的，很小的雌性黑猩猩和其他孤儿灵长类动物一样，这样的黑猩猩幼崽在母猩猩被捕杀或吃掉后，就被圈养起来或当作宠物卖掉。其中一只 2 岁的小猩猩身上有枪伤，已被带到研究中心接受治疗。这只猴子最终死于枪伤，不过在死去之前已经被采集了血样。另外一只还是幼崽，可能只有 6 个月大，侥幸存活了下来。两只猴子的血样在进行 HIV-1 检测时效应显著，但进行 HIV-2 检测时就没那么显著。结果虽显著，但却稍欠准确。抗体检测是病毒感染的一种间接衡量方法，相对方便快捷，但不准确。要想更准确，就要检测病毒的 RNA 片段，再精确一点就是隔离培养——完整地保留病毒，并且大规模培养，由此便可得到精确的检测结果。佩特斯和同事成功地从一只黑猩猩幼崽身上分离出了病毒。20 年后，当我到她位于法国南部的办公室拜访时，她依然清晰地记得那些病毒是如何通过一系列分子检测呈现出来的。

"那简直太令人吃惊了，"她说，"因为它与 HIV-1 极其相似。"

"之前没有任何前兆吗？"

"有。那时我们已经知道 HIV-2 很可能来自西非的灵长类动物，"她说，暗指对烟熏白眉猴的研究，"但还从未在灵长类动物体内发现任何与 HIV-1 接近的病毒。直到现在，它仍是唯一一个与 HIV-1 接近的病毒。"她的研究团队于 1989 年发表论文宣布这种新病毒的发现，并取名为 SIV_cpz。他们并没有吹嘘已经找到 HIV-1 的宿主。他们从数据中得出的结论更为谨慎："之前有人提出人类艾滋病逆转录病毒源于非洲猴子，但是，这项研究和之前关于 SIV 的其他研究并不支持这一结论。"含蓄的意思就是：黑猩猩可能是这场灾难性传染病的源头，而不是猴子。

我见到佩特斯时，她正在蒙比利埃发展研究院担任研究主任，蒙特利埃是地中海沿岸一座美丽的古城。她身材小巧，金黄色的头发，穿着一件黑色毛衣，戴着一条银项链，交谈中可以感觉到她言辞简洁，睿智聪明。我问："面对这样的发现，你有什么反应？"

"对于 HIV-2，人们很容易接受。"她的意思是，人们接受了病毒来源于猿猴的说法，"但对于 HIV-1，人们接受起来就有些困难。"

为什么会有这样的抵触？"不知道，"她说，"也许是因为我们都是年轻的科学家吧。"

1989 年的这篇论文并未得到广泛关注，回想起来很奇怪，因为论文的结论很新颖、很重要。1992 年，佩特斯发表了另一篇论文，描述了 SIV_cpz 的第三个案例，这只被关在笼子里的黑猩猩是从扎伊尔被运送到布鲁塞尔的。她检测出来的三个 SIV 抗体检测呈阳性的黑猩猩都是"野外出生"，后来才被抓到笼子里的（与圈养出生的相区别）。但即使这样还是有证据缺口，那仍然在野外的黑猩猩呢？

20 世纪 90 年代早期，唯一可用的只有分子生物学工具，对野外的黑猩猩进行筛选是极为困难的（对大多数黑猩猩研究人员来说这也是无法接受的），因为做诊断性检测需要血样。缺乏来自野外族群的证据，反过来增加了对艾滋病研究领域 HIV-1 和黑猩猩之间关系的质疑。毕竟亚洲恒河猴是在笼子里与非洲猴子接触而染上了 HIV-2，那么 SIV 抗体检测呈阳性的黑猩猩有没有可能也是笼内感染呢？另外一个怀疑的理由是，20 世纪 90 年代末大约检测了 1 000 只关在笼子里的黑猩猩，除了佩特斯的那三只，其他一点儿 SIV_cpz 的痕迹都没检测到。一是缺少野外种群的证据，另外圈养黑猩猩感染 SIV 极为罕见，这两个理由表示存在这样的可能：HIV-1 和 SIV_cpz 来源于同一种原始病毒，而这种病毒存在于其他灵长类动物体内。换句话说，那三只孤独的黑猩猩身上的病毒是从其他某种身份不明的猴子身上感染来的，而这种身份不明的猴子又把 HIV-1 传染给了人类。这种可能悬而未决，HIV-1 的起源十年来一直含糊不清。

　　与此同时，研究人员不仅调查 HIV 的源头，也研究其在人体内的变化，发现 HIV-1 主要有三个分支，"组"的叫法后来更受欢迎，代替了分支。每一组就是一簇菌株，一般由其他菌株分散而来，因为 HIV 一直在进化，每一组中都有变种，但是组与组之间的差别更大。这种形式的群组会给科学家很多隐晦的暗示，这些科学家只是在慢慢了解艾滋病，还没有陷入对艾滋病的深刻思考当中。我很快就会讲到这些，但我们先来看一下这种形式本身。

　　M 组是传播最广泛、毒性最强的一组。M 代表"main"（主要），因为这组代表了全球最主要的 HIV 感染。没有 HIV-1 M 组，就没有遍布全球的疫情，也就不会造成上百万人死亡。O 组是要描述的第二组，字母 O 代表"outlier"（外围），因为它只涵盖少数病毒分离株。相比疫情严重的区域，它们只在一些离主体较远的外围区域才有迹可循，如加蓬、赤道几内亚和喀麦隆，都在中非西部。1998 年发现第三组时，标记为 N 似乎比较合乎逻辑，据说代表"non-M/non-O"（非 M/非 O），也正好按字母顺序填了个空。（几年后，发现第四组时就标记为 P）。N 组极为罕见，只在喀麦隆的两个人身上发现过。N 组和 O 组的罕见让 M 组更加肆无忌惮，无处不在。为什么病毒的这一特定分支会在全球范围内传播得如此广泛，致命性还如此之强，为什么不是其他两组（或三组）呢？

　　同样的研究也在毒性较弱的 HIV-2 中进行，也发现了截然不同的分组，但分组数量更多。它们的标记不是从字母表中间开始，而是从

首字母开始。到 2000 年，已知的 7 个 HIV-2 分组为：A、B、C、D、E、
F 和 G（不久后又出现了第 8 组，被称为 H 组）。同样，大多数分组都
极其罕见。事实上，代表每一组的病毒样本只采集于一个人。A 组和 B
组并不罕见，代表了 HIV-2 的大多数病例。A 组比 B 组常见，尤其在
几内亚比绍共和国和欧洲。B 组主要出现在西非东端的国家，如加纳和
科特迪瓦。C 组到 H 组总数都很小，但在表达多样性上很有意义。

　　新世纪伊始，艾滋病研究人员仔细考虑这本写着不同病毒种系的
花名册：7 组 HIV-2 和 3 组 HIV-1。那 7 组 HIV-2，虽然彼此间都有区别，
但都与烟熏白眉猴的地方性病毒 SIV_{sm} 相似（后来的 H 组也如此）。3
组 HIV-1 都与黑猩猩的 SIV_{cpz} 相似。（最后的第四组——P 组，与来自
大猩猩的 SIV 非常接近。）在你头脑中闪过的这些分组会令你大吃一惊：
科学家认为这 12 组（8 组 HIV-2 和 4 组 HIV-1）中的每一组都反映了一
个独立的跨物种传播实例，也就是有 12 种跨物种传播。

　　换句话说，HIV 并不止一次发生在人类身上，至少出现过 12 次，
而且这 12 次是我们知道的，还可能在很久以前出现过更多次，只是我
们不知道而已。这并不是简单的厄运，打击人类，造成毁灭性的灾难，
如同一颗彗星像蝴蝶球一样穿过茫茫宇宙，撞上地球，灭绝了恐龙。不
是的，恰恰相反，HIV 进入人类血液当中只是一种较弱倾向的一部分，
是我们与非洲灵长类动物交往的本性使然，这种感染似乎经常发生。

89

　　这又引出了一些大问题。如果 SIV 蔓延到人类的传播发生了至少
12 次，那为什么艾滋病疫情只发生了一次？为什么偏偏在那个时候发
生？为什么不早几十年或几个世纪发生呢？这些问题均与另外三个问
题纠缠在一起，这三个问题更具体，更难推测，就是艾滋疫情在什么

时候、在哪儿、是如何开始的？

首先，我们先考虑什么时候。从戈特利布的证据可知，1980年年末，HIV就在加州同性恋中出现；从格蕾特·拉斯克的案例可知，它在1977年之前就潜伏于扎伊尔；我们清楚盖坦·杜加斯并不是真正的零号病人。但如果这些人物和地点都不能标志艾滋病真正的起点，那什么能呢？这致命的病毒菌株HIV-1 M组是什么时候波及人类的呢？

1959年有两条线索引起了注意。

那年9月份，英国曼彻斯特一名年轻的打印店店员死于一种类似免疫系统衰竭的疾病。他回乡工作前在英国海军服役过几年，所以叫这个不幸的小伙子"曼彻斯特海员"。他服役期满之后，身体每况愈下。服役期间，他主要在英国，但也去过其他地方，至少有一次到过直布罗陀。1957年11月回到曼彻斯特时，他变得形容消瘦，最后慢慢死去，出现的一些症状后来发现与艾滋病有关，包括体重减轻、高烧不退、连续咳嗽和机会性感染，还出现了卡氏肺孢菌，但当时做尸检的医生却无法给出他确切的死亡原因。那位医生保留了他的部分肾脏、骨髓、脾脏和其他器官组织，嵌在石蜡当中，这是保存病理学样本的一种常规方法。他还在一本医学杂志上报告了这个病例。31年后，在艾滋病肆虐的年代，曼彻斯特大学的一位病毒学家检测了那些存档的样本，并认为自己找到了这名海员感染HIV-1的证据。如果真是这样的话，那名"曼彻斯特海员"将被认定为是医学文献中记载的首例艾滋病病例。

但几年后，纽约的两位科学家对相同的样本进行了重新检测，发现之前的HIV阳性结果一定存在实验错误。这一次，骨髓检测为阴性，肾脏检测仍为阳性，这就响起了疑惑的警钟：HIV-1进化迅速，肾脏样本中发现的病毒基因序列看似过于"时髦"，更像是新型的变异，而不像是1959年就存在的。这就意味着是现在的病毒株污染了样本，才导致抗体检测呈阳性。结论是："曼彻斯特海员"可能死于免疫系统衰竭，但可能不是HIV。这个案例只能说明：就算有看似充分的证据，对艾滋病做回顾性诊断也是一件非常棘手的事。

曼彻斯特这一"起点"被推翻之后，纽约又出现了一个可能的"起点"。这个是在 1998 年，洛克菲勒大学一个包括朱托夫（Tuo fu Zhu）在内的研究团队，得到了一个来自非洲的档案样本，时间可追溯到"曼彻斯特海员"所在的那个年代——1959 年。这次的样本不是组织，而是取自比属刚果首都利奥波德维尔（现在的刚果民主共和国首都金沙萨）一个班图人身上的一小试管血浆，在冰箱里冷藏了几十年。这个男子的名字和死因都没有被记载，他的样本曾经在 1986 年的一项研究中被筛选过。当时还有从非洲各地收集来的 1 212 份血浆，一些是保留样本，一些是新采集的。这个人的血浆是当时唯一毫无争议 HIV 抗体检测呈阳性的一份样本。朱托夫和同事们进一步探索，研究仅剩的一点原始样本，用 PCR 技术放大病毒基因组片段，然后将片段按顺序排列，组装起这个班图人病毒的基因原型。他们在 1998 年 2 月发表的文章中称这个序列为 ZR59，代表扎伊尔和 1959 年。对比分析表明：ZR59 与 B 组和 D 组（HIV-1 M 组中更细的分支）非常相似，但介于二组中间，这说明它一定与这些病毒共同的原始病毒十分接近。换言之，ZR59 是过往的一瞬间，是 HIV-1 真正古老的形式，而不是近期感染的。ZR59 证明 HIV-1 在 1959 年以前就已经在利奥波德维尔人中蓄势暴发，不断进化，不断演变。事实上，能证明的不仅是这些。由洛斯阿拉莫斯国家实验室的贝特·科贝尔（Bette Korber）对 ZR59 和其他序列的进一步分析，算出 HIV-1 M 组有可能在 1931 年前后就已经感染了人类。

从朱托夫 1998 年发表论文到 2008 年的十年间，这一里程碑式的发现形单影只。ZR59 是 1976 年以前提取的，是 HIV-1 唯一的已知样本。后来有人发现了另外一个，这个被称为 DRC60。现在估计你可以自己解释这个标签了：它来自刚果民主共和国，采集于 1960 年。

DRC60 是一份活检标本，是从一名活着的女性身上切下的一片淋巴结。和"曼彻斯特海员"的肾脏和脾脏一样，这片淋巴结也被封存在一小块石蜡中。这样保存不用冰箱，更用不着冷冻。因为石蜡惰性很强，像死蝴蝶一样，而且不易破碎，可以存储或丢在一个灰尘满面的架子上，就如它被保存下来的那样。40多年后，它出现在了金沙萨大学的样本柜中，为艾滋病研究人员带来了全新的震撼视角。

90

金沙萨大学位于城市边缘的山顶，乘坐出租车需要一个小时，其间要穿过破烂的街道，烟雾弥漫，货车、公交车和手推车混在一起，交通杂乱无章；要路过路边卖花圈的摊位、公用手机充电亭、水果市场、肉类市场、户外五金店、车胎修理铺和水泥铺子、成堆的砂石和垃圾。这是由比利时80多年的投机主行为、30年的独裁暴政肆意攫取和数十年的战乱造成的。但这里有着1 000万不懈努力的人，他们中有些是危险的暴徒（和所有城市一样），但多数都是非常亲切、满怀希望和友好的人。大学校园就坐落在山顶，呈现出一派青翠和宁静，与山下的城市形成鲜明的对比。学生们从拥挤的公交车站下来，步行上山，到学校学习，远离喧嚣。

让-马里·M. 卡波戈（Jean-Marie M. Kabongo）教授是解剖病理学系的病理学主任。他瘦小而整洁，留有大大的灰白色八字胡，还有一脸的络腮胡，给人以非常强烈的视觉冲击，但是他温和的态度会冲淡这种感觉。他的办公室位于一幢楼的二层，这幢楼可以俯瞰洋槐成荫、草木茂盛的广场。我在办公室见他时，他承认对DRC60和提取样本的病人了解不多。毕竟，那是个年代很久远的老病例。是的，他认为是个女病人。他记不清了，但可以查记录。我向他提问时，他开始记录，建议我过几天再来，以便更好地为我的问题准备答案。但之后，我问他DRC60在哪个房间存放，他立刻来了精神。他说："当然，可以带你去看看。"

他取了钥匙，打开一扇蓝门的锁，推开门。他把我带到一个洒满阳光的大实验室，四周的墙壁上贴满了白色瓷砖，屋子中间有两张长条矮桌子。其中一张矮桌子上放着一本老式的分类账簿，有些页已经打了卷，好像狄更斯时代档案馆里的东西。远处的窗台上有一排烧杯，里面装有不同颜色的液体，一个挨一个，颜色也由尿黄色逐渐过渡到伏特加一样清澈无色。卡波戈教授告诉我，深黄色的是甲醇，清澈无色的是二甲苯。他说，我们用这些液体保存组织样本。这些有机溶液是脱水用的，因为脱水干燥是长期保存组织的先决条件。甲醇在处理过这些样本之后会变暗。

他给我看了一个带铰链盖的橙色小塑料篮子，大小和形状像个火柴盒。卡波戈教授解释道，这是个"磁带盒"。从淋巴结或其他器官上取下一块组织，封存在这样一个盒子中；再把整个盒子浸到装有甲醇的烧杯中；先浸泡在甲醇中，之后依次浸泡到其他溶液中；最后将其浸泡在二甲苯中。这样甲醇将样本组织中的水都吸取出来，二甲苯又将样本组织中的甲醇吸出来，最后就可以用石蜡保存标本了。卡波戈教授指着桌子上的一台大型机械说，这个装置是制石蜡用的。他解释道，你可以从"磁带盒"里拿出被滤过水的组织样本。这个装置流出一股热的液状石蜡。石蜡温度降下来之后，就会像黄油一样包裹着组织样本。之后去掉磁带盒盖子，用独立的编码标在其底部，比如A90或B71。他说，这就成了你的存档标本。"A"表示该组织取自解剖的尸体，"B"代表活组织样本。所以那个石蜡包起来的淋巴结，即获得的DRC60标本，一定被标成"B××"。每个编码的标本都被记录到大账簿上。然后，标本就被存储起来。

"存储起来？存在哪里？"我追问道。

在实验室的深处还有一道门，门上挂着蓝色的帘子。卡波戈教授把帘子掀开，我跟着他进入了一间标本储藏室，又小又窄，屋子的一边排满了架子和柜子。架子和柜子里放有上千个布满灰尘的石蜡块和陈旧的显微镜载玻片。石蜡块成堆成箱地放着，一些箱子标了日期，另一些没有。看上去包装得有些混乱。还有个木凳子，是为那些好奇心强，不知疲倦愿意仔细翻找样本的人准备的。虽然我没打算翻找，但是这次参观却让我突然激动不已。"这里？""是的，就是这里。"教授说。这就是DRC60待了几十年的地方。他其实可以骄傲地加上：在成为研究艾滋病的罗塞塔石碑之前。

91

从蓝帘子后的储藏室中，DRC60和几百种其他样本几经迁回，到达了比利时，后来又到了美国，最终到达了亚利桑那大学一位年轻生物学家的实验室里。迈克尔·伍罗贝（Michael Worobey）是加拿大人，祖籍大不列颠哥伦比亚省。他的专业领域是分子系统学。本科毕业后，他拿到罗氏奖学金，上了牛津大学。这通常意味着他会经历两年适度紧张的学习，还会在草地上惬意地喝茶，喝雪利酒，打网球，还会迷恋上流社会，之后这位"学者"才会回到专攻医科的研究生学业上或是就业。伍罗贝更加认真地度过了在牛津的时光，他继续深造，拿到了博士学位，之后做了进化生物学分子方面的博士后。之后，他于2003年回到北美，接受了亚利桑那大学副教授一职，自己成立了一个三级生物安全实验室，研究危险病毒的基因组。几年后，正是伍罗贝在一个1960年的刚果民主共和国活组织标本中检测出了HIV。

伍罗贝放大了病毒基因组片段，拼接到一起，把它看作早期的HIV-1，按序列将其命名为DRC60。他把这个序列与ZR59这种已知病毒进行对比，得出一个重大的结论：HIV在人类体内出现的时间比普遍认为的早了几十年，比人们预想的时间要长得多。可能早在1908年，这种传染病就开始了传播。

　　要理解伍罗贝的发现，以及了解它是如何在早期观点中被发现的，需要了解一些背景信息。这涉及那场关于 HIV-1 如何传染到人类当中的激烈争论。基于当时关于 HIV-2 和烟熏白眉猴的了解，众多因素之中，20 世纪 90 年代初最盛行的说法是 HIV-1 来自非洲灵长类动物，它可能是通过三次不同的丛林肉宰杀实例（M 组和 O 组，O 组很快被确认）传染给人类的。这就是众所周知的"受伤的猎人"假设。在每个实例中，可假定，有男人或女人宰割了一只 SIV 呈阳性的灵长类动物的尸体，而这个人自身有暴露在外的伤口，也许是手上的切口，或胳膊上的划伤，或皮肤表面的一个新破处，沾上了那个动物的血液。如果尸体是搭在肩膀上扛回去的，那背部的伤口也会受到感染。如果生吃了一些肉，那嘴里的伤口也会被感染。重要的是动物血液与人的血液有了接触。"受伤的猎人"假设虽然是推测性的，但有可信之处。这是个证据不足的结论，极少考虑复杂的因素，也没有反例。它与已知事实相符，但那些事实都是不完整的。到了 1992 年，相反的理论出现了。

　　这是个非正统的理论，非常具有争议性。该理论认为 HIV-1 首先是通过一支受污染的脊髓灰质炎疫苗感染给人类的，这支疫苗在 100 万毫无疑心的非洲人身上试用过。从这个理论上讲，疫苗本身就是艾滋病的一个意外传播途径。某个人犯了个极其愚蠢的错误。他应受到谴责。科学的傲慢让他无视告诫，最终导致这个灾难性的结果。最吓人的是，这个脊髓灰质炎疫苗的理论居然也看似合理。

　　正如你所见，病毒非常狡猾。它们出现在了不该出现的地方。实验室发生了污染。甚至是在生产过程中，疫苗感染病毒或细菌——就会发生污染。回到 1861 年，一些意大利小朋友接种天花疫苗，注射物质直接从引起"疫苗疤痕"发展成了梅毒。20 世纪初，新泽西州卡姆登市给孩子们接种的天花疫苗，似乎是感染了破伤风杆菌，导致 9 名接种的孩子死于破伤风。大约同一时期，在圣路易斯准备的一批白喉抗毒素用的是马的血清，也携带了破伤风杆菌，导致另外 7 个孩子丧生。生产商之后开始过滤疫苗，这是一项对细菌污染非常有效的预防措施；但病毒却能通过过滤器。有时会加入甲醛来清除目标病毒，但这样做也可能会消除非目标病毒，但假设并不总是正确的。20 世纪中叶，早期的索尔克脊髓灰质炎疫苗批次中就掺入了一种被称为 SV40 的病毒，这种病毒使恒河猴的种群发生传染病。几年后，当有关该病毒能引发癌症的猜疑出现时，疫苗中的 SV40 变成了热点话题。

疫苗中是否发生了 HIV-1 污染及是否由此引起严重后果，则是另外一回事。给非洲人用的疫苗并不在争论范围之内。1957 年到 1960 年，波兰裔美国研究者希拉里·科普罗夫斯基，是脊髓灰质灭活疫苗和减毒活疫苗研发竞赛中一位不知名的竞争者。他安排了比属刚果东部区域和邻近殖民区的人们口服了他研制的脊髓灰质炎疫苗。这些地区后来分别成了刚果民主共和国、卢旺达和布隆迪。1957 年，科普罗夫斯基亲自去了斯坦利维尔，和后来管理试点的人见了面。在坦噶尼喀湖北部的鲁齐齐山谷地区，成人和儿童满怀信心地排队接受那一大汤匙或一针管的液体疫苗。往嘴里一喷，你的服用就完成了。下一个！口服疫苗的人数不确定。粗略统计，仅在斯坦利维尔就有约 75 000 名儿童服用了该疫苗。这个非正统的理论指出了关于这项事业的另外两个问题：首先，科普罗夫斯基的疫苗生产是通过在黑猩猩的肾脏细胞内培养病毒的方式来完成的（而标准的技术应该是在猴子的肾脏细胞内进行）；其次，至少有些批次的疫苗是从感染了 SIV_{cpz} 病毒的黑猩猩肾脏中培养出来的。

一些人争论道，这个疫苗接种错误导致的结果是医源性感染（医疗引起的疾病），使中非地区许多人感染了后来才被识别出 HIV-1。按照这个说法，口服脊髓灰质炎疫苗（oral polio vaccine，OPV）理论，一位粗心大意的研究者给非洲大陆和全世界散布了 HIV 的种子。

OPV 理论自 1992 年被传播开来，变得臭名昭著。这是因为，当时一位名叫汤姆·柯蒂斯（Tom Curtis）的自由职业记者在《滚石》（*Rolling Stone*）杂志上发表长篇文章，描述了 OPV 理论。柯蒂斯的文章名为《艾滋的起源：一个令人震惊的新理论试图回答"艾滋病是上帝的行为还是个人的行为"这个问题》（*The Origin of AIDS: A Starting New Theory Attempts to Answer the Question, 'Was It An Act of God or An Act of Man?'*）。一些其他研究者早些时候也讨论了这个观点，只是更加含糊，有人还把汤姆·柯蒂斯搬了出来。当柯蒂斯开始调查时，一些有名望的科学家出于自我保护退出了，只是暗示也许这个理论值得考虑。柯蒂斯甚至引用了世界卫生组织全球艾滋病项目负责人戴维·海曼博士直白的评论："HIV 的起源对今天的科学没有重要意义。"他还引用了另外一位专家，哈佛的病理学家威廉·哈兹尔廷的评论，说："这会分散注意力，没有效率，迷惑公众，我想这对找到解决问题的方法有很大的误导。"发表了这篇文章后，科普罗夫斯基的律师起诉了柯蒂斯和《滚石》杂志，控诉其诽谤。杂志后来对此进行了"澄清"，承认 OPV 理论和科普罗夫斯基的角色只代表一种未经证实的假设。但当《滚石》杂志的事情尘埃落定之时，一位叫爱德华·胡珀（Edward Hooper）的英国记者又抓住了 OPV 理论，把它当成是个人的爱好并开始研究，给了它第二次生命。

这个课题胡珀很固执地（尽管有时不一定总是好的）研究了好几年。1999 年，他将案例整理成了一本上千页的书，书名为《河流：通往 HIV 和艾滋病起源的旅程》（*The River: A Journey to the Source of HIV and AIDS*）。胡珀的河流是比喻性的：历史之河，因果之流，从微小的起源汇成后果的海洋。在这本书的序言中，他略微提及维多利亚探险者寻找尼罗河源头之行。那条河是从维多利亚湖起，沿里彭瀑布倾泻而下，还是在上游有另一个更为隐蔽的源头？胡珀写道："关于尼罗河源头的争议，与一个半世纪以后的另一场争论——关于艾滋病起源的马拉松式辩论——形成了奇怪的呼应。"依照胡珀的观点，维多利亚探险者关于尼罗河的源头判断有误，同样，现代专家对艾滋病大流行的起点的判断也有误。

胡珀的书内容丰富、极为详细、看似合理，它费尽精力去缓慢发掘，但其主张仍具有迷惑性，而且成功地引起公众对 OPV 理论更广泛的关注。一些艾滋病研究人员（包括埃塞克斯和卡吉），早已知道猴子细胞中的 SIV 引起的疫苗感染至少是理论上的可能；他们已经对疫苗生产线进行筛选，并未发现疫苗污染的情况。紧随汤姆·柯蒂斯，胡珀提出了从关注转到控诉的观点。他书中大量的信息和激烈的争辩并没有证明其基本的论点——科普罗夫斯基的疫苗是由感染了 HIV 的大猩猩细胞制成的。但他的文章中的确提出了疫苗可能是由已经感染了的大猩猩细胞制成的这种可能性。

后来，事情的可能性对事实让了步。那真正发生了什么？证据在哪里？一位名叫威廉·汉密尔顿（William Hamilton）的著名进化生物学家相信 OPV 理论值得研究。在他的敦促下，英国皇家学会在 2000 年 9 月召开了一次专门会议，在更广泛的背景下讨论这个主题。汉密尔顿是资深专家，受人爱戴和尊敬，他的早期进化理论工作为爱德华·威尔逊（Edward Wilson）撰写《社会生物学》（Sociobiology）和理查德·道金斯（Richard Dawkins）撰写《自私的基因》（The Selfish Gene）提供了信息。他劝说皇家学会给 OPV 理论一个公平的评价。虽然爱德华·胡珀不是科学家，但也被邀请去发表演讲。科普罗夫斯基也参加了，还有一些艾滋病的主要研究人员。但是，会议开办时，汉密尔顿已经离世。

在一次刚果民主共和国研究之旅后，汉密尔顿感染了疟疾。2000 年 3 月，他因肠道出血突然死亡。在他缺席的情况下，他皇家学会的同事们讨论了大量与 HIV 和艾滋病起源有关的问题。OPV 只是众多话题中的一个，但是它明显推动着整个会议的议程。能否从分子生物学和流行病学中找到可用的数据，可以支持或反驳有关疫苗感染的设想？这个问题的一个必然推论是：HIV-1 首次进入人类是什么时候？如果最早的感染发生在 1957 年以前，那么那些感染就不可能是由科普罗夫斯基的 OPV 试验导致的。档案中提到的 HIV 阳性可能是有决定性的。

在这种情况下，才将 DRC60 从金沙萨大学带了出来。皇家学会会议之后，参会的一位比利时医生迪尔克·特昂温（Dirk Teuwen）参与并重新收集了刚果民主共和国早期的病理学参考资料，他在刚果民主共和国殖民医学实验室里的存档报告中曾经见过这些资料。特昂温持有一种观点，他向其他与会者提到过，那就是 HIV-1 可能会在那些陈旧的石蜡块封存的样本中被检测出来。但他遭到了质疑。另外一些人怀疑，任何有用病毒的痕迹不可能经过几十年的酷热、几十年简易的储藏方法、几十年政权动荡和革命之后仍能被保存下来。但是特昂温很固执，他招募了助手。一位高级病毒学家，刚果人让-雅克·穆延贝（Jean-Jacques Muyembe）得到卫生部的批准后，开始寻根探源。穆延贝去了金沙萨大学，在蓝帘子后的储藏室内仔细搜寻，将 813 个石蜡封存的样本放在一只普通的手提箱里，随身携带，之后继续他的比利时科研之旅。在那里，他将发现的东西交给了特昂温。根据先前协作研究的协议，特昂温把它们送到图森市的伍罗贝那里。

两条陈述线重叠在了一起。作为一名研究生，伍罗贝既认识牛津的比尔·汉密尔顿，还认识比利时的一些疾病生物学家。出于对 HIV 起源的兴趣，伍罗贝陪汉密尔顿一起到刚果民主共和国进行最后那次致命的实地考察。他们是 2000 年 1 月去的，当时正处于刚果内战后的混乱时期。就是洛朗·卡比拉总统取代蒙博托·塞塞·塞科的那次内战。汉密尔顿想要收集野生黑猩猩的粪便和尿液样本，希望那些样本可以帮助肯定或驳斥 OPV 理论。伍罗贝则对 OPV 理论不怎么看重，只是想记录 HIV 起源和进化的更多数据。当时刚果民主共和国正处于一种疯狂的阶段，比平时更为疯狂，因为两支反对洛朗·卡比拉的叛军部队仍旧控制着国家东半部的众多地区。汉密尔顿和伍罗贝飞到基桑加尼（Kisangani，前斯坦利维尔），刚果河上游的一个地方首府，也是科普罗夫斯基开办疫苗公司的那座城市。当时该市河岸一边被卢旺达支持的军事力量占领，另一边则被乌干达支持的力量占领。由于战乱，商业航线不通航，所以两位生物学家与一个钻石商共同乘坐了一架小型包机。在基桑加尼，他们拜访了占领多半个城市的由卢旺达支持的军队司令，然后很快到了森林中。在那里，虽然有豹和蛇，但会更安全。在当地向导的帮助下，他们花一个月时间收集了野生黑猩猩的粪便和尿液。等他们要离开的时候，汉密尔顿已经病了。

他和伍罗贝都不知道是怎么得的病，但他们尽快赶下一趟离境航班，到了卢旺达。从那里，他们再飞回乌干达的恩德培市。在当地，汉密尔顿被确诊为恶性疟疾，并接受了一些治疗，然后又转到内罗毕，再从内罗毕到达伦敦希思罗机场。到那时，汉密尔顿似乎度过了最糟的时期；他感觉好多了。他们完成了任务，且保全了性命。一位美国实地考察生物学家曾经向我表达过这种时候的感觉。"这是事情的根本目标：把数据带回家。"那个人的研究也遭遇了很多危险——海难、饥饿、淹溺、蛇咬，虽然不是疟疾和枪击。"如果你经历太多的风险，就回不了家了；"他说，"如果你经历的风险极少，就得不到数据。"汉密尔顿和伍罗贝获得了数据，回了国，但后来发现装有珍贵黑猩猩样本的冷藏箱在内罗毕到伦敦的途中行李转机时给弄丢了。

我到图森市拜访了伍罗贝，想了解这个行程。"当时一切都还好，"他告诉我，"直到我们检查6个包，包括装样本的冷藏箱，才发现只有5个包出现在了行李传送带上，装样本的那个包不见了。"他的朋友汉密尔顿第二天早上又病了，去了医院，出血非常严重，也许是因为他吃的防止疟疾高烧的消炎药所致。伍罗贝打电话过去，却从汉密尔顿的姐姐那里得到这样的消息："你是谁？打电话有事吗？汉密尔顿病危了。"伍罗贝同时还要通过长途电话与内罗毕的行李管理方交涉，他们告诉他冷藏箱已经找到，会随下趟航班到达。但到达的却是别人的冷藏箱，里面全是三明治。"那又是一出闹剧，而汉密尔顿却在医院快要不行了。"伍罗贝告诉我。他们的冷藏箱两天后才到达，而汉密尔顿已经没有力气去庆祝了。他做了一系列手术，输了血，挣扎几周之后，便去世了。

在让汉密尔顿为之付出生命的那些刚果黑猩猩的粪便样本中，并未检出 SIV 抗体检测呈阳性。那几份尿液样本在很边缘的区域可证明有抗体。结果也不够清晰或重要，不值得发布。好数据是要去耐心寻找，而不是用眼睛去扫视。几年后，当金沙萨的人体病毒样本到达图森市时，即让-雅克·穆延贝用手提箱带到比利时的 813 个石蜡封存的样本，伍罗贝准备好了。他在这些样本当中发现了 DRC60，真是让人意想不到。

92

筛选石蜡包裹的陈旧器官样本块、寻找病毒 RNA 可不是件容易的事，即使对专家来说，也是一样。伍罗贝说，这些小块被证实是"一些最肮脏的组织，最不适合做分子生物学实验"。问题不是这些样本在室温下、在赤道上、在尘土飞扬的储藏室里储存了 43 年，而是那些用于固定组织的化学物——1960 年盛放甲醇和二甲苯的烧杯，这些卡波戈教授都曾给我看过。回到那个时期，病毒学家偏爱 Bouin 固定剂，它是一种有效的含有少量福尔马林和苦味酸的混合剂。用它保存组织的细胞结构效果很好，像三文鱼肉冻一样，这时样本可以切成薄片，放在显微镜下观察；但对有生命的长链分子来说保存效果很差。伍罗贝解释道，这种混合剂易于把 DNA 和 RNA 分解成小段，然后形成新的化学键，留下"一种大团混乱的结构，而不是良好的珠串形式，那样便可以做分子生物学实验"。因为过程费事，他只从金沙萨的 813 个组织块中筛选出了 27 个。就在这 27 个组织块当中，他发现了含有 RNA 片段的组织块，确定无疑表明其为 HIV-1。伍罗贝继续熟练地整理混乱的结构，并把 RNA 片段重新排列好，组成核苷酸碱基序列之后将其命名为 DRC60。

这是需要亲自动手的工作。其他工作主要由电脑完成，包括 DRC60 和 ZR59 代码的一一比对。它还涉及更广范围的比对，即将两种病毒放在 M 组已知的 HIV-1 序列的系谱中进行比对。这样的对比旨在看看发生了多少进化趋异。这些病毒株之间的差别有多大？突变积累起来的进化趋异现象是在代码层面的（其他也有，但在这里无关）。在 RNA 病毒中，如 HIV，突变率要相对快些。同样重要的是，HIV-1 突变的平均速率是已知的，或者可以通过对许多病毒株的研究准确计算出来。突变率被视为病毒的"分子钟"。每种病毒都有自己的速率，因此其分子钟测量着自身的变化速率。这样，两种病毒株之间的区别量就可以揭示出它们从同一种原分离后分开了多久。把分子钟作为考虑的因素，它们区别的程度就等同于消逝的时间。这就是分子生物学家如何计算他们称之为 TMRCA（指距最近共同种原的时间）这个重要参数的。

到目前为止一切顺利？你做得非常好。休息一会儿。现在一点点的理解就会推动我们跨过分子奥秘的深海湾，直达一个重要的科学发现。那么，开始吧。

伍罗贝发现，从几乎同一年收集到的金沙萨人体样本中的 DRC60 和 ZR59 差别非常大。它们无疑都属于 M 组 HIV-1；都不会与 N 组或 O 组混淆，也不会同黑猩猩的 SIV_{cpz} 病毒混淆。但在 M 组内，它们之间差别很大。有多大？两个版本的基因组中有一个片段的差异是 12%。用时间衡量的话，是有多大的区别？伍罗贝算了算，大约 50 年。更精确地说，他将 DRC60 和 ZR59 最近的共同种原追溯到 1908 年左右。

这么说，1908 年 HIV-1 已经开始传播了？这比任何人猜测的都要早得多，所以这样的发现要登在权威期刊，如《自然》杂志上。一个世纪后，在发表于 2008 年的这篇文章中，列出了诸多合著者，包括让-雅克·穆延贝和让-马力·M.卡波戈。其中，伍罗贝写道：

> 我们对分离时间的测定，对跨越几十年的进化时间表的测定，以及 DRC60 与 ZR59 之间巨大的基因差别的测定，表明这些病毒都是进化自 20 世纪初期非洲人群中传播的一个共同种原。

他对我说："这并不是人类的新病毒。"

伍罗贝的工作直接驳斥了 OPV 假设。如果早在 1908 年，HIV-1 就存在于人类中间，那么显然它不是在 1958 年疫苗实验时感染给人类的。在这点上的澄清是非常有价值的，但这只是伍罗贝的一部分贡献。以时间衡量重大疾病传播，代表着人们在理解艾滋病如何开始及发展上迈出了一大步。

93

以空间衡量疾病的传播也同样重要，另一个实验室证实了这个结论。比阿特丽斯·哈恩（Beatrice Hahn）比伍罗贝年纪稍大。在伍罗贝发现 DRC60 很久以前，她就已经致力于研究艾滋病的起源了。

哈恩出生在德国，在慕尼黑获得了医学学位，然后于 1982 年到达美国。她在罗伯特·加洛（Robert Gallo）的实验室做了三年博士后，研究逆转录病毒。接着她去了亚拉巴马大学伯明翰分校，成为医药学和微生物学教授以及艾滋病研究中心联合主任，有一组精明强干的博士后和研究生在她手下工作。（1985—2011 年，她一直待在亚拉巴马，做了这里所描述的大部分工作，然后去了宾夕法尼亚大学佩雷尔曼医学院。）哈恩做各类项目的主要目的，以及她与伍贝罗的共同目标，就是了解 HIV-1 的进化史及其近亲和祖先。对这类研究最合适的标签，就是在我请伍罗贝描述他的领域时用到的，即分子系统发生学。一位分子系统发生学家仔细观察不同机体 DNA 或 RNA 中的核苷酸序列，再进行比较和对比；同理，分子系统发生学家仔细研究灭绝的大蜥蜴骨骼化石块，以了解其种系和血统进化的过程。但与哈恩相比，还有一个特别的目的：检测 HIV 基因如何引发疾病，从而努力找到更好的治疗方法、预防措施，甚至找到治愈方法。

在过去二十年里，哈恩实验室发表了一些非常有意思的论文，其中许多是将初级研究者署名为第一作者，导师哈恩却列在最后。1999 年时，高峰发表了一篇关于 SIV_{cpz} 的系统发生及其与 HIV-1 关系的研究。当时只有三种已知的 SIV_{cpz}，都是从被圈养的黑猩猩身上分离出来的，而高峰的文章中提及的 SIV_{cpz} 被列为第四种。该作品发表在《自然》杂志上，被高度评价为"关于 HIV-1 从黑猩猩传播到人类最具说服力的证据"。事实上，高峰和他的同事不只是在黑猩猩上追溯到了 HIV-1；他们对病毒株的分析还与特定的一种中非地区的亚种黑猩猩联系了起来，它们的 SIV 发展成了 HIV-1M 组。这种亚种黑猩猩只生活在中非西部，刚果河以北，乌班吉河以西。所以高峰的研究有效地识别出了艾滋病起源的宿主和地理区域。这是个重大发现，《自然》杂志的评论标题这样描述：《从黑猩猩到疫情》（*From Pan to Pandemic*）。当时高峰是哈恩实验室的一名博士后。

但是因为高峰在病毒上的基因对比（就如佩特斯之前所做的）是基于从被关押、被圈养的黑猩猩身上取样得到的，所以野生黑猩猩间的传染还是有些许不确定性，至少再过几年才能确定。后来在 2002 年，马里奥·L. 圣地亚哥（Mario L. Santiago）带领一队合著者在《科学》杂志上宣布他们在野外发现了 SIV_{cpz}。圣地亚哥是哈恩的一个博士生。

圣地亚哥工作中最具意义的方面，就是发明了检测野生黑猩猩（被检测的 58 只中只有一只携带）SIV 的方法，因此他的博士学位实至名归。这种方法是"非侵入式的"，意味着研究者不需要抓住黑猩猩采集血样。研究人员只需要在森林里跟随这些动物（更省事儿的是，派一个实地考察助理去接那种黄色液体），当它们撒尿时，用小试管直接取样本，然后从样本中筛选抗体。结果证明，尿液几乎和血液的显著性相同，一样能说明问题。

"这是个突破，"哈恩在她伯明翰实验室的一次谈话中告诉我，"我们不太确定这是否行得通。"但圣地亚哥冒险完善了技术，而且确实发挥了效用。野生黑猩猩的第一个 SIV 阳性尿液样本来自世界上最著名的黑猩猩群：坦桑尼亚贡贝国家公园的一个群体。早在 1960 年，简·古道尔就在这里开始了她的历史性实地考察。这个样本与 HIV-1的接近程度并没有高峰的实验结果那么接近，而且它来自另一个独立亚种——东部黑猩猩。但是，它确实是 SIV_{cpz}。

哈恩告诉我，在贡贝取样的优势是那些黑猩猩不会跑开。它们是真正野生的，但在被古道尔和她的后继者们研究了 40 年后，它们已经习惯了人类的存在。如果是别处的话，尿液筛选法就不能实施了。"因为，你知道，不习惯人类的黑猩猩不会离你特别近，你也就无法接到它们的尿液。"当然，你可以在森林地面上收集它们的粪便，但如果没有保存良好，排泄物样本就无用了；新鲜粪便含有充足的蛋白酶和消化酶，而这些蛋白酶和消化酶会在你去实验室之前就会摧毁病毒存在的证据。这就是分子生物学家研究野外动物的局限性，即血样、粪便和尿液的相对可得性和其他参数的不稳定性。

哈恩的另一个名叫布兰登·基尔（Brandon F. Keele）的年轻学生，很快解决了粪便样本变质的问题的。他是通过一种叫"RAN later"的液体稳定剂来解决这个问题的。该稳定剂是由得州奥斯汀公司生产的商业产品，用于保护组织样本中的核酸。这个名字的好处是具有描述性：它允许我们从样本中"挽回"RNA。基尔分析，如果它能用于提取样本组织中的 RNA，那也许它也可以用于粪便中的抗体。而且确实可以，后来他和同事解开了这个化学难题，从稳定剂中得到了抗体。这个技术极大地扩展了野生黑猩猩样本筛选的范围。实地考察助理可以收集上百个粪便样本，将每个样本装入盛有 RNA later 的小试管中。这些不需冷冻、被运送到遥远实验室的样本稍后便可显现出它们的秘密。"如果我们发现了抗体，那就知道黑猩猩是被感染了，"哈恩告诉我，"然后我们可以集中注意力研究那些已知感染样本，尽全力分离出病毒。"抗体筛选既轻松又快捷。利用 PCR 技术扩增和其他必备步骤来探寻病毒 RNA 的片段，则要费力得多。这些新方法让哈恩和她的团队能先查看大量标本，然后集中精力攻克选出的一小部分。

而且他们可以把野外调查范围扩大到贡贝以外的地方。他们可以把注意力转移回中非地区的黑猩猩身上，该地区黑猩猩 SIV_{cpz} 与 HIV-1 非常匹配。他们现在与蒙彼利埃市的佩特斯合作，加上非洲一些联络人的协助，他们已经从喀麦隆南部和东南部各地的森林中收集了 446 份黑猩猩粪便样本，之后在布兰登·基尔的带领下开始进行实验室分析。DNA 检测显示，几乎所有样本都来自中非地区的黑猩猩（虽然有几十个样本来自不同亚种的黑猩猩，分布于一条主要河流的北部）。基尔随后寻找病毒的证据。最终，这些样本得出了两个惊人的结果。

94

为了打听这些惊人的结果，我拜访了布兰登·基尔，那时他已经和哈恩一起完成了他的博士后研究，在马里兰州弗雷德里克的国家癌症研究所的一个分支机构做研究工作。作为专门研究病毒进化学的部门负责人，他仍在研究病毒系统发生学和艾滋病。他的新办公室和实验室设在了德特里克堡，与美国陆军传染病医学研究所在同一个院子，也就是凯利·沃菲尔德（就是那位因实验室出意外在隔离室里待了三周的研究人员）研究埃博拉病毒的地方。这次由于没有人陪同进入，门岗的士兵检查了我租来的车子下面有没有炸弹后，才放行的。基尔在他的楼门外向我示意，他穿一件蓝色衬衫和牛仔裤，抹上摩丝的黑发向后梳着，还留着两天没刮的胡茬。他是个高大的年轻人，极有礼貌，在犹他州长大并接受教育。我们坐在他的小办公室里，看着一张喀麦隆的地图。

从粪便样本中检测出来的第一个令人惊奇的结果是，在喀麦隆的一些黑猩猩群体中，SIV_{cpz} 的患病率高。基尔说，两个患病率最高的地方，被标记为马巴雷雷（在一个十字路口附近）和罗孛克（在一个国家公园之内）。其他所有黑猩猩的样本表明 SIV 感染非常罕见，但是喀麦隆东南部的样本显示患病率高达 35%。但即使在那里，患病率也是呈"点状分布的"，基尔说。"我们可能在一个地点为几百只黑猩猩取样，但检测后什么也没有发现。"但是，往东再走一点儿，穿过一条河，再取样，患病率就一下子升高许多。这是意料之外的。在该国的东南远端，患病率尤其高，这个地方就是两河交汇处，形成了楔形边境。这个喀麦隆的楔形似乎一路延伸直戳进其东南邻国——刚果共和国。这个楔形是 SIV_{cpz} 的潜在危险区。

第二个惊奇的结果出现在他从样本中提取病毒片段，将其放大、排序，将基因序列置于一个程序中，就能够将这些新病毒株与其他许多已知的 SIV 和 HIV 株进行比较。这个程序是以一种极有可能的种系发生，即以家谱的形式呈现出对比结果。基尔还记得观察被单独标记为 LB7 的一只黑猩猩的结果，其粪便是从罗孛克收集来的。他说："我们都惊呆了，我的意思是，10 个人围在我的电脑跟前，等待着看序列是什么样子。"结果发现它像艾滋病病毒。

当他的电脑绘出最新的图谱时，LB7 从 SIV_{cpz} 分离出来的隔离种群显示出的是承载所有已知人类 HIV-1M 组病毒株的小分枝中的一个小末梢。（用科学术语讲，它属于同一进化枝。）基尔告诉我，这是迄今为止在野生黑猩猩中配对"最接近"的一次。"之后，我们找到了更多，对吗？挖掘越深入，我们发现的就越多。"其他接近的配对也来自同一小区域：喀麦隆东南部。这是个令人毛骨悚然的历史性顿悟，基尔和他的同事们都为之激动不已。"像比阿特丽斯·哈恩会说的一样，这些结果不是编出来的。太过美好了。"他们的欣喜持续大约10秒，之后每个人都渴望能得到更多样本和结果。基尔告诉我，除非完成了论文，得到《科学》杂志编辑发过来的祝贺信息，否则庆祝总是暂时性的。

基尔及其团队现在用同一区域采集的4份样本的整个基因组（不只是片段）进行测序，然后对这些序列再次进行基因分析。他们再次发现，新的SIV_{cpz}与HIV-1M组惊人相似。相似度如此之高，以至于几乎没有哪种其他未被发现的病毒株可以比这个更接近了。哈恩的实验室已经确定了此疫病的地理发源地。

95

关于艾滋病是在何时何地发生的，就说这么多吧。艾滋病不迟于1908年（有一定误差）在喀麦隆东南部，从一只黑猩猩传染给一个人，由此开始慢慢但无情地蔓延开来。这就到了我们的第三个问题：它是如何传播的？

2006年7月28日，基尔的论文出现在《科学》杂志上，题为《流行性和非流行性HIV-1的黑猩猩宿主》（*Chimpanzee Reservoirs of Pandemic and Nonpandemic HIV-1*）。基尔是第一作者，还有通常的合著者列表，包括马里奥·圣地亚哥、佩特斯、来自喀麦隆的几个搭档，最后又是导师比阿特丽斯·哈恩。这篇论文数据惊人、结论合理、语言谨慎严密。但是，在接近结尾的时候，作者们发挥了想象：

我们在这里表明，产生 HIV-1M 组的 SIV$_{cpzPtt}$ 株，属于一种病毒谱系，它当今仍在喀麦隆东南部的黑猩猩中存在。该病毒很可能在当地传播。看起来是从那里通过桑加河（或其他支流）向南到达刚果河，继而到了金沙萨，M 组疫病可能从这里开始蔓延。

但"当地传播"这个词是不清晰的。什么原理？什么样的环境？这些关键的事件是怎么发生和进行的？

哈恩和其他三位合著者在 2000 年时就提出了这个问题，当时她首先提出了艾滋病是人畜共患病的观点："在人类中，由于打猎、宰杀或其他活动（如食用未经烹饪的受污染肉类）等，直接接触了动物的血液和分泌物，这就为传播提供了看似可信的解释。"她暗指"受伤的猎人"假设。最近，她再次提出："黑猩猩到人类的传播，最可能的途径就是在宰杀丛林肉时，人接触到了被感染的血液和体液。"一个人宰了一只黑猩猩，在剥皮、处理的过程中，手上的一个伤口接触了黑猩猩的血液，导致感染。SIV$_{cpz}$ 穿越了物种界限，从黑猩猩传给了人类，在新宿主身上生存下来，变成了 HIV-1。这件事情在细节上还没有被证明，但它是说得通的，且与所有已知事实相吻合。约 1908 年在喀麦隆东南部的森林中发生的某个"受伤的猎人"情节的另一个版本，不仅解释了基尔的数据，也与伍罗贝研究结果中 HIV 开始传播的时间相吻合。但之后怎么了？喀麦隆东南部的一个人被感染了。

"如果传播是在那里发生的，"我问哈恩，"那怎么疫情在金沙萨才开始发展起来？"

"许多河流从喀麦隆东南部流到金沙萨，"她说，"而且在有关病毒如何传播的猜测和假设，都是说如何在人类中传播，而不是在猩猩中传播。并不是猩猩乘独木舟到金沙萨转了一圈儿。最有可能的是，人类把病毒带到了下游。"当然，她承认，有种可能性很小，那就是有人可能从喀麦隆楔形地带了一只被捕获并已感染病毒的黑猩猩，一路走过来——"但我觉得可能性非常小。"更可能的是病毒是随人类传播过来的。

根据这一推测，村庄里的性接触虽然使感染链得以勉强延续，但这种疾病并没有明显暴发——起码暴发时间不长。当有人死于免疫缺陷时，这种死亡在所有其他死亡原因中似乎并不突出。生活艰难，生命脆弱，就算没有新疾病，预期寿命也是很短的，许多早期的 HIV 阳性患者可能在免疫系统衰竭之前就死于其他疾病了。没有疫情，但感染链却维系了下来。R_0 保持在 1.0 以上。病毒似乎是在那些人出行的日子里传播的：主要沿河流而下。它从喀麦隆东南部出来，沿桑加河而下，到达刚果共和国，然后到布拉柴维尔和利奥波德维尔，这两个殖民镇分别位于当时仍被叫作斯坦利湖的两侧。"一旦进入城镇人口中，"哈恩说，"就有机会散播。"

但它还是移动缓慢，像刚刚驶离车站的车头。1908 年，利奥波德维尔的人口不足 1 万，布拉柴维尔的人口更少。性风俗和人际交往与森林地带所盛行的不同，但那时这种差异还不是特别明显。病毒的 R_0 一定一直在 1.0 左右徘徊。随着时间的流逝，更多人移居到这些镇上，因为当地的薪水高或是货品销售得好。习惯和机会都改变了。和男人一样，女人也来了，虽然不是很多，但在来的那些人里，有人做起了性交易。

到 1914 年，布拉柴维尔有大约 6 000 人。据一位瑞典传教士的说法，这是"一个使命艰巨的地方"，"从刚果共和国北部来的数百个女人在此以做妓女为生"。当时的男性人口包括法国公务员、士兵、商人和劳工，他们很可能比女性人口数量大得多，因为殖民政策不鼓励来这里工作的已婚男性带家人过来。这种性别的不平衡增强了对性交易的需求。但在早些年里，买春的形式与"妓女"这个词的基本含义不同：是与一长串儿陌生人草草完事儿，效率很高，但极富虐待性。与妻子或女儿相区别的"自由女性"会为客户提供一套服务，从聊天到性服务，再到洗衣服和做饭。一名单身女性可能只有两三个男性朋友，他们定期回来，给她付费。另一种变体是集合体，与白人殖民长官生活在一起的

"管家"，但做的事情比管家多。这是一种商业行为，但并不代表这种大量互通的乱交就能够引起性传播病毒的大范围扩散。

同时，穿过湖到利奥波德维尔，性别差距甚至更大。这个镇基本算是个劳工营，由比利时当局控制，不欢迎女性。1910 年时，这个镇的男女比例为 10 : 1。经过乡村，进入利奥波德维尔是受限制的，尤其是成年女性，不过有些女人通过办假文件或避开警察混进来。如果你是某个村庄里不安于现状、想象力丰富的女孩儿，在家吃不好，还受虐待，那来到利奥波德维尔做个单身女性还是很有吸引力的。不过，这里也一样，尽管每个女人面对 10 个饥渴的男人，性交易也不是在妓院或靠拉客进行的。自由女性有她们特别的朋友和客户，可能还会有几个在同一时期，但没有多重性接触的乱交，也许还没有。一位专家说相对于 HIV 传播可能性而言，这可以称为"低风险型卖淫"。

利奥波德维尔也扶持着一个交易活跃的熏鱼市场。那里还交易用于出口的象牙、橡胶和奴隶，主要利润都到了白人特权者的腰包里，因为那时正值殖民时代。在斯坦利湖和河口之间有一个很深的峡谷和一组令人生畏的瀑布群，将两个城市从大西洋隔离开来。1898 年建的运输铁路打破了这种隔离，带来了更多货物和商业，也带来了更多人。1920 年，利奥波德维尔取代下游一个镇，成了比属刚果的首都。1940 年，其人口达到了 4.9 万。接着，人口激增。1940 年到 1960 年独立，这个城市几乎增长了一个数量级，达到了约 40 万人。利奥波德维尔变成了金沙萨，20 世纪的一个非洲大都市，那里的生活与过去在喀麦隆村庄里的生活截然不同。10 倍的人口增长，以及随之而来的社会关系的变化，或许可以很好地解释为什么 HIV 会"突然"发作。1959 年，ZR59 携带者被感染了，一年后在同一个城市，DRC60 携带者也被感染了。那时，病毒繁殖已经到了突变和多样化的程度，使得 DRC60 和 ZR59 代表区别很大的病毒株。R_0 现在早超过了 1.0，新疾病在两个城市散播，并最终传播到两个城市以外。"你知道，"哈恩说，"病毒在合适的时间出现在了正确的地点。"

当我读到基尔在 2007 年年初对黑猩猩的描述和数据分析时，就像是下巴上掉下一磅火腿一样震惊不已。这些学者找到了零标地，不是零号病人。当我看着地图——基尔论文中的图 1，显示出喀麦隆楔形地区及其周围时，我看到了我熟悉的地方。其中有个村庄，我还在那里睡过觉。有条河，我乘坐机动独木舟到过上游。结果是，在我 7 年前与费伊一起穿越刚果盆地时，我们不只费力地行进在埃博拉病毒暴发的国家，也经过了距离艾滋病摇篮非常近的地方。与比阿特丽斯·哈恩谈完话后，我想我回去之后会有所启发。

96

我们乘一辆破旧但结实的丰田卡车从杜阿拉向东走，于拂晓出发，赶在人潮出现之前。我们把工具藏在了皮卡车底座的下面。莫伊塞·崔阿陆是司机，来自喀麦隆的内维尔·莫巴哈是修理工，来自刚果共和国的马克斯·莫维瑞随行，处理我们再次来到他的国家开始我计划的疯狂之行中的各种事务。我和马克斯是提前一晚从布拉柴维尔飞过去的。我们是亲密的四人组，经过一番准备后，迫切行动起来，开车驶过还未开门的商店和广告牌，到城市的东边。那里的交通已经被蓝色的柴油废气烟雾笼罩，露天市场已经开业，商品从菠萝到电话本，应有尽有。走 N3 公路，我们可以直达喀麦隆的首都雅温得，然后从那里，我们又上了另一条双车道公路。

在雅温得的一站，大概中午的时候，我遇到了奥菲尔·德罗里。他是一个叫 LAGA（最后类人猿组织）的非凡行动小组的领头人，这个组织帮助中非的政府部门实施它们的野生动物保护法。我想见德罗里，是因为我知道 LAGA 专门致力于解决为了获得丛林肉猿被杀害的问题。

我发现他是个身材瘦削的以色列移民，有着深邃机警的眼睛，留着斑驳的山羊胡子。他穿着黑色的衬衫和牛仔裤，扎着黑色马尾，戴着一只耳环，看起来像个摇滚音乐家，或至少像个嬉皮的纽约服务员。但他似乎是个严肃的人。德罗里告诉我，他18岁就来非洲冒险，在尼日利亚加入了人权工作的研究。后来他去喀麦隆做了一点关于大猩猩的报道工作（或是"游击"报道工作？），然后就成了一名富有激情、反对非法狩猎的组织者。他说，成立LAGA是因为喀麦隆的反对非法狩猎法规多年来实施非常不到位，形同虚设。现在，这个组织为调查、搜捕和逮捕非法捕猎者提供一些技术支持。为了生存而狩猎小羚羊和其他物种丰富、未受保护的生物在喀麦隆是合法的，但猿、大象、狮子和一小部分其他物种是受法律保护的，且保护的执行力度越来越大。贩卖猩猩肉和其他非法买卖野生动物产品的犯罪者最终会被逮捕，甚至服刑。德罗里给了我一篇LAGA的时讯，该时讯描述了阻止非法狩猎黑猩猩和大猩猩所做的努力，而且他提醒我，当地人因为饥饿才狩猎猩猩的说法是假的。他说，事实上，要是吃肉的话，当地人也吃小羚羊、鼠、松鼠或猴子；反之，黑猩猩的躯干部位、大象肉块、河马肉排这些昂贵但非法的美味都被城市里的上层深深需求，昂贵的价格诱惑人们去冒非法狩猎和非法运输的风险。"受保护的物种可以挣到钱，"他说，"物以稀为贵。"

德罗里的时讯提到了一次搜捕火车站里一个隐蔽仓库的经历，至少有三个贩卖者是从这个仓库提货的；仓库里有6台冰箱，其中的走私货包括一只黑猩猩掌。另一次是逮捕一个贩卖商，他的车里装了50公斤大麻和一只带着子弹伤口的黑猩猩幼崽，说明其批发贸易形式多样。如果黑猩猩的肉是用来赚钱的，那么黑猩猩的病毒也会。"如果你想到传染，"他知道我在思考病毒传播途径，说道，"别仅仅想到村庄。"在这个国家的东南角，任何一只被杀害的黑猩猩，包括SIV抗体检测呈阳性的个体，都很可能最后在雅温得落脚，在后巷被卖，或被端到一家非常不起眼的餐厅的餐桌上。

　　下午早些时候，我们离开了这座城市，再次向东前进。对面车道上驶来的是一辆辆拉木材的卡车，每车只能承载五六根巨大的树干。在这个国家人烟稀少的某个角落，古老的森林正在被砍伐。大约日落时分，我们到达了一个叫阿邦姆邦的镇子，在当地最好，也就是有自来水和灯泡的旅馆里歇脚。第二天一早，离开阿姆邦一个小时的时间，柏油路到了尽头，但木材卡车还源源不断地驶来，之后我们行驶在一条红锈色黏土的窄道上。到中午时，气温上升，展现出赤道地区的酷热，但我们还赶上了一阵小雨，小道散发出红色的蒸气。在其他地方，地面非常干燥，车辆驶过后便扬起了红色的尘土，给道路两旁的树漆上了一层血色的霜。我们到了一个警察检查点，忍受了常规却烦人的彻底搜查。内维尔沉着应对，给有影响力的熟人打了两个电话，拒绝行贿，并在一个小时之后就要回了我们的护照。我想，这家伙真行。路变得更窄了，红色小道只比拉木材的卡车宽一点点，要是一辆卡车过来，我们就得靠边，两旁的树木也更加浓密了。大约中午的时候，我们穿过了卡代河，褐绿色、流速缓慢的河水向东南迂回，让我们想起现在我们正处于刚果盆地的源头附近。我们穿过的村庄越来越小，越来越贫穷，几乎没有花园，没有牲畜，只有香蕉和芒果，或是一碗白木薯粉薯片摆放在无人问津的摊位上，除此之外几乎没有什么可出售的。有时一只山羊或一只鸡见到我们便会仓皇而逃。除了拉木材的卡车，我们还碰到了拉着碎木屑的平板卡车，然后我记起曾听说过这些卡车下面有时会藏着丛林肉，隆隆地开往雅温得和杜阿拉的黑市。[一位名叫卡尔·安曼的摄影师用照片记载过这样的伎俩。就在喀麦隆东南的一个路口，他拍下了一个司机从他的木材卡车的发动机舱里卸下黑猩猩的胳膊和腿。照片出现在戴尔·彼德森（Dale Peterson）写的一本名为《食猿记》（Eating Apes）的书中，他估算刚果盆地的人口每年大概消耗500万吨的丛林肉。许多野生肉，虽然没人知道到底有多少，但都在木材卡车上以走私的方式被运出了森林。〕除了卡车，在红土延伸出去的路上，几乎没有别的车。下午晚些时候，我们到达了约卡杜马，一个有着几千人口的小镇，名字翻译过来叫"陨落的大象"，大概是记录一次刻骨铭心的屠杀所发生的地点。

我们找到世界野生生物基金会在当地的一个办事处，里边有两位热心的喀麦隆员工，分别叫扎沙里耶·冬姆和汉森·尼吉弗提。冬姆给我看了一幅电子地图，标记着喀麦隆东南角所分布的黑猩猩窝，其中包括三个国家公园——博姆巴贝克、恩基和罗比克。黑猩猩窝很简单，就是些盘结交织的树枝搭的一个小台子，通常都是些小树杈，正好够黑猩猩舒服地睡觉。每晚每只黑猩猩都会自己做一个窝，但是妈妈会与婴儿共享一个。这些窝在使用一晚之后，几周不会动。通过数这个数量，生物学家就可以估算黑猩猩的数量。冬姆地图上的布局很清晰：公园内黑猩猩窝的密度大（因此黑猩猩密度也大），公园外黑猩猩窝的密度小，在离去往约卡杜马道路附近的区域甚至一个也没有。伐木和贩卖丛林肉是导致这种情况出现的原因。人类伐木的活动把道路、工人和枪械带到了森林深处，死亡的野生动物不断被运出去。冬姆和尼吉弗提解释说这成了一种日常的特殊交易。"多数的非法交易都是男人与男人之间的交易。"尼吉弗提说，"一个偷猎者看到你会说，我这儿有肉。"他补充道，但也有女人与男人进行交易：多数交易都是"倒买倒卖"，女人在村庄里面打扮得漂亮些，公开售卖布料、调料或其他原料，私下贩卖丛林肉。这些女人从猎人那里直接买肉，通常支付的是子弹或猎枪弹，然后卖给她能卖的任何人。商业活动具有相对流通性，这些女人多数都有手机。尼吉弗提说，把肉弄出去，有各种各样的手法。比如，可以塞到装有可可豆荚的经济作物的车里，可可豆荚是当地的一种经济作物。警察和野生动物保护者得到线索，便可以让卡车停下来，进行搜查，但这对于他们也有风险。尼吉弗提说，如果你让卡车停下来，要求卸货，但发现并没有非法禁运品，人家就可以起诉你。所以线索必须可靠。这就是奥菲尔·德罗里的关系网被证明有价值的原因。

扎卡里补充道，大部分偷猎者都来自卡科斯北部的一个部落，该部落对丛林肉情有独钟。因为婚姻或是丛林中有机会抓到黑猩猩，部落中的许多人都是从这漂流到东南部地区的。而另一方面，当地的贝科部落有反对食用猿的传统，因为他们认为猿与人类关系密切。事实上，扎卡里回忆道，与该国其他地区相比，这个地方食用猿肉要少得多，这当然不包括巴克维勒人给青春期的男孩举行启蒙仪式时会使用猿的部分躯体做象征性图腾的那部分。扎卡里的一席话让我第一次听说被称为"贝卡"（beka）的巴克维勒神秘仪式。

我们在亚卡都马转悠了两晚一天。这么长的时间足够让我走遍亚卡都马满是灰尘的街道，在人们为了吃肉而即将宰杀的可怜的穿山甲旁留影，还遇到了一名告诉我有关贝科仪式的人。这个人的名字我得略去，他写了一篇有关"贝卡"仪式的短篇报道，但是他所在的机构拒绝发表。他给了我一份复印件。他说东南地区的巴克维勒人在"贝卡"仪式上使用黑猩猩和大猩猩肉。他们尤其喜欢使用猩猩的手臂。结果，他说，"黑猩猩的数量越来越少"。大猩猩的手臂现在已经很少被用作替代品。

他的报道描述了一个典型的"贝卡"仪式过程：仪式上有数只被宰杀的羊和鸡，有乌龟的颈部（代表阳物），还有"少女"会在漫长的序曲中出席。早上4点的时候，仪式达到高潮。参加仪式的男孩用树叶遮体，有人给他喂药以保证其清醒。鼓声会持续整个晚上，直到第二天破晓之前，男孩会被带到森林里一个特殊的区域，在那里他必须独立面对两只黑猩猩。有些规则人们只需象征性地去遵守，而有些规则则需要用鲜血来遵守。"锣声会响起，"巴克维勒的一位首领告诉我，"森林里会传出大声喊叫的声音，两只黑猩猩会做出回应。"雄性黑猩猩会先出现，摸男孩的头部。几分钟之后，雌性黑猩猩会出现，人们希望男孩把这只雌性黑猩猩杀死。破晓时分，男孩会去沐浴，之后保持清醒状态直到傍晚。整个过程既缓慢又让人期待，因为傍晚时分，要用他家自制的刀对其实施割礼。"之后，我用了45天的时间来护理伤口。"一个曾接受割礼的人告诉我。但是现在他已经是男人了，不再是男孩。这份未发表的报道中还说道：

> 直到前不久，巴克维勒人一直在用黑猩猩来举行这个仪式。他们声称两只黑猩猩可以被用在多达36人的割礼中。他们会切断黑猩猩的手臂。村中的长辈会食用它。然而，到后来因为黑猩猩的稀缺，人们开始寻找大猩猩作为替代。

最近，一名盗猎者逃脱狩猎区护林员的追捕，人们找到了8只大猩猩的手臂，还有丢在袋子中的猩猩肉。这些手臂是用于即将举行的仪式的。"没有这些动物，我就没办法举办'贝卡'仪式了。"巴克维勒的首领抱怨道。

作为古老而血腥的仪式的一部分，宰杀黑猩猩并吃掉它们的手臂，可能是感染 SIV_{cpz} 的重要途径，这并不是对巴克维勒文化的屈尊俯就。回过头来，1908 年，在喀麦隆东南部一个极其贫瘠的地区，饥饿才是导致最初疾病传染的罪魁祸首。

97

再向南走 30 英里，在一个叫马巴雷雷的路口，有一个由 3 辆卡车轮胎堆得像硬币似的环岛。我们到一个小酒吧里点着煤油灯进餐，吃着抹着花生酱的熏鱼（至少我希望它是熏鱼），喝着温热的啤酒。这恰巧是卡尔·安曼在运送圆木的卡车车篷下看到藏有黑猩猩胳膊的地方，也是布兰登·基尔在描述黑猩猩感染 HIV-1 起源的文件中提到的一个地点。这个地方附近发现的黑猩猩粪便样本中存在着大量这种病毒中毒性最强的病毒。附近的某处是艾滋病流行的"零地带"。

晚饭后，我和朋友从小酒吧出来，欣赏着夜空的景色。这是星期六的晚上，但马巴雷雷路口的灯光并不是特别亮。尽管如此，我们不仅能看到北斗星、猎户座的"腰带"和南十字星座，甚至还能看到银河，它在我们的头上形成了一条由光束形成的弧线。你知道，当你在闹市区看到银河系时，你已经身处穷乡僻壤了。

两天后，在附近罗孛克国家公园总部所在的一处普通建筑里，我见到了公园的管理员，他是这个公园的主管，一个叫阿尔伯特·蒙加的男人，他有些谢顶，但很英俊，穿着一件印花衬衫和（并不搭配的）花裤子。他在办公桌前一坐就是几分钟，翻看文件，然后才注意到我。有好一会儿，他对于我提出的关于黑猩猩的问题无动于衷。办公室的空调开得很低，一切都有点凉。但是半小时后，蒙加先生热情起来，也放松下来，开始分享他收集到的数据和担忧。他告诉我，公园里类人猿（包括黑猩猩和大猩猩的总数）的数量自 2002 年开始急速下降，从约 6 300 只减少到约 2 700 只。商业偷猎者是导致类人猿数量减少的主要原因。据他说，这些捕猎者主要是穿过公园的东部边界——桑加河——来到公园的，桑加河恰巧也是喀麦隆的东南部边界。越过桑加河，是中非共和国，再向南一点，是刚果共和国，这两个国家在过去几十年里因为暴乱和战争而闻名于世。这些政治冲突把军事武器（尤其是卡拉什尼科夫步枪）带到了这个地区，极大地增加了保护动物的难度。成群装备精良的偷猎者穿过桑加河，屠杀大象以及他们能看到的任何动物，切下象牙和象肉，砍掉猿猴的脑袋和四肢，将小一点的动物整个带走，然后穿过河流逃回自己的国家。要不然他们就把赃物通过船运到下游。蒙加告诉我，"桑加河上野生动物的运输量非常大，目的地是韦索镇"。韦索镇是一个有着 2.8 万人的内河港，在刚果共和国国界一侧，是桑加河上游一个主要的贸易枢纽。不是巧合，它也是我的目的地。

　　刚出了蒙加先生的办公室，我在走廊停下，看见墙上的海报上画着血红色的插图和用法语写成的警示语 "*LA DIARRHEA ROUGE TUE!*"（红痢可以致人死亡）。第一眼看见这条警示语，我以为指的是埃博拉病毒，其实不然。指纹显示出 "*Grands Singes et VIH/SIDA*"（猿猴与艾滋病）。SIDA 是 AIDS 的法语缩略语，就像 VIH 是 HIV 的缩略语一样。这些漫画式但并不有趣的画作描述了一个在丛林中捕杀到的猿猴肉和红痢之间的联系，这样的比喻给人留下了深刻印象。这幅海报的独特性打动了我，我在海报前停留了很长时间。在世界的其他地方，你可以看到艾滋病教育宣传材料总会喊出这样的口号：使用安全的性爱方式！使用安全套！不要重复使用针管！而这幅海报传达的信息是：不要吃猿猴！

　　我们沿着一条土路继续向前行驶，路的两边是像墙一样高的绿色植物，进一步深入喀麦隆的东南边境。这个国家南部的边界是恩戈科河，恩戈科河的一条支流继续向东流，和桑加河交汇。据当地传说，恩戈科河是非洲最深的河流之一，但是如果真是这样，在河面下肯定有险峻陡峭的岩石层，因为这条河只有大约 80 码宽。中午时分，我们到达了这条河附近一个叫作莫隆杜的小镇，它是坐落在河流上面丘陵地带的一个脏脏的地方。从莫隆杜视野较好的地方放眼望去，可以清楚地看到河对岸的刚果共和国。如果是安静的夜晚，在距离河流足够近的地方，我们可以听见非法伐木者夜里砍伐时电锯发出的声音。有人告诉我，这些伐木者直接将树木砍到水里，捆扎成木筏，然后划着木筏漂流到韦索镇，那里的一个木材加工商什么问题也不问就直接付给他们现金。又是韦索镇：这里再一次成了非法贸易中心。一方面有人说，那里没有政府的管理，没有法律的限制，没有木材特许权人要维护自己的权益；另一方面，谣言四起。我们最后到达了边界地带，这里显得仍然有些荒凉和混乱。

第二天一大早，我们步行去市场，看见做生意的人把货物摆得整整齐齐：当地的花生、南瓜子和红色的棕榈果、大蒜、洋葱、树薯的块茎、车前草、大蜗牛、熏黑的鱼和肘子。我从卖肉的柜台慢慢地回来，让内维尔和马克斯去看看能买到些什么。大多数都是熏制的小羚羊，并没有光明正大地卖猿猴肉的迹象。一个卖家告诉内维尔，这个季节甚至也买不到穿山甲，果然不出我所料。像黑猩猩尸体这样有价值的东西都是在私下交易的，可能是先前的安排。这样的东西是不会在公共市场上买卖的。

从莫隆杜顺流而下，恩戈科河上喀麦隆部队的最后一个哨卡是基卡。基卡是一个以加工木材为主的小镇，有一家大型木材加工厂。这家加工厂为几百个男人和他们的家人提供工作和住宿，同时也为工厂的管理精英提供一条便于出行的脏乱的飞机跑道。河边没有现成的道路（为什么应该有这样的道路呢？河就是路嘛），所以我们又折到内陆，乘船到镇上。到了基卡，我们赶紧向警察局报备。警察局就是挨着河边的一个小棚屋，也是一个移民服务站。在警察局，一名叫恩凯曼·贾斯廷的警官醒了过来，穿上黄色 T 恤，为我和马克斯操办必需的手续：在我们的护照上盖上"sortie de Cameroon"的字样。我们要从这里离开这个国家。收取了盖章费的贾斯廷警官，成了我们的好朋友和主人，给我们提供了警察局附近的一个帐篷作为住处，还帮助我们找到了一条船。他和内维尔动身去了小镇，内维尔是个万事通。太阳落山前，他们已经租好了一艘 30 英尺长、外侧带有挡板的独木舟，能够把马克斯和我送到韦索镇。

第二天一早，我 5 点起床，整理好我的帐篷，急切地想揭开这个巨大的谜团，尽快回到刚果共和国。我们一直等到早上的大雨停下来后才出发。我们的船夫也终于来了，他是一个叫西尔万的无精打采的小伙子，穿着绿色运动服和人字拖鞋。他过来安装外侧船舷，并往外舀独木舟中的水。我们把装备放到船上，用防水布盖好以免连绵的细雨将装备淋湿。向真诚的内维尔、摩西以及贾斯汀警官告别后，我们乘船出发，正好赶上恩戈科河上的一股急流。我们一路向下游进发。当然对于我来说，这段旅程是为了证实砍伐树木的猎人的假设。我想发现 HIV-1 从源头开始的传播路径，想象传播过程中所表现出来的这种病毒的本质。

98

让我们给他一个应有的身份：他不只是受伤的猎人，而且是卡特·亨特。假设他 20 世纪第一个 10 年时生活在这里，他很有可能用树藤做成的陷阱或是其他形式的陷阱来捕获黑猩猩，然后用矛将这只黑猩猩杀死。他可能是和他的大家庭一起住在森林里的巴卡人，或者是在班图人聚居的村庄酋长"保护"下的一个农奴。但是考虑到我曾经听说过巴卡人对吃猩猩感到良心不安这样的说法，他很有可能不是巴卡人。他更有可能是班图人，也可能是灭奴或卡寇人，或者是其他居住于桑加河流域盆地上游的民族之一。或者他是参加过"贝卡"仪式的巴克维勒人。我们没有办法确定他的身份，也不知道他属于哪个民族，但是，在这个当时还是德属喀麦隆殖民地、位于偏远东南角的地方，有很多人都可能充当了这样的角色。我想那个人发现一只黑猩猩被困在他挖的陷阱里时，一定既兴奋又有点恐惧。他证明自己在其所在的小团体中是一个成功的猎人，一个养家的人，一个在他的小圈子里很有经验的人，而且他也从来没有受过伤。

当这个男人接近它的时候，被藤条缠住了手或脚的黑猩猩肯定也感到害怕，也因此变得愤怒、强壮而具有攻击性。也许这个人在杀死黑猩猩时没有受伤；如果真是那样的话，他就太幸运了。也许发生过一场激烈的搏斗，他甚至可能被黑猩猩拳打脚踢或是重重地咬伤。但是，最终还是他赢了。然后他很有可能是当场用大砍刀或是用铁刀宰杀了他的猎物（丢掉内脏，留下有价值的器官，比如心脏和肝脏）。在宰杀过程中的某个时刻，也许正当他奋力劈砍黑猩猩的胸骨或手臂的关节时，他伤到了自己。

我想象这样的景象，他在左手手背划开了一个很长的口子，一直深入拇指和食指之间的肌肉组织。在他还没看到伤口或感觉到疼痛的时候，粉红色的肉就露了出来，因为他的刀太锋利了。他的伤口立刻流出血来。几秒钟之后，他也感到了疼痛。卡特·亨特继续宰杀黑猩猩。他以前也被划伤过，但这件恼人的事并不能减少他面对战利品时的兴奋。他的血流出来，和黑猩猩的血混在一起，以至于他分不清哪些是他的血，哪些是黑猩猩的血。他胳膊肘处的血就要凝成血块了。他擦了擦手，黑猩猩的血再次缓缓流进了他的伤口，他一次次地擦拭。当时没有文字记载或理论让他了解那个动物的 SIV 抗体检测呈阳性。直到 1908 年，才出现这样的表述。

黑猩猩携带的病毒进入了他的血液，而且病毒数量相当多。病毒发现他体内的血液环境和猩猩的没有太大区别，就安营扎寨了。"太好了，我也可以在这儿生活。"它就像逆转录病毒一样，侵入宿主细胞，把 RNA 转化成 DNA 双螺旋结构，然后进一步渗透进细胞核，以 DNA 的形式嵌入宿主细胞的 DNA 基因组中。它主要的攻击目标是免疫系统的 T 细胞。T 细胞表面上的一种受体蛋白（CD4）和被宰杀的黑猩猩体内的 T 细胞上相应的蛋白质（另一种 CD4）没有太大区别。病毒附着在细胞表面并进入人体细胞，然后肆意地生长起来。这种病毒一旦进入人体细胞，就可以永久地存在，这是病毒生存的一部分功能。它能够以两种方式复制：一是通过细胞复制（每次感染的 T 细胞进行自身复制的时候，逆转录基因组也进行复制），二是通过激活它的亚基因组来产生新的病毒，随后这些病毒可以从 T 细胞中逃逸出来，在体内游荡，攻击其他细胞。现在卡特·亨特已经感染了这种病毒，而他除了手上的伤口外，感觉一切良好。

忘了盖坦·杜加斯吧。卡特·亨特才是零号病人。

或许他扛着黑猩猩的尸体或尸体的一部分兴高采烈地回到了村子——就像后来马依布2村的男孩也带感染埃博拉病毒的黑猩猩尸体回到村子一样。也许他是巴卡人，他把整个黑猩猩献给他的班图酋长。他并不想吃这只黑猩猩。如果他是一个班图人，他的家人和朋友就可以大饱口福了。或许黑猩猩对他来说是可以用来谋利的意外之财。如果赶上收获的季节，再加上一些被宰杀的小羚羊或猴子、一些能吃的野果和植物、一大块树薯，他的家人就不会挨饿了。他也可以拖着他的黑猩猩去市场，就像莫隆杜镇的那个村民一样，用来换些现钱和值钱的东西，比如换一把更好的砍刀。如果是这种情况，黑猩猩的肉会被打包零售，许多人会吃到，烤肉、熏肉、腊肉都有可能。但因为病毒通常通过血液或性传播，而无法通过胃肠道传播，所以非常有可能这些人中没有人感染上这种病毒，除非是接触生肉时手上有伤口或者有口腔溃疡。一个人可能会因为吃了很多黑猩猩肉而接触到 HIV-1 粒子，但如果这些病毒粒子和胃酸接触而不是和血液接触，它们极有可能无法立足和复制。假设 15 个顾客分享了同一只黑猩猩肉并且他们都很健康，也就是说 HIV 抗体检测呈阴性，这些人真是幸运。我们再假设，只有卡特·亨特是直接被黑猩猩感染的。

随着时间的流逝，病毒在他体内停留并复制。随着病毒在他体内迅速繁殖，他的感染伤口在前 6 个月会迅速扩大。之后由于他的身体做出早期的免疫反应，在一段时间里，病毒的复制仍然在继续，但是病情较为稳定，病毒血症减轻。卡特·亨特并没有发现身体发生的变化。然后他把病毒传染给了他的妻子，最后也传染给了和他发生性关系的其他 4 个女人。他还没有出现免疫缺陷的症状——只是还不到时候。这个强壮又有活力的家伙继续在森林里打猎。后来他当上了父亲。他喝着棕榈酒，和朋友们一起欢笑。一年之后，他在一次猎杀大象的活动中突然死亡，这比宰杀黑猩猩危险得多。他是 7 个携带长矛参加狩猎大象的男人之一，但是受伤的大象选择了他。大象把长牙插入他的腹部，瞬间把他顶倒在了地上。你还能看到打斗后象牙留在地上的洞，就好像一个沾满血的木桩被插入又拔出一样。把他从象牙下救出来的男人和为他准备葬礼的女人身上都没有伤口，所以他们都没有被感染。他的儿子出生后 HIV 抗体检测呈阴性。

卡特·亨特的遗孀又嫁人了。那个男人做过包皮手术，生殖器没有伤口，他真是幸运，没有被感染。另一个被卡特·亨特感染的女人有多个性伴侣。她也传染了一个人，这家伙是当地酋长，有两个妻子，还偶尔和村里的年轻女孩发生性关系。他把病毒传给了两个妻子和其中一个女孩。酋长的妻子对他很忠诚（如果不是偶然就是受到了条件的限制），因此没有把病毒传染给别人。被感染的女孩最终结了婚，并有了自己的丈夫。因此，病毒传染继续进行。你可能明白我要说的意思。尽管这种病毒从女性传染给男性，不如从男性传染给女性那样容易，但它的感染率也足够大。几年后，已经有一些人感染了，随后还有更多人感染，但并不太多。社会生活受到了人口数量小、缺少机会或者从某种程度上说，社会公德的限制。病毒的 R_0 值超过 1.0，病毒就会存活。在和临近村落之间的接触中，病毒传播到了第二个村庄，然后再传播到第三个村庄。但这种病毒在哪个村庄都没有迅速传播，因为没人发现大范围离奇死亡的情况。残留的病毒只是作为一种流行性低的地方性传染病在恩戈科河到桑加河上游的楔形山地一带的人们之间蔓延，那里人的寿命非常短暂，而且生活非常艰难。由于种种灾祸和苦难，人们死得很早。如果一个 HIV 抗体检测呈阳性的年轻人在一次打斗中被杀，除非血液流出来，否则没有人知道他血液的状况。如果一个年轻的女人死于当地暴发的天花，同样也不会留下什么不同寻常的迹象。

在早期的一些病例中，被感染的人可能寿命很长，出现了免疫缺陷的症状。但是森林、村庄里会有许多现成的病毒致其死亡，她的死亡也不会引起人们的注意。人们死于疟疾、结核病、肺炎或是莫名的高烧不退，这就是这里的人们生活的常态。如果这些人的免疫力足够强，可能能够恢复健康，但是却没有人注意到出现了一种新疾病。或者确实有人注意到了，但相关的报道没有被保存下来。这种疾病还是不为人知。

同时，病毒可能发生了变化，适应了新的宿主或者至少是稍微适应了一些。病毒经常突变，这是自然选择在起作用。假设病毒在人体细胞内复制能力稍有提高，就会导致人体内病毒水平升高，传播的效率也会增加。到这个阶段，它成了我们所说的 HIV-1 M 种群。它是只在喀麦隆东南部出现的一种罕见、特殊而且能够传染人类的病原体。或许十年过去了，病毒存活了下来。过去肯定发生过动物的 SIV_{cpz} 进入人体的情况（许多黑猩猩被宰杀，许多猎人受伤），这就产生了以前的病毒传播链，但是这些传播链只是在局部发生，也很短暂。来势汹汹的疫情最终总会冷却下来，但这次不是。就在疫情就要结束的时候，又一个人出现了，同样也是我们假设的，但符合事实——我给他起名为航海者。

航海者不是猎人，不是专家，也不是一个牺牲者。他有别的技能。在我的想象中，他是一个渔夫。他不像马巴雷雷的那个猎人那样住在森林的空地上，而是生活在恩戈科河沿岸的一个小渔村里。我把他想象成一个从小生活在河边的孩子，熟识水性，了解船只。他有一艘不错的独木舟，既坚固又长，是他自己用红木做的，他整日待在里面。他是一个无妻无子、富有冒险精神的年轻人。他很小的时候就离开家乡，成了一个孤儿，因为他父亲去世了，村民就开始鄙视他母亲，根据一些不幸的事和一些矛盾就怀疑他妈妈会巫术。他把这件事看作人生中抹不掉的伤痛。他也讨厌村民，欺负他们，然后寻找自己的生活之路。独居很适合他，他不是一个敏锐的巴克维勒人，从没做过包皮手术。

航海者吃鱼，事实上除了鱼、香蕉，有时吃木薯，他很少吃别的东西，也不种植或者加工这些东西，但是这些食物在卖鱼的时候很容易得到。他喜欢鱼的味道，也喜欢捕鱼，总是有足够的鱼吃。他知道在哪儿能找到鱼，怎样抓鱼，知道鱼的种类和名字。他喝河里的水，这就够了。他不酿棕榈酒，也不买酒，自给自足，生活在自己的小世界里。

他给母亲和另外两个年幼的孩子带去鱼，在我看来他虽然是个孤僻的邻居，却是一个孝顺的儿子。他母亲还是住在老村的边上。他把剩下的鱼晾在架子上，或者雨季的时候在他独居的河边帐篷里生火烤鱼。偶尔他也会进行一些长途旅行，划着小船逆流而上或者顺流而下，在村中市场上卖掉一船鱼。这样他尝到了做买卖的甜头。黄铜条或是子安贝贝壳是当时流行的通货，有时他可能也见到过马克。他买了一些铁钩和一卷鱼线，这些都是从马赛运来的。鱼线不太令人满意，吊钩还不错。一次他顺流来到了这条河和桑加河的交汇处，水流湍急，桑加河更宽，是恩戈科河的两倍。他在河上漂流了一天，真是一个令人激动的冒险经历。在河的右岸，他看到了一个村子，他知道那是韦索镇，村子很大但是名声不好；他找了一个宽阔的泊位，在被其他船只超过之前一直待在河的中游。这天晚上，他睡在河岸上，第二天返程，他已经证实自己的实力了。他非常努力地划了四天才划回上游，回到岸边（除了又在韦索镇靠岸）穿过漩涡。当他再次回到自己的小天地恩戈科河上时，他松了一口气。回到岸上的宿营地，他心中充满了自信。这很可能发生在1916年漫长的干旱时节。

还有一次，他划着船逆流而上，到了恩巴拉，莫隆杜北面几英里远的一个河边小镇。我猜，就在他要结束旅行返回时，他留在了莫隆杜，在船上和一个女人发生了关系。他的船那晚停在小镇下面一个阴凉的港湾里。

她不是第一个和航海者发生关系的人，但她和村里的其他女孩不同。她本身也是河上的一个商人，比他年长几岁，而且比他更有经验。她在恩戈科河和桑加河之间来回穿梭，用她的智慧、商品，有时是她的身体来谋生。航海者不知道她的名字，也从来没听说过。她容易与人相处，风流而且比较漂亮。他对漂亮没有过多的思考。她穿着鲜艳的棉布印花长裙，裙子是成批加工制作的，不是当地的布料。她一定也喜欢他，或者至少欣赏他的表现，因为第二天晚上她又回到船上，再次做爱，一共三次。她似乎很健康，总是开怀大笑，也很强壮。那晚，他认为自己很幸运，可以遇到她，给她留下深刻的印象，不用任何花费就可以得到别的男人花钱得到的。但他又是不幸的。他的阴茎上有一个小伤口，也就是个划痕吧，他在河里洗完澡上岸时被一个带刺的藤蔓划伤了。在这个假想的情节中，无人知晓究竟是没做包皮手术对他的感染起了关键作用，还是带刺的小伤口更具决定性。他送给了那个女人一些熏鱼，那个女人传染给了他病毒。

她并不是出于恶意或不负责任，尽管她的腋窝又肿又疼，她却不知道自己染上了病毒。

99

穿过热带雨林的河流有种非同寻常的舒缓和流畅，徜徉其中，着实令人陶醉。看着一簇簇树木如绿墙般从你身边溜走，非常惬意。若河床不是太窄，采采蝇根本注意不到有人经过，也不会从岸边飞出来烦扰你，因而没有任何不适。河岸两边如同森林的边缘，缕缕阳光倾泻下来，洒在河流上，特别美丽。而阳光却无法穿过茂密的树冠层，尤其是藤蔓相绕、四处蔓延的河岸植被，树藤从树上垂下，形成厚厚的屏障，犹如舒伯特剧院的天鹅绒窗帘，实在难以穿透。由此可以想象，森林深处或许会像海绵一样稠密。但是对于一位河流漂流者来说，这都无所谓，因为有一条河可以带你从森林中间穿过，而要想步行穿过森林的话，就算不像海绵一样稠密，走起来也不容易。水上之旅可以避开层层障碍，像飞一样穿过森林。

　　离开基卡不久，就沿着刚果河往前走，河流比较湍急。西尔很了解这条路线，他在船头指挥方向，他的助手，一位叫霍洛的巴卡人，在船尾操作小船。这条独木舟够大也够稳，我和马克斯可以坐在船舷上。河岸右侧有一个小哨所，是刚果共和国相对于喀麦隆相应部门设立在基卡的一个边防哨所。我们迅速从哨所前溜过，很幸运没有人挥旗拦截。刚果共和国的这些关卡一般会检查护照并且进行小额勒索，所以能躲则躲。后来我们又慢慢地走过几个村庄，它们之间相隔甚远，几间涂得乱七八糟的篱笆屋子聚集在一起。为了躲避雨季泛滥的洪水，屋子都搭在地势稍高的地方，屋顶用茅草覆盖，周围长着香蕉树或一两棵油棕榈树。孩子们穿着破衣服和短裤，看到我们经过都一动不动，目不转睛地瞅着我们。"到目的地还要多久？"我问西尔。他说，得看情况。正常的话会在沿途的村庄停下来，买卖些东西或搭载乘客，由此拖延时间挨到天黑，然后趁天黑逃过移民局的审查，进入韦索镇。他刚跟我解释完一会儿就停了下来，带领我们上岸，来到刚果河沿岸的一个村庄。在那儿，他递送了一块大塑料布，离开的时候还搭载了一名乘客。

　　这是我租下的船，但我并不介意。她是一名年轻的女子，带着两个包、一把伞、一个钱包和一盒饭，穿着一条橘黄色和绿色相间的裙子，裹着丝质花头巾。就算没人告诉我，我也能猜到，她是一个做买卖的女人。她叫薇薇安，住在韦索镇，很高兴能搭船回家。她面色红润，身材丰满，而且很有自信，作为一个女人独自乘船出行，还买卖大米、意大利面、食用油和其他主食品。西尔之所以带她一程，是因为她是西尔的妹妹——这个称呼或许可以按字面意思来理解，也可能她是西尔的女朋友或者表妹。除此之外，我对薇薇安没有更多的了解，只知道她是做买卖的女人，这一点可以表明她是一名有独立思想的妇女。这种妇女在村庄里少见，在城市中也不多，也表明这条河依然是经济社会流通的渠道。在很大程度上，薇薇安看上去更像是一件令人着迷的古物，虽然这样说对她可能不太公平，但她确实让我想到了一个世纪前航海家们可能遇到的那些女人。她是一个潜在的媒介。

又下雨了，马克斯、我、西尔还有薇薇安一起钻到篷布下面，缩着头望着外面，只有那个巴卡人霍洛似乎对淋雨习以为常，仍然为我们掌舵。一路上我们超过在独木舟里撒网打鱼的渔夫，经过一个有小孩驻足观望的村庄。不一会儿雨又停了，狂风渐渐平息，河面上被风吹起的波浪也恢复了平静，犹如一杯放凉了的牛奶咖啡，棕色的，很平滑。岸边的红树林蔓延到河边，我注意到有几只白鹭，像是在捉章鱼，但没见到翠鸟。下午我们到了桑加河的交汇处，岸边的地势沿着左岸不断下降，形成锥形，最后直接与河水持平。桑加河载着我们的小船左右摇摆，急转直下。我回头望着喀麦隆的东南边境越来越小，最后变成了一个即将消失的点。

伴着上游的微风，空气变得稍稍温暖了些。我们经过了一个很大的长满树木的岛屿，还见到一个站在独木舟上认真撑船的人。透过薄雾看到前面不远处有白色的建筑。它意味着砖块、白色涂料还有比村庄大的政府所在地：韦索镇。

不到半小时，我们就在韦索镇码头上岸，这里有水泥坡道和围墙。一位官员从移民局出来，一群渴望赚取小费的搬运工也在这儿等着找活儿干。我们沿着台阶上岸，再次进入刚果共和国，用法语办理入境手续，然后马克斯用林加拉语和那些连抢带夺要搬东西的搬运工沟通。西尔、霍洛和薇薇安不知何时不见了踪影。马克斯很腼腆，不像内维尔那样强势，但是做事很谨慎，也很用心，现在轮到他为我搞定一切。他沿着码头询问了一番，不一会儿就有一个好消息，有一艘客货两用的驳船第二天即将出发，前往布拉柴维尔，很远，要往下游走很多天。我希望能搭上这艘船。

我和马克斯找了家旅馆住下，第二天早上步行去了韦索镇的集市。集市主要集中在一座低矮的宝塔形红砖建筑内，离河岸只有几个街区远。宝塔很大、很古老，而且别具风格，里面是水泥地面，三层波纹金属屋顶下面是一个圆形的大厅。这座建筑至少能追溯到殖民地时期。集市的规模很大，蔓延到城市的街道上。用木架搭起来的一排排小摊位紧挨着，中间只留一条很窄的过道，拥挤不堪。不过，这里的生意很兴旺。

20世纪90年代中期，两名外籍研究人员和一名刚果共和国助手对韦索镇和周边地区的野味交易进行了一项调查。调查显示，每周都有大约12 600磅的野味在这个集市上交易。这其中全是哺乳动物，没有鱼，也没有鳄鱼，主要是小羚羊，其次是灵长类动物，大多数灵长类动物是猴子，而不是猿。在4个月的研究中，18只大猩猩和4只黑猩猩被宰杀并且出售，用卡车和独木舟运送到这里。作为刚果共和国北部最大的城镇，这里看不到任何肉牛，方圆数英里内森林里的动物几乎被杀光吃绝。

我和马克斯在集市的过道里左右探听，绕着泥坑往前走，躲着稍低的金属顶棚，像我们之前在莫隆杜那样四处浏览。因为这是韦索镇，各种各样的商品应有尽有：五颜六色的布匹、运动包袋、床单、煤油灯、非洲芭比娃娃、假发、DVD光盘、手电筒、雨伞、保温瓶、散装花生酱、粉状米糊、袋装蘑菇、干虾、森林里的野果、鲜炒带馅煎饼、清汤块、舀盐、肥皂块、药品、豆类、菠萝、安全别针，还有土豆。一个柜台上，一名妇女正用柴刀砍死一条鲇鱼。就在她对面，另一名妇女正在招呼买主挑选猴子肉。卖猴子肉的是一名高大魁梧的中年妇女，头发梳成一排排辫子，穿着一条佩斯利裙子，身前扎着一块棕色的屠夫围裙。她热情大方，说话直爽，很自豪地把一只熏制猴子甩在我面前，说出价钱。这只猴子脸很小，已经扭曲，眼睛紧闭着，嘴唇也早已熏干咧开，露出牙齿，像是死亡的笑容。切开猴子的腹部，展开放平后大小和形状跟一个轮毂罩差不多。"6 000法郎。"她说，怕我挑剔，又扔过来一只和第一只并排着供我选择，这只也是6 000法郎。她说的法郎是中非地区流通的一种软货币，她要的6 000法郎相当于13美元，价格可以商量，不过我没要。她还有 1 只熏制豪猪、5 只羚羊、1 只类人猿，这只类人猿是刚宰杀的，毛上还有光泽，我能辨认出这是一只相当大的斑鼻猴。马克斯说，这种猿猴是高级货，会卖得很快。在附近，由红河猪做成的熏猪肉每公斤标价 3 000 法郎。所有这些动物都可以合法猎杀（当然不能用陷阱），也可以在刚果共和国公开买卖，反正根本看不出是猿猴。在韦索镇，就算你要黑猩猩肉或大猩猩肉，也能为你弄到，完全没问题，但是你要私下里安排交易。

我们搭驳船向下游去的行程出了点儿麻烦，需要推迟，因此四天之后，我和马克斯又回到了这里，又到集市闲逛，还是从宝塔中穿过，钻进夹在摊位间狭窄的过道。过道两旁的摊位上堆满了鲇鱼、猴子肉、羚羊头，有熏制的，也有新鲜的。这次我看到一个独轮车上堆满了小鳄鱼，还看见一条鳄鱼被劈成了两半，放在木板上。我发现，在这个如迷宫般的集市上，不管你在哪儿都能找到卖肉的摊位，循着那个有节奏的"咔嚓咔嚓"的砍刀声就可以。后来我们又来到了棕色围裙妇女的摊位前，她还记得我。"你又回来了，"她用法语说，"为什么不买点东西？"这次她扔给我一只小羚羊，这架势更像是挑战，不像是在卖货："你到底是来买东西的，还是来窥察什么的？""我喜欢吃鸡肉，"我吞吞吐吐地说，"熏鱼也行"。对白种男人的胆怯，她并不吃惊，只是笑着耸了耸肩。然后，我孤注一掷，问她："不过，你要是有黑猩猩……"她没有理我。

"或者大象。"马克斯补充道。现在，她不置可否地笑了笑，然后转身招呼她真正的顾客了。

100

我推测，韦索镇当地的观念和市场给航海者带来了诱惑，促使他走上了这条路。怀揣野猫思想，野猫之旅由此启程。他没打算走很远，仅仅向下游走一段再回来（他本打算回来，但是生活总是别开生面的）就已经算是野心勃勃、敢于冒险的了。但是潜在观念萌发之前，就出现了令人眼花缭乱的"尖牙"偶发事件。如果在韦索镇的经历算是拽了他一把的话，那么"尖牙"就是真正推了他一把。

　　他出发绝不是为了寻找象牙，一切纯属偶然。一天，他在恩戈科河上游和刚果河支流汇合处撒网，那不是雨季，不过离雨季也不远了，是3月初。河水水位很低，流得很慢，河水也很温暖，这也是为什么他觉得河流交汇处可能会有鱼。但事实上鱼并不多，他收获甚微，付出的努力没有得到应有的回报。所以他打算下午去陆地上看看，顺着这条支流往森林里摸索，希望能找到几个水塘，水塘里可能有小鱼，而且比较好抓。他自己开路，沿着泥泞的河岸往前走了将近半英里，钻过满是荆棘的树丛，跨过交错缠绕的树根，找到几个水塘，但是都没有鱼。他虽然很沮丧，但却在意料之中。他停下来喘了口气，用手捧了一口水喝，皱着眉头望着前方，琢磨着要不要继续往前走。就在这时，他突然发现河底有一个很大的灰色小丘，大约40码高，谁看了都会觉得那是一个花岗岩巨石，但是在刚果共和国北部和喀麦隆东南部根本不会出现花岗岩巨石，而且这个航海者也从来没见过。他立刻反应过来：这是一头大象。他的心跳到了嗓子眼，第一反应就是逃跑。

　　但是他没逃跑，而是死盯着那里，腿一动没动，心里却在犹豫。不知道为什么，他感觉到某个地方暗藏危险，但不在他这儿。然后他发现哪里出了问题——大象是倒下的，而且不是睡觉的姿势。它的脸栽到泥里，鼻子撇到一边，屁股朝上倾斜着。他蹑手蹑脚地靠近，看到了大象的肚子，还注意到靠下的那侧有些紫红色的洞，其中一个洞里露出了一支巴卡矛。他或许可以想象这只野兽左肩朝下、同一侧前腿难以维持平衡、颤颤巍巍跪倒下去的悲惨场景。那时他已经爬到离大象不足10码的地方，他知道它死了。

这是一头中年雄象，象牙很好。它孤独地死在了河底，只等着慢慢腐烂。很快航海者就推断出，这头象很可能是被一群巴卡人杀死的——但并没有完全杀死，只是有些致命伤。它迅速跑开，而且成功逃脱了。为了摆脱那些人，可能还杀死了一两个围攻它的人，然后其他人就不敢再追了。或许这一幕发生在河流以北，这只受伤的大象不顾一切地游了过来。但是如果巴卡人寻着踪迹追过来，一会儿出现在这里——这就对他不好了。如果看到他拿着他们代价不菲的战利品，那些俾格米人可能会用矛在他身上戳满紫色的洞。所以动作要麻利，他用大刀朝着大象的头猛砍，砍断肉和软骨，打开丑陋的胃，它看起来不再像大象，而是像别的什么东西，一个爆炸了的怪物。不到半小时，他就把两根象牙扭了下来。那两根象牙最终在撕裂声中宣告投降，和下巴上其他的牙一样。

他把象牙根上的肉削了下去，用泥沙搓了搓，在小河里洗干净。他用手握着这两根象牙，每根都显得那么大，大约有 15 公斤，足够了！他从来没拥有过这么大一笔财富。他一次只能拿起一根，他轮番检查两根象牙，手顺着光滑的白色曲线，缓缓滑到牙尖。然后他抱起两根象牙，跌跌撞撞地朝他的独木舟奔去，连滚带爬穿过树藤，到独木舟上把象牙和他抓到的几条鱼一起放在船底。他迅速解开缆绳，顺流而下。转过一个弯后，他轻松多了，心跳也恢复了正常。

刚才发生了什么？他被一笔财富绊了个跟头，然后卷起宝贝跑了，就是这样。确实是这样，现在该怎么办？

回到宿营地，航海者迅速把象牙藏到了一个隐蔽的地方，用树枝和树叶盖上，旁边还有一棵倒下的树。第一天半夜，他醒了，突然意识到那个地方不安全，这样做很愚蠢，然后辗转反侧了一夜。第二天早上，他把煤、余烬和煤灰从烧篝火的地方收走——烧篝火是他们多年以来的习俗，在这个地方挖了个坑。他用大刀砍开干裂的地面，把刀反复插进下面的泥土里，一会就挖出了一个四英尺、又深又窄的槽。为了保护象牙，他用树叶把它们包了起来，放在槽的底部，然后埋上土，仔细平整地面，再把刚才那些煤灰铺上，换上烧焦的原木，重新点燃。现在他的宝贝可算安全了，或许短时间内是，他能好好想想接下来该怎么办了。

这个问题没有简单的答案，有机会，但是也有风险。他不是专门捕象的猎手，所有认识他的人都知道这一点，他不应该有象牙。如果他把象牙带回莫隆杜法国的代理销售商那里，他们对象牙倒是垂涎欲滴，顶着各种强制和威胁，不顾一切地掠取象牙，不过这样象牙很容易就会被没收，甚至会受到惩罚。通过其他途径，可能会有人试图把象牙偷走，或者在交易中欺骗他，大大贬低象牙的实际价值。他把这些场景在脑子里过了一遍。他不是一个狡猾的人，但他很强壮、很固执。

6个月过去了，他还是过着以前的生活：在河里打鱼，在他的帐篷里烤鱼，一个人生活，偶尔去恩巴莱或者莫隆杜做点儿小生意。在莫隆杜有一个商人，不是班图人，也不是代理商，而是与外界有联系的葡萄牙混血人。他出了名的聪明，大家都知道他私底下买卖象肉和象牙。一天，在买卖鱼、盐和当地小吃的时候，航海者向这个商人打听了象牙的价格。商人狡猾地看着他，给了个价，价格似乎挺高，但不是特别高。航海者的脸上似乎露出了些许失望的神色，不过也没再说什么。

两晚过后，航海者从上游回来，发现他的帐篷被人拆了。那个葡萄牙混血商人跟别人说了，有人直接来抢他。

他的小屋被拆得散了架，连烘烤架也给拆了。他那丁点儿财产、一条二手渔网、几个锡罐、一把露营用的刀子、一件汗衫、一块椰树垫，还有一些乱七八糟的东西，都被散乱地撒在地上，一片狼藉。他的小锡罐也被砸开了，里面的鱼饵和烟叶也被倒了出来。烤鱼也扔到了地上，还故意被踩得粉碎。地上也给挖开了——倒下的木头旁，小屋的地面上，还有其他几处。他们断断续续地四处乱翻，还有些不耐烦。航海者的篝火也被扬得满地都是，把木炭和煤灰踢到了一边。他看到这儿的时候屏住了呼吸，但是煤灰下面的土并没有动，他们没有找到想要的东西。

因此，他打算投向韦索镇。那天夜里，他手拿弯刀，坐在微弱的火堆旁，在他被毁坏的帐篷里等了一夜。黎明时分，他挖出象牙，还用那些叶子包着，带着土。他来不及停下来把玩这极其难得的宝贝，就把它放到了独木舟上。他用烤鱼和熏鱼把象牙盖上，他有很多烤鱼，熏鱼不多。然后再用一捆捆整齐扎好的树叶把鱼盖上，和去市场上没有两样。那些树叶拿来包东西确实有用，不过用处太小，不过作为一个可怜的乡下人的作品，这算是值得称道的了。叶子上面还放了一个垫子。他把小船往河里一推，撑起船桨，摇摇晃晃朝下游的恩戈科划去，把莫隆杜甩在后面。他平稳地划了好几个小时，到了桑加，从那里顺流而下，继续前行，直奔韦索镇。

在离小镇半英里的地方，他遇到了一个漩涡，于是就把船拉上岸，躲进附近的森林里。这里没有可供停靠的河岸，没有路，没有帐篷，没有一点人的踪迹，这非常好。第二天，他把独木舟藏到茂盛的树枝下，然后独自在丛林中向西北开路，直到进入韦索镇。他跟着其他人径直走进市场。他从来没有见过这么多人聚集在一起，一走进人群，他的心就怦怦地跳，就像那次他遇到那头死大象一样。但是没人伤害他，甚至没人多看他一眼，尽管他的衣服很寒酸，还拿着一把弯刀。他看见其他人也穿着脏衣服，也有几个人拿着刀，他就放松多了。

市场安置在一个金属屋顶的圆形建筑里，十分奇妙。在这里可以买肉，买鱼，买各色的衣服，买干木薯、蔬菜、渔网，还有各种他从没有见过的东西。航海者身无分文，没有法郎，没有黄铜条，但是他在这些商品中间闲逛，就像要买什么似的。他很喜欢那些小羚羊和猴子，他捡起一只猩猩爪。卖东西的女人仔细瞅了他一眼，他又把那只猩猩爪放了回去。这里的人说林加拉语，他和一个卖鱼的人搭了几句话。航海者比在莫隆杜时要谨慎。"我有一些熏鱼，你要吗？"他问道。"看看再说。"男人说道。航海者注意到附近的另一个人，在厚木桌后面，桌子上摆着大块象肉，熏制的，灰色，卖象肉的人可能也买卖象牙。航海者记住了那个男人的长相，并没有跟他说话。明天再说。

他从镇上出来，向森林走去，对自己明智的初步探路之举非常满意。当他穿过灌木丛回到河边的藏身之地时，看到砍下来的树枝被扔到了一边，有人动过他的船，这让他非常恐惧。他既恐惧又生气，恨他自己太愚蠢，恨这个世界，尤其是那个觊觎他象牙的人。航海者举起大刀，跑上前去，还没等那人转过身来，就像劈椰子一样朝那人的脑袋劈了下去。这一刀下去发出令人作呕的死亡的声音，那人僵直着应声而落，脑壳中露出了粉色的脑浆，血从中喷涌而出，不过流了一会儿就不流了。

航海者到韦索镇的第一天还没有到下午，就杀了人。这是个什么样的鬼地方啊？

他把杀死的那个人翻过来时又大吃一惊。这不是一个男人，而是一个男孩。他有着光滑的皮肤，带着婴儿肥的脸蛋，尖尖的下巴，还没有到步入社会的年龄。航海者被他的身高愚弄了，他杀了一个高大的年轻人，一个瘦瘦的敢俯身看他的独木舟的男孩，一个从小镇上来的男孩，他的亲戚一定会很想他。这可不妙。

航海者站了一会儿，既疲惫又痛苦，考虑着自己的处境。他又迅速行动起来。他把男孩的身体拖到河里，扔进浅水区。他又跌跌撞撞地把男孩的尸体推离岸边，推进湍急的水流中，放开手，看着尸体顺着水流漂远。尸体漂在水中很浅的地方，但是确实漂走了。他回到原来的岸边，跳到独木舟上，确认那两根象牙还在那里。他抓住每根象牙的上部，是的，一根象牙、两根象牙。他拨开包在上面的树叶看了看，是，象牙，两根象牙。他把小船拖到水里，爬上去，开始向下游划去。划出不到50码的距离，他就遇到了男孩的尸体。他划船经过男孩的尸体，没有回头向韦索镇的方向再看一眼。

现在他像脱缰的野马一直往前划，再没回过头。他一直向下游划了三个星期，或者四个星期；他没有数天数。他有独木舟、象牙、弯刀、鱼线、鱼钩和一点点其他东西。他最直接的愿望就是活着，活一天算一天。他的驱动力就是希望通过卖掉象牙获得一些生活上的补偿。在前进的路上，他继续捕鱼，用鱼线钓，除非在晚上，否则他很少停下来。他吃抓到的东西，把烘干的鱼和熏鱼保存起来以备不时之需。每天早上天大亮前，他就又回到水上。他又经过了另一个小镇，把独木舟划到离村庄较远的河岸另一边，避免惊动村里人，划过一段穿过沼泽地的河段，缓慢地蜿蜒前行。他知道自己大概在往南走。一路上还有很多冒险、灾难和死里逃生的考验。这些，你和我都能想象到。路上他遇到了一群乘木筏前行的男人，正沿着河流向下游漂流。这些男人买了他的鱼，还警告他要小心在桑加的河口处控制着贸易和道路的专横跋扈的布班基人。他不知道桑加的入口到底意味着什么；他以为那是一条永不停息的河，有鳄鱼在那里伏击。他也经历了这样令人厌恶的时刻，但是那天早上他很幸运，他打败了鳄鱼。这个动物很脏，但是不大，大概 6 英尺长，胆大妄为，愚蠢至极，居然敢攻击人类，航海者已经报仇了。接下来的 6 天，他一直在吃鳄鱼的腹部和尾巴上的肉。他从没吃过鸡肉，所以他感觉鳄鱼肉和鱼肉的味道一样。他把切下来的鳄鱼头放在一个有矛蚁的木桩上。这些矛蚁一下午就把上面的肉吃得干干净净。现在他把被矛蚁啃干净的鳄鱼的头骨放在独木舟的其他货物上面，头骨露出的牙齿白得发亮，就像图腾一样。他到达了桑加河的入口，晚上在河中间划，白天躲在船上，试图躲避布班基人。但是他不可能时时刻刻和他的宝贝待在一起。一次他去莫北树下采果子，他的船就有一小会儿没人看管。回来时他和一个布班基男人出现了对峙的状态，跟他发现那个高个男孩的时候一样。这个布班基男人让他非常生气：他正在朝他的独木舟里看；跟那个高个男孩的情况不同的是，这个男人听到了他的脚步声，转过身来。

男人两鬓灰白，左眼是奶蓝色的，右眼正常。他很老，但身体看起来依然很强壮，依然可以对他构成威胁。他拿了一把铁制的小刀，不是大刀，脖子上挂着兽皮做成的一个口袋。他看起来像个占星家或巫师。他打开了航海者包着象牙的包裹。航海者知道河上还有很多布班基人，没准儿就在附近，可以听到这儿的动静。航海者感到陷入了困境。他记起他拿大刀砍向男孩的头时那令人作呕的声音。他很快决定要做铤而走险的妥协。他用林加拉语跟蓝眼睛男人交谈，但也不确定布班基人能不能听懂这种语言。

航海者说："我给你一根象牙。"

没有回应。

"我给你一根象牙。"他重复了一遍，说得十分清楚，"你拿给你的首领，或者，你也可以不拿给他。"

他等着，给蓝眼睛的男人留了一些思考的时间。

"一根象牙，"他举起了一根手指说道，"否则我就会跟你决斗。如果你敢拿走两根象牙，我就杀了你。"

似乎耽搁了很长时间。他开始希望自己不如早点劈了他的脑壳，至少这样试一试，管他有什么结果。蓝眼睛的男人回到了航海者的小船内。他来回翻着小船上的东西，拔掉包着象牙上的树叶，抽出一根象牙。他抚摸着光滑冰凉的象牙，认真地查看着，很是满意。航海者看着他，希望他赶紧离开。但是，这个男人没有走，又弯下了腰。他捡起一条熏鱼。他回过头张着嘴，用一种无耻、茫然又蔑视的表情看着他。蓝色的眼睛抽动了一下，也可能是眨了一下。他拿着象牙和熏鱼，离开了。

那晚，航海者穿过布班基人的领地继续前进，划船经过桑加入口布班基人生活的大村庄。在那儿，这条河流和一条大到超出人们想象的大河交汇了。这条河就是刚果河。白天的时候，当他看到水道纵横交错、岛屿星罗棋布和湍急的水流时，感到十分震惊。看起来像许多河流在一起，而不是一条河。现在他比以往任何时候划得都更加努力，也更加小心，谨慎对待可能把小船冲到一边的急流或者可能把小船吸入河底的漩涡。他和其他小船保持距离。在看到木筏上有人时，他就在不远处划，让对方可以听到自己叫卖鱼的声音，并等待对方的回复。有一次他遇到了一艘汽船，就像一个有动力推动在沿河上行的大房子，里面的发动机发出笨拙的击打声，还有甲板上站着的乘客和摆放成一捆捆的货物。那是一幕奇怪的景象。但是航海者还看到了其他奇怪的场景——一个男孩流出的脑浆、韦索镇的集市、一个蓝眼睛的布班基酋长——到现在为止，他已经对惊讶习以为常了。他看到船夫是个白人。航海者紧紧靠着另一岸边前行。

这条河一直向南流。他进入了缇欧人的领地。航海者听说，这是一个比布班基人温顺的民族——他们渴望做生意，但不想要垄断。因为这儿的河流非常广阔，可能缇欧人要更谦逊。没有人可以想象到自己独占这样一条河，甚至是一个部落也不敢这么想。在这里，航海者看到许多船。这是一个新世界。许多独木舟，还多了几条蒸汽船，人们从一条船到另一条船吆喝着做买卖。像迷宫一样的河道、密集的交通加上离韦索镇越来越远，给了他一种混乱感、安全感和无人知晓的感觉。这让他敢在白天前进，在广阔的水域里，这是非常幸运的事儿。他把鲜鱼卖给缇欧的船夫，并用鱼换木薯粉。他跟船夫聊道，"我是从上游非常远的地方来的"。但他并没有说是哪条河，也没有提象牙的事儿。他变聪明了，不告诉别人很多。他累了。

在生存下去的愿望与实现经历这些麻烦后得到应有报酬的梦想之间，他有了中间一层的目标。他的目的地是一个叫布拉柴维尔的地方。那是一个大镇子，在河的下游，还有几天的航程。这个镇子在河的右岸，在一个大水塘的旁边。他看到后就知道了——别人是这样告诉他的。另一个大的镇子位于河岸的左边，穿过这个水塘，但它属于比利时人。他问道："谁是比利时人？他们是像布班基的部落吗？"是的，他早就听到了，他们比布班基人还坏，布拉柴维尔是卖鱼和其他东西的一个好去处。

因此，航海者到了这儿。他转了最后一圈，来到一个看起来长和宽一样长的大水塘面前。按照别人的建议，他从河中一座岛屿的右边划过，在右岸看到了白色的建筑物。其中一些建筑物比韦索的圆形市场大厅还要高，相当于普通房子的两倍。他把船划向这些白色建筑。走近后，他让自己离岸边有一点距离，继续在河上漂着，观察着，直到他远离那些码头、大船和喧闹的工人，然后才把独木舟停泊在岸上一个安静点的地方。有几个孩子注视着他的举动，孩子们都这样，但是其他人没有注意到他。人们都很忙，没人注意到一个年富力强的巴克维勒人来到了岸上，穿着破烂的衣服，拿着鳄鱼头骨、一根极好的象牙，还有半船腐烂的鱼。

他从水里走出来，站在那儿，没人跟他打招呼。没有人知道他干过什么，人们对他一无所知。

航海者走进了小镇，在第一天下午卖掉了象牙，得到了120个黄铜条。他觉得卖了个好价钱，但不知怎么又感到有一点虎头蛇尾和不满足。由于买象牙的人一时心血来潮，他的鳄鱼头骨又卖了10个黄铜条。他买了一些棕榈酒，喝醉了，后来发现自己并不喜欢这种酒，就再也没喝过。他把剩下的钱攒了起来，或者说留了出来，要以多种方式慢慢地花这些钱，直到花完。他已经到了目的地。

他在波多波多找到了住处。这是市中心东部的一个社区，有很多来自上游的人，他还在水滩找到了工作。他交了朋友，定居下来。城市的生活很适合他。他变成一个生活多姿多彩、自信的人，他独特的渔民经历让人着迷，因为他总有故事可以讲给别人听。没有人把他看作女巫生的怪胎，没有人会想到他曾是一个孤僻乖戾的年轻人。没有人知道他真实的姓名，因为他早就取了一个新的名字。另一件没人知道，甚至他自己也不知道的事，就是他把一种新元素、一种新情况带到了布拉柴维尔：一种病毒，在他血液中流淌的一种病毒。更具体地说：他带来了 HIV-1 M 组病毒。

七八年或者九年后，在生命要走到尽头的时候，航海者会把自己的一些故事告诉朋友、熟人和一些和他有短暂或者长期关系的女人：关于那只死了的大象，有一半葡萄牙血统的商人，那个高个儿男孩，那条鳄鱼和长着蓝眼睛的布班基人。在他的讲述中，高个儿男孩被改称为成年人，那只鳄鱼特别大，就像是河中怪兽。没有人会质疑他的话。他们知道他顺流而下肯定经历过各种危险。鳄鱼头骨已不在这儿，不能证明他的谎言。这些年来，他和 13 个女人睡过觉，在某种程度上她们都是自由的女性。其中一名年轻的缇欧女孩，最近刚从上游到达布拉柴维尔。她发现她爱航海者胜过她对自由的热爱，最后成了航海者的妻子。最终，他把病毒传染给了她。他还传染给另一个人，一个住在小镇西部巴刚果社区一间小屋子的一个妓女。在他妻子怀孕的时候，他断断续续地到她那儿去过几次。其他 11 个女人只和他有过短暂的性关系，很幸运。她们的 HIV 抗体检测都呈阴性。航海者的一生 R_0 值从此精确到 2.0。人们很喜欢他，当他发病时都为他感到遗憾。

那个巴刚果的女朋友活泼、可爱、雄心勃勃，希望拓宽眼界。因此，她穿过大水塘到达利奥波德维尔。她在那里获得了职业上的成功，虽然持续的时间并不长。

101

如果病毒在 1920 年左右到了利奥波德维尔，那就在发现 HIV 序列 ZR59 和 DRC60 的最早记录中间有 40 年的间隔。在这中间发生了什么呢？我们不得而知，但通过已有的证据，我们可以对可能的情况做一个粗略的描述。

　　这种病毒潜藏在城市中，在独立个体身上复制，通过性接触在人和人之间传播，也可能是通过重复使用针管和注射器来治疗众所周知的疾病，如锥虫病时而传播了这种病毒（下面对这种可能性进行了更多的探讨）。不管病毒传播的方式是什么，我们可以假设大多数或所有感染 HIV 的人发生了免疫缺陷，最终导致了这些人的死亡。还有一些感染了 HIV 的病人，但是在病程的早期就因为其他原因去世了。但是这种病毒并没有引起人们足够的关注，且并未将其当作一种新的疾病来对待。

　　病毒可能在布拉柴维尔缓慢地增殖，但同时伴随着性观念和治疗性注射方式的改变，它很可能在喀麦隆东南部的小村庄里或者桑加盆地北部的某个地方存在了很长时间。

　　不管它在曾在哪儿生存过，可以肯定的是，这种病毒在利奥波德维尔不断变异。ZR59 和 DRC60 之间的巨大差别透露了这些信息。这种病毒在不断进化。

　　研究 HIV-1 的进化历史并不是没有任何意义的做法。关键是要理解病毒当中的一支（M 组）是如何在人群当中广泛传播、如此致命的。对这一过程的理解，反过来也会引导我们采取更有效的措施，如接种疫苗或者改善治疗方法来控制艾滋病造成的伤害。这就是科学家们，如：比阿特丽斯·哈恩、迈克尔·伍罗贝和同事们探索 HIV-1、HIV-2 和其他 SIVs 分子动物种类史的原因。他们提出的一个论题是：病毒是在黑猩猩感染人类之前还是之后变成恶性病毒的？更直白地说：是 SIV_{cpz} 导致了黑猩猩的死亡还是只是无心之失。找到这个问题的答案可以揭示出一些有关人体是如何对 HIV-1 做出反应的重要信息。

　　在发现 SIV_{cpz} 一段时间后，人们普遍认为它不会对黑猩猩造成伤害，这种由来已久的病毒传播可能曾经引起黑猩猩的发病症状，但是现在已经没有了。这样的看法确实有事实为证：在早期的艾滋病研究中，科学家使用实验室方法使捉到的 100 多只黑猩猩感染了 HIV-1 病毒，但没有一只黑猩猩出现免疫系统受到损害的症状。使用实验室方法感染了 HIV-1 的一只黑猩猩确实染上了艾滋病（使用实验室方法感染了 3 种不同的 HIV-1 菌株 10 年后），这个案例引起了极大的关注。有科学家在《病毒学杂志》上用 6 页篇幅发表了一篇相关的论文。研究人员暗示这是个好消息，因为这为证明黑猩猩确实可以为研究人类 HIV 相关的实验模型带来希望（也就是说，找到一种可以和人类相似的实验受试）。甚至有一份基于对荷兰捕捉到的动物的基因分析报告显示：早在 200 万年前，黑猩猩就已经在"类似艾滋病的感染中存活下来"。他们摆脱了那段经历。根据这个想法，这些动物因为某种生活经历而感染了这种病毒，其体内基因的适应使得它们可以抵御病毒的影响。即使它们身上现在仍然携带这种病毒，但很显然不会发病。再重复一次，这个想法是建立在对捉到的黑猩猩的分析之上的。至于携带 SIV 病毒的野生黑猩猩，没人知道它们是否会出现免疫系统缺陷的症状，这是一个很难研究的课题。

这些推测和假想与其他灵长类动物病毒变体的现有信息一致。SIV 有多种变体，分布非常广泛，而且有发现证实，在非洲 40 多种猴子和猿中，SIV 是一种会自然发生的传染病。（但这似乎是非洲大陆特有的现象。尽管一些亚洲灵长类动物被捉到时已感染了这种病毒，但亚洲或者南非的野生猴子中并没有发现这种病毒。）非洲大多数携带 SIV 的类人猿是猴子。每一种猴子携带不同种类型的 SIV 病毒，比如 SIV_{gsn} 存在于体型较大的白鼻长尾猴中，SIV_{ver} 存在于绿长尾猴中；SIV_{rcm} 存在于红冠白尾猴中，如此种种。根据现有的证据，似乎没有 SIVs 在其自然宿主中引发免疫缺陷。进化关系非常接近的两种猴子，如尔氏长尾猴和太阳尾猴都属于长尾猴属，它们携带的 SIVs 也非常相近。这些分类的标准加上没有出现并发症使得研究者怀疑非洲的猴子们已经携带了 SIV 病毒很长时间，可能是几百万年。这么长的时间使得这种病毒发生分化，也会使每种病毒和其宿主之间相互适应。

分为两步的这种假设也适用于黑猩猩，它们携带的病毒 SIV_{cpz} 是：（1）由来已久的病毒感染，（2）不会造成任何危害。但是对于黑猩猩来说，那些假设的说服力并不强。新的证据和分析正好能够印证这个假设，结果发现假设涉及的两个方面都是错误的。

第一个前提是 SIV_{cpz} 已经在黑猩猩身上潜伏了很长时间。2003 年，这个前提看起来有点儿站不住脚了。那时，另一支研究队（由诺丁汉大学的保罗·夏普和伊丽莎白·拜莱斯，还有比阿特丽斯·哈恩和玛蒂娜·佩特斯）注意到 SIV_{cpz} 好像是一种混合型病毒。诺丁汉大学的这个团队通过比较 SIV_{cpz} 基因组和其他几种猴子 SIVs 的基因组，得出了这个结论。他们发现黑猩猩病毒的基因组中一个很重要的部分与 SIV_{rcm} 一个部分非常匹配。黑猩猩病毒的基因组中另一个重要的部分与 SIV_{gsn} 基因组的一个部分非常匹配。简而言之，黑猩猩病毒包含来自红冠白尾猴病毒的遗传物质，以及来自大白鼻长尾猴病毒的遗传物质。这是如何发生的呢？通过重组，也就是基因混合。感染了这两种猴子病毒的黑猩猩肯定是充当了两种病毒交换的混合体。这是什么时候发生的呢？可能仅仅是在几百年前，而不是几千年或几万年前。

一种黑猩猩是如何感染两种猴子病毒的呢？假设是通过捕食发生的，或者是通过捕食环境（染上了一种病毒）与性传播（染上了另外一种病毒）的综合作用，后来由于偶然的机会，病毒在复制的过程中，一种病毒和另外一种病毒进行了重排。黑猩猩是杂食动物，偶尔也喜欢吃肉。它们能够杀死猴子，把它们撕成碎片并争食，分享猴子的肉或者关节，然后直接生吃带着血丝的猴肉。这种情况并不是经常发生，只是在对肉的渴望和机遇同时出现的时候才会如此。这样的"捕食盛会"有时肯定会出现血液与血液的接触。即使没有使用弯刀，黑猩猩也会在爪子上或者嘴上留下一些伤口。血腥的肉加上伤口就会出现感染。诺丁汉大学的研究团队指的是另一个版本的有关"受伤的猎人"的假说，只是在这种情况下，这里受伤的猎人是黑猩猩。

102

所以 SIV_{cpz} 的出现是最近的事，这种病毒和黑猩猩的联系时间并不长。现在，根据 2009 年发表的一项研究，两步假设的第二部分遭到了质疑。这种病毒在黑猩猩宿主体内并不是人们以前估计的那样一点伤害都没有。简·古道尔在贡贝研究黑猩猩种群。这些黑猩猩闻名世界，深受人们的喜爱，这项研究中得出的证据表明 SIV_{cpz} 导致类人猿患上了艾滋病。

我已经提到过，第一例 SIV 抗体检测呈阳性的野生黑猩猩出现在贡贝。我以前没有说，但现在要在这里说的是，贡贝黑猩猩 SIV 抗体检测呈阳性的情况和其健康状况下降及幼年夭折密切相关。这还是比阿特丽斯·哈恩和她的团队取得的发现。

在捕捉到的黑猩猩体内发现 SIV_{cpz} 后，哈恩还想在野外寻找这种病毒。但是她和她率领的由年轻分子生物学家组成的团队对在非洲森林里采集黑猩猩样本了解甚少。你该做什么，难道是走出去，射杀一只？还是用氯胺酮将猿猴麻醉，采集血样，把它弄醒然后放走？（我们在刚果共和国的莫巴·贝湿地群监视大猩猩的 8 天里，卡雷什一直是这么做的。但是这对于人们研究较多且非常熟悉黑猩猩群体的做法有很大差异。）"天哪，不！"经常进行实地研究的灵长类动物学家说道，"天哪，不！"他们这个团队为这种对他们那敏感而又对人充满信任的研究对象的侵入行为感到非常震惊。这对哈恩来说是一个全新的领域，这个领域有一系列新的关注对象和方法，对此她很快就适应了。在一个汇集了众多灵长类动物研究人员和病毒学家的科技研讨会上，她遇到了哈佛大学的理查德·兰厄姆（Richard Wrangham），他因在行为生态学和猿猴进化方面的研究成果而受到人们的尊重。兰厄姆在乌干达西部的基巴莱国家公园率领科研人员对黑猩猩进行了多年研究。在这之前的 40 多年里，他在贡贝进行博士项目的实地研究工作。他对哈恩想在野外排查黑猩猩身上是否带有病毒的想法非常支持。哈恩回忆道："最终就是兰厄姆说服简，我们能够在一起工作。"但是在贡贝开展这项工作之前，他们观察了兰厄姆在基巴莱的研究基地的黑猩猩。兰厄姆一个叫马丁·马勒的毕业生为这项研究提供了至关重要的帮助。1998年，他收集了黑猩猩的尿液样本，研究睾酮、进攻性和压力之间的关系。在哈恩实验室工作的马里奥·圣地亚哥发明了在几毫升尿液中检测 SIV_{cpz} 抗体所需的工具，同时马丁·马勒（Martin Muller）提供了一些他在基巴莱的冷冻样本。为了写这件事，我去了阿尔伯克基，和马勒进行了交谈，现在马勒是新墨西哥州大学人类学副教授。

基巴莱的冷冻样本中 SIV 抗体检测均呈阴性。马勒回忆说："我们有些失望，因为那时传统的想法是这种病毒不会给黑猩猩造成不好的影响。"同时，他的荷尔蒙研究也得到了一些有趣的结果，他想扩大数据的收集范围。他和兰厄姆认为从其他黑猩猩种群采样进行样本进行对比或许会有所启发。这种想法促使马勒带着他收集尿液的瓶子和所有冷冻样本所需的笨重装备在2000年8月返回贡贝。他只待了几个星期，训练坦桑尼亚基地进行实地研究的助手们如何继续采集样本。他自己只带走了几份。回到美国的家中，他给哈恩发邮件问她是否需要6支冷冻的贡贝黑猩猩的尿液，哈恩激动地回复"需要，需要，需要"。他按照标准程序给样本编码并贴上标签，这样哈恩就不会知道这些样本究竟属于哪个黑猩猩种群了。6支试管中有2支被检测出 SIV 抗体检测呈阳性。马勒揭晓了答案，告诉她这两支样本都来自一只叫金柏的23岁雄性黑猩猩。

金柏是贡贝黑猩猩家族中比较有名气的，他的妈妈是梅利莎，一个成功的族长，他的兄弟中的哥布林是种群中的雄性首领，并且活到了40岁。但金柏在黑猩猩家族中的地位却与之大不相同，而且寿命更短。

在得到生活在贡贝的黑猩猩种群的检测结果之后，比阿特丽斯·哈恩给简·古道尔写了一封很长的邮件，解释了前因后果。古道尔本是动物行为学家（在剑桥大学获得了博士学位），而不是分子生物学家，免疫印迹分析领域对她来说是陌生的，就像野外采集样本对哈恩来说是陌生的一样。古道尔对黑猩猩的研究开始于 1960 年 7 月，在当时坦噶尼喀湖东岸的贡贝河野生动物保护区，这个保护区后来成了贡贝国家公园。她于 1965 年在靠近湖边的一幢小楼里成立了贡贝河研究中心，在山地的森林里继续她长达 21 年的黑猩猩研究。1986年，古道尔出版了一部科学著作《贡贝的黑猩猩》（*The Chimpanzees of Gombe*），然后结束了自己实地研究科学家的职业生涯，因为她对世界各地医学实验室中的黑猩猩和其他捕捉到的动物所受到的待遇感到震惊，她感觉自己必须成为一名行动主义者。她离开后，多亏训练有素的坦桑尼亚的实地研究助手和后来的科学家，他们继续对贡贝的黑猩猩进行研究，在贡贝已有研究的基础上，在几十年的时间里不断丰富相关数据，延续了以往的研究。她同贡贝研究基地以及那里的黑猩猩保持着密切的私人联系，也通过加入她的简·古道尔机构的项目和那里保持着联系。只有在忙里偷闲的空余时间，她才会出现在原来的研究基地。她每年大约 300 多天都在世界各地旅行，发表演说，游说、会见媒体人士和小朋友，传递鼓舞人心的消息。哈恩理解古道尔保护黑猩猩的强烈感情，对贡贝的黑猩猩的保护更是如此。她害怕任何会使黑猩猩陷入被人利用境地的行为，尤其是以医学研究的名义进行的行为。在这封很长的邮件末尾，哈恩写道：

> 我想用这样的说法来结束我的这封邮件，那就是在贡贝的黑猩猩种群中发现 SIV 病毒，实现了一个病毒学家的梦想。考虑到你和你的同事在几十年中收集到的大量有关黑猩猩的行为和对其观察所得到的数据，这对于研究野生黑猩猩中感染 SIV_{cpz} 病毒的自然历史、传播方式、病原体（或许由于缺少）是非常理想的情况。而且所有这些都可以在对黑猩猩毫无影响的情况下进行。当然会有对

这样独特的研究提供资助的机会。所以病毒学家的梦想成真并不意味着是灵长类动物学家的噩梦，虽然我知道我要花一段时间才能说服你。

最终，她还是说服了古道尔，但是在工作中出现了一个噩梦般的发现之后。

在她之前的一封邮件中，哈恩曾写道："为了尊重黑猩猩，最好还是说 SIV 感染不会导致黑猩猩出现免疫缺陷或者患上艾滋病。"她日后会发现自己的这个观点是错误的。

103

简·古道尔在世界旅行的途中停留时，我遇到了她，她向我讲述了她的担忧。我们是在以前的几次探险中认识的——在刚果共和国观察黑猩猩，在南达科他州追踪黑足雪貂，在蒙大拿喝纯麦苏格兰威士忌时都有接触。室外的暴风雪阻断了交通，但是这次我们可以在弗吉尼亚州阿灵顿的一家酒店里坐下来静静地聊聊贡贝的黑猩猩，聊聊贡贝。她研究黑猩猩 50 周年纪念日即将到来，我也被《国家地理》杂志指定为黑猩猩研究方面的撰稿人。我们谈论了童年对她的影响，她想在非洲成为一名博物学家的梦想，她的导师路易斯·利基，她刚刚开始涉足这个领域的时光以及她在剑桥大学攻读博士学位的那段时间。之后，她提到了遗传学和病毒学。这时，我将话题引到了 SIV 上。

简主动说道："我是真的很担心比阿特丽斯·哈恩的研究。如果她真的发现了 HIV，将会发生什么，我们很多人都会对此感到焦虑。"她见过哈恩，也与她交谈过，哈恩对黑猩猩福祉的关注让她消除了几丝疑虑。"但是，我仍感到不安，因为一旦结果出来，即使她像现在这样再怎么关心黑猩猩，别人也可以用其他方法来利用它们。"我问简："例如？在她看来有什么样的危险？""这将掀起人们捕捉黑猩猩在医学实验室进行研究的新一轮浪潮。"她担心黑猩猩感染艾滋病的消息一传出，就像是一个有希望深入探索人类艾滋病的机会，不必再考虑黑猩猩的福祉。

病毒在贡贝地区有什么影响？我们都知道，哈恩发现了一种类似艾滋病的东西，而且现在金柏已经死了。贡贝的黑猩猩种群的其他成员死于免疫缺陷的概率有多大？简说："这是一个非常可怕的想法。"

尽管这种想法很可怕，但是，她从与哈恩谈话的一开始就意识到，这样的发现有两种解释。简说，一方面，这可能是一种安慰：如果人们听说野生黑猩猩携带艾滋病病毒并且会传染，他们可能会停止狩猎、宰杀和食用黑猩猩。"因为他们会害怕。这是事情的一个方面。然后，另一方面，人们会说：'这些动物对我们来说都是危险的，所以得把它们全部杀死。'这两种情况都有可能发生。"简是一个洞察力很强的女人。她有着世俗圣人的光环，但实际上她就是一个普通人，平凡、机智，有很强的辨别是非的能力。她指出，到目前为止，还没有出现极端的结果。

我们还简单地讨论了哈恩对黑猩猩采取的非侵入式抽样方法：尿液中可能含有抗体，粪便可能带有病毒的 RNA。简承认，这种方法让她心里感到很安慰，因为她不用打晕黑猩猩，也不用用针头戳它们。"不需要血，"她说，"只需要一点粪便。"我也同意，他们能够从一点粪便中检测出病毒，这确实让人感到惊喜。

因此，她赞同哈恩的研究，这项工作继续进行。2000 年 11 月底，哈恩在亚拉巴马州的实验室收到第一批材料，其中包括可怜的金柏的三个粪便样本。哈恩带的研究生马里奥·圣地亚哥对样本进行了筛检，并再次证实金柏的三个样品抗体检测都呈阳性。然后，圣地亚哥放大病毒 RNA 片段并对其进行了测序，确认了金柏的 SIV_{cpz} 抗体检测呈阳性。

这似乎是一个新的菌株，与其他已知的菌株有显著的差异，它很可能是非洲东部特有的。这一发现的意义体现在几个方面。是的，贡贝的黑猩猩被感染了。不，它们不是引起人类流行病的动物传染源。玛蒂娜·佩特斯在非洲西部发现的 SIV 变种（先于哈恩在喀麦隆的发现）比贡贝病毒更能与 HIV-1 M 组匹配。

12 月中旬，另一封电子邮件从哈恩的邮箱发送到理查德·兰厄姆、简·古道尔、马丁·马勒和其他人的邮箱里，标题为《终于有好消息了》。在邮件中，哈恩描述了对金柏进行研究所得出的结果和在它身上发现的菌株在 SIV 系谱中的位置。然后，由于她对大写字母情有独钟，她用大写字母写道："这是一次巨大的胜利（THIS IS A HOME RUN）！"

104

这仅仅是开始。研究持续了整整 9 年。在贡贝工作的实地考察人员收集了 94 只黑猩猩的粪便，每一只黑猩猩都有名字。大多数情况下，研究人员也知道它的个性和家族历史。比阿特丽斯·哈恩团队的研究人员对粪便进行了分析，发现这 94 只黑黑猩猩中有 17 只 SIV 抗体检测呈阳性。随着时间的推移，有些黑猩猩死了，其余的消失在森林里，因为没有再出现，所以也被认定死亡。死亡对于野生动物，包括黑猩猩来说是一件私事，尤其是当死亡以缓慢而疼痛的方式慢慢来临的时候更是如此。如果这些野生动物有社会群体的话，它们会离开这个社会群体，独自面对死亡。追踪者最后一次发现金柏是在 2007 年 1 月 23 日，但是人们一直没有找到它的尸体。

在伯明翰，随着毕业生和博士后不断来到或者离开哈恩的实验室，这里出现了一种与非洲野生动物出现和消亡所不同的人员流动。马里奥·圣地亚哥离开了，继续追求他事业的新阶段，布兰登·基尔来了。样本源源不断地分批次从贡贝送来，这些样本都需要分析——这是一个漫长并且耗费体力的过程。大部分工作由基尔承担，尽管对他来说，这是一个"不太重要的项目"。我在迪特里克堡拜访基尔时，他对我说，在博士后研究接近尾声时，他对这个项目的认知感使他认识到了自己工作的重要性。

"我想要离开这个实验室，结束博士后研究。我对自己说，我想知道在这些黑猩猩身上究竟发生了什么。"随着收集的样本数量不断增加，他知道在贡贝感染了 SIV 的黑猩猩的数量在增加，他还知道有证据证明，垂直传播和性传播是新感染的原因。他想这个研究应当可以写出关于一种无害病毒怎样蔓延至整个种群的有趣论文。"然后我们汇总数据。"他告诉我。这就意味着将实地研究工作放在行为观察这样一个新的角度进行研究。所以他与研究总部位于明尼苏达州的简·古道尔学院的合作者们取得联系，他一个一个地问，听出令人不安的消息的一些端倪。

"哦，不，那只黑猩猩死了。"

"啊，那只黑猩猩也死了，2006 年死的。"

"不，那只黑猩猩死了。"

基尔回忆说，他一直问自己："这到底是怎么回事？"当他看到一份更新的死亡名单时，他找到了这个问题的部分答案，因为一波死亡浪潮席卷了贡贝黑猩猩种群中 SIV 抗体检测呈阳性的那些黑猩猩。

他和哈恩实验室的研究团队最近写了一则摘要，内容是关于他准备在一次会议上进行的讲话，这则摘要之后还会在杂志上发表。据基尔回忆，这则摘要的草稿中包括这样一句话："这些感染的黑猩猩看起来并不存在死亡风险。"他们把摘要的草稿寄到了贡贝的合著者那里，很快他们就回复说又有另外 7 只黑猩猩死亡了，基尔还不知道这个情况。他不再使用原来的摘要，重新思考自己在做什么，并开始与贡贝和明尼苏达更加紧密地协同工作，以收集一套更为完整的数据，然后他们就会明白这些数据所揭示的结果。

大约在同一时间，即 2008 年春天，基尔还听说了贡贝黑猩猩尸体上的一些不寻常的病理结果。这只黑猩猩叫约兰达，是一只 24 岁的雌性黑猩猩。2007 年 11 月，它患上了一种未知疾病，从山上下来，在研究中心附近慢慢衰弱下去。人们试图喂它，但是约兰达根本不吃。下雨的时候，它坐在茂密的植被中，看起来虚弱又痛苦，之后就死了。他们把它的尸体放在冰箱里。2 个月后，尸体被解冻，以进行验尸。

验尸工作是由简·拉斐尔（Jane Raphael）做的，她是贡贝河研究中心的一名坦桑尼亚兽医，主要从事尸检工作。在不知道约兰达的 SIV 抗体检测是否呈阳性的情况下，拉斐尔采取了规范的预防措施。她全身穿着特卫强套装，戴着双层手套、N95 口罩、一个面罩，穿着橡胶靴。她切开约兰达的肚子，将手术刀放在肋骨中间，撑开肋骨观察她能看到的东西。

两年后，我们坐在坦噶尼喀湖边她的小办公室时，拉斐尔告诉我："主要的问题在腹腔，有类似于腹腔腹膜炎的症状，小肠紧紧粘连在一起。"拉斐尔是一个安静的女人，梳着整齐的玉米编发，穿着一条印花裙，措辞非常谨慎。她向我描述怎样用她戴着手套的手割开那鲜红的内脏。"情况非同寻常，"她说，对此事她似乎记忆犹新，"骨盆下方的肌肉严重发炎，呈红色，还带有一些黑色的斑点。"是什么导致了发炎？这个问题超出她的数据所能解释的范围。她对此十分谨慎，回答说她不知道。

检查完毕，她切除了几乎所有器官组织样本：脾、肝、肠、心脏、肺、肾、脑和淋巴结。她说，对于 SIV 阳性病例来说，淋巴结十分重要。约兰达的淋巴结用肉眼看起来没什么异常，但很快组织病理学打破了这个幻觉。后来，一些以 RNA 形式保存的样品被送到了比阿特丽斯·哈恩那里。剩下的被泡在福尔马林里，送到芝加哥的一名病理学家的手上。当这些检测结果汇总在一起时，这一病例将会挑战关于黑猩猩感染 SIV 的主流观点。拉斐尔告诉我："先前的观点认为，黑猩猩感染上了病毒，但不会染上疾病。约兰达让我们开始考虑是否有发生其他情况的可能。"

我随着泡在福尔马林里的器官样本来到了芝加哥，对这些样本做过检查的病理学家卡伦·特丽欧（Karen Terio）让我看了一眼那些证据。特丽欧在这个国家最好的兽医学校接受了培训，然后做了一段驻院医生，并且获得了病理学博士学位，专门研究不同种类动物之间的疾病传播。她曾在伊利诺伊大学工作，并为林肯动物园提供咨询服务，这个动物园帮助管理贡贝的一个健康监测项目。因此，她要对约兰达的淋巴结和其他身体组织进行仔细检查。特丽欧切开组织，把它们送到实验室技术人员那里进行装配和染色，她坐下来观察这些切片。"太让人惊讶了，我竟然找不到任何淋巴细胞，"她对我说，"当我看到第一个淋巴结，我就想'嗯？这太奇怪了。'"她请领导来显微镜下观察一下。领导看了切片，也认为有些地方不对头。她给在林肯动物园的同事伊丽莎白·隆斯多夫（Elizabeth Lonsdorf）打电话。这个同事主管动物园中野生非洲猿方面的工作，还包括贡贝的健康项目。

"我们遇到了问题，"特丽欧对隆斯多夫说，"母黑猩猩根本没有淋巴细胞。"

"那就意味着它的情况和我认为的一样吗？"

"是的，这只动物的病变看起来像一个晚期艾滋病患者。"

她和隆斯多夫一起打了个电话给比阿特丽斯·哈恩。哈恩问的第一个问题就是："你们确定吗？"特丽欧十分确定，但是她很快把切片图像通过电子邮件发给了其他人，以便他们做出自己的判断。现在，布兰登·基尔加入了研究黑猩猩的队伍。特丽欧把切片送到另一个合作者，一名免疫系统病理学专家那里进行更为精细的诊断。通过揭示的样本代码信息，每个人都同意也都知道怎样将这些松散的检测结果综合在一起：黑猩猩约兰达，24 岁，死于 SIV 感染，出现了免疫系统缺陷。

卡伦·特丽欧让我坐在她那台奥林巴斯双筒显微镜前，拿出了她、哈恩和隆斯多夫共同研究过的样本。从她所在的那个地方，她可以操纵光标，也就是一个红色的小箭头，把它移到我们正在观察的区域。她首先让我看了从正常的未感染 SIV 的黑猩猩淋巴结上获取的一个薄薄的截面，用来做对比。它看起来像谷歌地图上的一个小沼泽，鼓起来，充斥着泥炭藓和黑木果，丰厚并且饱满，只留下一些窄的空隙，像是小镇或小溪。这个组织样本被染成洋红色，有许多深蓝色的斑点。特丽欧解释道，这些斑点是健康状态下的淋巴球。在它们分布十分密集的一个地方，它们团在一起形成一个滤泡，像一个装满软糖的袋子。她把红色的箭头指到滤泡上。

然后她又把另一个切片放在观察区。这个切片包含从约兰达淋巴结上取下的薄片。这次看起来不是泥炭沼泽，而像一个矮小的沙漠，一边是一个斜向的巨大的干河床，就像是自从上次下过雨后很长时间没再下过雨的干涩河床。

“嗯……”我说。

“实质上这就是结缔组织。”特丽欧说。她的意思是那仅仅是支撑结构，除掉了内脏部分，显得干枯又空洞。“我们只剩下这个动物身上的一点点淋巴球了。”

“是啊。”

“淋巴球处于崩溃的状态。你看，整个淋巴球就像是自己毁灭了，因为里面已经没有支撑它的东西了。”她那小红箭头又在“小沙漠”上转了转，带着一丝绝望。没有泥炭藓一样的东西，没有滤泡，也没有小蓝点，我想象着 2008 年 4 月的卡伦·特利欧独自一人研究着这些切片——在所有人之前发现了这样的证据，并且这个发现是在一个人人抱有 SIV$_{cpz}$ 不会致病这种幻想的时代。

"所以你就坐在那里，看着这个。"

"然后说：'哦，不。'"她说道。

105

特丽欧的发现加上贡贝研究基地的数据以及哈恩实验室的分子研究，这些东西组合在一起写成了一篇论文，于2009年夏天发表在《自然》杂志上。布兰登·基尔是第一作者，比阿特丽斯·哈恩是排名最后的作者。论文的标题非常抢眼：《感染 SIV$_{cpz}$ 的野生黑猩猩死亡率上升及类似艾滋病免疫病理学研究》(*Increased Mortality and AIDS-like Immunopathology in Wild Chimpanzees Infected with SIV$_{cpz}$*)。我是这么想的，还有其他人也持同样的看法，这是一篇关于贡贝基地黑猩猩的论文。在长长的合著者人名单中，有卡伦·特丽欧、特丽欧的老板、伊丽莎白·隆道夫、简·拉斐尔、哈恩的两名上级同事、研究灵长类动物细胞病理学的专家、贡贝研究基地的首席科学家以及简·古道尔。

"好吧，在某种程度上，我不得不那么做。但我还是先和比阿特丽斯·哈恩进行了沟通，"简告诉我，"她无论如何也是要发表这篇论文的。"出于对这件事情必然性和科学方面的考虑，古道尔博士也签下了自己的名字。

这篇论文得出的明显结论是，与基尔以前起草的摘要相比，贡贝感染 SIV 的黑猩猩确实存在着死亡风险。在研究期间死亡的18只黑猩猩中，7只感染了 SIV。考虑到感染 SIV 的黑猩猩不到总数的20%，并根据某一年龄黑猩猩的正常死亡率做出的调整，这一数据表明感染 SIV 的黑猩猩死亡率比未感染 SIV 者的死亡率要高出10到16倍。重复一下，死亡率要高出10到16倍。虽然死亡的黑猩猩总数不大，但是高出的幅度却很大。感染的动物不断死亡。而且，感染 SIV 的雌性黑猩猩的产子率较低，且婴儿的死亡率很高。还有，三只经过验尸的黑猩猩（包括约兰达，尽管并没有提到它的名字）出现淋巴细胞损失和其他类似艾滋病晚期症状的身体受损迹象。

这篇论文的作者谨慎而坚定地指出："SIV_{cpz} 对野生黑猩猩的健康、繁殖和寿命有非常大的负面影响。"所以它不是一个无害的"过客"，而是一个类人的杀手，这对黑猩猩、对我们人类都是非常重要的问题。

106

这是你已经理解的。艾滋病的传播源于一个偶然的事件。这个事件大约在 1908 年发生在喀麦隆东南部，与一只黑猩猩和一个人的血腥打斗有关。这个事件导致了一种病毒的扩散，就是我们现在所说的 HIV-1 M 种群。这种病毒在传播之前很可能对黑猩猩有着致命的影响，后来在人类体内也确实是致命的。这个病毒应该是从喀麦隆东南部开始，顺流而下传播，沿着桑加河到达布拉柴维尔和利奥波德维尔，然后又从这些贸易中心传播到世界各地。

这种病毒是怎样蔓延的呢？当病毒到达利奥波德维尔时，M 种群病毒似乎到达了漩涡地带，与在桑加河源头的时候显得大不相同。它和 HIV-2 存在生物学差异（适应了黑猩猩宿主），并且因为偶然的因素，它与种群 N 和 O 也不相同（在城市中发现了这种病毒）。20 世纪上半叶，这种病毒在利奥波德维尔的表现究竟如何，都只能通过推测才能有所了解。潜在人类宿主的人口密度、男女比例过高、村子里普遍存在的性观念差异以及卖淫——都是导致病毒在此传播开来的原因。但是性传播加上人口众多并不足以提供充足的解释。加拿大微生物学教授雅克·皮蓬（Jacques Pepin）提出了一系列更为丰富的推测，也许是这种病毒在此传播的一个更好的解释。20 世纪 80 年代，他曾在伊扎尔的一家丛林医院工作了 4 年。皮蓬与其他人合著了几篇有关这种病毒的论文，发表在相关的杂志上，并于 2011 年出版了一本叫作《艾滋起源》（*The Origins of AIDS*）的书。他将某些深入的历史研究和自己的实地经验及微生物学知识结合起来，提出在"受伤的猎人"假说和这种在全球范围内流行开来的疾病之间起媒介作用的关键因素是皮下注射器。

皮蓬指的并不是毒品和吸毒共用的注射器。在一篇名为《目标高尚，后果未知》（*Noble Goals, Unforeseen Consequences*）的文章和他书中很大的篇幅中，他指出 1921—1959 年，许多殖民地医疗机构出于良好的愿望，打算用血管注射药物来治疗某些热带疾病。这是一项需要巨大付出的工作，比如治疗喀麦隆地区的锥虫病（昏睡病）。锥虫病是由一种顽固的原生生物（布氏锥虫）引起的，通过采采蝇的叮咬传播。在那几年里，这种疾病的治疗是通过血液注射含砷药物，比如锥虫胂胺的方法——并且病人不是打一针，而是需要打好多针才行。在加蓬和中部刚果（当时法国殖民地的名字，就是现在的刚果共和国），对锥虫病进行治疗往往需要在 3 年内给病人打 36 针。控制梅毒和雅司病同样需要付出巨大的努力。治疗疟疾主要通过注射奎宁的方法。在口服抗生素还没研究出来之前，麻风病患者使用大风子树（一种印度药物植物）的提取物制成的注射剂，每周打两三针，持续打上一年。在比属刚果，没有接受过正式的教育，只是受过一点技术训练的流动医疗队的注射人员，经常到村子里看锥虫病患者，每周给他们打上几针。那是一段狂热追求新的医学奇迹的时期——每个人都去进行注射治疗。

当然，这是在一次性注射器发明很早之前的事了。用来将药物注射入肌肉或静脉的皮下注射器发明于 1848 年，直到"一战"后才开始由技工用玻璃或金属制成。这种注射器非常昂贵，而且容易破碎，可以像其他精密医学仪器一样重复使用。20 世纪 20 年代，开始使用机器大量生产这种注射器，到 1930 年，全球注射器的产量达到 200 万只。这使得注射器相对充裕，但还是不能一次性使用。对那时在中非的医学工作者来说，注射器极为珍贵，又十分短缺。著名的法国医生欧仁·雅莫（Eugene Jamot）1917—1919 年在桑加河上游东部（法属赤道非洲部分地区，当时叫乌班吉沙里）工作，只用 6 支注射器就治疗了 5 347 名锥虫病患者。这种像生产线一般地给患者注射药物的做法，使得医生根本没有时间在使用过程中给注射器和针头消毒。由于资源有限、单一的说辞，我们很难了解究竟采取了什么卫生防护措施。但是根据一名比利时医生在 1953 年的记录："刚果有许多医疗机构（母婴中心、医院、药房等等），当地的护士每天要进行几十次甚至几百次注射，在这种情况下不可能给针头和注射器消毒。"这名医生写了在治疗性病过程中偶然感染乙型肝炎的危险，皮蓬大量引用了他的报告，因为它同艾滋病有潜在的联系：

> 医护人员要面对大量病人和少量注射器，这使得他们不能对使用后的注射器进行高压灭菌处理。用过的注射器只是简单清洗一下，先用水，再用酒精和乙醚消毒，然后就准备给下一个病人使用了。在护士数量有限、病人众多、供给缺乏的医疗机构，都会出现这样的情况。注射器给一个病人注射后又给另一个病人注射，针管中偶尔会沾染少量被感染的血液，也足以传播疾病。

有多少这样的事情？很多。皮蓬对以前殖民时期的历史档案进行了坚持不懈的调查，发现有许多这样的病例。1927—1928 年，欧仁·雅莫的团队在喀麦隆注射过 207 089 次锥虫肿胺，以及大约 100 万支另一种治疗锥虫病的含砷药物，叫作氨基苯肿酸钠的注射液。仅在 1937 年，在中部刚果全境，大批的医生、护士，以及半职业的注射人员就注射了 588 086 支针对锥虫病的药剂，更不用说数不清的治疗其他疾病的注射液了。皮蓬估算了一下，只是针对锥虫病的注射液就达到 390 万次，其中 74% 是静脉注射液（直接进入静脉，不是肌肉），这是使用药物治疗最直接的方法，也是无意中传播血液病毒最有效的办法。

根据皮蓬所说，所有这些药物注射可能导致 HIV 感染的发生率超过阈值。一旦重复使用的针头和注射器把病毒注入足够多的人体内——比如说几百人，病毒的传播不会就此停止，也不会激增，而是会通过性传播继续感染更多人。包括迈克尔·伍罗贝和比阿特丽思·哈恩在内的一些专家怀疑针头在将 HIV 传播到人体的过程中是一个必要的手段。也就是说，早期的传播是从一个人到另一个人。但是他们也赞同这样的观点，即注射治疗的运动后来起到了另一个作用，使病毒在人体稳定，并随后在非洲传播。

这个针管理论并不是由雅克·皮蓬提出的。早在十多年前，包括洛克菲勒大学的普雷斯顿·马克思在内的一个较早的研究团队就开始使用这种方法。马克思在 2000 年讨论艾滋病起源的皇家学会上提出了该理论。在这次会议上，爱德华·胡珀同时提出了"口服脊髓灰质炎疫苗"理论。马克思的团队甚至认为通过注射运动使得 HIV 在人体间不断传播，可能会加速病毒的进化和它们适应人类宿主的速度，就像在 170 个梅毒患者中传播疟原虫（还记得那个疯狂的罗马尼亚研究人员米哈伊·丘克吗？）会增加诺氏疟原虫的毒性一样。皮蓬补充了普雷斯顿·马克思遗漏的部分，虽然没怎么强调病毒在人体中的不断传播对病毒进化的影响。皮蓬的主要观点就是污染的针头如此广泛使用，一定会增加病毒在中非人群中的流行。与"口服脊髓灰质炎疫苗"理论不同，这个理论通过进一步的研究得到了证实，而且皮蓬新的档案证据表明，如果无法证明，这个理论貌似很可信。

大多数通过注射治疗锥虫病的事情都发生在乡下，城市居民很少接触到这种病，部分原因是采采蝇不在城市中繁殖，也不在植物中繁殖。另一个需要回答的问题是，这种注射风潮是否也出现在利奥波德维尔，在那里，HIV 遇到了决定性的考验。皮蓬的答案让人意想不到、有趣又有说服力。不用考虑锥虫病。他发现了当地不是治疗锥虫病，却同样影响面巨大的一场注射运动，它旨在控制城市人群中的梅毒和淋病。

1929 年，刚果红十字会建立了一所治疗性病的诊所，向前来治疗性病的男女开放。诊所位于利奥波德维尔的东侧，离河流很近，是一个提供公共服务的私人机构。城市管理规定要求来城市中找工作的男性都要到这间诊所接受检查。任何出现症状的人都可以自愿到这个地方看病，不收取治疗费用。但是根据皮蓬所做的调查，需要诊治的人数众多，"几千名没有出现症状的妇女也要来此接受筛查，因为法律上要求她们必须这么做，理论上每个月都要去"。殖民地政府承认卖淫是一个根深蒂固的事实，但他们很显然希望这个行业能够健康运行——所以要求妇女接受强制检查。

如果有人梅毒或淋病抗体检测呈阳性，就会在此接受治疗。但是检测有时并不准确。曾经接触过雅司病的女性和男性流动人口（由一种与梅毒非常相似的病毒引起，但不会通过性传播）可能会导致检测结果不合格，患者就会被诊断患有梅毒，并且接受长期含砷和铋的药物治疗。无害的阴道菌群会被误认作淋球菌——一种淋病因子。被诊断患有淋病的女性可能要接种伤寒疫苗，或是一种叫喹碘方的药物，或者是乳剂（关于这一点，皮蓬也有点困惑）。20 世纪 30 年代和 40 年代，这个诊所每年的用药量都会超过 47 000 支注射剂。其中大部分是静脉注射剂，直接进入血液。随着"二战"之后涌入城市的移民数量增加，患者的数量也随之增多。20 世纪 50 年代早期，那些江湖医术（静脉注射乳剂？）和含有金属毒物的药品被青霉素和链霉素取代，因为这些药物的时效更长，这就意味着注射的次数少了。这项运动在 1953 年达到高潮，使用了大约 146 800 支注射剂，每天大约为 400 支。其中有许多注射液用在了女性性开放者、性工作者和性活跃者身上。所谓性活跃者，就是有多个男性伴侣的女性。她们到处流动。由于注射器清洗后重复使用，HIV 到达了这个城市。

6 年后，血样产生了现在被称为 ZR59 的 HIV-1 序列，发现一年后将其改称为 DRC60。这种病毒已经开始传播、变异，并且无药可治。没有人知道那两个病人是否到该诊所注射过药物。如果他们没有，那么他们可能知道谁在此注射过药物。

107

从这时开始，事情得到了延展与丰富，从表面上看几乎在朝着各个方向发展，就像以利奥波德维尔为中心的具有传染作用的星光。我不想试着去追查这些疾病传染的轨迹——这样的工作可以写出与本书目的不同的十本书。但我会勾勒出疾病传播的模式，然后把注意力放到其中最臭名昭著的那一种病毒上。

这种病毒在利奥波德维尔地区传播了几十年，并没有引起人们的注意。这种病毒不断突变（大概也重组，将一个病毒粒子和其他病毒粒子混合，形成更大的基因片段），而这些复制错误导致了病毒多样化。大多数变异都是致命的错误，导致突变的细胞发生死亡，但是由于有数十亿病毒粒子在不断复制，也确实能够产生大量存活下来的病毒变体。在治疗性病的诊所和其他地方开展的可注射物的治疗方法可能通过快速传播病毒和感染更多人类宿主，增加了病毒的总数，从而促进了病毒变异的这个过程。病毒粒子越多，突变越多；突变越多，病毒种类就越多。

HIV-1 的 M 种系分成九个小类，现在被称为亚型，并用字母标记：A、B、C、D、F、G、H、J、K。（如果可以，不要混淆这些分类的字母，HIV-2 型病毒分为 8 小类，用字母 A 至 H 来表示。为什么 HIV-1 型病毒不用 E 和 I 这两个字母？不要纠结于为什么，这样的分类方法不是通过系统的表达方法建立起来的，就像是用纸板和罐头搭建贫民窟，并没有建筑方面的预见。)随着时间的推移,利奥波德维尔人口的增长和旅游的发展,这个城市出现了这9个亚型病毒,向外辐射到整个非洲,甚至全世界。有些病毒亚型通过飞机,或者其他更普通的交通工具——公交车、船、火车、自行车,还有在横贯大陆的卡车上搭便车、步行等等方式传播开来。亚型A可能经由位于利奥波德维尔和内罗毕中间的基桑加尼市到达了东非,亚型C可能经由卢本巴希一路沿着刚果东南部蔓延到了非洲南部。亚型C病毒慢慢地渗透到赞比亚全境,在生活着大量采矿工人和妓女的城镇中快速传播开来,亚型C灾难性地激增,席卷了南非、莫桑比克、莱索托和斯威士兰。这种病毒亚型还传到了印度,因为它和南非远在大英帝国期间就有交流的渠道,这种病毒还传播到了东非。亚型D,同亚型A和C一样,也在东非国家建立了自己的地位,就是没有传播到埃塞俄比亚。这个国家很早就感染了HIV,却由于某种原因,几乎没有感染亚型C病毒。亚型G传播到了西非。亚型H、J和K仍然主要集中在非洲中部,从安哥拉到中非共和国的广阔地带。在所有这些地方,经过初期感染上艾滋病与发展成艾滋病晚期之间的几年滞后期之后,患者开始死亡。当然,还有亚型B。

　　大约在1966年的某个时候,亚型B越过利奥波德维尔,传播到了海地。

　　它是如何做到这点的,无人知晓,可能也永远不会有人知晓了。但皮蓬对以往资料的挖掘为还原病毒传播的情况提供了新的支持。1960年6月30日,比利时政府突然放弃其非洲的殖民地,在帕特里斯·卢蒙巴和他所领导的解放运动的鼓动下,数以万计的比利时侨民——几乎是整个中产阶级,包括公务员、教师、医生、护士、技术专家和企业管理者——发现自己在这个新成立的共和国成了不受欢迎的人,感到不自在,开始大批回迁至比利时。飞往布鲁塞尔的飞机上人满为患。他们的离开制造了一个真空,因为比利时政权刻意避免教育其殖民地的居民。比如,这儿没有一个刚果籍的医生,几乎没有老师。这个国家急需帮助。世界卫生组织对刚果的求助予以回应，派遣医生到达刚果。联合国（通过联合国教科文组织）也开始招募技术人员前往刚果工作：教师、律师、农艺师、邮政管理员和其他官僚、技术人员和专业人士。这些新招募来的人大多来自海地。两个国家有很多契合之处：海地人跟刚果人一样说法语，他们都来自非洲，他们接受过教育，但在弗朗索瓦·杜瓦利埃的独裁统治下，他们在国内几乎没有施展才华的机会。

在刚果独立的第一年，由联合国教科文组织派遣到刚果的教师中有一半是海地人。据估计，到1963年，有1 000名海地人在该国工作。另一种估计称，20世纪60年代，共有4 500名海地人与刚果当地人结婚。显然，据官方统计，这些人中没有人幸存下来。无论如何，成千上万的海地人来到了刚果。有些人带来了家人，有的只身前往。我们可以假设，在单身男性中，很少有人一直在刚果保持单身。他们中的大多数人可能有过刚果女友或者性伴侣。几年的时间里，他们的生活状况还不错。但随着刚果开始训练自己国家的人，特别是在1965年约瑟夫·德西雷·蒙博托夺取政权之后，海地人不再被需要，也不再受欢迎了。20世纪70年代初，他把名字改成了蒙博托·塞塞·塞科，把国家的名字改成扎伊尔，对外宣告了扎伊尔国有化的政策，这时对海地人的需求就更少了。在那些年里，许多或大多数海地人回到了自己的家乡。他们有利用价值、被赞为来自美洲的黑人兄弟的时代已经过去了。

这些回到海地的人中至少有一个，可能是最早回国的人之一似乎携带了HIV-1。

更具体地说：有人不仅带回了对刚果的回忆，也将病毒一起带回了海地，这种病毒就是HIV-1 M组亚型B。

你可以看到局势的发展，但你可能不能预料它是如何发展成这样的。皮蓬的研究为揭示20世纪60年代末和70年代初病毒是如何在海地繁殖和传播的提供了一些线索。在1966年前后发生了这样一件事，HIV从一个HIV抗体检测呈阳性的人那里开始迅速在海地人当中传播。

后来，来自太子港一个贫民窟的533名年轻母亲的血样证实了这种传播。1982年，她们同意参加当地一家儿科诊所进行的一项麻疹研究。后来对样本的检测显示，7.8%的女性HIV抗体检测呈阳性。对于这样一种新出现的病毒来说，这个数字高得惊人，也引起了皮蓬的怀疑。他认为，这种病毒在海地传播的早期"一定有一个非常有效的扩增机制"，比性传播更奏效。他发现了一个可能：血浆贸易。

　血浆，血液中的液体成分（不包括细胞），是构成细胞抗体、白蛋白和凝血因子的重要成分。 1970年左右，对血浆的需求大幅增加。为了满足这一需求，血浆置换这种方法逐渐发展起来。血浆置换需要从捐献者身上抽血，通过过滤或离心的方法分离出血浆，将细胞放回供体体内，将血浆保存起来。这个过程的一大优势是可以让捐献者（事实上，通常这些人都是卖血者，需要钱来解决困难）多次成为血浆的供应源，而不是每年只能卖几次血浆。为了他人或者自己的利益献出你的血浆不会导致贫血。你可以回去休养，下一周再来献血。这个过程的缺点是，这是一个巨大的，但在初期不被承认的血浆置换机，可以在几天的时间里收集你和其他很多献血者的血液，可以使人感染上通过血液传播的病毒。

　20世纪80年代中期，这种献血之后感染疾病的情况出现在墨西哥数千名有偿卖血者身上。皮蓬认为，这种情况也发生在海地。

　他发现相关的报道称血浆置换中心在太子港，一个被称为加勒比海血库的私人公司。 1971—1972年，这家公司获得了巨大的利润。这家公司属于一个美国的投资者，叫约瑟夫·B.格林斯坦，公司总部设在迈阿密，与海地内政部长有密切的私人关系。献血者每卖出1升可以赚到3美元。在他们出售血浆之前得经过身体检查，但没有人对他们是否携带HIV进行筛查，因为那时还没有HIV这个缩写。这种疾病也不是引起全球性灾难的疾病，只是默默无闻地生活在血液中的一种小病毒。1972年1月28日登载在《纽约时报》上的一篇文章称，加勒比血库公司每月将五六千升冷冻血浆出口到美国。批发客户是美国的公司，将血浆产品投放到市场上，用于输血、接种破伤风疫苗及其他医疗方面的用途。格林斯坦先生不愿就此事发表任何评论。

1971 年，弗朗索瓦·杜瓦利埃离开人世，并由他的儿子让-克洛德·杜瓦利埃继任。由于对《纽约时报》的报道不满，小杜瓦利埃下令关闭格林斯坦的血浆置换中心。海地天主教教会谴责血液贸易是剥削。除此之外，加勒比血库事件当时并没有引起大家的过多关注。目前还没有人意识到血液制品的污染会造成如此毁灭性的影响。疾病预防控制中心发布的《发病率和死亡率周报》也没有提到这种病毒。10 年后，当新闻报道称海地人正处于一种神秘的免疫缺陷综合征的危险之中时，兰迪·希尔茨并没有在《世纪的哭泣》一书中提到这件事。我记得唯一提及关于海地的血浆引起疾病的时候，是在雅克·皮蓬的书出版前几年，我与迈克尔·伍罗贝在图森的一次谈话中。

在发布 DRC60 和 ZR59 前不久，伍罗贝与他的同事共同发表了一篇著名的论文，追溯 HIV-1 在美洲出现的日期。这篇论文的第一作者是名叫汤姆·吉尔伯特（Tom Gillbert）的博士后，他在伍罗贝的实验室工作，而主持这项研究工作的是伍罗贝自己。他们的工作就是通过分析存档血细胞的病毒片段，确定 HIV-1 在 1966 年前后到达了海地。这篇论文发表在《美国国家科学院院刊》（*Proceedings of the National Academy of Sciences*）上。此后不久，伍罗贝收到了一封来自陌生人的特殊邮件。写邮件的不是科学家，仅仅是对这个研究课题有所耳闻的人，一个经常读报纸、听广播的人。"我认为他来自迈阿密，"伍罗贝告诉我说，"他曾在一个进行血液贸易的机场工作。"这个人对此有一些记忆。也许这些记忆困扰着他，让他想和大家分享，想跟伍罗贝聊一聊那些载满血浆抵达美国的飞机。

108

病毒的下一个跨越，距离不大，但意义重大。太子港离迈阿密只有 700 英里远，坐飞机只要 90 分钟。汤姆·吉尔伯特在伍罗贝的实验室里从事的工作的一部分就是确定 HIV-1 传播到美国的时间。要做到这一点，他需要以前的血样。就这个目的来说，带病毒的血是怎样传播到美国的，装在瓶子里或是袋子里，还是由从海地来的移民带来的，不会影响对确定病毒传播到美国的时间这个目的有太大的影响。

作为汤姆·吉尔伯特的顾问，伍罗贝还记得 20 年前发表过的一项关于海地移民出现免疫缺陷的研究。这个研究由一名叫阿瑟·彼得查尼科（Arthur Pitchenik）的内科医生领导，他供职于位于迈阿密的杰克逊纪念医院。彼得查尼科是治疗结核病病的专家，从 1980 年开始，他就注意到结核病病出现了一些不同寻常的表现，而且在海地人当中，卡氏肺孢菌性肺炎也不寻常。他第一个拉响了海地人作为新免疫缺陷综合征的易感高危人群的警笛，也给疾病预防控制中心发出了警示信号。在临床工作和研究过程中，彼得查尼科和他的同事从病人身上采集血样，并对血样进行离心处理，把血清从血细胞中分离出来，这样他们就可以观察某些类型的淋巴细胞。他们还冷冻了一些血样，认为这些血样可能会对后来其他的研究者有用。他们的做法是正确的。但是在很长一段时间内，没有人对这些血样感兴趣。20 年之后，彼得查尼科接到了迈克尔·伍罗贝从图森市打来的电话。彼得查尼科说，他很愿意寄给他们一些血样。

伍罗贝的实验室里收到了六管冷冻的血细胞样本，汤姆·吉尔伯特成功地从其中五管中放大了病毒片段。经过基因测序，这些片段可以看作另一棵病毒家谱树的分支，正如伍罗贝后来处理 DRC60 和 ZR59 以及比阿特丽斯·哈恩处理 SIV_{cpz} 的情况一样。这样做的依据就是分子系统发生学。在这个案例中，树代表 HIV-1M 组 B 亚型的多样化谱系，主要分支代表来自海地的病毒。其中一个大分支包括非常多的小分支，以至于无法具体进行一一描述。因此，在最后公布的数据中，这个小分支及其更小的分支都没有详细描述——呈现出来的只是一个棕色的锥形体，像一团棕黑色的阴影，包含着一系列国家的名字。这些名字显示着亚型 B 通过海地之后的去向：美国、加拿大、阿根廷、哥伦比亚、巴西、厄瓜多尔、荷兰、法国、英国、德国、爱沙尼亚、韩国、日本、泰国和澳大利亚，甚至又重新传播到了非洲。就这样，形成了艾滋病全球化传播的局面。

汤姆·吉尔伯特、伍罗贝和他们的同事所做的这项研究揭示了另一个令人兴奋的发现。他们的数据和分析表明病毒的一次迁移——通过一个被感染的人或是血液作为载体——就能够把艾滋病带到美国。这一令人遗憾的事件发生在 1969 年，大概花了三年时间传播。

所以，在人们注意到这种病毒之前，它已经潜伏了十多年。在这十多年里，它通过联系和接触的渠道感染了众多生物。它通过一定的路径和时机进入美国民众的某些族裔当中。它不再是一种只在黑猩猩身上才能生存的病毒。它找到了新的宿主，并且成功地适应了新的宿主，传播范围远远超过了曾经寄存的宿主黑猩猩这一种生物。血友病患者因为输血感染了这种病毒，瘾君子因为共用针头感染了这种病毒，男同性恋者通过性传播在情人和熟人这个交际圈感染了这种病毒。这给他们带来了深刻和灾难性的后果。病毒传播的开始极有可能由于两个男人的初次接触，一个美国人，一个海地人。

十几年以来，这种病毒悄无声息地从一个人传播到另一个人。症状出现得很慢。死亡的到来也需要一段时间。没有人意识到自己已经感染了这种病毒。与埃博拉病毒和马尔堡病毒不同，这种病毒十分有耐心，甚至比狂犬病毒的潜伏期还长，但是同样致命。某个人把它传染给了盖坦·杜加斯；有人把它传染给了兰迪·希尔茨；有人把它传染给了一名 33 岁的洛杉矶男子，他最终患上了肺炎和一种奇怪的口腔癌。1981 年 3 月，他到戈特利布博士的诊所就医。

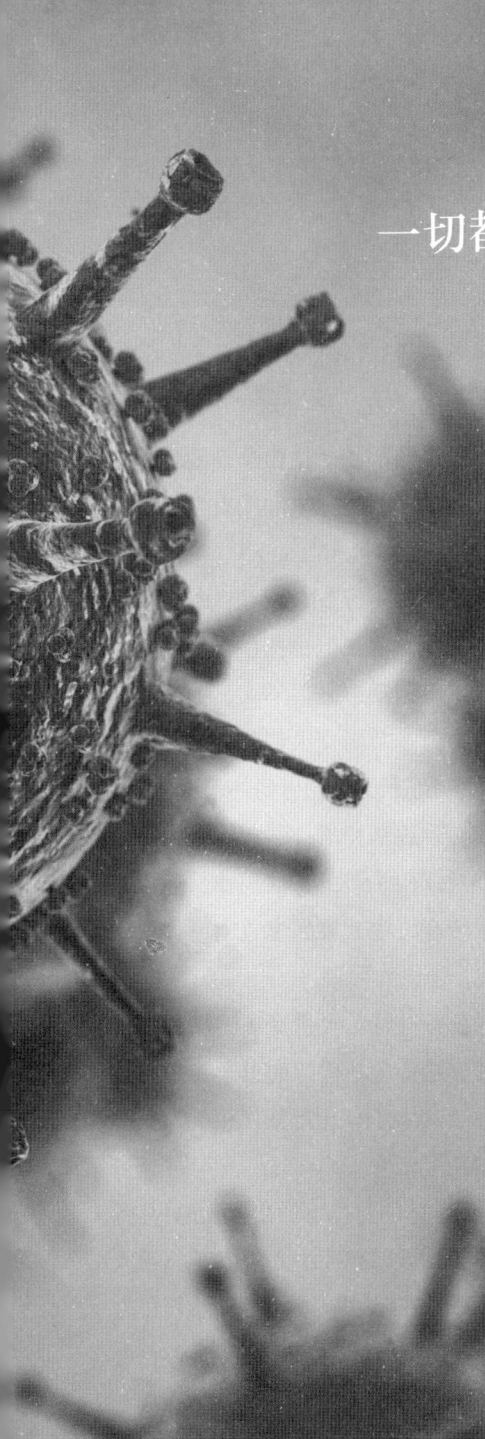

第九章

一切都取决于人类的行为

109

最后，让我告诉你一个有关毛毛虫的小故事。这似乎使我们远离了人畜共患病的根源和危险，但是请相信我，毛毛虫和人畜共患病有着密切的关系。

毛毛虫的故事发生在 1993 年。我居住在一个绿树成荫的城镇，那一年，对于蒙大拿州西部的一个山谷来说，秋天似乎比往年来得早了一些，因为往年 8 月中旬时开始刮冷风，劳动节之后不久，三角叶杨的叶子才开始变色，第一场大雪经常在万圣节时让人们很扫兴。但是 1993 年却不一样，当时是 6 月，却像是到了秋天，树叶纷纷落下。5 月的时候，这些新鲜嫩绿的树叶开始萌芽，逐渐伸展；然而仅仅一个月之后，它们就消失了。树叶还没来得及体验季节的自然韵律，还没有变成黄色，没有飘落，没有像秋天里带有植物芳香的覆盖物一样被堆砌在水沟里。这些树叶都是被吃掉的。

就像是《旧约·出埃及记》中的瘟疫一样，大量令人讨厌的毛茸茸的幼虫突然出现，吃光了这些树叶。这些贪吃树叶的虫子用拉丁双名法被命名为 *Malacosoma disstria*，而当时我们镇上的居民很少有人知道这个名字，我们使用的是另外一个名字。

"是天幕毛虫吧。"当地报纸在不太确定的情况下做出这样的报道。"是天幕毛虫。"市立公园的工作人员和县推广服务中心的农业技术人员说。他们每天都在接听数十名忧心忡忡的市民打来的电话。收音机里也说是"天幕毛虫"。不久之后，人们都聚在人行道上，反复地议论着

"天幕毛虫"。喧哗之中，忙着议论天幕毛虫的人们没有注意到这些特别的"天幕毛虫"并未搭建过"天幕"。它们只是聚在一起，一同行进，密度非常大，就像是坦桑尼亚西北部塞伦盖蒂平原上的角马一样。它们的全称（其官方用词不当？）为森林天幕毛虫，一种与天幕毛虫有亲缘关系的昆虫，西部天幕毛虫确实会吐丝，织成像帐篷一样的茧。人们对这些昆虫学的微妙之处并不感兴趣，只是想知道，怎样做才能在它们将市区树木啃成光杆之前，把它们都消灭掉。

它们太了不起了，只是做法很可恶。并非每棵树都被啃光，但大多数都是如此，尤其是那些高耸在人行道两侧的参天榆树和绿色的水曲柳，它们的树冠覆盖了附近的车道。这一切发生得太快了。毛毛虫吃树叶的时间大多集中在白天或是傍晚，到后来，在 6 月份凉爽的夜晚，当人们站在大树下时，就能够听到毛毛虫的粪便顺着树叶倾泻而下的窸窣之声，就像是远处灌木丛中的火发出的噼啪声。每天早晨，人们都会看到人行道上到处都是罂粟种子大小的粪球。偶尔一只孤独的毛毛虫会吐出细丝，垂降下来，在你眼前来回晃荡，像是在嘲弄你。赶上哪天下起寒冷的毛毛雨，冷得让毛毛虫感到不舒服，人们就会发现成百上千只灰色的毛毛虫舒适地蜷缩在一起，高高地躺在树干或是树权上，像挤在一起抵御北极风暴的麝香牛一样。有些人周末离开之前会将自家的草坪修剪整齐，一切都看似很好，当人们回家的时候，却发现树叶已经落光。人们爬上梯子用喷雾瓶向毛毛虫喷洒带有肥皂的洗碗水。人们用细菌雾或是肮脏的长链分子化学制品来对付毛毛虫，而这些做法都是当地园艺店雇员给出的杀毛毛虫的方法，而这些人和我们一样懂得不多。园艺店雇员想要消灭这被称为特警队的毛毛虫。所有这些措施往好了说是作用不大，往差了说是只有毒却无效。这些毛毛虫继续啃食树叶。当发现这些毛毛虫可能要从那些被摧毁的树转移到健康的树上寻找更多的食物时，人们试图通过在树干上捆绑带有黏性物质的障碍，以阻止毛毛虫通行。这种做法是毫无意义的（后来我才听说，天幕毛虫通常在它孵化的那棵树上度过幼虫期），但这反映出人们的绝望情绪。我观察过我的邻居苏珊，她就是使用这种方法来帮助自家门前两棵巨大的榆树抵御毛毛虫的侵袭。每棵树上都在齐腰高的地方绑上一根圆形的喷胶带，当时我也认为这是一种合理的做法。但这么做，一条毛毛虫也没逮到。

毛毛虫陆陆续续地爬来。它们成功了。数量实在太多了，虫害不可避免地继续蔓延。它们爬过人行道时，人们都会措手不及地踩到它们，最后街道上有很多毛毛虫都被踩得粉碎。它们不断地吞噬树叶，不断成长，蜕皮，越长越大。它们在树枝上爬上爬下，覆盖全城，把我们的树木当成芹菜吃。

最终，它们停止啃食。此时，它们的体积已经达到了极限，并已度过幼虫期，为发育期做好了准备。它们将自己封闭在由树叶包裹的虫茧中，短暂地进行变形。几周之后，棕色的小飞蛾就会破茧而出。毛毛虫吃树叶时发出的噼里啪啦的声音消失了，光秃秃的树梢也恢复了平静。毛毛虫都不见了踪影。但是，这一大群害虫依旧潜伏在我们头顶的大树上，像是一种对未来暗淡的预感，而现在几乎是看不到的。

生态学家将这种事件称为生物数量大暴发。

这个词的使用比疾病暴发的意义更为广泛。你可以把疾病暴发看作生物数量大暴发的子集。广义上讲，生物数量大暴发这个词适用于任何单一物种在数量上大规模、突然增长的情况。这种生物数量大暴发会在某些动物中发生，但在其他动物中不会发生。旅鼠经历过，水獭就没经历过。有些种类的蝗虫、老鼠和海星经历过，而其他种类的蝗虫、老鼠和海星就没有经历过。啄木鸟和狼獾的生物数量大暴发都是不可能的。鳞翅目昆虫（飞蛾和蝴蝶）中包含一些值得注意的生物数量大暴发群体——不仅包括几种天幕毛虫，还包括舞毒蛾、毒蛾、落叶松食芽蛾。虽然这几乎是鳞翅目昆虫的一般法则，但以上仍属例外。在林间居住的各个种类的蝴蝶和飞蛾，大约有98%一直保持着相对稳定的数量，且密度较低；仅有不超过 2% 曾经历过生物数量大暴发。什么使得一种昆虫、哺乳动物或是微生物出现生物数量大暴发的现象呢？那是个复杂的问题，专家们也一直在寻找答案。

一位名叫艾伦·A. 贝里曼（Alan A. Berryman）的昆虫学家几年前在一篇题为《生物数量大暴发的理论和分类》（*The Theory and Classification*）的论文中提到了这一点。贝里曼是从基本原理开始写起的："从生态学的角度看，生物数量大暴发可以被定义为一个特定物种在相对较短的时间内突然爆炸性增长。"他以同样温和的语调继续指出："从这个角度看，地球上最为严重的一次生物数量大暴发是智人数量的大增长。"当然，贝里曼是在暗指人类增长的比例和规模，尤其是在过去的几个世纪中。他知道自己在挑衅。

但是数字可以证明他是对的，贝里曼写论文的时间是 1987 年，当时世界人口数量为 50 亿。农业出现后，人口数量增长了大约 333 倍。自黑死病以来，人口数量增长了 14 倍；自查尔斯·达尔文出生以来，人口数量增长了 5 倍。在贝里曼生活的时代，人口数量增长了 1 倍。在坐标图上，这条增长曲线看起来就像埃尔卡皮坦山的西南面一样陡峭。另外一个理解方式就是：从人类物种起源之时（大约 20 万年前）到 1804 年，人口数量增长至 10 亿；1804 年到 1927 年，又增长了 10 亿；到 1960 年，人口数量增长至 30 亿；从那时起，人口数量每增长 10 亿，只需要 13 年左右。到 2011 年 10 月，人口数量达到了 70 亿这一界点。之后人口数量很快超过这一界点，就像是人们路过公路边"欢迎来到堪萨斯州"的标识一样。这就意味着许多人的出生都符合贝里曼提到的"在相当短的时间内爆炸性增长"。最近几十年，人口增长率确实已经下降，但仍高于 1%，这就意味着每年增长的人口数量约为 7 000 万。

因此，人类是哺乳动物史上独一无二的数量剧增的种群。化石记录显示，没有其他大型动物（这里指的是比蚂蚁或南极磷虾体积大的动物）的数量达到现在地球上人类的数量。全人类的总重量达到了约

7 500 亿磅。各种不同种类的蚂蚁合在一起能达到一个更大的总质量，磷虾也是如此，但其他许多生物群体没有这么大的总质量。但人类仅是哺乳动物中的一种，并非一群。人类是大家伙：体型大，数量大，总体重大。事实上，人类数量如此庞大，以至于杰出的生物学家（另一位专家）爱德华·威尔逊（Edward Wilson）觉得有必要对这件事做一些知识性的探究。威尔逊提出："当智人数量突破 60 亿大关时，人类的数量已经超过了陆地上任何大型动物的 100 倍。"

威尔逊说的是野生动物。他没有考虑牲畜，例如家牛，如今地球上约有 13 亿。因此，人类数量仅仅是家牛数量的 5 倍（而且总质量可能更小，因为每头牛都比人类大得多）。当然，没有人类，家牛不会有这么多。1 万亿磅的牛在饲养场里被养肥，在风景如画的地方吃草，而这风景如画的地方之前是野生食草动物的栖息地。它们是人类食欲的象征，因为人类总是饥饿。人类的数量是惊人的、史无前例的。地球上从来没有任何其他灵长类动物的重量如此之大。在生态学范畴，人类是几近荒谬的：体型大、寿命长，但数量却多得出奇。人类出现了生物数量大暴发。

110

这是有关生物数量大暴发的事情：它们已经结束了。有些生物数量大暴发是历经多年才结束的，而另外一些会很快结束。有的生物数量大暴发是逐渐结束的，有的是突然就结束了。在一些特定的案例中，它们结束，复发，再结束，就好像遵循着一个相当有规律的时间表。每隔 5 至 11 年，某地的天幕毛虫及其他几种森林鳞翅目昆虫的数量就会出现急剧上升或下降的循环。例如，不列颠哥伦比亚省的天幕毛虫数量从 1936 年开始就出现了那种循环。生物数量大暴发的突然结束也极富戏剧性，在很长一段时间内，它们似乎显得神秘十足。是什么导致这种突发的周期性衰竭的情况呢？传染病是个可能的因素。事实证明，尤其是病毒，在森林昆虫数量大暴发中扮演着这样的角色。

再回到1993年，也就是毛毛虫袭击我的家乡那一年。我对这个课题产生了兴趣，并做了一些研究。让我感到奇怪的是，天幕毛虫这样的生物行为能力有限，有一套特定的适应策略，却会在一两个夏天里惊人地繁殖，然后在第三个夏天几乎消失殆尽。周边环境并未发生急剧变化，但是某一物种在该环境中却发生了变化。为什么呢？天气变化无法解释这一现象，食物供应被耗尽也无法解释这一现象。我给县推广所打电话，不停地问接电话的人这些问题。他的回答是："我认为没有人能够解释清楚它为什么会暴发，又为什么会衰竭。它就是发生了。"

这样的答复无法让人满意，也不具有说服力，于是我开始阅读有关昆虫学的文献。不列颠哥伦比亚大学教授朱迪丝·H. 迈尔斯（Judith H. Myers）是该领域的专家之一，她发表过几篇关于天幕毛虫的论文，并对昆虫数量大暴发这一现象做过综述。迈尔斯为解开谜团提供了一个解释。她在文章中写道，尽管物种数量增加受到很多因素的影响，循环模式"似乎暗示有一种容易被界定、被量化的主导力量存在着。然而，事实证明，这种推动力具有出人意料的隐蔽性"。但是，现在生态学家对此持怀疑态度。她在报告中也指出了这一点。迈尔斯描述了一种被称为核多角体病毒（nuclear polyhedrosis virus，NPV）的病毒，它"可能是森林鳞翅目昆虫种群循环的长期驱动力"。实地研究表明，核多角体病毒在森林毛虫数量大暴发的过程中已经完成了自身数量大暴发，并像消灭致命的黑死病一样消灭了昆虫。

多年来，我对这件事思考得并不多。再回到1993年，我们镇上发生了天幕毛虫数量大暴发，但很快就悄无声息地结束了，第二年夏天没有发现天幕毛虫的幼虫。那是很久之前的事了。但写这本书的时候，我又想起了那件事，当时我正坐在观众席听一场关于传染病生态学和进化的学术研讨会。我们聚集在佐治亚州的雅典市。会议议程都是关于人畜共患病的报告，由该领域的一些前沿研究者以及最博学的理论家来做，这也是这次研讨会吸引我的地方。会议的演讲涉及亨德拉病毒及它是如何在果蝠身上出现的、猴痘的传播动态，还有至少四场关于流感的讲座。但是会议的第二天早上，情况却有所不同。我礼貌地坐下，却发现自己被一位聪明、爱开玩笑的人吸引，他叫格雷格·德怀尔（Greg Dwyer），芝加哥大学的数学生态学家。他在讲述昆虫数量大暴发及其疾病时，来回踱着步，语速很快，不需要看笔记。

"你们可能从未听说过核多角体病毒。"德怀尔说道。自 1993 年以来，这个名字稍微有些变化，幸亏有天幕毛虫这个小插曲，幸亏有朱迪丝·迈尔斯，我才知道这个词。德怀尔描述了核多角体病毒给森林鳞翅目昆虫数量大暴发带来的毁灭性影响。他特别提到了舞毒蛾，这是另外一种褐色的小生物，对其数量大暴发及骤减，德怀尔研究了 20 年。他提到，感染核多角体病毒之后，舞毒蛾的幼虫基本会被"溶解"掉。当时我没有记太多笔记，但是我确实把"溶解"这个词记在了我的黄色笔记本上。我也记下了他的一句话："数量密集的种群中易发生家畜流行病。"做了几个一般性评价之后，德怀尔继续讨论一些数学模型。茶歇的时候，我拦住他，问他是否可以找时间谈谈飞蛾的命运以及人类流行病的前景。他说，当然可以。

111

两年之后，会面安排达成一致，我到芝加哥大学拜访德怀尔。他的办公室位于东 57 街附近一幢生物大楼的一层。办公室里装饰有常见的海报和卡通画，这让整个房间充满活力。左边的墙上是一块长长的白板。当时德怀尔 50 岁，看起来很年轻，像个和蔼可亲的研究生，只是胡须已经花白。他当时戴着一副圆形的玳瑁色眼镜，穿着一件黑色 T 恤，上面印着异常复杂的积分方程。在方程的上方和下方用大写字母写着：WHAT PART OF（this gobbledygook）DON'T YOU UNDERSTAND［你不明白（这个晦涩难懂的方程）的哪个部分？］这件 T 恤是个超级笑话，他向我解释道。那天书一样的方程是英国物理学家和数学家麦克斯韦众多方程组中的一个。当然，作为笑话的那部分是很多普通人根本不会懂的。至于为什么说是超级笑话，我认为是麦克斯韦方程组很著名，但又极其深奥，甚至是数学家也可能不认识它。明白了吗？

我俩在他桌子旁面对面地坐下，但是谈话刚一开始，德怀尔就突然站起来，开始在白板上画画。于是我也站了起来，仿佛离近点儿会帮助我看清楚他潦草的字迹。他画了一组坐标轴，一个轴代表一片森林中舞毒蛾虫卵的数量，另一个轴代表时间。他解释科学家是如何测量生物数量大暴发的。在两次数量大暴发之间，舞毒蛾数量稀少得让人无法察觉，相反在数量大暴发期间，每英亩都会发现成数千个卵团。每个卵团大约包含 250 颗卵，这会产生大量舞毒蛾。他画了一张图，描绘舞毒蛾种群数量在连续几年内的涨落情况。它看起来像一条中国龙，背部呈拱形上升，然后下降，再上升，再下降。他还画了一张核多角体病毒粒子的草图，描述它们是如何保护自己免受阳光直射及其他环境压力的。每个蛾茧都是一团结实的蛋白质，形状是多面体（并由此得名），其中包含数十个病毒粒子，像水果蛋糕上的樱桃一样。德怀尔又画了一些图。画图的时候，他向我解释了这种邪恶的病毒是如何传播的。

先前感染病毒后死掉的毛毛虫，会在叶子上留下病毒包。一只健康的毛毛虫边爬边大口咀嚼，最终会将病毒包连同树叶一起吞下。一旦进入毛毛虫体内，阴险的病毒包会有秩序地打开，就像是分导式多弹头导弹在一座城市上空发射多个小型核弹一样。病毒粒子分散开来，攻击毛毛虫的内脏细胞。每个病毒粒子侵入细胞核（又是因此得名），大量复制，产生新的病毒粒子。它们离开细胞，之后进一步攻击其他细胞。"病毒在细胞间传播，最终感染大量细胞。"德怀尔说道。不久之后，毛毛虫基本上就是个会爬会吃的病毒包了，但还不会表现出病态，它似乎不知道自己病得有多严重。"如果它吃下够多的病毒包，"他接着说道，"它们会继续在树叶上徘徊，继续进食——但可能10天，可能两周，有时甚至长达三周，它会溶解在树叶上。"他又用到了他在亚特兰大用到的那个词，既精确又生动：溶解。

"其他的毛毛虫也遭受着同样的命运。"在身体机能完全停止运行之前，病毒几乎将其完全耗尽。在这个过程的最后阶段，毛毛虫体内的病毒粒子开始簇拥在一起。由于缺乏食物，它们团在一起，躲在防护包中，日出日落，光阴流逝。此时的毛毛虫体内满是病毒，已被消耗殆尽，仅靠皮肤组织在一起。但是，由蛋白质和碳水化合物构成的皮肤很结实，而且富有弹性。接着病毒会释放出某种酶，将皮肤溶解，毛毛虫就会像水气球一样撕裂开来。"它们自己吞食了病毒，"德怀尔说道，"又被病毒撕裂，喷溅在树叶上。"每只毛毛虫都被分解，剩下的仅仅是带有病毒的污迹，但很快就会被下一只饥饿的毛毛虫大口吃掉，这是因为舞毒蛾数量大暴发，致使其数量剧增。诸如此类。"一两周之后，另外一只毛毛虫来了，吃掉那片叶子，"德怀尔重复道，"它也会被撕裂，喷溅在树叶上。"

在夏天，这种"喷溅"会出现在五到六代的虫子身上，导致五到六波的传播。随着数量的递增，该病毒在毛毛虫种群中传播开来。以低流行率开始——5%的毛毛虫被感染，到第一个秋天，感染率会上升到40%。幸存的毛毛虫蜕变成蛾子，之后交配，但其生存的场所仍混杂着核多角体病毒。有些遗留下来的病毒包不仅沾满了树叶，也沾满了雌蛾产下的大量卵团。第二年春天，大部分新幼虫会感染病毒。感染率急速上升，并超过了前一年的水平。"这意味着下一年的发病率会更高。"德怀尔说。在两三年间，这种棘轮效应"基本上消灭了整个舞毒蛾种群"。

舞毒蛾消失了，剩下的只有病毒。有时剩下的病毒非常多，他补充道："你会看到这种灰色的液体顺着树皮往下流。"下雨时，会从树上滴落泥浆状的液体，这是由溶解掉的毛毛虫和病毒组成的混合物。对此，我当然印象深刻。

"这听起来像是埃博拉病毒。"我说道。

"是的，你说得对。"他也耐着性子参加了几次同样的会议，读过我读过的一些书和论文。

"希望不是埃博拉病毒。"我说。引起轰动的埃博拉病毒、噩梦般的埃博拉病毒，广为流传的一个版本就是传染者的内脏会化成液体，之后不断"往外渗透"。

他表示同意。我俩都认为这两种病毒让人毛骨悚然的程度是有差异的，被夸大的真实的病毒，都表现出核多角体病毒的属性。"说到这种病毒，人们喜欢说或是会说'你研究的就是引起昆虫数量大暴发的病毒'"，他坚持认为"是将昆虫溶解"。

听他讲完这一情节，看完他画的图表，我感受到了他的直率，欣赏他 T 恤上的麦克斯韦方程。我提到了我此行的目的：我将其称为类比。截至上周，这个星球上的人口已达 70 亿，这看起来像是人类数量大暴发。在我们生活的环境中，人口密度大。其他大型动物的数量都没有这么多。并且我们人类已经有了潜在的破坏性病毒。有些病毒可能像核多角体病毒一样糟糕。那么……预测的病毒是什么样的？这种类比有效吗？我们人类应该期望像舞毒蛾一样崩溃吗？

德怀尔并未仓促地承认这一点。他需要暂停，思考，以防单凭经验轻易做出推断。他做到了。然后，我们开始讨论流感。

112

迄今为止，我在本书中还未详谈过流感，但这并不是因为它不重要。相反，它很重要、很复杂，而且随时有暴发具有毁灭性的全球规模的大流感的可能性。下一次流行病大暴发很可能就是流感。德怀尔也这样认为，这也是他为什么提起它。我想你还记得1918—1919年的流感导致大约5 000万人死亡，而且至今没有有效的预防手段，没有通用的疫苗，没有完善的可以被广泛使用的治疗方法，可以保证死亡和不幸不再发生。季节性流感甚至平均每年会在全球范围内导致至少300万人被感染，超过25万人死亡。因此，往好了说，流感是极其危险的；往坏了说，它会引起世界末日。我留到现在才说，是因为它很适合对人畜共患病的整个主题提出一些最后的想法。

首先，是基本要素。流感是由三种病毒引起的，其中最令人担忧和传播最广的是甲型流感病毒。这类病毒具有某些遗传特征：单链RNA基因组被分成8个片段，用作11种不同蛋白质的模板。换句话说，它们拥有8个独立的RNA编码链，像8节连在一起的火车车厢，携带着11份不同的可交付货物。这11份可交付的货物是构成病毒结构和功能机制的分子。它们是由基因排列构成的。其中的两种物质——血凝素和神经氨酸酶——构成了病毒包膜外表面的尖状突起物。这两种病毒可以通过免疫系统来识别，对侵入及离开宿主细胞至关重要。人们据此对甲型流感的各种亚型进行命名，例如H5N1、H1N1。H5N1这个术语指的是一种以血凝素蛋白亚型5与神经氨酸酶蛋白亚型1结合为特征的病毒。自然界中已经发现了16种不同的血凝素及9种神经氨酸酶。血凝素是打开细胞膜的关键，之后病毒才能进入，神经氨酸酶是病毒释放出去的关键。好的，到目前为止，已经理解了这段简单的文字了吧？那么与地球上99.9%的人相比，你对流感的了解更多了。奖励一下自己，11月份的时候接种一剂流感疫苗吧。

1918—1919 年流感大流行期间，没有人知道是什么原因造成的（尽管有很多猜测）。没有人能找到这种有害的细菌，没有人能看到它，没有人可以说出它的名字或是了解它，因为当时病毒学刚刚开始出现。病毒分离技术还没有发展起来，电子显微镜也没有被发明出来。引发 1918 年流行病的病毒直到 2005 年才被确认是 H1N1 的变种。在这几十年中，还发生过其他的流感大流行，其中就包括 1957 年的那一次，它导致大约 200 万人死亡。另一次是 1968 年，被称为香港流感（因其暴发地得名），导致 100 万人死亡。到 20 世纪 50 年代末期，科学家们已经认识到流感病毒颇为神秘、高度多样化，能感染猪、马、雪貂、猫、家鸭、鸡和人。但是，没有人知道它们生活在野外的什么地方。

它们是人畜共患病吗？它们有宿主吗？1961 年，出现了一条线索，人们发现在南非死亡的一些燕鸥（一种海鸟）携带流感病毒。如果是流感病毒致其死亡，那么根据定义，燕鸥就不是病毒的宿主；但是也许燕鸥的生活史中接触过宿主。之后不久，一位来自新西兰的年轻生物学家和一位年轻的澳大利亚生物化学家沿着新南威尔士州海岸散步。他们看到了一些死鸟。

这两个人是好朋友，都喜欢户外运动。实际上，在沙滩上散步只是他们一次垂钓之旅的一部分。这位新西兰人是罗伯特·韦伯斯特（Robert Webster），为了攻读博士学位，他移居到澳大利亚。那位澳大利亚人是威廉·格雷姆·拉弗（William Graeme Laver），在墨尔本和伦敦完成学业，之后在伯内特研究所做研究工作。拉弗是个极富冒险精神的人，在伦敦拿到博士学位之后，他和妻子开车回到了澳大利亚，而没有选择乘坐飞机。几年之后，他和韦伯斯特才有了这次历史性的散步，发现沙滩上到处都是曳尾鹱（另一种海鸟）尸体，并且开始思考（此时他们的脑子里还想着南非的燕鸥），这些鸟是否也是因流感而死。拉弗几近兴高采烈地建议，到澳大利亚的大堡礁采集一些鸟类的样本，以检测当地的鸟类是否携带流感病毒。没有人认为大堡礁是个艰苦的地方。他们可能会去钓鱼，晒日光浴，享受清澈的蓝绿色海水，做科学研究。拉弗问他在堪培拉的澳大利亚国立大学的老板，是否可以资助韦伯斯特和他进行这项研究。他老板回答道："你一定是产生了幻觉，不要打我钱的主意。"因此，他们向位于日内瓦的世界卫生组织呼吁。一位信任他们的官员给了他们 500 美元，当时这笔钱确实不是小数目。拉弗和韦伯斯特到了一个叫泰伦岛的地方，距昆士兰海岸 50 英里。他俩最终在曳尾鹱身上发现了流感病毒。

"所以，我们在野生候鸟身上发现了与人类流感有关的流感病毒。"40 年后，韦伯斯特告诉我。对于这项工作，韦伯斯特很少在科学文献中提及，但我们谈话时他又详细地讲述了一下："确实如此，在我的帮助下，拉弗发现了水禽是流感病毒的宿主。"拉弗现已离世，但是韦伯斯特博士仍很怀念他。

韦伯斯特可以说是当今世界上最杰出的流感科学家。他在新西兰的一个农场长大，研究微生物学，在堪培拉获得了博士学位，与拉弗一起工作，一起休闲。韦伯斯特 1969 年移居美国，在孟菲斯的圣犹大儿童研究医院工作，之后就长期居住在那里（当然不包括他经常旅行的时间）。我见到他时，他已快 80 岁了，但仍坚持工作，精力充沛，仍然奋战在流感研究的前沿，每天都在回应来自世界各地的病毒新闻。在医院的自助餐厅，他给我买了一杯浓咖啡，之后我们来到圣犹大一幢气派的大楼中，他的办公室就在这幢楼的楼上。办公室的墙上挂着两条鱼（一条绿色的石斑鱼，一条漂亮的红鲷鱼），好像是在向拉弗致敬。有一种东西使得流感具有不确定性，韦伯斯特说道，其属性好变。

他解释道，首先是高突变率，就像任何 RNA 病毒一样。它在过程中没有质量控制，这与我从埃迪·霍姆斯那里听到的说法相呼应。在单个代码字母级别上连续复制错误，但这连问题的一半都达不到。更重要的是重组（两个不同亚型的病毒粒子之间偶然交换整个基因组片段）。它类似于重组，有时发生在分裂细胞的交叉染色体之间，却比重组更容易，也更有序。这种情况经常发生在流感病毒中，这种分割使得它们的 RNA 可以在基因之间的分界点上整齐地断开，如同调车场里的那 8 节车厢。韦伯斯特提醒我，有 16 种可用的血凝素和 9 种神经氨酸酶。"你可以算一下。"他说。（我算了一下，有 144 种可能的组合。）这些变化是随机的，而且大多数会产生不好的组合，使病毒更难存活。但是，随机重组确实形成了变异。变异就是对可能性的探索、适应和进化。它是自然选择、适应和进化的基础。这就是为什么流感是一种变化多端的病毒，总是充满惊奇，充满威胁：如此多的突变，如此多的重组。

突变经常发生，导致病毒数量递增，病毒的外观及表现形式也发生了变化。因此每年秋天，你都需要再接种一剂流感疫苗：今年的流感与去年的流感大不相同。基因重组使得流感病毒发生很大变化。这种通过重组、引入新的亚型的重大创新，可能是有传染性的，但对人类来说是陌生的，最终导致病毒大流行。

但它们并非仅仅导致人类疾病。韦伯斯特指出，不同的亚型病毒对不同种类的宿主有不同的亲和性。H7N7 在马群中传播很快。1961 年，南非出现的死燕鸥感染的是 H5N3。只有携带 H1、H2 或 H3 的血凝素的亚型病毒才会导致人类流感的流行，因为只有这些亚型病毒才容易在人与人之间传播。猪是人类及鸟类之间传染禽流感的媒介，因此猪既感染了人类亚型病毒，又感染了鸟类亚型病毒。当一头猪同时感染了两种病毒（一种适应人类，另一种适应鸟类），那么这两种病毒之间就会出现重组。尽管野生水禽被认为是所有流感的最终来源，但是病毒已经在猪和其他地方进行了重组（鹌鹑也常起到传播媒介的作用）。等传染到人类的时候，病毒已经整合了 H1、H2 或 H3 外加其他 10 种必要蛋白。有些病毒就是从这种或是那种禽流感或是猪流感中借用的。其他带有 H7 和 H5 的亚型病毒偶尔会"试图"攻击人，韦伯斯特说道。到目前为止，所有案例都不太合适。

"它们传染给人类，"韦伯斯特说道，"但并不具备传播性。"不会出现人传染人的情况。他们可能会使家禽大量死亡，传遍整个羊群，但是人类打喷嚏时不会传播。（鸟类之间传播流感主要是胃肠感染，借由粪口途径传播；一只发病的鸟将带有病毒的粪便排泄到窝里，或是谷仓前的院子里，或是湖水或河口处，另一只鸟在啄食或在水里找东西吃的时候把它捡了起来。这可能就是南非燕鸥和澳大利亚海鸥感染病毒的方式。）你也曾处理过鸡，或是宰杀过鸭子，因此也会受到感染。这多变的病毒群不断重组，下一个"攻击目标"可能会发生变化。因此，韦伯斯特说道："此时根本无法预测下一次大流行将是什么。"

但是，有些事还是值得提防的。例如 H5N1，也就是我们熟知的禽流感。

禽流感第一次出现的时候，韦伯斯特在应对这种可怕的亚型病毒时发挥了至关重要的作用。1997 年 5 月，香港一名 3 岁的男孩死于流感，而他气管内的拭子显示有病毒。香港实验室的科学家没能确认这种病毒。之后男孩的一些病毒样本被送到了疾病预防控制中心，但是没有人能确定它是何种病毒。当时一位荷兰科学家正在香港做访问，他获得了一点病毒，回到家之后立即对其进行研究。"哦，我的天哪！"这位荷兰科学家告知他国外的同事，这种病毒像是 H5，一种禽流感。"我们都不同意这种说法，认为不可能，"韦伯斯特回忆道，"因为 H5 是不会传染给人类的。我们认为那是个错误。"它不是错误。让人震惊的是，这是首例被记录在案的纯禽流感病毒（不含重组带来的人流感病毒）在人体内引起致命的呼吸道疾病。11 月份又出现了三例病例，这次韦伯斯特自己坐飞机到达香港。

这次医疗紧急事故发生在 1997 年。到当年年底，已有 18 人被感染，病死率为 33%。这种亚型禽流感是高致命性的。但它是怎么进行传播的呢？没有人追踪过它的起源，更别说研究它是否会在人与人之间快速传播。"因此，我给我在太平洋地区培养过的所有博士后打了电话，"韦伯斯特说道，"告诉他们都到香港去。三天之内，我们在活禽市场找到了病毒。"

这是一个至关重要的开始。香港官员下令捕杀所有家禽（150 万只），关闭活禽市场，从而解决了迫在眉睫的问题。一段时间没有再出现感染病例，香港没有，其他任何地方也都没有。但这种恶劣的新病毒没有被根除，而是在中国沿海省份的家鸭中悄悄地传播。当地农村许多人会养鸭子，白天的时候会把它们放出去，到稻田里找吃的。在这种情况下，病毒很难被跟踪，更难被消灭，因为被感染的鸭子没有表现出任何症状。"鸭子就是特洛伊木马。"韦伯斯特告诉我。他的意思是，危险就这样潜伏着。野鸭可能会飞到你的稻田中，携带着病毒，污染了水，结果导致家鸭被感染。你的鸭子看起来很好，但是当你的儿子把它们带回家过夜时，它们可能感染你的鸡。不久，你的鸡和你的儿子可能会死于禽流感。

"鸭子就是特洛伊木马。"他重复道。这是一个很好的比喻，生动而清晰，我还在他发表的一些作品中看到过这种说法。但今天他说得更具体：绿头鸭和针尾鸭。对于不同种类的鸟类，这种病毒的致病力明显不同。"这取决于物种，"韦伯说，"一些鸭类死亡。斑头雁死了，天鹅死了。但是野鸭，特别是针尾鸭，会携带并传播病毒。"

六年后，在香港首次暴发的 H5N1 又回来了，一个家庭中有三人感染，其中两人死亡。正如我前面所述，这发生在 SARS 第一声警报响起的时候，使确定病毒身份变得更加复杂。大约在同一时间，H5N1 病毒开始出现在家禽中，范围涉及韩国、越南、日本、印度尼西亚和其他地方，造成许多鸡和至少几人死亡。它也在野生鸟类中传播，而且传播得很远。中国西部的青海湖，成了不祥事件的发源地，韦伯斯特暗指他提到的斑头雁。

青海湖是迁徙水禽的重要繁殖地，其迁徙路线从青海湖到印度、西伯利亚和东南亚。2005 年 4 月和 5 月，在青海湖有 6 000 只鸟死于H5N1。第一个受影响的动物是斑头雁，但是这种疾病还袭击了赤麻鸭、普通鸬鹚和两种海鸥。相对于它们的体重，斑头雁的翅膀较大，非常适合远距离高空飞行。它们在青藏高原筑巢。它们翻越喜马拉雅山。它们摆脱了 H5N1。

韦伯斯特告诉我："后来，大概是野鸟携带它向西到了印度、非洲和欧洲等地。"例如，它在 2006 年到了埃及，给这个国家带来了极其严重的问题。"在埃及，这种病毒无处不在，遍及商业家禽，遍及鸭群。"埃及卫生当局尝试给他们的家禽接种从亚洲进口的疫苗，但并未见到效果。"但令人惊讶的是，人类感染病例不见增多。"在埃及，受感染的人数足够多：截至 2011 年 8 月，确诊 151 例，其中 52 例死亡。自 1997 年 H5N1 出现以来，这个数字占全世界已知人类禽流感病例的四分之一以上，占所有死亡人数的三分之一以上。但这里有一个关键的事实：埃及的病例几乎没有出现人际传播。那些不幸的埃及病人似乎都是直接从鸟类身上感染病毒的。这表明该病毒还没有找到一个有效的方法实现人传人。

根据韦伯斯特的说法，这一情况的两个方面是危险的。首先，考虑到埃及当时的政治动荡和不确定的局势，一旦禽流感暴发，将可能无法阻止。他担忧的第二点与全球流感研究人员和公共卫生官员的看法一致：流感具有变异性，且人与受感染的禽类接触时，病毒可能会偶然发现一种基因结构，使其在人群中高度传播。

"只要 H5N1 在世界上存在，"韦伯斯特说，"就有暴发灾难的可能性。这确实是 H5N1 的底线。只要它存在于人类中，理论上它就有可能获得在人与人之间传播的能力。"他停顿了一下，"然后上帝会帮助我们的。"

113

这个话题像空气中的病毒一样，在谈话的微风中飘荡。大多数人不熟悉"人畜共患"这个术语，但他们听说过 SARS、西尼罗病毒和禽流感。他们知道有人挺过了莱姆病，有人死于艾滋病。他们听说过埃博拉病毒，知道这是一种可怕的病毒（尽管他们可能将其与大肠杆菌混淆，如果你吃错了菠菜，这种细菌会使你丧命）。他们也模模糊糊地知道一些，也会担心。但是他们没有时间或兴趣去考虑很多科学细节。根据我的经验，有些人如果听说你正在写一本关于这些事情（关于可怕的新出现的疾病、致命病毒和流行病）的书，他们会请你直接切入正题。他们会问："我们都会死吗？"我毫无办法，只好表示同意。

是的，我们都会死。是的。我们都要纳税，我们终有一死。然而，我们大多数人可能会死于一些更常见的病毒，而非出现在鸭子、黑猩猩或蝙蝠身上的病毒。

人畜共患病带来的危险是真实的、严重的，但其不确定性也很高。韦伯斯特痛苦地告诉我，预测下一次流感大流行的性质和时间是毫无希望的。在那个系统中，很多因素都是任意变化的，或者几乎都是随机的。就现在的所有疾病而言，预测仅是一个根据不足的命题，更有可能产生错误的信心，而非可信的信息。我已经询问过韦伯斯特以及其他许多著名的疾病科学家，包括一些研究 SARS、埃博拉病毒、蝙蝠携带的病毒、艾滋病病毒、病毒进化的专家，两个同样的问题：1. 在不久的将来会出现一种新的疾病，毒性十足且传播性强，从而导致流感大流行，其规模会达到艾滋病或 1918 年流感那样大，最终导致数千万人死亡吗？ 2. 如果是这样，那这种大暴发会是什么样子，从何而来呢？在回答第一个问题时，有人说也许会发生，有人说很可能发生。在回答第二个问题时，他们的答案主要集中在 RNA 病毒上，特别是那些储存宿主是某种灵长类动物的病毒。顺便说一句，他们中没有一个对上述各项提出异议，即如果有下一次大流行的话，它将是人畜共患病。

在科学文献中，你会发现大致相同的谨慎和有根据的推测。德高望重的传染病流行病学家唐纳德·伯克（Donald Burke），现任匹兹堡大学公共卫生研究学院院长，他早在 1997 年就曾做过报告（后来出版）。在报告中，他列出了标准，暗示某些种类的病毒最有可能导致一场新的大流行。"第一个标准是最明显的：人类历史上近期的流行病。"伯克告诉他的听众。这指向其他病毒中的正黏液病毒（包括流感）和逆转录病毒（包括 HIV）等。"第二个标准是，已证明有能力在非人类动物种群中引起重大大流行病。"这将使人们再次关注正黏液病毒和副黏病毒家族，如亨德拉病毒、尼帕病毒、冠状病毒以及 SARS 病毒。伯克的第三个准则是"内在进化能力"，意思是易于突变或重组（重配），"一种病毒可能进入并在人群中造成流行"。他又以逆转录病毒、正黏液病毒和冠状病毒为例。"其中一些病毒，"他警告称，并特别指出冠状病毒，"应该被认为是对人类健康的严重威胁。这些都是病毒具有高度的进化能力并已证明有能力引发动物种群的流行病。"回想起来，这一点很有趣，因为在 SARS 暴发六年前，他已经成功预言了它的到来。

最近，伯克告诉我："我侥幸猜中了。"他谦虚地大笑了一声，然后补充说，用"预测"一词来形容他一直在做的事显得过于夸张。

就像相信其他人活着一样，伯克这个说法是可以信任的。精确预测的困难不应使我们对此视而不见、准备不足，并且认为新出现和再次出现的人畜共患病是宿命。正如伯克所说，应该用实际行动替代预言，"改善科学基础以提高准备程度"。"科学基础"指的是要明白应该关注哪个病毒组，在偏远地区发生区域性暴发之前将其检测出来，并在大流行之前控制疫情。除此之外，利用实验室工具和技能迅速识别已知病毒，尽快确定病毒的特性，迅速研发疫苗和治疗方法。如果我们不能预测即将到来的流感大流行或其他任何新型病毒，至少可以保持警惕；我们可以做好充分准备，可以以巧妙的方法和精密的科学知识做出反应。

在相当大的程度上，疾病科学和公共卫生领域有先见之明的机构和个人已经在为我们做这些事情。世界卫生组织、美国疾病预防控制中心、美国国际开发署、欧洲疾病预防控制中心、世界动物健康组织和其他国家及国际机构已经建立了雄心勃勃的网络和项目，以应对出现人畜共患病的危险。因为担心潜在的"生物恐怖主义"，甚至美国国土安全部和隶属于美国国防部的美国国防高级研究计划局（又叫作最黑暗的 DARPA，其座右铭是"创造和预防战略突袭"）也参与进来。（因为美国早在 1969 年就已摒弃研究攻击性生化武器，大概是因为美国国防部高级研究计划局的疾病项目目前旨在预防，而不是创建流行病学的战略突袭。）这些活动被命名为全球疫情警报和反应网络（缩写为 GOARN，隶属于世界卫生组织）、预测项目（隶属于美国国防高级研究计划局）、新兴流行病威胁项目（缩写为 EPT，隶属于美国国际开发署），以及特殊病原体分部（缩写为 SPB，隶属于疾病预防控制中心）。所有这些听起来像编程样板，但其中专门有一些人在病毒外传现场工作，以保证实验室工作人员可以对新病原体展开快速研究。私人组织，如生态健康联盟（由前寄生虫学家彼得·达萨克领导，现在雇用乔恩·爱泼斯坦在孟加拉国的坦尼帕和其他地方为他工作，赫穆拉为他在中国研究蝙蝠，卡雷什在世界各地继续野生动物健康研究，等等），也解决了该问题。有一个有趣的组织叫作全球病毒预测行动组织（GVFI），由谷歌提供部分经费，由一个聪明的、有事业心的科学家内森·沃尔夫（Nathan Wolfe）创建，伯克是导师之一。全球病毒预测行动组织用一小块滤纸从猎人和其他居住在热带非洲和亚洲的人身上采集血样，之后对这些样本进行新病毒筛查，以系统地接触传播现象，在下一次大流行蔓延之前将其阻止。沃尔夫从巴比尔·辛格和考克斯-辛格（研究人类诺氏疟原虫的疟疾研究人员，还记得吗？）那里学会了滤纸技术。20 世纪 90 年代，沃尔夫作为研究生在现场和他们一起工作。在哥伦比亚大学梅尔曼公共卫生学院，伊恩·利普金的实验室是一流的研究中心，它研发新分子诊断工具。作为医生和生物学家，利普金称他的工作是"发现病原体"和使用技术，如高通量测序（可以迅速而廉价地为成千上万的 DNA 样本测序）、标记引物 PCR 仪（通过质谱分析法识别放大的基因组片段），以及格林片诊断系统（它可以同时检测数以千计不同的病原体）。乔恩·爱泼斯坦从孟加拉国的狐蝠身上提取血清，赫穆拉在中国南部的蝙蝠身上采集血样，其中的一些样品被直接送到伊恩·利普金那里。

这些科学家们保持警惕。他们是我们的哨兵。他们观察病原体扩散的界限。他们之间互相联系，使病毒研究成效显著。当未来小说中提到的病毒从一只黑猩猩、蝙蝠、老鼠、鸭子，或者一只猕猴传播给一个人，也许从这个人再传给另一个人，随即开始引发小范围内人的致命疾病，他们会发现那种病毒——我们希望不论怎样他们会发现——并立刻引起警觉。

不管之后发生什么事，都将取决于科学、政治、社会习俗、舆论、民意和其他形式的人类行为，以及我们如何做出回应。

所以，在我们做出回应之前，要么平静，要么歇斯底里，要么智慧，要么愚蠢。我们应该在一定程度上理解基本要素和动态情况。我们应该明白，最近暴发的这些新的人畜共患病，以及以前发生过的人畜共患病的复发及扩散，只是一个更大模式中的一部分，而人性应该对这种模式的生成负责任。我们应该认识到，它们反映了我们正在做的事情，而不只是发生在我们身上的事情。我们应该明白，尽管一些人为因素可能看起来几乎不可阻挡，但其他因素是在我们的控制范围之内的。

这些专家已经提醒我们警惕这些因素，列一个清单很容易。人口数量已经增加并超过 70 亿。在增长趋势趋于平缓之前，我们正朝着 90 亿的目标稳步前进。人类居住的许多城市都存在人口密度高的问题。我们已经占据并进一步占据地球上最后的大森林和其他野生生态系统，破坏了这些地区的物理结构和生态群落。人们开出一条穿越刚果的路，人们开出一条穿越亚马孙的路，人们开出一条穿越婆罗洲的路，人们开出一条穿越马达加斯加的路，人们开出一条穿越新几内亚和澳大利亚东北部的路……毫不夸张地打个比方，人们摇摇树之后，树上的东西就掉光了，就是这样轻而易举。人们宰杀并吃掉许多野生动物。人们定居在这些地区，建立村庄，开设劳动营，建造城镇，从事采掘业，建造新城市。人们引进驯养的动物，用家畜取代野生食草动物。就像人类自身繁衍一样，人们不断繁殖家畜，进行大规模生产，包括成千上万的牛、猪、鸡、鸭、绵羊和山羊，它们都被成群地关在围栏和畜栏中。在这样的条件下，这些家养的和半家养的动物从外部获得传染性病原体（如蝙蝠在畜栏上栖息），病毒互相传染，并为病原体进化出新的形式提供充足的机会，其中一些能够感染人类、牛或鸭子。人们给这些牲畜注射预防剂量的抗生素和其他药物，这么做并不是想治愈它们，而是为了促使其体重增加，并维持其身体健康，最终可以实现以高价销售和宰杀的目的。这样做助长了耐药细菌的进化。人们远距离高速地进出口牲畜。人们进出口其他活的动物，尤其是灵长类动物，用于医学研究。人们进出口野生动物作为珍奇宠物。人们进出口动物皮毛、违禁的丛林肉、植物，其中一些携带秘密微生物。人们外出旅游，在城市和大陆之间移动的速度比运输牲畜的速度还要快。人们待在有陌生人打喷嚏、呕吐过的酒店里。餐厅的厨师可能在处理我们的扇贝之前刚刚宰杀过一头豪猪。人们参观亚洲的猴子寺庙、印度的动物市场、南美洲风景如画的村庄、新墨西哥州尘土飞扬的古迹、荷兰的奶牛场、东非的蝙蝠洞、澳大利亚的赛马场——呼吸当地的空气，喂当地动物，触摸当地的物品，与友好的当地人握手——然后跳上飞机飞回家。人们被蚊子和蜱虫叮咬。人们用碳排放改变地球气候，这可能反过来改变那些蚊子和蜱虫生存的纬度范围。大量普遍存在的人体为微生物的入侵提供了千载难逢的机会。

　　我刚才提到的一切都局限在这个题目之内：人畜共患病的生态学与进化生物学。生态环境提供了病毒对外传播的机会。进化抓住机遇，探索可能性，并帮助病毒转化为流行病。

　　一个了不起但乏味的历史巧合是，疾病的细菌理论与达尔文的进化论大约出现在同一时间，即 19 世纪晚期。了不起是因为两大理论互相支持，乏味是因为二者的协同作用拖延了很久，因为细菌理论在接下来的 60 年里基本没有受到进化论的影响。现代形式的生态思想出现得更晚，而且被疾病科学吸收的速度也很慢。另一门缺席的科学——分子生物学，直到 20 世纪下半叶才形成。早期的医学工作者可能会猜测黑死病与啮齿动物有某种关系，但他们不知道传播方式或传播原因，直到 1894 年，香港发生流行病，亚历山大·耶尔森在老鼠身上发现了鼠疫杆菌。但这并未阐明人类感染的途径，直到几年后，保罗-路易斯·西蒙发现细菌是由鼠蚤传播的。炭疽热是由另一种细菌引起的，因能杀死牛和人类而闻名，仿佛是自然发生的，而非病毒传播所致，直到 1876 年科赫证实并非如此。狂犬病更加清楚地显现出病毒传染给人类是有媒介的——特别是疯狗。巴斯德在 1885 年发明了狂犬病疫苗，给被狗咬伤的男孩注射，使其幸存下来。就狂犬病毒本身而言，它远小于细菌，因此当时无法被直接检测到或是追溯到野生食肉动物身上。直到多年之后，人们才能做到这一点。20 世纪早期，洛克菲勒基金会和其他机构的疾病科学家构想了根除某些传染病的宏伟目标。他们努力与黄热病做斗争，花费数百万美元，经过多年的努力，但失败了。他们试图根除疟疾，但失败了。后来他们又试图根除天花，这次成功了。为什么？这三种疾病之间的差异多而复杂，但最重要的差别可能是，天花既不属于储存宿主，也不属于病媒生物。其生态学原理很简单。它存在于人类中——而且仅存在于人类中，因此更容易被根除。始于 1988 年的根除脊髓灰质炎运动，是由世界卫生组织及其他机构组织的。这就是个现实的尝试，其原因是：脊髓灰质炎不是人畜共患病。现在，疟疾又成了被根除的目标。2007年，比尔及梅琳达·盖茨基金会宣布，制订一个新的长期计划来根除这一疾病。这是一个令人钦佩的目标，一个富有想象力的梦想，但有人想知道，盖茨夫妇和他们的科学顾问打算如何处理诺氏疟原虫。是通过杀死它的宿主来消灭寄生虫，还是用某种疗法来治疗宿主，治愈婆罗洲森林中的每只猕猴？

这就是人畜共患病有益的一面：它们提醒我们，就像圣方济各所做的那样，我们人类与自然世界是不可分割的。事实上，没有"自然世界"，这是一个糟糕的和人造的短语。只有世界。人类是这个世界的一部分，埃博拉病毒、流感病毒、HIV、尼帕病毒、亨德拉病毒、SARS病毒，黑猩猩、蝙蝠、棕榈猫和斑头雁，还有我们尚未发现的下一个致命病毒，都是这个世界的一部分。

我并不是说这些不能被根除的人畜共患病会使你绝望和沮丧，我也不想因为病毒的恐怖而使你提心吊胆。我写这本书的目的不是让你更担心，而是让你更聪明。这是人类与天幕毛虫和舞毒蛾最大的差异。与它们不同的是，我们可以很聪明。

我们在芝加哥谈话时，德怀尔也说到了这一点。他曾研究过所有著名的用来解释疾病在人类暴发的数学模型，它们是由安德森、梅、科马克和麦肯德里克，乔治·麦克唐纳，约翰·布朗利等人提出的。他已经注意到个体行为对传播率的重要影响。他已经认识到，人们作为个体所做的事，飞蛾作为个体所做的事，对R_0有很大的影响。例如，德怀尔说，HIV的传播"取决于人类的行为"。谁会有异议呢？这已经被证明了。看看美国男同性恋、乌干达平民或泰国性工作者中传播率的变化，你就可以得出同样的结论。德怀尔说，SARS的传播似乎在很大程度上取决于超级传播者——他们的行为，以及他们周围人的行为，都是各不相同的。数学生态学家用"异质性"这个术语来描述各种各样的行为。德怀尔的模型表明，行为的异质性，即使在森林昆虫之间，更不用说在人类之间，对于阻止传染病的传播是非常重要的。

"如果你保持平均传播率不变，"他告诉我，"只是增加异质性本身就会降低整体感染率。"这听起来很枯燥。这意味着个人努力、个人洞察力及个人选择可以在避免灾难方面产生巨大的影响，否则灾难可能会席卷整个族群。一只舞毒蛾可能会遗传一种稍微出色的能力，以避免啃食叶子时感染核多角体病毒。一个人可以选择不喝椰枣汁，不吃黑猩猩，不将猪圈建在芒果树下，不徒手清理马的气管，不与妓女发生性行为，不在射击场与他人共用针头，咳嗽时捂住嘴，感觉不适时不乘坐飞机，或不将自己养的鸡和鸭子关在一只笼子里。"人们做的任何一件小事，"德怀尔说，如果这使他们不同于他人，不同于大众行为的理想化标准，"都会降低感染率。"这是在我要求他考虑我提出的那个类比之后，他仔细考虑半个小时之后才给出的答案。

"舞毒蛾只有这么多的方式可以展现它的与众不同之处，"他最后说，"但是人类展现自身与众不同的方式确实非常多，尤其是他们的行为。这就回到了你的那个问题上，也就是，人类的聪明有多重要？所以，我真的想说，这非常重要。现在我停下来仔细思考一下。我认为这件事真的很重要。"

然后他带我进入了大楼的地下室，让我对他的实验工作有了初步了解。他打开被他称为"污染房"的门，走进房间，打开一个细菌培养器，拿出一个塑料容器，并向我展示了感染核多角体病毒的舞毒蛾幼虫。我看到了什么才叫"喷溅"在叶子上。

114

我的邻居苏珊家门前的那两棵大榆树，现在只剩下一棵了。另一棵大约在四年前死亡，自身衰老，又遭遇旱灾和蚜虫侵扰。一名签约树艺师带着他的工作人员，开着卡车来到这里，把它伐倒，树枝一一断开，树干也断成了一段段的。对于苏珊来说，那是悲伤的一天，对我来说也是如此，因为我已经在那棵高大的阔叶树下生活了将近30年。就连那个大到足以做咖啡桌的树桩也消失了。它已经被磨树桩的砂轮机碾碎了，上面被草覆盖着。那棵树已经不在了，但是人们还都记得它。因为这棵树被砍倒，社区的优美环境也受到了影响。但是别无选择。

另外一棵大榆树依然在这里，庄严地笼罩着我们的小街道。灰褐色的树皮环绕着这棵树，在腰部的地方，有一个污点——一条深色的印记，见证了20年前人们用有毒的黏液对付天幕毛虫时留下的痕迹，也见证了天气和时光留下的不可磨灭的印记。毛毛虫早已离去，那只是一个种群的数量大暴发，但这个标记就像化石记录。

当我在蒙大拿的家时，每天我都会经过那棵树。我通常会注意到那深色的印记。我会想起毛毛虫，它们是如何大量出现，之后又消失的。条件对它们是有利的。但是，发生了一些事情。也许运气是关键因素，也许是环境，也许是它们的绝对密度，也许是基因，也许是行为。现在，每当我看到树上的印迹，便会想起德怀尔对我说过的话：一切都取决于人类的行为。

参考文献

Abraham, Thomas. 2007. *Twenty-First Century Plague: The Story of SARS*. Baltimore: The Johns Hopkins University Press.

AbuBakar, Sazaly, Li-Yen Chang, A. R. Mohd Ali, S. H. Sharifah, Khatijah Yusoff, and Zulkeflie Zamrod. 2004. "Isolation and Molecular Identification of Nipah Virus from Pigs." *Emerging Infectious Diseases*, 10 (12).

Aguirre, A. Alonso, Richard S. Ostfeld, Gary M. Tabor, Carol House, and Mary C. Pearl, eds. 2002. *Conservation Medicine: Ecological Health in Practice*. Oxford: Oxford University Press.

Alibek, Ken. 1999. *Biohazard: The Chilling True Story of the Largest Covert Biological Weapons Program in the World—Told from the Inside by the Man Who Ran It*. With Stephen Handelman. New York: Delta/Dell Publishing.

Anderson, Roy M., and Robert M. May. 1978. "Regulation and Stability of Host-Parasite Population Interactions." *Journal of Animal Ecology*, 47.

———. 1979. "Population Biology of Infectious Diseases: Part I." *Nature*, 280.

———. 1980. "Infectious Diseases and Populations of Forest Insects." *Science*, 210.

———. 1982. "Coevolution of Hosts and Parasites." *Parasitology*, 85.

———. 1992. *Infectious Diseases of Humans: Dynamics and Control*. Oxford: Oxford University Press.

Arricau-Bouvery, Nathalie, and Annie Rodolakis. 2005. "Is Q Fever an Emerging or Re-emerging Zoonosis?" *Veterinary Research*, 36.

Auerbach, D. M., W. W. Darrow, H. W. Jaffe, and J. W. Curran. 1984. "Cluster of Cases of the Acquired Immune Deficiency Syndrome. Patients Linked by Sexual Contact." *The American Journal of Medicine*, 76 (3).

Bacon, Rendi Murphree, Kiersten J. Kugeler, and Paul S. Mead. 2008. "Surveillance for Lyme Disease—United States, 1992–2006." *Morbidity and Mortality Weekly Report*, 57.

Bailes, Elizabeth, Feng Gao, Frederic Biboilet-Ruche, Valerie Courgnaud, Martine Peeters, Preston A. Marx, Beatrice H. Hahn, and Paul M. Sharp. 2003. "Hybrid Origin of SIV in Chimpanzees." *Science*, 300.

Baize, S., E. M. Leroy, M. C. Georges-Courbot, J. Lansoud-Soukate, P. Debré, S. P. Fisher-Hoch, J. B. McCormick, and A. J. Georges. 1999. "Defective Humoral Responses and Extensive Intravascular Apoptosis are Associated with Fatal Outcome in Ebola Virus-Infected Patients." *Nature Medicine*, 5 (4).

Barbosa, Pedro, and Jack C. Schultz, eds. 1987. *Insect Outbreaks*. San Diego: Academic Press.

Barin, F., S. M'Boup, F. Denis, P. Kanki, J. S. Allan, T. H. Lee, and M. Essex. 1985. "Serological Evidence for Virus Related to Simian T-Lymphotropic Retrovirus III in Residents of West Africa." *The Lancet*, 2.

Barré-Sinoussi, F., J. C. Cherrmann, F. Rey, M. T. Nugeyre, S. Chamaret, J. Gruest, C. Dauguet, et al. 1983. "Isolation of a T-Lymphotropic Retrovirus from a Patient at Risk for Acquired Immune Deficiency Syndrome (AIDS)." *Science*, 220.

Barré-Sinoussi, Françoise. 2003a. "The Early Years of HIV Research: Integrating Clinical and Basic Research." *Nature Medicine*, 9 (7).

———. 2003b. "Barré-Sinoussi Replies." *Nature Medicine*, 9 (7).

Barry, John M. 2005. *The Great Influenza: The Epic Story of the Deadliest Plague in History*. New York: Penguin Books.

Beaudette, F. R., ed. 1955. *Psittacosis: Diagnosis, Epidemiology and Control*. New Brunswick, NJ: Rutgers University Press.

Beheyt, P. 1953. "*Contribution à l'étude des hepatites en Afrique. L'hépatite épidémique et l'hépatite par inoculation.*" *Annales de la Société Belge de Médicine Tropicale*.

Bermejo, Magdalena, José Domingo Rodríguez-Teijeiro, Germán Illera, Alex Barroso, Carles Vilà, and Peter D. Walsh. 2006. "Ebola Outbreak Killed 5000 Gorillas." *Science*, 314.

Bernoulli, Daniel. 2004. "An Attempt at a New Analysis of the Mortality Caused by Smallpox and of the Advantages of Inoculation to Prevent It." Reprinted in *Reviews in Medical Virology*, 14.

Berryman, Alan A. 1987. "The Theory and Classification of Outbreaks." In *Insect Outbreaks*, ed. P. Barbosa and J. C. Schultz. San Diego: Academic Press.

Biek, Roman, Peter D. Walsh, Eric M. Leroy, and Leslie A. Real. 2006. "Recent Common Ancestry of Ebola Zaire Virus Found in a Bat Reservoir." *PLoS Pathogens*, 2 (10).

Blum, L. S., R. Khan, N. Nahar, and R. F. Breiman. 2009. "In-Depth Assessment of an Outbreak of Nipah Encephalitis with Person-to-Person Transmission in Bangladesh: Implications for Prevention and Control Strategies." *American Journal of Tropical Medicine and Hygiene*, 80 (1).

Boaz, Noel T. 2002. *Evolving Health: The Origins of Illness and How the Modern World Is Making Us Sick*. New York: John Wiley and Sons.

Boulos, R., N. A. Halsey, E. Holt, A. Ruff, J. R. Brutus, T. C. Quin, M. Adrien, and C. Boulos. 1990. "HIV-1 in Haitian Women 1982–1988." *Journal of Acquired Immune Deficiency Syndromes*, 3.

Breman, Joel G., Karl M. Johnson, Guido van der Groen, C. Brian Robbins, Mark V. Szczeniowski, Kalisa Ruti, Patrician A. Webb, et al. 1999. "A Search for Ebola Virus in Animals in the Democratic Republic of the Congo and Cameroon: Ecologic, Virologic, and Serologic Surveys, 1979–1980." In *Ebola: The Virus and the Disease*, ed. C. J. Peters and J. W. LeDuc. Special issue of *The Journal of Infectious Diseases*, 179 (S1).

Brown, Corrie. 2001. "Update on Foot-and-Mouth Disease in Swine." *Journal of Swine and Health Production*, 9 (5).

Brownlee, John. 1907. "Statistical Studies in Immunity: The Theory of an Epidemic." *Proceedings of the Royal Society of Edinburgh*, 26.

Burgdorfer, W., A. G. Barbour, S. F. Hayes, J. L. Benach, E. Grunwaldt, and J. P. Davis. 1982. "Lyme Disease—A Tick-Borne *Spirochetosis?*" *Science*, 216.

Burgdorfer, Willy. 1986. "The Enlarging Spectrum of Tick-Borne *Spirochetoses*: R. R. Parker Memorial Address." *Reviews of Infectious Diseases*, 8 (6).

Burke, Donald S. 1998. "Evolvability of Emerging Viruses." In *Pathology of Emerging Infections 2*, ed. A. M. Nelson and C. Robert Horsburgh, Jr. Washington: ASM Press.

Burnet, F. M. 1934. "*Psittacosis* in Australian Parrots." *The Medical Journal of Australia*, 2.

————. 1940. *Biological Aspects of Infectious Disease*. Cambridge: Cambridge University Press.

Burnet, F. M., and Mavis Freeman. 1937. "Experimental Studies on the Virus of 'Q' Fever." *The Medical Journal of Australia*, 2.

Burnet, F. M., and Jean MacNamara. 1936. "Human *Psittacosis* in Australia." *The Medical Journal of Australia*, 2.

Burnet, MacFarlane. 1967. "Derrick and the Story of Q Fever." *The Medical Journal of Australia*, 2 (24).

Bwaka, M. A., M. J. Bonnet, P. Calain, R. Colebunders, A. De Roo, Y. Guimard, K. R. Katwiki, et al. 1999. "Ebola Hemorrhagic Fever in Kikwit, Democratic Republic of the Congo: Clinical Observations in 103 Patients." In *Ebola: The Virus and the Disease*, ed. C. J. Peters and J. W. LeDuc. Special issue of *The Journal of Infectious Diseases*, 179 (S1).

Bygbjerg, I. C. 1983. "AIDS in a Danish Surgeon (Zaire, 1976)." *The Lancet*, 1 (2).

Caillaud, D., F. Levréro, R. Cristescu, S. Gatti, M. Dewas, M. Douadi, A. Gautier-Hion, et al. 2006. "Gorilla Susceptibility to Ebola Virus: The Cost of Sociality." *Current Biology*, 16 (13).

Calisher, Charles H., James E. Childs, Hume E. Field, Kathryn V. Holmes, and Tony Schountz. 2006. "Bats: Important Reservoir Hosts of Emerging Viruses." *Clinical Microbiology Reviews*, 19 (3).

Chen, Hualan, Yanbing Li, Zejun Li, Jianzhong Shi, Kyoko Shinya, Guohua Deng, Qiaoling Qi, et al. 2006. "Properties and Dissemination of H5N1 Viruses Isolated during an Influenza Outbreak in Migratory Waterfowl in Western China." *Journal of Virology*, 80 (12).

Chin, William, Peter G. Contacos, G. Robert Coatney, and Harry R. Kimball. 1965. "A Naturally Acquired Quotidian-Type Malaria in Man Transferable to Monkeys." *Science*, 149.

Chitnis, Amit, Diana Rawls, and Jim Moore. 2000. "Origin of HIV Type 1 in Colonial French Equatorial Africa?" *AIDS Research and Human Retroviruses*, 16 (1).

Chua, K. B., W. J. Bellini, P. A. Rota, B. H. Harcourt, A. Tamin, S. K. Lam, T. G. Ksiazek, et al. 2000. "Nipah Virus: A Recently Emergent Deadly Paramyxovirus." *Science*, 288.

Chua, K. B., B. H. Chua, and C. W. Wang. 2002. "Anthropogenic Deforestation, El Niño and the Emergence of Nipah Virus in Malaysia." *Malaysian Journal of Pathology*, 24 (1).

Chua, K. B., K. J. Goh, K. T. Wong, A. Kamarulzaman, P. S. Tan, T. G. Ksiazek, S. R. Zaki, et al. 1999. "Fatal Encephalitis due to Nipah among Pig-Farmers." *The Lancet*, 354.

Chua, K. B., C. L. Koh, P. S. Hooi, K. F. Wee, J. H. Khong, B. H.

Chua, Y. P. Chan, et al. 2002. "Isolation of Nipah Virus from Malaysian Island Flying-Foxes." *Microbes and Infection,* 4.

Chua, Kaw Bing. 2002. "Nipah Virus Outbreak in Malaysia." *Journal of Clinical Virology,* 26.

———. 2010. "Risk Factors, Prevention and Communication Strategy During Nipah Virus Outbreak in Malaysia." *Malaysian Journal of Pathology,* 32 (2).

Chua, Kaw Bing, Gary Crameri, Alex Hyatt, Meng Yu, Mohd Rosli Tompang, Juliana Rosli, Jennifer McEachern, et al. 2007. "A Previously Unknown Reovirus of Bat Origin Is Associated with an Acute Respiratory Disease in Humans." *Proceedings of the National Academy of Sciences,* 104 (27).

Churchill, Sue. 1998. *Australian Bats.* Sydney: New Holland Publishers.

Clavel, F., D. Guétard, F. Brun-Vézinet, S. Chamaret, M. A. Rey, M. O. Santos-Ferreira, A. G. Laurent, et al. 1986. "Isolation of a New Human Retrovirus from West African Patients with AIDS." *Science,* 233.

Coatney, G. Robert, William E. Collins, and Peter G. Contacos. 1971. "The Primate Malarias." Bethesda, Maryland: National Institutes of Health.

Cohen, Philip. 2002. "Chimps Have Already Conquered AIDS." *New Scientist,* August 24.

Cohn, Samuel K., Jr. 2003. *The Black Death Transformed: Disease and Culture in Early Renaissance Europe.* London: Arnold.

Cornejo, Omar E., and Ananias A. Escalante. 2006. "The Origin and Age of *Plasmodium vivax.*" *Trends in Parasitology,* 22 (12).

Cory, Jenny S., and Judith H. Myers. 2003. "The Ecology and Evolution of Insect Baculoviruses." *Annual Review of Ecology, Evolution, and Systematics,* 34.

———. 2009. "Within and Between Population Variation in Disease Resistance in Cyclic Populations of Western Tent Caterpillars: A Test of the Disease Defence Hypothesis." *Journal of Animal Ecology,* 78.

Cox-Singh, J., T. M. Davis, K. S. Lee, S. S. Shamsul, A. Matusop, S. Ratnam, H. A. Rahman, et al. 2008. "*Plasmodium knowlesi* Malaria in Humans Is Widely Distributed and Potentially Life Threatening." *Clinical Infectious Diseases,* 46.

Cox-Singh, Janet, and Balbir Singh. 2008. "Knowlesi Malaria: Newly Emergent and of Public Health Importance?" *Trends in Parasitology,* 24 (9).

Crawford, Dorothy H. 2000. *The Invisible Enemy: A Natural History of Viruses.* Oxford: Oxford University Press.

Crewdson, John. 2002. *Science Fictions: A Scientific Mystery, a Massive Coverup, and the Dark Legacy of Robert Gallo.* Boston: Little, Brown.

Crosby, Alfred W. 1989. *America's Forgotten Pandemic: The Influenza of 1918.* Cambridge: Cambridge University Press.

Curtis, Tom. 1992. "The Origin of AIDS." *Rolling Stone,* March 19.

Daniel, M. D., N. L. Letvin, N. W. King, M. Kannagi, P. K. Sehgal, R. D. Hunt, P. J. Kanki, et al. 1985. "Isolation of T-Cell Tropic HTLV-III-like Retrovirus from Macaques." *Science,* 228.

Daszak, P., A. A. Cunningham, and A. D. Hyatt. 2001. "Anthropogenic Environmental Change and the Emergence of Infectious Diseases in Wildlife." *Acta Tropica,* 78.

Daszak, Peter, Andrew H. Cunningham, and Alex D. Hyatt. 2000. "Emerging Infectious Diseases of Wildlife–Threats to Biodiversity and Human Health." *Science,* 287.

Davis, Gordon E., and Herald R. Cox. 1938. "A Filter-Passing Infectious Agent Isolated from Ticks." *Public Health Reports,* 53 (52).

De Groot, N. G., N. Otting, G. G. Doxiadis, S. S. Balla-Jhagjoorsingh, J. L. Heeney, J. J. van Rood, P. Gagneux, et al. 2002. "Evidence for an Ancient Selective Sweep in the MHC Class I Gene Repertoire of Chimpanzees." *Proceedings of the National Academy of Sciences,* 99 (18).

De Kruif, Paul. 1932. *Men Against Death.* New York: Harcourt, Brace and Company.

Derrick, E. H. 1937. "Q Fever, A New Fever Entity: Clinical Features, Diagnosis and Laboratory Investigation." *The Medical Journal of Australia,* 2 (8).

Desowitz, Robert S. 1993. *The Malaria Capers: More Tales of Parasites, People, Research and Reality.* New York: W. W. Norton.

Diamond, Jared. 1997. *Guns, Germs, and Steel: The Fates of Human Societies.* New York: W. W. Norton.

Dobson, Andrew P., and E. Robin Carper. 1996. "Infectious Diseases and Human Population History." *BioScience,* 46 (2).

Dowdle, W. R., and D. R. Hopkins, eds. 1998. *The Eradication of Infectious Diseases.* New York: John Wiley and Sons.

Drosten, C., S. Günter, W. Preiser, S. van der Werf, H. R. Brodt, S. Becker, H. Rabenau, et al. 2003. "Identification of a Novel Coronavirus in Patients with Severe Acute Respiratory Syndrome." *New England Journal of Medicine,* 348 (20).

Drucker, Ernest, Phillip C. Alcabes, and Preston A. Marx. 2001. "The Injection Century: Massive Unsterile Injections and the Emergence of Human Pathogens." *The Lancet,* 358.

Duesberg, Peter. 1996. *Inventing the AIDS Virus*. Washington, D.C.: Regnery Publishing.

Dwyer, Greg. 1991. "The Roles of Density, Stage, and Patchiness in the Transmission of an Insect Virus." *Ecology*, 72 (2).

Dwyer, Greg, and Joseph S. Elkinton. 1993. "Using Simple Models to Predict Virus Epizootics in Gypsy Moth Populations." *Journal of Animal Ecology*, 62.

Eaton, Bryan T. 2001. "Introduction to Current Focus on Hendra and Nipah Viruses." *Microbes and Infection*, 3.

Edlow, Jonathan A. 2003. *Bull's-Eye: Unraveling the Medical Mystery of Lyme Disease*. New Haven: Yale University Press.

Elderd, B. D., J. Dushoff, and G. Dwyer. 2008. "Host-Pathogen Interactions, Insect Outbreaks, and Natural Selection for Disease Resistance." *The American Naturalist*, 172 (6).

Elderd, Bret D., Vanja M. Dukic, and Greg Dwyer. 2006. "Uncertainty in Predictions of Disease Spread and Public Health Responses to Bioterrorism and Emerging Diseases." *Proceedings of the National Academy of Sciences*, 103 (42).

Elkinton, J. S. 1990. "Populations Dynamics of Gypsy Moth in North America." *Annual Reviews of Entomology*, 35.

Emmerson, A. M., P. M. Hawkey, and S. H. Gillespie. 1997. *Principles and Practice of Clinical Bacteriology*. Chichester and New York: John Wiley and Sons.

Emond, R. T., B. Evans, E. T. Bowen, and G. Lloyd. 1977. "A Case of Ebola Virus Infection." *British Medical Journal*, 2.

Engel, Gregory A., Lisa Jones-Engel, Michael A. Schillaci, Komang Gde Suaryana, Artha Putra, Agustin Fuentes, and Richard Henkel. 2002. "Human Exposure to Herpesvirus B-Seropositive Macaques, Bali, Indonesia." *Emerging Infectious Diseases*, 8 (8).

Engel, Jonathan. 2006. *The Epidemic: A Global History of AIDS*. New York: Smithsonian Books/HarperCollins.

Enserink, Martin. 2003. "China's Missed Chance." *Science*, 301.

———. 2010. "Questions Abound in Q-Fever Explosion in The Netherlands." *Science*, 327.

Epstein, Helen. 2007. *The Invisible Cure: Why We Are Losing the Fight against AIDS in Africa*. New York: Picador.

Epstein, Jonathan H., Vibhu Prakash, Craig S. Smith, Peter Daszak, Amanda B. McLaughlin, Greer Meehan, Hume E. Field, and Andrew A. Cunningham. 2008. "*Henipavirus* Infection in Fruit Bats (*Pteropus giganteus*), India." *Emerging Infectious Diseases*, 14 (8).

Escalante, Ananias A., Omar E. Cornejo, Denise E. Freeland, Amanda

C. Poe, Ester Durego, William E. Collins, and Altaf A. Lal. 2005. "A Monkey's Tale: The Origin of *Plasmodium vivax* as a Human Malaria Parasite." *Proceedings of the National Academy of Sciences,* 102 (6).

Essex, Max, and Phyllis J. Kanki. 1988. "The Origins of the AIDS Virus." *Scientific American,* 259 (4).

Essex, Max, Souleymane Mboup, Phyllis J. Kanki, Richard G. Marlink, and Sheila D. Tlou, eds. 2002. *AIDS in Africa.* 2nd ed. New York: Kluwer Academic/Plenum Publishers.

Ewald, Paul W. 1994. *Evolution of Infectious Disease.* Oxford: Oxford University Press.

Feder, Henry M., Jr., Barbara J. B. Johnson, Susan O'Connell, Eugene D. Shapiro, Allen C. Steere, Gary P. Wormser, and the Ad Hoc International Lyme Disease Group. 2007. "A Critical Appraisal of Chronic Lyme Disease." *New England Journal of Medicine,* 357 (14).

Fenner, F. 1983. "Biological Control, as Exemplified by Smallpox Eradication and Myxomatosis." *Proceedings of the Royal Society,* B, 218.

Fenner, Frank, and F. N. Ratcliffe. 1965. *Myxomatosis.* Cambridge: Cambridge University Press.

Field, Hume. 2001. "The Natural History of Hendra and Nipha Viruses." *Microbes and Infection,* 3.

Fields, Bernard N., David M. Knipe, and Peter M. Howley, eds. 1996. *Fundamental Virology.* 3rd ed. Philadelphia: Lippincott Williams & Wilkins.

Figtree, M., R. Lee, L. Bain, T. Kennedy, S. Mackertich, M. Urban, Q. Cheng, and B. J. Hudson. 2010. "*Plasmodium knowlesi* in Human, Indonesian Borneo." *Emerging Infectious Diseases,* 16 (4).

Fine, Paul E. M. 1979. "John Brownlee and the Measurement of Infectiousness: An Historical Study in Epidemic Theory." *Journal of the Royal Statistical Society,* A, 142 (P3).

Formenty, P., C. Boesch, M. Wyers, C. Steiner, F. Donati, F. Dind, F. Walker, and B. Le Guenno. 1999. "Ebola Virus Outbreak among Wild Chimpanzees Living in a Rain Forest of Côte d'Ivoire." In *Ebola: The Virus and the Disease,* ed. C. J. Peters and J. W. LeDuc. Special issue of *The Journal of Infectious Diseases,* 179 (S1).

Freifeld, A. G., J. Hilliard, J. Southers, M. Murray, B. Savarese, J. M. Schmitt, S. E. Strauss. 1995. "A Controlled Seroprevalence Survey of Primate Handlers for Evidence of Asymptomatic Herpes B Virus Infection." *The Journal of Infectious Diseases,* 171.

Friedman-Kein, Alvin E. 1981. "Disseminated Kaposi's Sarcoma Syndrome in Young Homosexual Men." *Journal of the American Academy of Dermatology,* 5.

Fukasawa, M., T. Miura, A. Hasegawa, S. Morikawa, H. Tsujimoto, K. Miki, T. Kitamura, and M. Hayami. 1988. "Sequence of Simian Immunodeficiency Virus from African Green Monkey, A New Member of the HIV/SIV Group." *Nature,* 333.

Gallo, R. C., S. Z. Salahuddin, M. Popovic, G. M. Shearer, M. Kaplan, B. F. Haynes, T. J. Palker, et al. 1984. "Frequent Detection and Isolation of Cytopathic Retroviruses (HTLV-III) from Patients with AIDS and at Risk for AIDS." *Science,* 224.

Gallo, R. C., P. S. Sarin, E. P. Gelmann, M. Robert-Guroff, E. Richardson, V. S. Kalyanaraman, D. Mann, et al. 1983. "Isolation of Human T-Cell Leukemia Virus in Acquired Immune Deficiency Syndrome (AIDS)." *Science,* 220.

Gallo, Robert. 1991. *Virus Hunting: AIDS, Cancer, and the Human Retrovirus: A Story of Scientific Discovery.* New York: Basic Books.

Gallo, Robert C., and Luc Montagnier. 1988. "AIDS in 1988." *Scientific American,* 259 (4).

Galvani, Alison P., and Robert M. May. 2005. "Dimensions of Superspreading." *Nature,* 438.

Gao, F., E. Bailes, D. L. Robertson, Y. Chen, C. M. Rodenburg, S. F. Michael, L. B. Cummins, et al. 1999. "Origin of HIV-1 in the Chimpanzee *Pan troglodytes troglodytes*." *Nature,* 397.

Garrett, Laurie. 1994. *The Coming Plague: Newly Emerging Diseases in a World Out of Balance.* New York: Farrar, Straus and Giroux.

Georges, A. J., E. M. Leroy, A. A. Renaut, C. T. Benissan, R. J. Nabias, M. T. Ngoc, P. I. Obiang, et al. 1999. "Ebola Hemorrhagic Fever Outbreaks in Gabon, 1994–1997: Epidemiologic and Health Control Issues." In *Ebola: The Virus and the Disease,* ed. C. J. Peters and J. W. LeDuc. Special issue of *The Journal of Infectious Diseases,* 179 (S1).

Gilbert, M. Thomas P., Andrew Rambaud, Gabriela Wlasiuk, Thomas J. Spira, Arthur E. Pitchenik, and Michael Worobey. 2007. "The Emergence of HIV/AIDS in the Americas and Beyond." *Proceedings of the National Academy of Sciences,* 104 (47).

Giles-Vernick, Tamara. 2002. *Cutting the Vines of the Past: Environmental Histories of the Central African Rain Forest.* Charlottesville: University Press of Virginia.

Gopalakrishna, G., P. Choo, Y. S. Leo, B. K. Tay, Y. T. Lim, A. S. Khan, and C. C. Tan. 2004. "SARS Transmission and Hospital Containment." *Emerging Infectious Diseases,* 10 (3).

Gormus, Bobby J., Louis N. Martin, and Gary B. Baskin. 2004. "A Brief History of the Discovery of Natural Simian Immunodeficiency

Virus (SIV) Infections in Captive Sooty Mangabey Monkeys." *Frontiers in Bioscience*, 9.

Gottlieb, M. S., H. M. Shankar, P. T. Fan, A. Saxon, J. D. Weisman, and I. Pozalski. 1981. "*Pneumocystic* Pneumonia—Los Angeles." *Morbidity and Mortality Weekly Report*, June 5.

Greenfeld, Karl Taro. 2006. *China Syndrome: The True Story of the 21st Century's First Great Epidemic*. New York: HarperCollins Publishers.

Guan, Y., B. J. Zheng, Y. Q. He, X. L. Liu, Z. X. Zhuang, C. L. Cheung, S. W. Luo, et al. 2003. "Isolation and Characterization of Viruses Related to the SARS Coronavirus from Animals in Southern China." *Science*, 302.

Gurley, Emily S., Joel M. Montgomery, M. Jahangir Hossain, Michael Bell, Abul Kalam Azad, Mohammad Rafiqul Islam, Mohammad Abdur Rahim Molla, et al. 2007. "Person-to-Person Transmission of Nipah Virus in a Bangladeshi Community." *Emerging Infectious Diseases*, 13 (7).

Hahn, Beatrice H., George M. Shaw, Kevin M. De Cock, and Paul M. Sharp. 2000. "AIDS as a Zoonosis: Scientific and Public Health Implications." *Science*, 287.

Halpin, K., P. L. Young, H. E. Field, and J. S. Mackenzie. 2000. "Isolation of Hendra Virus from Pteropid Bats: A Natural Reservoir of Hendra Virus." *Journal of General Virology*, 81.

Hamer, W. H. 1906. "Epidemic Disease in England—The Evidence of Variability and of Persistency of Type." *The Lancet*, March 17.

Harcourt, Brian H., Azaibi Tamin, Thomas G. Ksiazek, Pierre E. Rollin, Larry J. Anderson, William J. Bellini, and Paul A. Rota. 2000. "Molecular Characterization of Nipah Virus, a Newly Emergent Paramyxovirus." *Virology*, 271.

Harms, Robert W. 1981. *River of Wealth, River of Sorrow: The Central Zaire Basin in the Era of the Slave and Ivory Trade, 1500–1891*. New Haven: Yale University Press.

Harris, Richard L., and Temple W. Williams, Jr. 1985. "Contribution to the Question of Pneumotyphus: A Discussion of the Original Article by J. Ritter in 1880." *Review of Infectious Diseases*, 7 (1).

Harrison, Gordon. 1978. *Mosquitoes, Malaria and Man: A History of the Hostilities Since 1880*. New York: E. P. Dutton.

Hawgood, Barbara J. 2008. "Alexandre Yersin (1864–1943): Discoverer of the Plague Bacillus, Explorer and Agronomist." *Journal of Medical Biography*, 16.

Hay, Simon I. 2004. "The Global Distribution and Population at Risk of Malaria: Past, Present, and Future." *Lancet Infectious Disease*, 4 (6).

Haydon, D. T., S. Cleaveland, L. H. Taylor, and M. K. Laurenson. 2002. "Identifying Reservoirs of Infection: A Conceptual and Practical Challenge." *Emerging Infectious Diseases*, 8 (12).

Hemelaar, J., E. Gouws, P. D. Ghys, and S. Osmanov. 2006. "Global and Regional Distribution of HIV-1 Genetic Subtypes and Recombinants in 2004." *AIDS*, 20 (16).

Hennessey, A. Bennett, and Jessica Rogers. 2008. "A Study of the Bushmeat Trade in Ouesso, Republic of Congo." *Conservation and Society*, 6 (2).

Henig, Robin Marantz. 1993. *A Dancing Matrix: Voyages along the Viral Frontier*. New York: Alfred A. Knopf.

Hewlett, B. S., A. Epelboin, B. L. Hewlett, and P. Formenty. 2005. "Medical Anthropology and Ebola in Congo: Cultural Models and Humanistic Care." *Bulletin de la Société Pathologie Exotique*, 98 (3).

Hewlett, Barry S., and Richard P. Amola. 2003. "Cultural Contexts of Ebola in Northern Uganda." *Emerging Infectious Diseases*, 9 (10).

Hewlett, Barry S., and Bonnie L. Hewlett. 2008. *Ebola, Culture, and Politics: The Anthropology of an Emerging Disease*. Belmont, CA: Thomson Wadsworth.

Heymann, D. L., J. S. Weisfeld, P. A. Webb, K. M. Johnson, T. Cairns, and H. Berquist. 1980. "Ebola Hemorrhagic Fever: Tandala, Zaire, 1977–1978." *The Journal of Infectious Diseases*, 142 (3).

Hirsch, V. M., R. A. Olmsted, M. Murphy-Corb, R. H. Purcell, and P. R. Johnson. 1989. "An African Primate Lentivirus (SIV$_{sm}$) Closely Related to HIV-2." *Nature*, 339.

Holmes, Edward C. 2009. *The Evolution and Emergence of RNA Viruses*. Oxford: Oxford University Press.

Hoong, Chua Mui. 2004. *A Defining Moment: How Singapore Beat SARS*. Singapore: Institute of Policy Studies.

Hooper, Ed. 1990. *Slim: A Reporter's Own Story of AIDS in East Africa*. London: The Bodley Head.

Hooper, Edward. 1999. *The River: A Journey to the Source of HIV and AIDS*. Boston: Little, Brown.

———. 2001. "Experimental Oral Polio Vaccines and Acquired Immune Deficiency Syndrome." *Philosophical Transactions of the Royal Society of London*, 356.

Huff, Jennifer L., and Peter A. Barry. 2003. "B-Virus (*Cercopithecine herpesvirus* 1) Infection in Humans and Macaques: Potential for Zoonotic Disease." *Emerging Infectious Diseases*, 9 (2).

Huijbregts, Bas, Pawel De Wachter, Louis Sosthene Ndong Obiang, and Marc Ella Akou. 2003. "Ebola and the Decline of Gorilla *Gorilla*

gorilla and Chimpanzee *Pan troglodytes* Populations in Minkebe Forest, North-eastern Gabon." *Oryx,* 37 (4).

Hsu, Vincent P., Mohammed Jahangir Hossain, Umesh D. Parashar, Mohammed Monsur Ali, Thomas G. Ksiazek, Ivan Kuzmin, Michael Niezgoda, et al. 2004. "Nipah Virus Encephalitis Reemergence, Bangladesh." *Emerging Infectious Diseases,* 10 (12).

Jiang, Ning, Qiaocheng Chang, Xiaodong Sun, Huijun Lu, Jigang Yin, Zaixing Zhang, Mats Wahlgren, and Qijun Chen. 2010. "Co-Infections with *Plasmodium knowlesi* and Other Malaria Parasites, Myanmar." *Emerging Infectious Diseases,* 16 (9).

Johara, Mohd Yob, Hume Field, Azmin Mohd Rashdi, Christopher Morrissy, Brenda van der Heide, Paul Rota, Azri bin Adzhar, et al. 2001. "Nipah Virus Infection in Bats (Order *Chiroptera*) in Peninsular Malaysia." *Emerging Infectious Diseases,* 7 (3).

Johnson, K. M., and Members of the International Commission. 1978. "Ebola Haemorrhagic Fever in Zaire, 1976." *Bulletin of the World Health Organization,* 56.

Johnson, Karl M. 1999. "Gleanings from the Harvest: Suggestions for Priority Actions against Ebola Virus Epidemics." In *Ebola: The Virus and the Disease,* ed. C. J. Peters and J. W. LeDuc. Special issue of *The Journal of Infectious Diseases,* 179 (S1).

Johnson, Russell C., George P. Schmid, Fred W. Hyde, A. G. Steigerwalt, and Don J. Brenner. 1984. "*Borrelia burgdorferi* sp. no.: Etiologic Agent of Lyme Disease." *International Journal of Systematic Bacteriology,* 34 (4).

Jones-Engel, L., G. A. Engel, M. A. Schillaci, A. Rompis, A. Putra, K. G. Suaryana, A. Fuentes, et al. 2005. "Primate-to-Human Retroviral Transmission in Asia." *Emerging Infectious Diseases,* 11 (7).

Jones-Engel, Lisa, Cynthia C. May, Gregory A. Engel, Katherine A. Steinkraus, Michael A. Schillaci, Agustin Fuentes, Aida Rompis, et al. 2008. "Diverse Contexts of Zoonotic Transmission of Simian Foamy Viruses in Asia." *Emerging Infectious Diseases,* 14 (8).

Jones-Engel, Lisa, Katherine A. Steinkraus, Shannon M. Murray, Gregory A. Engel, Richard Grant, Nantiya Aggimarangsee, Benjamin P. Y.-H. Lee, et al. 2007. "Sensitive Assays for Simian Foamy Viruses Reveal a High Prevalence of Infection in Commensal, Free-Ranging Asian Monkeys." *Journal of Virology,* 81 (14).

Jongwutiwes, Somchai, Chaturong Putaporntip, Takuya Iwasaki, Tetsutaro Sata, and Hiroji Kanbara. 2004. "Naturally Acquired *Plasmodium knowlesi* Malaria in Human, Thailand." *Emerging Infectious Diseases,* 10 (12).

Kanki, P. J., J. Alroy, and M. Essex. 1985. "Isolation of T-Lymphotropic

Retrovirus Related to HTLV-III/LAV from Wild-Caught African Green Monkeys." *Science,* 230.

Kanki, P. J., F. Barin, S. M'Boup, J. S. Allan, J. L. Romet-Lemonne, R. Marlink, M. F. Maclane, et al. 1986. "New Human T-Lymphotropic Retrovirus Related to Simian T-Lymphotropic Virus Type III (STVL-III$_{AGM}$)." *Science,* 232.

Kanki, P. J., M. F. MacLane, N. W. King, Jr., N. L. Letvin, R. D. Hunt, P. Sehgal, M. D. Daniel, et al. 1985. "Serologic Identification and Characterization of a Macaque T-Lymphotropic Retrovirus Closely Related to HTLV-III." *Science,* 228.

Kantele, Anu, Hanspeter Marti, Ingrid Felger, Dania Müller, and T. Sakari Jokiranta, et al. 2008. "Monkey Malaria in a European Traveler Returning from Malaysia." *Emerging Infectious Diseases,* 14 (9).

Kappe, Stefan H. I., Ashley M. Vaughan, Justin A. Boddey, and Alan F. Cowman. 2010. "That Was Then But This Is Now: Malaria Research in the Time of an Eradication Agenda." *Science,* 328.

Karagiannis, I., G. Morroy, A. Rietveld, A. M. Horrevorts, M. Hamans, P. Francken, and B. Schimmer. 2007. "Q Fever Outbreak in The Netherlands: A Preliminary Report." *Eurosurveillance,* 12 (32).

Karagiannis, I., B. Schimmer, A. Van Lier, A. Timen, P. Schneeberger, B. Van Rotterdam, A. De Bruin, et al. 2009. "Investigation of a Q Fever Outbreak in a Rural Area of The Netherlands." *Epidemiology and Infection,* 137.

Karesh, William B. 1999. *Appointment at the Ends of the World: Memoirs of a Wildlife Veterinarian.* New York: Warner Books.

Karesh, William B., and Robert A. Cook. 2005. "The Animal-Human Link." *Foreign Affairs,* 84 (4).

Keele, Brandon F., Fran Van Heuverswyn, Yingying Li, Elizabeth Bailes, Jun Takehisa, Mario L. Santiago, Frederic Bibollet-Ruche, et al. 2006. "Chimpanzee Reservoirs of Pandemic and Nonpandemic HIV-1." *Science,* 313.

Keele, Brandon F., James Holland Jones, Karen A. Terio, Jacob D. Estes, Rebecca S. Rudicell, Michael L. Wilson, Yingying Li, et al. 2009. "Increased Mortality and AIDS-like Immunopathology in Wild Chimpanzees Infected with SIVcpz." *Nature,* 460.

Kermack, W. O., and A. G. McKendrick. 1927. "A Contribution to the Mathematical Theory of Epidemics." *Proceedings of the Royal Society,* A, 115.

Kestler, H. W., III, Y. Li, Y. M. Naidu, C. V. Butler, M. F. Ochs, G. Jaenel, N. W. King, et al. 1988. "Comparison of Simian Immunodeficiency Virus Isolates." *Nature,* 331.

Khan, Naveed Ahmed. 2008. *Microbial Pathogens and Human Disease.* Enfield, New Hampshire: Science Publishers.

Klenk, H.-D., M. N. Matrosovich, and J. Stech, eds. 2008. *Avian Influenza.* Basel: Karger.

Knowles, R., and B. M. Das Gupta. 1932. "A Study of Monkey-Malaria and its Experimental Transmission to Man." *The Indian Medical Gazette,* June.

Koene, R. P. M., B. Schimmer, H. Rensen, M. Biesheuvel, A. De Bruin, A. Lohuis, A. Horrevorts, et al. 2010. "A Q Fever Outbreak in a Psychiatric Care Institution in The Netherlands." *Epidemiology and Infection,* 139 (1).

Kolata, Gina. 2005. *Flu: The Story of the Great Influenza Pandemic of 1918 and the Search for the Virus that Caused It.* New York: Touchstone/ Simon & Schuster.

Koprowski, Hilary. 2001. "Hypothesis and Facts." *Philosophical Transactions of the Royal Society of London,* 356.

Korber, B., M. Muldoon, J. Theiler, F. Gao, R. Gupta, A. Lapedes, B. H. Hahn, et al. 2000. "Timing the Ancestor of the HIV-1 Pandemic Strains." *Science,* 288.

Krief, Sabrina, Ananias A. Escalante, M. Andreina Pacheco, Lawrence Mugisha, Claudine André, Michel Halbwax, Anne Fischer, et al. 2010. "On the Diversity of Malaria Parasites in African Apes and the Origin of *Plasmodium falciparum* from Bonobos." *PLoS Pathogens,* 6 (2).

Ksiazek, T. G., D. Erdman, C. S. Goldsmith, S. R. Zaki, T. Peret, S. Emery, S. Tong, et al. 2003. "A Novel Coronavirus Associated with Severe Acute Respiratory Syndrome." *New England Journal of Medicine,* 348 (20).

Kuhn, Jens. 2008. *Filoviruses: A Compendium of 40 Years of Epidemiological, Clinical, and Laboratory Studies.* C. H. Calisher, ed. New York: Springer-Verlag.

Lahm, S. A., M. Kobila, R. Swanepoel, and R. F. Barnes. 2006. "Morbidity and Mortality of Wild Animals in Relation to Outbreaks of Ebola Haemorrhagic Fever in Gabon, 1994–2003." *Transactions of the Royal Society of Tropical Medicine and Hygiene,* 101 (1).

Lau, Susanna K. P., Patrick C. Y. Woo, Kenneth S. M. Li, Yi Huang, Hoi-Wah Tsoi, Beatrice H. L. Wong, Samson S. Y. Wong, et al. 2005. "Severe Acute Respiratory Syndrome Coronavirus-like Virus in Chinese Horseshoe Bats." *Proceedings of the National Academy of Sciences,* 102 (39).

Lee, K. S., M.W. N. Lau, and B.P.L. Chan. 2004. "Wild Animal Trade

Monitoring at Selected Markets in Guangzhou and Shenzhen, South China, 2000–2003." *Kadoorie Farm & Botanic Garden Technical Report* (2).

Le Guenno, B., P. Formenty, M. Wyers, P. Gounon, F. Walker, and C. Boesch. 1995. "Isolation and Partial Characterisation of a New Strain of Ebola." *The Lancet*, 345 (8960).

Lepore, Jill. 2009. "It's Spreading." *The New Yorker*, June 1.

Leroy, E. M., A. Epelboin, V. Mondonge, X. Pourrut, J. P. Gonzalez, J. J. Muyembe-Tamfun, P. Formenty, et al. 2009. "Human Ebola Outbreak Resulting from Direct Exposure to Fruit Bats in Luebo, Democratic Republic of Congo, 2007." *Vector-Borne and Zoonotic Diseases*, 9 (6).

Leroy, Eric M., Brice Kumulungui, Xavier Pourrut, Pierre Rouquet, Alexandre Hassanin, Philippe Yaba, André Délicat, et al. 2005. "Fruit Bats as Reservoirs of Ebola Virus." *Nature*, 438.

Leroy, Eric M., Pierre Rouquet, Pierre Formenty, Sandrine Souquière, Annelisa Kilbourne, Jean-Marc Froment, Magdalena Bermejo, et al. 2004. "Multiple Ebola Virus Transmission Events and Rapid Decline of Central African Wildlife." *Science*, 303.

Letvin, Norman L., Kathryn A. Eaton, Wayne R. Aldrich, Prabhat K. Sehgal, Beverly J. Blake, Stuart F. Schlossman, Norval W. King, and Ronald D. Hunt. 1983. "Acquired Immunodeficiency Syndrome in a Colony of Macaque Monkeys." *Proceedings of the National Academy of Sciences*, 80.

Levine, Arnold J. 1992. *Viruses*. New York: Scientific American Library.

Levy, J. A., A. D. Hoffman, S. M. Kramer, J. A. Landis, J. M. Shimabukuro, and L. S. Oshiro. 1984. "Isolation of Lymphocytopathic Retroviruses from San Francisco Patients with AIDS." *Science*, 225.

Li, Wendong, Zhengli Shi, Meng Yu, Wuze Ren, Craig Smith, Jonathan H. Epstein, Hanzhong Wang, et al. 2005. "Bats Are Natural Reservoirs of SARS-like Coronavirus." *Science*, 310.

Liang, W., Z. Zhu, J. Guo, Z. Liu, W. Zhou, D. P. Chin, A. Schuchat, et al. 2004. "Severe Acute Respiratory Syndrome, Beijing, 2003." *Emerging Infectious Diseases*, 10 (1).

Lillie, R. D. 1930. "*Psittacosis:* Rickettsia-like Inclusions in Man and in Experimental Animals." *Public Health Reports*, 45 (15).

Liu, Weimin, Yingying Li, Gerald H. Learn, Rebecca S. Rudicell, Joel D. Robertson, Brandon F. Keele, Jean-Bosco N. Ndjango, et al. 2010. "Origin of the Human Malaria Parasite *Plasmodium falciparum* in Gorillas." *Nature*, 467.

Lloyd-Smith, J. O., S. J. Schreiber, P. E. Kopp, and W. M. Getz. 2005.

"Superspreading and the Effect of Individual Variation on Disease Emergence." *Nature,* 438.

LoGiudice, Kathleen, Richard S. Ostfeld, Kenneth A. Schmidt, and Felicia Keesing. 2003. "The Ecology of Infectious Disease: Effects of Host Diversity and Community Composition on Lyme Disease Risk." *Proceedings of the National Academy of Sciences,* 100 (2).

Luby, Stephen P., M. Jahangir Hossain, Emily S. Gurley, Be-Nazir Ahmed, Shakila Banu, Salah Uddin Khan, Nusrat Homaira, et al. 2009. "Recurrent Zoonotic Transmission of Nipah Virus into Humans, Bangladesh, 2001–2007." *Emerging Infectious Diseases,* 15 (8).

Luby, Stephen P., Mahmudur Rahman, M. Jahangir Hossain, Lauren S. Blum, M. Mustaq Husain, Emily Gurley, Rasheda Khan, et al. 2006. "Foodborne Transmission of Nipah Virus, Bangladesh." *Emerging Infectious Diseases,* 12 (12).

Luchavez, J., F. Espino, P. Curameng, R. Espina, D. Bell, P. Chiodini, D. Nolder, et al. 2008. "Human Infections with *Plasmodium knowlesi,* the Philippines." *Emerging Infectious Diseases,* 14 (5).

MacDonald, G. 1956. "Theory of the Eradication of Malaria." *Bulletin of the World Health Organization,* 15.

MacDonald, George. 1953. "The Analysis of Malaria Epidemics." *Tropical Diseases Bulletin,* 50 (10).

Margulis, Lynn, Andrew Maniotis, James MacAllister, John Scythes, Oystein Brorson, John Hall, Wolfgang E. Krumbein, and Michael J. Chapman. 2009. "Spirochete Round Bodies. Syphilis, Lyme Disease & AIDS: Resurgence of 'The Great Imitator?' " *Symbiosis,* 47.

Marrie, Thomas J., ed. 1990. *Q Fever. Vol. I: The Disease.* Boca Raton: CRC Press.

Martin, Phyllis M. 2002. *Leisure and Society in Colonial Brazzaville.* Cambridge: Cambridge University Press.

Martinsen, Ellen S., Susan L. Perkins, and Jos J. Schall. 2008. "A Three-Genome Phylogeny of Malaria Parasites (*Plasmodium* and Closely Related Genera): Evolution of Life-History Traits and Host Switches." *Molecular Phylogenetics and Evolution,* 47.

Marx, Jean L. 1983. "Human T-Cell Leukemia Virus Linked to AIDS." *Science,* 220.

Marx, P. A., P. G. Alcabes, and E. Drucker. 2001. "Serial Human Passage of Simian Immunodeficiency Virus by Unsterile Injections and the Emergence of Epidemic Human Immunodeficiency Virus in Africa." *Philosophical Transactions of the Royal Society of London,* 356.

May, Robert. 2001. "Memorial to Bill Hamilton." *Philosophical Transactions of the Royal Society of London,* 356.

McCormack, J. G., A. M. Allworth, L. A. Selvey, and P. W. Selleck. 1999. "Transmissibility from Horses to Humans of a Novel Paramyxovius, Equine Morbillivirus (EMV)." *Journal of Infection*, 38.

McCormick, Joseph B., and Susan Fisher-Hoch. 1996. *Level 4: Virus Hunters of the CDC*. With Leslie Alan Horvitz. Atlanta: Turner Publishing.

McCoy, G. W. 1930. "Accidental *Psittacosis* Infection Among the Personnel of the Hygienic Laboratory." *Public Health Reports*, 45 (16).

McDade, Joseph E. 1990. "Historical Aspects of Q Fever." In *Q Fever. Vol. I: The Disease*, ed. T. Marrie. Boca Raton: CRC Press.

McKenzie, F. Ellis, and Ebrahim M. Samba. 2004. "The Role of Mathematical Modeling in Evidence-Based Malaria Control." *American Journal of Tropical Medicine and Hygiene*, 71.

McLean, Angela, Robert May, John Pattison, and Robin Weiss, eds. 2005. *SARS: A Case Study in Emerging Infections*. Oxford: Oxford University Press.

McNeill, William H. 1976. *Plagues and Peoples*. New York: Anchor Books.

Meiering, Christopher D., and Maxine L. Linial. 2001. "Historical Perspective of Foamy Virus Epidemiology and Infection." *Clinical Microbiology Reviews*, 14 (1).

Meyer, K. F., and B. Eddie. 1934. "*Psittacosis* in the Native Australian Budgerigars." *Proceedings of the Society for Experimental Biology & Medicine*, 31.

Miranda, M. E. 1999. "Epidemiology of Ebola (Subtype Reston) Virus in the Philippines, 1996." In *Ebola: The Virus and the Disease*, ed. C. J. Peters and J. W. LeDuc. Special issue of *The Journal of Infectious Diseases*, 179 (S1).

Monath, Thomas P. 1999. "Ecology of Marburg and Ebola Viruses: Speculations and Directions for Future Research." In *Ebola: The Virus and the Disease*, ed. C. J. Peters and J. W. LeDuc. Special issue of *The Journal of Infectious Diseases*, 179 (S1).

Montagnier, Luc. 2000. *Virus: The Co-Discoverer of HIV Tracks Its Rampage and Charts the Future*. Translated from the French by Stephen Sartelli. New York: W. W. Norton.

———. 2003. "Historical Accuracy of HIV Isolation." *Nature Medicine*, 9 (10).

Montgomery, Joel M., Mohammed J. Hossain, E. Gurley, D. S. Carroll, A. Croisier, E. Bertherat, N. Asgari, et al. 2008. "Risk Factors for Nipah Virus Encephalitis in Bangladesh." *Emerging Infectious Diseases*, 14 (10).

Moore, Janice. 2002. *Parasites and the Behavior of Animals*. Oxford: Oxford University Press.

Morse, Stephen S., ed. 1993. *Emerging Virsues*. New York: Oxford University Press.

Mulder, Carel. 1988. "Human AIDS Virus Not from Monkeys." *Nature*, 333.

Murphey-Corb, M., L. N. Martin, S. R. Rangan, G. B. Baskin, B. J. Gormus, R. H. Wolf, W. A. Andres, et al. 1986. "Isolation of an HTLV-III-related Retrovirus from Macaques with Simian AIDS and Its Possible Origin in Asymptomatic Mangabeys." *Nature*, 321.

Murray, K., R. Rogers, L. Selvey, P. Selleck, A. Hyatt, A. Gould, L. Gleeson, et al. 1995. "A Novel Morbillivirus Pneumonia of Horses and its Transmission to Humans." *Emerging Infectious Diseases*, 1 (1).

Murray, K., P. Selleck, P. Hooper, A. Hyatt, A. Gould, L. Gleeson, H. Westbury, et al. 1995. "A Morbillivirus that Caused Fatal Disease in Horses and Humans." *Science*, 268.

Myers, Judith H. 1990. "Population Cycles of Western Tent Caterpillars: Experimental Introductions and Synchrony of Fluctuations." *Ecology*, 71 (3).

———. 1993. "Population Outbreaks in Forest Lepidoptera." *American Scientist*, 81.

———. 2000. "Population Fluctuations of the Western Tent Caterpillar in Southwestern British Columbia." *Population Ecology*, 42.

Nahmias, A. J., J. Weiss, X. Yao, F. Lee, R. Kodsi, M. Schanfield, T. Matthews, et al. 1986. "Evidence for Human Infection with an HTLV III/LAV-like Virus in Central Africa, 1959." *The Lancet*, 1 (8492).

Nathanson, Neal, and Rafi Ahmed. 2007. *Viral Pathogenesis and Immunity*. London: Elsevier.

Neghina, Raul, A. M. Neghina, I. Marincu, and I. Iacobiciu. 2011. "Malaria and the Campaigns Toward its Eradication in Romania, 1923–1963." *Vector-Borne and Zoonotic Diseases*, 11 (2).

Nelson, Anne Marie, and C. Robert Horsburgh, Jr., eds. 1998. *Pathology of Emerging Infections 2*. Washington: ASM Press.

Ng, Lee Ching, Eng Eong Ooi, Cheng Chuan Lee, Piao Jarrod Lee, Oong Tek Ng, Sze Wong Pei, Tian Ming Tu, et al. 2008. "Naturally Acquired Human *Plasmodium knowlesi* Infection, Singapore." *Emerging Infectious Diseases*, 14 (5).

Normile, Dennis. 2003. "Up Close and Personal with SARS." *Science*, 300.

———. 2005. "Researchers Tie Deadly SARS Virus to Bats." *Science*, 309.

Normile, Dennis, and Martin Enserink. 2003. "Tracking the Roots of a Killer." *Science*, 301.

Novembre, F. J., M. Saucier, D. C. Anderson, S. A. Klumpp, S. P. O'Neil, C. R. Brown II, C. E. Hart, et al. 1997. "Development of AIDS in a Chimpanzee Infected with Human Immunodeficiency Virus Type 1." *Journal of Virology*, 71 (5).

Nye, Edwin R., and Mary E. Gibson. 1997. *Ronald Ross: Malariologist and Polymath*. New York: St. Martin's Press.

Oldstone, Michael B. A. 1998. *Viruses, Plagues, and History*. New York: Oxford University Press.

Olsen, S. J., H. L. Chang, T. Y. Cheung, A. F. Tang, T. L. Fisk, S. P. Ooi, H. W. Kuo, et al. 2003. "Transmission of the Severe Acute Respiratory Syndrome on Aircraft." *New England Journal of Medicine*, 349 (25).

Oshinsky, David M. 2006. *Polio: An American Story*. Oxford: Oxford University Press.

Ostfeld, Richard S. 2011. *Lyme Disease: The Ecology of a Complex System*. Oxford: Oxford University Press.

Ostfeld, Richard S., Felicia Keesing, and Valerie T. Eviner, eds. 2008. *Infectious Disease Ecology: The Effects of Ecosystems on Disease and of Disease on Ecosystems*. Princeton: Princeton University Press.

O'Sullivan, J. D., A. M. Allworth, D. L. Paterson, T. M. Snow, R. Boots, L. J. Gleeson, A. R. Gould, et al. 1997. "Fatal Encephalitis Due to Novel Paramyxovirus Transmitted from Horses." *The Lancet*, 349 (9045).

Palmer, Amos E. 1987. "B Virus, *Herpesvirus simiae:* Historical Perspective." *Journal of Medical Primatology*, 16.

Parashar, U. D., L. M. Sunn, F. Ong, A. W. Mounts, M. T. Arif, T. G. Ksiazek, M. A. Kamaluddin, et al. 2000. "Case-Control Study of Risk Factors for Human Infection with a New Zoonotic Paramyxovirus, Nipah Virus, during a 1998–1999 Outbreak of Severe Encephalitis in Malaysia." *The Journal of Infectious Diseases*, 181.

Paton, N. I., Y. S. Leo, S. R. Zaki, A. P. Auchus, K. E. Lee, A. E. Ling, S. K. Chew, et al. 1999. "Outbreak of Nipah-virus Infection among Abattoir Workers in Singapore." *The Lancet*, 354 (9186).

Pattyn, S. R., ed. 1978. *Ebola Virus Haemorrhagic Fever*. Proceedings of an International Colloquium on Ebola Virus Infection and Other Haemorrhagic Fevers held in Antwerp, Belgium, December 6–8, 1977. Amsterdam: Elsevier/North-Holland Biomedical Press.

Peeters, M., K. Fransen, E. Delaporte, M. Van den Haesevelde, G. M. Gershy-Damet, L. Kestens, G. van der Groen, and P. Piot. 1992. "Isolation and Characterization of a New Chimpanzee Lentivirus (Simian Immunodeficiency Virus Isolate cpz-ant) from a Wild-Captured Chimpanzee." *AIDS,* 6 (5).

Peeters, M., C. Honoré, T. Huet, L. Bedjabaga, S. Ossari, P. Bussi, R. W. Cooper, and E. Delaporte. 1989. "Isolation and Partial Characterization of an HIV-related Virus Occurring Naturally in Chimpanzees in Gabon." *AIDS,* 3 (10).

Peiris, J. S., Y. Guan, and K. Y. Yuen. 2004. "Severe Acute Respiratory Syndrome." *Nature Medicine Supplement,* 10 (12).

Peiris, J. S., W. C. Yu, C. W. Leung, C. Y. Cheung, W. F. Ng, J. M. Nicholls, T. K. Ng, et al. 2004. "Re-emergence of Fatal Human Influenza A Subtype H5N1 Disease." *The Lancet,* 363 (9409).

Peiris, J. S. M., S. T. Lai, L. L. M. Poon, Y. Guan, L. Y. C. Yam, W. Lim, J. Nicholls, et al. 2003. "Coronavirus as a Possible Cause of Severe Acute Respiratory Syndrome." *The Lancet,* 361 (9366).

Peiris, J. S. Malik, Menno D. de Jong, and Yi Guan. 2007. "Avian Influenza Virus (H5N1): A Threat to Human Health." *Clinical Microbiology Reviews,* 20 (2).

Pepin, Jacques. 2011. *The Origins of AIDS.* Cambridge: Cambridge University Press.

Pepin, Jacques, and Eric H. Frost. 2011. "Reply to Marx et al." *Clinical Infectious Diseases,* Correspondence 52.

Pepin, Jacques, and Annie-Claude Labbé. 2008. "Noble Goals, Unforeseen Consequences: Control of Tropical Diseases in Colonial Central Africa and the Iatrogenic Transmission of Blood-borne Diseases." *Tropical Medicine and International Health,* 13 (6).

Pepin, Jacques, Annie-Claude Labbé, Fleurie Mamadou-Yaya, Pascal Mbélesso, Sylvestre Mbadingaï, Sylvie Deslandes, Marie-Claude Locas, and Eric Frost. 2010. "Iatrogenic Transmission of Human T Cell Lymphotropic Virus Type 1 and Hepatitis C Virus through Parenteral Treatment and Chemoprophylaxis of Sleeping Sickness in Colonial Equatorial Africa." *Clinical Infectious Diseases,* 51.

Pepin, K. M., S. Lass, J. R. Pulliam, A. F. Read, and J. O. Lloyd-Smith. 2010. "Identifying Genetic Markers of Adaptation for Surveillance of Viral Host Jumps." *Nature,* 8.

Peters, C. J., and James W. LeDuc, eds. 1999. *Ebola: The Virus and the Disease.* Special issue of *The Journal of Infectious Diseases,* 179 (S1).

Peters, C. J., and Mark Olshaker. 1997. *Virus Hunter: Thirty Years of Battling Hot Viruses around the World.* New York: Anchor Books.

Peterson, Dale. 2003. *Eating Apes.* With an afterword and photographs by Karl Ammann. Berkeley: University of California Press.

Pisani, Elizabeth. 2009. *The Wisdom of Whores: Bureaucrats, Brothels, and the Business of AIDS.* New York: W. W. Norton.

Pitchenik, Arthur E., Margaret A. Fischl, Gordon M. Dickinson, Daniel M. Becker, Arthur M. Fournier, Mark T. O'Connell, Robert D. Colton, and Thomas J. Spira. 1983. "Opportunistic Infections and Kaposi's Syndrome among Haitians: Evidence of a New Acquired Immunodeficiency State." *Annals of Internal Medicine,* 98 (3).

Plantier, J. C., M. Leoz, J. E. Dickerson, F. De Oliveira, F. Cordonnier, V. Lemée, F. Damond, et al. 2009. "A New Human Immunodeficiency Virus Derived from Gorillas." *Nature Medicine,* 15.

Plotkin, Stanley A. 2001. "Untruths and Consequences: The False Hypothesis Linking CHAT Type 1 Polio Vaccination to the Origin of Human Immunodeficiency Virus." *Philosophical Transactions of the Royal Society of London,* 356.

Plowright, R. K., H. E. Field, C. Smith, A. Divljan, C. Palmer, G. Tabor, P. Daszak, and J. E. Foley. 2008. "Reproduction and Nutritional Stress Are Risk Factors for Hendra Virus Infection in Little Red Flying Foxes (*Pteropus scapulatus*)." *Proceedings of the Royal Society,* B, 275.

Plowright, Raina K., P. Foley, H. E. Field, A. P. Dobson, J. E. Foley, P. Eby, and P. Daszak. 2011. "Urban Habituation, Ecological Connectivity and Epidemic Dampening: The Emergence of Hendra Virus from Flying Foxes (*Pteropus spp.*)." *Proceedings of the Royal Society,* B, 278.

Popovic, M., M. G. Sarngadharan, E. Read, and R. C. Gallo. 1984. "Detection, Isolation, and Continuous Production of Cytopathic Retroviruses (HTLV-III) from Patients with AIDS and Pre-AIDS." *Science,* 224.

Poon, L. L. M., D. K. W. Chu, K. H. Chan, O. K. Wong, T. M. Ellis, Y. H. C. Leung, S. K. P. Lau, et al. 2005. "Identification of a Novel Coronavirus in Bats." *Journal of Virology,* 79 (4).

Pourrut, X., B. Kumulungui, T. Wittmann, G. Moussavou, A. Délicat, P. Yaba, D. Nkoghe, et al. 2005. "The Natural History of Ebola Virus in Africa." *Microbes and Infection,* 7.

Poutanen, S. M., D. E. Low, B. Henry, S. Finkelstein, D. Rose, K. Green, R. Tellier, et al. 2003. "Identification of Severe Acute Respiratory Syndrome in Canada." *New England Journal of Medicine,* 348 (20).

Preston, Richard. 1994. *The Hot Zone.* New York: Random House.

Price-Smith, Andrew T. 2009. *Contagion and Chaos: Disease, Ecology, and National Security in the Era of Globalization.* Cambridge, MA: The MIT Press.

Read, Andrew F. 1994. "The Evolution of Virulence." *Trends in Microbiology*, 2 (3).

Reeves, Jacqueline D., and Robert W. Doms. 2002. "Human Immunodeficiency Virus Type 2." *Journal of General Virology*, 83.

Reynes, J. M., D. Counor, S. Ong, C. Faure, V. Seng, S. Molia, J. Walston, et al. 2005. "Nipah Virus in Lyle's Flying Foxes, Cambodia." *Emerging Infectious Diseases*, 11 (7).

Rich, Stephen M., Fabian H. Leendertz, Guang Xu, Matthew LeBreton, Cyrille F. Djoko, Makoah N. Aminake, Eric E. Takang, et al. 2009. "The Origin of Malignant Malaria." *Proceedings of the National Academy of Sciences*, 106 (35).

Richter, D., A. Spielman, N. Komar, and F. R. Matuschka. 2000. "Competence of American Robins as Reservoir Hosts for Lyme Disease *Spirochetes*." *Emerging Infectious Diseases*, 6 (2).

Roest, H. I., J. J. Tilburg, W. van der Hoek, P. Vellema, F. G. van Zijdervelde, C. H. Klaassen, and D. Raoult. 2010. "The Q Fever Epidemic in The Netherlands: History, Onset, Response and Reflection." *Epidemiology and Infection*, 139 (1).

Roest, H. I., R. C. Ruuls, J. J. Tilburg, M. H. Nabuurs-Franssen, C. H. Klaassen, P. Vellema, R. van den Brom, et al. 2011. "Molecular Epidemiology of *Coxiella burnetii* from Ruminants in Q Fever Outbreak, The Netherlands." *Emerging Infectious Diseases*, 17 (4).

Ross, Ronald. 1910. *The Prevention of Malaria*. New York: E. P. Dutton.

———. 1916. "An Application of the Theory of Probabilities to the Study of *a priori* Pathometry." *Proceedings of the Royal Society*, A, 92 (638).

———. 1923. *Memoirs*. London: John Murray.

Rothman, Kenneth J., and Sander Greenland, eds. 1998. *Modern Epidemiology*. Philadelphia: Lippincott Williams & Wilkins.

Sabin, Albert B., and Arthur M. Wright. 1934. "Acute Ascending Myelitis Following a Monkey Bite, with the Isolation of a Virus Capable of Reproducing the Disease." *Journal of Experimental Medicine*, 59.

Salomon, Rachelle, and Robert G. Webster. 2009. "The Influenza Virus Enigma." *Cell*, 136.

Santiago, Mario L., Friederike Range, Brandon F. Keele, Yingying Li, Elizabeth Bailes, Frederic Bibollet-Ruche, Cecile Fruteau, et al. 2005. "Simian Immunodeficiency Virus Infection in Free-Ranging Sooty Mangabeys (*Cercocebus atys atys)* from the Taï Forest, Côte d'Ivoire: Implications for the Origin of Epidemic Human Immunodeficiency Virus Type 2." *Journal of Virology*, 79 (19).

Santiago, Mario L., Cynthia M. Rodenburg, Shadrack Kamenya, Frederic Bibollet-Ruche, Feng Gao, Elizabeth Bailes, Sreelatha Meleth, et al. 2002. "SIVcpz in Wild Chimpanzees." *Science*, 295.

Scrimenti, Rudolph J. 1970. "Erythema Chronicum Migrans." *Archives of Dermatology*, 102.

Sellers, R. F., and A. J. Forman. 1973. "The Hampshire Epidemic of Foot-and-Mouth Disease, 1967." *Journal of Hygiene*, 71.

Sellers, R. F., and J. Parker. 1969. "Airborne Excretion of Foot-and-Mouth Disease Virus." *Journal of Hygiene*, 67.

Selvey, L. A., R. M. Wells, J. G. McCormack, A. J. Ansford, K. Murray, R. J. Rogers, P. S. Lavercombe, et al. 1995. "Infection of Humans and Horses by a Newly Described Morbillivirus." *Medical Journal of Australia*, 162.

Selvey, Linda, Roscoe Taylor, Antony Arklay, and John Gerrard. 1996. "Screening of Bat Carers for Antibodies to Equine Morbillivirus." *Communicable Diseases*, 20 (22).

Severo, Richard. 1972. "Impoverished Haitians Sell Plasma for Use in the U.S." *The New York Times*, January 28.

Sexton, Christopher. 1991. *The Seeds of Time: The Life of Sir Macfarlane Burnet*. Oxford: Oxford University Press.

Shah, Keerti V. 2004. "Simian Virus 40 and Human Disease." *The Journal of Infectious Diseases*, 190.

Shah, Keerti, and Neal Nathanson. 1976. "Human Exposure to SV40: Review and Comment." *American Journal of Epidemiology*, 103 (1).

Sharp, Paul M., and Beatrice H. Hahn. 2010. "The Evolution of HIV-1 and the Origin of AIDS." *Philosophical Transactions of the Royal Society of London*, 365.

Shilts, Randy. 1987. *And the Band Played On: Politics, People, and the AIDS Epidemic*. New York: St Martin's Griffin.

Simpson, D. I. H., and the Members of the WHO/International Study Team. 1978. "Ebola Haemorrhagic Fever in Sudan, 1976." *Bulletin of the World Health Organization*, 56 (2).

Singh, Balbir, Lee Kim Sung, Asmad Matusop, Anand Radhakrishnan, Sunita S. G. Shamsul, Janet Cox-Singh, Alan Thomas, and David J. Conway. 2004. "A Large Focus of Naturally Acquired *Plasmodium knowlesi* Infections in Human Beings." *The Lancet*, 363 (9414).

Smith, Davey, and Diana Kuh. 2001. "Commentary: William Ogilvy Kermack and the Childhood Origins of Adult Health and Disease." *International Journal of Epidemiology*, 30.

Snow, John 1855. *On the Mode of Communication of Cholera*. London: John Churchill.

Sompayrac, Lauren. 2002. *How Pathogenic Viruses Work.* Sudbury, MA: Jones and Bartlett Publishers.

Sorensen, J. H., D. K. Mackay, C. O. Jensen, and A. I. Donaldson. 2000. "An Integrated Model to Predict the Atmospheric Spread of Foot-and-Mouth Disease Virus." *Epidemiology and Infection,* 124.

Stearns, Jason K. 2011. *Dancing in the Glory of Monsters: The Collapse of the Congo and the Great War of Africa.* New York: PublicAffairs.

Steere, Allen C. 2001. "Lyme Disease." *New England Journal of Medicine,* 345 (2).

Steere, Allen C., and Stephen E. Malawista. 1979. "Cases of Lyme Disease in the United States: Locations Correlated with Distribution of *Ixodes dammini.*" *Annals of Internal Medicine,* 91.

Steere, Allen C., Stephen E. Malawista, John A. Hardin, Shaun Ruddy, Philip W. Askenase, and Warren A. Andiman. 1977a. "Erythema Chronicum Migrans and Lyme Arthritis, The Enlarging Clinical Spectrum." *Annals of Internal Medicine,* 86 (6).

Steere, Allen C., Stephen E. Malawista, David R. Snydman, Robert E. Shope, Warren A. Andiman, Martin R. Ross, and Francis M. Steele. 1977b. "Lyme Arthritis. An Epidemic of Oligoarticular Arthritis in Children and Adults in Three Connecticut Communities." *Arthritis and Rheumatism,* 20 (1).

Stepan, Nancy Leys. 2011. *Eradication: Ridding the World of Diseases Forever?* London: Reaktion Books.

Strauss, James H., and Ellen G. Strauss. 2002. *Viruses and Human Disease.* San Diego: Academic Press.

Sureau, Pierre H. 1989. "Firsthand Clinical Observations of Hemorrhagic Manifestations in Ebola Hemorrhagic Fever in Zaire." *Reviews of Infectious Diseases,* 11 (S4).

Switzer, William M. 2005. "Ancient Co-Speciation of Simian Foamy Viruses and Primates." *Nature,* 434.

Taylor, Barbara S., Magdalena E. Sobieszczyk, Francine E. McCutchan, and Scott M. Hammer. 2008. "The Challenge of HIV-1 Subtype Diversity." *New England Journal of Medicine,* 358 (15).

Timen, Aura, Marion P. G. Koopmans, Ann C. T. M. Vossen, Gerard J. J. van Doornum, Stephan Gunther, Franchette Van den Berkmortel, Kees M. Verduin, et al. 2009. "Response to Imported Case of Marburg Hemorrhagic Fever, The Netherlands." *Emerging Infectious Diseases,* 15 (8).

Towner, Jonathan S., Brian S. Amman, Tara K. Sealy, Serena A. Reeder Carroll, James A. Comer, Alan Kemp, Robert Swanepoel, et al. 2009.

"Isolation of Genetically Diverse Marburg Viruses from Egyptian Fruit Bats." *PLoS Pathogens*, 5 (7).

Towner, Jonathan S., Tara K. Sealy, Marina L. Khristova, César G. Albariño, Sean Conlan, Serena A. Reeder, Phenix-Lan Quan, et al. 2008. "Newly Discovered Ebola Virus Associated with Hemorrhagic Fever Outbreak in Uganda." *PLoS Pathogens*, 4 (11).

Tu, Changchun, Gary Crameri, Xiangang Kong, Jinding Chen, Yanwei Sun, Meng Yu, Hua Xiang, et al. 2004. "Antibodies to SARS Coronavirus in Civets." *Emerging Infectious Diseases*, 10 (12).

Tutin, C. E. G., and M. Fernandez. 1984. "Nationwide Census of Gorilla (*Gorilla g. gorilla*) and Chimpanzee (*Pan t. troglodytes*) Populations in Gabon." *American Journal of Primatology*, 6.

Van den Brom, R., and P. Vellema. 2009. "Q Fever Outbreaks in Small Ruminants and People in The Netherlands." *Small Ruminant Research*, 86.

Van der Hoek, W., F. Dijkstra, B. Schimmer, P. M. Schneeberger, P. Vellema, C. Wijkmans, R. ter Schegget, et al. "Q Fever in The Netherlands: An Update on the Epidemiology and Control Measures." *Eurosurveillance*, 15.

Van Rooyen, G. E. 1955. "The Early History of Psittacosis." In *Psittacosis: Diagnosis, Epidemiology and Control*, ed. F. R. Beaudette. New Brunswick, NJ: Rutgers University Press.

Uppal, P. K. 2000. "Emergence of Nipah Virus in Malaysia." *Annals of the New York Academy of Sciences*, 916.

Varia, Monali, Samantha Wilson, Shelly Sarwal, Allison McGeer, Effie Gournis, Elena Galanis, Bonnie Henry, et al. 2003. "Investigation of a Nosocomial Outbreak of Severe Acute Respiratory Syndrome (SARS) in Toronto, Canada." *Canadian Medical Association Journal*, 169 (4).

Volberding, Paul A., Merle A. Sande, Joep Lange, Warner C. Greene, and Joel E. Gallant, eds. 2008. *Global HIV/AIDS Medicine*. Philadelphia: Saunders Elsevier.

Voyles, Bruce A. 2002. *The Biology of Viruses*. Boston: McGraw-Hill.

Wacharapluesadee, Supaporn, Boonlert Lumlertdacha, Kalyanee Boongird, Sawai Wanghongsa, Lawan Chanhome, Pierrie Rollin, Patrick Stockton, et al. 2005. "Bat Nipah Virus, Thailand." *Emerging Infectious Diseases*, 11 (12).

Walsh, Peter D., Roman Biek, and Leslie A. Real. 2005. "Wave-Like Spread of Ebola Zaire." *PLoS Biology*, 3 (11).

Walsh, Peter D., Thomas Breuer, Crickette Sanz, David Morgan, and Diane Doran-Sheehy. 2007. "Potential for Ebola Transmission

Between Gorilla and Chimpanzee Social Groups." *The American Naturalist*, 169 (5).

Walters, Marc Jerome. 2003. *Six Modern Plagues: And How We Are Causing Them*. Washington: Island Press/Shearwater Books.

Wamala, Joseph F., Luswa Lukwago, Mugagga Malimbo, Patrick Nguku, Zabulon Yoti, Monica Musenero, Jackson Amone, et al. 2010. "Ebola Hemorrhagic Fever Associated with Novel Virus Strain, Uganda, 2007–2008." *Emerging Infectious Diseases*, 16 (7).

Waters, A. P., D. G. Higgins, and T. F. McCutchan. 1991. "*Plasmodium falciparum* Appears to Have Arisen as a Result of Lateral Transfer Between Avian and Human Hosts." *Proceedings of the National Academy of Sciences*, 88.

Webster, Robert G. 1998. "Influenza: An Emerging Disease." *Emerging Infectious Diseases*, 4 (3).

———. 2004. "Wet Markets—a Continuing Source of Severe Acute Respiratory Syndrome and Influenza?" *The Lancet*, 363 (9404).

———. 2010. "William Graeme Laver, 3 June 1929–26 September 2008." *Biographical Memoirs of the Fellows of the Royal Society*, 56.

Weeks, Benjamin S., and I. Edward Alcamo. 2006. *AIDS: The Biological Basis*. Sudbury, MA: Jones and Bartlett.

Weigler, Benjamin J. 1992. "Biology of B Virus in Macaque and Human Hosts: A Review." *Clinical Infectious Diseases*, 14.

Weiss, Robin A. 1988. "A Virus in Search of a Disease." *Nature*, 333.

———. 2001. "The Leeuwenhoek Lecture 2001. Animal Origins of Human Infectious Disease." *Philosophical Transactions of the Royal Society of London*, B, 356.

Weiss, Robin A., and Jonathan L. Heeney. 2009. "An Ill Wind for Wild Chimps?" *Nature*, 460.

Weiss, Robin A., and Angela R. McLean. 2004. "What Have We Learnt from SARS?" *Philosophical Transactions of the Royal Society of London*, B, 359.

Weiss, Robin A., and Richard W. Wrangham. 1999. "From *PAN* to Pandemic." *Nature*, 397.

Wertheim, Joel O., and Michael Worobey. 2009. "Dating the Age of the SIV Lineages that Gave Rise to HIV-1 and HIV-2." *PLoS Computational Biology*, 5 (5).

White, N. J. 2008. "*Plasmodium knowlesi*: The Fifth Human Malaria Parasite." *Clinical Infectious Diseases*, 46.

Williams, Jim C., and Herbert A. Thompson. 1991. *Q Fever: The Biology of* Coxiella burnetii. Boca Raton: CRC Press.

Willrich, Michael. 2011. *Pox: An American History*. New York: Penguin.

Wills, Christopher. 1996. *Yellow Fever, Black Goddess: The Coevolution of People and Plagues.* New York: Basic Books.

Wilson, Edward O. 2002. "The Bottleneck." *Scientific American*, February.

Wolf, R. H., B. J. Gormus, L. N. Martin, G. B. Baskin, G. P. Walsh, W. M. Meyers, and C. H. Binford. 1985. "Experimental Leprosy in Three Species of Monkeys." *Science*, 227.

Wolfe, Nathan. 2011. *The Viral Storm: The Dawn of a New Pandemic Age.* New York: Times Books/Henry Holt.

Wolfe, Nathan D., Claire Panosian Dunavan, and Jared Diamond. 2004. "Origins of Major Human Infectious Diseases." *Nature*, 447.

Wolfe, Nathan D., William M. Switzer, Jean K. Carr, Vinod B. Bhullar, Vedapuri Shanmugam, Ubald Tamoufe, A. Tassy Prosser, et al. 2004. "Naturally Acquired Simian Retrovirus Infections in Central African Hunters." *The Lancet*, 363 (9413).

Woolhouse, Mark E. J. 2002. "Population Biology of Emerging and Re-emerging Pathogens." *Trends in Microbiology*, 10 (10, Suppl.).

Worboys, Michael. 2000. *Spreading Germs: Disease Theories and Medical Practice in Britain, 1865–1900.* Cambridge: Cambridge University Press.

World Health Organization. 2006. *SARS: How a Global Pandemic Was Stopped.* Geneva: World Health Organization.

Worobey, Michael. 2008. "The Origins and Diversification of HIV." In *Global HIV/AIDS Medicine*, ed. P. A. Volberding, M. A. Sande, J. Lange, W. C. Greene, and J. E. Gallant. Philadelphia: Saunders Elsevier.

Worobey, Michael, Marlea Gemmel, Dirk E. Teuwen, Tamara Haselkorn, Kevin Kuntsman, Michael Bunce, Jean-Jacques Muyembe, et al. 2008. "Direct Evidence of Extensive Diversity of HIV-1 in Kinshasa by 1960." *Nature*, 455.

Wrong, Michela. 2001. *In the Footsteps of Mr. Kurtz: Living on the Brink of Disaster in Mobutu's Congo.* New York: HarperCollins.

Xu, Rui-Heng, Jian-Feng He, Guo-Wen Peng, De-Wen Yu, Hui-Min Luo, Wei-Sheng Lin, Peng Lin, et al. 2004. "Epidemiologic Clues to SARS Origin in China." *Emerging Infectious Diseases*, 10 (6).

Yates, Terry L., James N. Mills, Cheryl A. Parmenter, Thomas G. Ksiazek, Robert R. Parmenter, John R. Vande Castle, Charles H. Calisher, et al. 2002. "The Ecology and Evolutionary History of an Emergent Disease: Hantavirus Pulmonary Syndrome." *BioScience*, 52 (11).

Young, P., H. Field, and K. Halpin. 1996. "Identification of Likely Natural Hosts for Equine Morbillivirus." *Communicable Diseases Intelligence*, 20 (22).

Zhong, N. S., B. J. Zheng, Y. M. Li, L. L. M. Poon, Z. H. Xie, K. H. Chan, P. H. Li, et al. 2003. "Epidemiology and Cause of Severe Acute Respiratory Syndrome (SARS) in Guangdong, People's Republic of China, in February, 2003." *The Lancet*, 362 (9393).

Zhu, Tuofu, and David D. Ho. 1995. "Was HIV Present in 1959?" *Nature*, 374.

Zhu, Tuofu, Bette T. Korber, Andre J. Nahmias, Edward Hooper, Paul M. Sharp, and David D. Ho. 1998. "An African HIV-1 Sequence from 1959 and Implications for the Origin of the Epidemic." *Nature*, 391.

Zimmer, Carl. 2011. *A Planet of Viruses*. Chicago: The University of Chicago Press.

Zinsser, Hans. 1934. *Rats, Lice and History*. Reprint edition (undated), New York: Black Dog & Leventhal Publishers.